"十三五"江苏省高等学校重点教材

（编号：2017-2-018）

药 物 分 析

沐来龙　主审

孟庆华　李广超　赵文峰　编

科学出版社

北 京

内 容 简 介

本书是"十三五"江苏省高等学校重点教材(编号:2017-2-018)。本书介绍药物分析常用的分析方法、药物分析基本知识及其应用,包括药品质量标准与药品检验、光谱分析法、色谱分析法、电化学分析法、其他现代分析方法、化学分析法、样品的采集与预处理、药物的鉴别、药物的杂质检查、药物定量分析与药物分析方法的验证、药品质量研究与药品质量标准的制定、化学药物的分析、药物制剂分析、中药分析、生化药物和生物制品分析和体内药物分析等内容。每章附有适量练习题。

本书可作为高等学校制药工程专业的教学用书,也可作为应用化学等相关专业的教学参考书。

图书在版编目(CIP)数据

药物分析/孟庆华,李广超,赵文峰编. —北京:科学出版社,2018
"十三五"江苏省高等学校重点教材
ISBN 978-7-03-056962-2

Ⅰ. ①药… Ⅱ. ①孟… ②李… ③赵… Ⅲ. ①药物分析 Ⅳ. ①R917

中国版本图书馆 CIP 数据核字(2018)第 050083 号

责任编辑:丁 里 / 责任校对:何艳萍
责任印制:张 伟 / 封面设计:迷底书装

科 学 出 版 社 出版
北京东黄城根北街 16 号
邮政编码:100717
http://www.sciencep.com
天津市新科印刷有限公司 印刷
科学出版社发行 各地新华书店经销
*
2018 年 7 月第 一 版 开本:787×1092 1/16
2022 年 4 月第四次印刷 印张:20 1/4
字数:517 000
定价:69.00 元
(如有印装质量问题,我社负责调换)

前　言

　　药物分析是制药工程专业的专业课，其教学目的是培养学生具有强烈的药品全面质量控制的观念，使学生学会利用多种分析方法尤其是仪器分析方法进行药物的鉴别、杂质检查及含量测定，具有运用理论知识解决药品质量问题的基本思路和能力。在教学过程中，编者发现药物分析与制药工程专业的基础课仪器分析的教学内容深度交叉；另外药物分析课程一般是在有机化学、药物化学等课程之后开设，学生对于各类药物结构特点已基本掌握。因此，为有效合理地利用有限的学时，编者尝试把仪器分析课程内容整合并入药物分析中，并对各类具体药物的分析方法内容加以精简，以巴比妥类药物为代表，化合物结构—特点—鉴别—检查—含量测定为主线，依据药物结构特点，结合生产工艺过程编写巴比妥类药物分析的内容。学生可按上述思路触类旁通自学其他类药物的分析方法，以提高自主学习能力，增强学习主动性。

　　本书整体按"初识药分—分析原理—药品检验—质量控制—综合运用"的框架编撰。"初识药分"(第一章、第二章)通过药物分析的性质和任务、药品质量标准、《中国药典》知识和药检过程等内容初步树立药品质量概念，让学生了解、学习药物分析需要哪些知识和能力；"分析原理"(第三章至第七章)介绍各种药品检验、生产及开发过程中涉及的分析仪器原理及应用，主要是光谱分析、色谱分析、电化学分析等内容；"药品检验"(第八章至第十一章)介绍样品采集与预处理方法、药物的鉴别、药物的杂质检查、药物的含量测定及方法验证；"质量控制"(第十二章)在对药物分析深入学习的基础上，学习如何进行药品质量研究与药品质量标准的制定；"综合运用"(第十三章至第十七章)介绍化学原料药及制剂分析、中药分析、生化和生物制品分析及体内药物分析方法。每章后列有适量练习题，以便学生对相关内容学习后加以复习巩固。

　　本书编者为江苏师范大学化学与材料科学学院从事药物分析及相关课程教学的一线教师，第一章、第二章、第五章至第十三章和第十七章由孟庆华老师编写，第三章和第四章由李广超老师编写，第十四章至第十六章由赵文峰老师编写，最后由孟庆华老师统稿。江苏师范大学教务处副处长沐来龙教授担任本书主审。在本书编写过程中参考了大量相关教材内容，书末列出了主要参考文献，在此一并向这些教材的编著者表示衷心的感谢！感谢科学出版社丁里编辑的指导！本书的编写还得到江苏师范大学化学和材料科学学院及教务处、科学出版社的大力支持，在此谨致谢意！

　　由于编者水平有限、编写时间仓促，书中难免会有疏漏或不妥之处，敬请使用本书的师生批评指正(mqhxz@126.com)！

编　者

2018 年 1 月

目　录

第一章 绪 论

第一节 药物分析的性质

药品是指用于预防、治疗、诊断人的疾病,有目的地调节人的生理功能并规定有适应证或者功能主治、用法和用量的物质,包括中药材、中药饮片、中成药、化学原料药及其制剂、抗生素、生化药品、放射性药品、血清(serum)、疫苗、血液制品和诊断药品等。

药物分析(pharmaceutical analysis)是以药品使用的安全、有效和合理为目的,根据药物的化学或生物学性质,采用一定的分析测试手段,发展药物的分析方法,研究药物的质量规律,对药物进行全面检验与控制的学科。

第二节 药品的特殊性和药物分析的任务

一、药品的特殊性

药品是用于治病救人、维护健康的特殊商品,其特殊性主要表现为以下几方面。

1. 药品具有与人的生命相关性

不同的药品有不同的适应证或者功能主治、用法和用量。患者只有通过医生的检查诊断,并在医生的指导下合理用药,才能达到防治疾病、保护健康的目的。若没有对症下药,或用法用量不适当,均会影响人的健康,甚至危及生命。

2. 药品具有严格的质量要求性

由于药品直接关系到人的健康甚至生命安全,因此确保药品的质量尤为重要。为保证药品质量,需针对药品的安全性、有效性和质量可控制性设置相适宜的各种检查项目和限度指标,并对检查和测定的方法等做出明确的规定,这种技术性规定称为药品标准。

《中华人民共和国药品管理法》规定"药品必须符合国家药品标准"。国家药品标准是保证药品质量的法定依据。现行《中华人民共和国药典》(2015年版)收载国家药品标准。药品的质量标准(指标)对其外观性状、鉴别方法、检查项目和含量限度等作了明确的规定,并对影响其稳定性的储藏条件作了明确的要求。药品作为商品只有合格品与不合格品的区分,没有顶级品、优质品与等外品的划分,这是药品与其他商品的最大不同。为确保药品的质量,国家对药品的研制、生产、流通、使用实行严格的质量监督管理,推行《药品非临床研究质量管理规范》(GLP)、《药品临床试验质量管理规范》(GCP)、《药品生产质量管理规范》(GMP)、《药品经营质量管理规范》(GSP)等质量管理规范。另外,有些药品质量虽然符合批准的质量标准,但是广泛使用后却发现了不良反应,甚至造成死亡。因此,《中华人民共和国药品管理法》规定实行药品不良反应报告制度、组织调查与药品再评价制度。

3. 药品具有社会公共福利性

人类的疾病种类繁多，用于治疗疾病的药品种类复杂、品种繁多。药品的研究开发成本很高，有些药品的需求量却有限，从而导致药品的成本较高。但是，药品是用于防治疾病、维护人类健康的商品，具有社会公共福利性质，所以不得高定价。国家对基本医疗保险药品目录中的药品实行政府定价。政府和制药企业都担负着为人类健康服务的社会职责。

4. 药品使用具有高度专业性

药品用以防病治病、康复保健，但药品又有不同程度的毒副作用。使用得当，就能保护健康、治病救人；用之不当，就会危害人们健康和生命安全。处方药必须有医师处方才能购买；零售处方药和甲类非处方药的药房，必须配备执业药师。药品的研发更是需要多学科高级专家合作才能完成，因此制药工业被称为高科技产业，药品则被称为指导性商品。所以，药品和其他商品不同的又一特征是高度专业性。

显然，药品作为特殊的商品，首要的是必须满足安全有效的要求，而保证其安全有效的基础是药品质量的稳定可控。药品的安全保障和质量控制不应仅仅局限于对药品进行静态的药物分析检验和监督，而应对药品的研制、生产、经营和使用各个环节进行全面的、动态的药物分析研究、监测控制和质量保障，只有这样才能实现药品使用的安全、有效和合理的目的。因此，哪里有药物，哪里就有药物分析。

二、药物分析的任务

1. 药物分析在药物研发中的应用

药物分析既是药物研究与开发的重要组成部分，又是制药高技术综合系统中各单元相互关联的重要纽带。药物分析在靶点与药物的发现、临床前药物开发与研究、临床药物开发与研究、药物注册评审和批准上市与再评价等新药研究中起到工具和"眼睛"的作用。创新药物研究过程就是通过药物分析对活性药物成分(active pharmaceutical ingredient，API)、原料药(bulk drug)和创新药物(investigational new drug，IND)的结构分析鉴定，为新药的发现提供技术保障；对创新药物进行质量分析、有关物质研究、稳定性研究，确保开发的新药质量合理与可控；对创新药物进行体内样品分析研究与测定，揭示药物的吸收、分布、代谢和排泄特征与机制，保障药品使用的安全、有效和合理。

2. 药物分析在药品生产过程中的应用

药品的质量与其生产过程直接相关，"高品质的药品是生产出来的，而不是检验出来的"。药物分析的任务不应是静态和被动地对药品生产的最终产品进行分析检验，而应深入药品的实际生产，对生产过程进行全程的质量分析控制和管理，从而及时发现和解决生产过程中的质量问题，对药品生产的中间产品进行必要的质量分析与控制，才能够保证生产的药品质量合格。

3. 药物分析在药品经营中的应用

药品均有特定的稳定性特征，受到温度、湿度和光照等环境因素的影响，往往会发生降解而引起质量变化。为了保障药品的品质、安全与有效性，药品在流通和经营过程中，必须注意严格按照药品规定的条件进行储运和保存，定期对药品进行必要的分析检验以考察其质量的变化，并在规定的有效期限内销售和使用。

4. 药物分析在药品使用中的应用

患者的生理因素、病理因素、基因类型等都影响药物的体内过程。开展临床治疗药物的分析监测，揭示药物进入体内后的动态行为，指导医生合理用药与个体化用药，是保障临床用药安全、有效和合理的重要措施。药物分析为临床药学的研究提供灵敏、快速、准确的分析方法。

5. 药物分析在药品监督管理中的应用

为了保证药品质量和用药的安全有效，各国政府都设立专门机构对药品的研发、生产、经营和使用进行指导、监督和管理。国家市场监督管理总局(原国家食品药品监督管理总局，CFDA)主管我国的药品监督管理工作。药物分析是国家对药品监督管理的重要技术支撑和工具手段。

总之，药物分析在药物的研制、生产、使用和监管过程中发挥着"眼睛"的重要作用，对药物进行全面的分析研究，确立药物的质量规律，建立合理有效的药物质量控制方法和标准，保证药品的质量稳定与可控，保障药品使用的安全、有效和合理，为人类社会不断增长的对健康和生命安全的需求提供服务。

随着科学的进步与技术的发展，与其他学科一样，药物分析学也随之发展。药物分析学发展初期主要是应用化学分析方法对药物进行定性和定量分析测定。随着色谱和光谱等仪器分析技术的发展和成熟，它们已经逐步成为药物质量分析和控制的主要技术手段，药物分析技术从此走上了以仪器分析为主的发展道路。随着色谱-光谱等现代联用技术的发展和广泛应用，药品质量控制的方法与技术将更加准确、灵敏和专属，仪器的联用、自动化、智能化将使药物分析工作的质量和效率进一步提高。各种新方法和新技术的发展将会为药物分析工作者提供更为广阔的空间，无疑也将极大地促进药品质量的提高，进一步确保药品的安全性和有效性，更好地满足人类对保护身体健康日益迫切的需要。

第三节　药物分析学习要求

药物分析课程旨在培养学生强烈的药品质量意识，使学生掌握药物分析研究的方法和技能，从而能够胜任药品研究、生产、供应、临床使用及监督管理过程中的分析检验工作，并具备创新研究和解决药品质量问题的思维方法和实践能力。

本课程的教学包括药品质量控制的法典和规范、药物分析的基本方法和技术等方面的内容。通过药物分析课程的理论学习和实践锻炼，学生应掌握以下 6 个方面的专业知识和技能：

(1)药物质量标准与药物分析的作用。

(2)药典的内容及其在药物分析中的应用。

(3)药物质量研究中的仪器分析原理和使用方法。

(4)药物的鉴别、检查和含量测定的共性规律与方法。

(5)药物质量研究的内容和质量标准的制定。

(6)典型药物的结构特征、理化性质、质量规律和分析特点。

在药物分析的学习过程中，要求学生既要重视药物分析专业知识的积累，重视药物分析基本操作技能的严谨和规范训练，又要勤于思考，加强创新能力、独立分析和解决药物分析实际问题能力的锻炼，从而具备良好的专业素养和实事求是的科学作风，今后能够胜任各种药物分析工作。

练 习 题

1. 为什么说药品是特殊的商品？

2. 药物分析的任务是什么？

第二章　药品质量标准与药品检验

为了用药者的健康与生命安危，保障用药的安全、有效和合理，必须加强对药品质量的控制及监督管理，保证药品的质量稳定均一并达到药品质量标准的最低要求。药品检验是药品在进入市场前或使用前的质量分析，检验依据是药品质量标准。药品质量标准简称药品标准，是根据药物本身的理化及生物学特性，按照批准的来源、处方、生产工艺、储存运输条件制定的，用以检验药品质量是否达到用药要求并衡量其质量是否稳定均一的技术规定。

第一节　药品质量标准的分类

药品从研发到成功生产与使用，是一个动态过程，主要包括临床前研究（非临床研究）、临床试验和生产上市三个阶段。与之相对应，药品标准的制定也经过了研究起草、复核和注册的过程。药品标准则分为国家药品标准和企业药品标准两种类型。

一、国家药品标准

国家药品标准包括《中华人民共和国药典》（以下简称《中国药典》）、注册标准和局颁标准。

《中国药典》是记载国家药品标准的法典，由国家药典委员会组织编纂，并由国务院药品监督管理部门批准颁布实施，具有法律约束力。药典标准主要体现了药品的共性要求，即体现共性的指标，对于不同厂家、不同生产工艺的个性化控制指标难以体现在同一个质量标准中。因此，药典标准为药品的最基本要求，是国家对不同生产企业生产的同一产品的最基本要求。

注册标准是指针对特定注册申请人的特定申请而批准的质量标准。该标准综合了所注册药物具有的性质与药物特定工艺条件的研究制定，既体现了药物共性化特征，又体现了药品的个性化要求，更强调个性化和针对性指标的制定，是企业执行的唯一标准。对于相同品种，药典标准不能代替注册标准。注册标准一般高于、至少不低于药典标准。例如，《中国药典》收载的布洛芬制剂无有关物质的检查项，注册标准中增加了有关物质检查，规定了单个杂质与总杂质的限度、已知杂质的限度。

未列入《中国药典》的其他药品标准由国家药品监督管理部门另行成册颁布，称为局颁标准。药品局颁标准的收载范围是：《国家食品药品监督管理局国家药品标准》新药转正标准1～48 册，《国家中成药标准汇编》（中成药地方标准上升国家标准部分）。

二、企业药品标准

由药品生产企业研究制定并用于其药品质量控制的标准称为企业药品标准或企业内部标准。企业药品标准在提高产品的质量、增加产品竞争力、优质产品自身保护及严防假冒等方面均可发挥重要作用。它仅在本企业的药品生产质量管理中发挥作用，属于非法定标准。

企业药品标准大多必须高于法定标准的要求，否则其产品的安全性、有效性和质量可控性不能得到有效保障。国内外很多医药企业在药品的生产和管理中均有企业药品标准，并对外保密。

依照《中华人民共和国药品管理法》，药品必须按照国家药品标准和国务院药品监督管理部门批准的生产工艺进行生产，生产记录必须完整准确。药品生产企业改变影响药品质量的生产工艺的，必须报原批准部门审核批准。严禁生产（包括配制，下同）、销售和使用假冒伪劣药品。

有以下情形之一的药品为假药：①药品所含成分与国家药品标准规定的成分不符的；②以非药品冒充药品或者以他种药品冒充此种药品的；③国务院药品监督管理部门规定禁止使用的；④依法必须批准而未经批准生产、进口，或者依法必须检验而未经检验即销售的；⑤变质的；⑥被污染的；⑦使用依法必须取得批准文号而未取得批准文号的原料药生产的；⑧所标明的适应证或者功能主治超出规定范围的。

药品成分的含量不符合国家药品标准的为劣药。有以下情形之一的药品为劣药：①未标明有效期或者更改有效期的；②不注明生产批号或者更改生产批号的；③超过有效期的；④直接接触药品的包装材料和容器未经批准的；⑤擅自添加着色剂、防腐剂、香料、矫味剂及辅料的；⑥其他不符合药品标准规定的。

我国的药品管理与药品质量标准经历了四次主要的变更。第一次是 1978 年 7 月 30 日颁布的《药政管理条例》，首次将药品标准分为三类，分别为《中国药典》、卫生部标准、地方标准；第二次是 1985 年 7 月 1 日实施的《中华人民共和国药品管理法》，将药品标准分为两类，第一类为国家药品标准，第二类为省、自治区、直辖市药品标准；第三次是 2002 年 12 月 1 日实施的《中华人民共和国药品管理法》，将药品标准归为一类，即国家药品标准（中药材仍保留地方标准），主要是取消了药品地方标准，使同品种不同标准的混乱状况得到改善；第四次变更为 2007 年 10 月 1 日实施的《药品注册管理办法》取消药品试行标准。2015 年 4 月 24 日中华人民共和国第十二届全国人民代表大会常务委员会第十四次会议对《中华人民共和国药品管理法》修订通过并施行，明确规定国务院药品监督管理部门颁布的《中国药典》和药品标准为国家药品标准，药品必须符合国家药品标准；中药饮片必须按照国家药品标准炮制，国家药品标准没有规定的，必须按照省、自治区、直辖市人民政府药品监督管理部门制定的炮制规范炮制，省、自治区、直辖市人民政府药品监督管理部门制定的炮制规范应当报国务院药品监督管理部门备案。

第二节　《中国药典》沿革与内容

《中国药典》依据《中华人民共和国药品管理法》组织制定和颁布实施。《中国药典》的英文名称为 *Pharmacopoeia of the People's Republic of China*，简称 *Chinese Pharmacopoeia*；英文缩写为 Ch.P.或 ChP。2015 年 2 月 4 日《中国药典》2015 年版（简写成 ChP2015）经过第十届国家药典委员会（Chinese Pharmacopoeia Commission）执行委员会议审议通过，为中华人民共和国第十版药典，2015 年 6 月 5 日由国家食品药品监督管理总局批准颁布，自 2015 年 12 月 1 日起实施。《中国药典》一经颁布实施，其同品种的上版标准或其原国家标准即同时停止使用。

一、《中国药典》的沿革

《中国药典》已经颁布了 10 版，分别为：1953 年版、1963 年版、1977 年版、1985 年版、1990 年版、1995 年版、2000 年版、2005 年版、2010 年版、2015 年版。第 1 版仅一部，共收载 531 个品种。第 2 版开始分为两部，一部收载中药材和中药成方制剂，二部收载化学药，合计 1310 个品种。第 3 版共收载 1925 个品种，包括一部中药 1152 个品种，二部化学药、生物制品共 773 个品种。第 4 版收载 1489 个品种，一部 713 个品种，二部 776 个品种；1988 年 10 月第一部英文版《中国药典》1985 年版正式出版，同年还出版了药典二部注释选编。第 5 版共收载 1751 个品种，其中一部 784 个品种，二部 967 个品种，其中药典二部品种项下规定的"作用与用途"和"用法与用量"分别改为"类别"和"剂量"，另外组织了编著《临床用药须知》一书，以指导临床用药。第 6 版共收载 2375 个品种，一部 920 个品种，二部 1455 个品种；另编著了《药品红外光谱集》、《临床用药须知》(第 2 版)、二部及一部注释选编、《中国药品通用名称》等。第 7 版共收载 2691 个品种，一部 992 个品种，二部 1699 个品种；二部附录中首次收载了药品标准分析方法验证要求等六项指导原则，现代分析技术在这版药典中得到进一步扩大应用。第 8 版开始分成三部，将《中国生物制品规程》并入药典设为药典二部，共收载 3217 个品种，其中一部收载 1146 个品种、二部收载 1970 个品种、三部收载 101 个品种；该版一部增加了有害元素测定法和中药注射剂安全性检查法应用指导原则，二部增加了药品杂质检查分析指导原则、增订了注射剂的不溶性微粒检查、增订细菌内毒素检查、参照国际协调会议(ICH)要求制定了残留溶剂限度及测定方法，三部增订了逆转录酶活性检查法。第 9 版收载品种有较大升幅，共收载 4567 个品种，一部 2165 个品种，二部 2271 个品种，三部 131 个品种，该版药典中现代分析技术得到进一步扩大应用，除在附录中扩大收载成熟的新技术方法外，品种正文中进一步扩大了对新技术的应用。第 10 版即 2015 年版(现行版)由一部、二部、三部和四部构成，收载品种总计 5608 个，一部收载 2598 个品种，二部收载 2603 个品种，三部收载生物制品 137 个品种；为解决长期以来各部药典检测方法重复收录，方法间不协调、不统一、不规范的问题，该版药典对各部药典共性附录进行整合，将原附录更名为通则，包括制剂通则、检定方法、标准物质、试剂试药和指导原则，并重新建立规范的编码体系，首次将通则、药用辅料单独作为《中国药典》四部，四部收载通则总计 317 个，其中制剂通则 38 个、检验方法 240 个、指导原则 30 个、标准物质和试液试药相关通则 9 个，药用辅料 270 种。

二、《中国药典》的内容

《中国药典》2015 年版由一部、二部、三部、四部及增补本组成。一部收载中药，二部收载化学药品，三部收载生物制品，四部收载通则和药用辅料。每部内容主要由凡例、正文和索引组成。除特别注明版次外，本书所指《中国药典》均指现行《中国药典》2015 年版。

1. 凡例

凡例是为正确使用《中国药典》进行药品质量检定的基本原则，是对《中国药典》正文、通则与药品质量检定有关的共性问题的统一规定。凡例和通则中采用"除另有规定外"这一用语，表示存在与凡例或通则有关规定不一致的情况时，则在正文中另作规定，并按此规定执行。

1) 名称与编排

正文收载的药品中文名称通常按照《中国药品通用名称》收载的名称及其命名原则命名，《中国药典》收载的药品中文名称均为法定名称；本版药典收载的原料药英文名除另有规定外，均采用国际非专利药品名称(international non-proprietary names，INN)。有机药物的化学名称是根据中国化学会编撰的《有机化合物命名原则》命名，母体的选定与国际纯粹与应用化学联合会(International Union of Pure and Applied Chemistry, IUPAC)的命名系统一致。药品化学结构式按照世界卫生组织(World Health Organization，WHO)推荐的"药品化学结构式书写指南"书写。

2) 项目与要求

药品的近似溶解度以下列名词术语表示：

极易溶解是指溶质 1g(mL)能在低于 1mL 溶剂中溶解；

易溶是指溶质 1g(mL)能在 1~10mL(不含)溶剂中溶解；

溶解是指溶质 1g(mL)能在 10~30 mL(不含)溶剂中溶解；

略溶是指溶质 1g(mL)能在 30~100 mL(不含)溶剂中溶解；

微溶是指溶质 1g(mL)能在 100~1000mL(不含)溶剂中溶解；

极微溶解是指溶质 1g(mL)能在 1000~10 000 mL(不含)溶剂中溶解；

几乎不溶或不溶是指溶质 1g(mL)在 10 000mL 溶剂中不能完全溶解。

试验法：除另有规定外，称取研成细粉的供试品或量取液体供试品，于 25℃±2℃一定容量的溶剂中，每隔 5min 强力振摇 30s；观察 30min 内的溶解情况，若无目视可见的溶质颗粒或液滴时，即视为完全溶解。

3) 储藏

储藏是为避免污染和降解而对药品储藏与保管的基本要求，以下列名词术语表示：

遮光是指用不透光的容器包装，如棕色容器或黑纸包裹的无色透明、半透明容器；

避光是指避免日光直射；

密闭是指将容器密闭，以防止尘土及异物进入；

密封是指将容器密封以防止风化、吸潮、挥发或异物进入；

熔封或严封是指将容器熔封或用适宜的材料严封，以防止空气与水分的侵入并防止污染；

阴凉处是指不超过 20℃；

凉暗处是指避光并不超过 20℃；

冷处是指 2~10℃；

常温是指 10~30℃。

除另有规定外，储藏项下未规定储藏温度的一般是指常温。

4) 检验方法和限度

本版药典正文收载的所有品种，均应按规定的方法进行检验。若采用其他方法，应将该方法与规定的方法做比较试验，根据试验结果掌握使用，但在仲裁时仍以本版药典规定的方法为准。规定的各种纯度和限度数值及制剂的质(装)量差异是包括上限和下限两个数值本身及中间数值。规定的这些数值无论是百分数还是绝对数值，其最后一位数字都是有效位。试验结果在运算过程中，可比规定的有效数字多保留一位数，而后根据有效数字的修约规则进舍至规定有效位。计算所得的最后数值或测定读数值均可按修约规则进舍至规定的有效位，取此数值与标准中规定的限度数值比较，以判断是否符合规定的限度。

原料药的含量(%)，除另有注明者外，均按质量计。例如，规定上限为100%以上时，是指用本药典规定的分析方法测定时可能达到的数值，它为药典规定的限度或允许偏差，并非真实含有量；如未规定上限时，是指不超过101.0%。制剂的含量限度范围是根据主药含量的多少、测定方法误差、生产过程不可避免偏差和储藏期间可能产生降解的可接受程度而制定的，生产中应按标示量 100%投料。例如，已知某一成分在生产或储藏期间含量会降低，生产时可适当增加投料量，以保证在有效期内含量能符合规定。

5)标准品与对照品

标准品与对照品是指用于鉴别、检查、含量测定的标准物质。标准品是指用于生物检定或效价测定的标准物质，其特性量值一般按效价单位(或μg)计物质；对照品是指采用理化方法进行鉴别、检查或含量测定时所用的标准物质，其特性量值一般按纯度(%)计。

标准品与对照品的建立或变更批号应与国际标准品、原批号标准品或对照品进行对比，并经过协作标定；然后按照国家药品标准物质相应的工作程序进行技术审定，确认其质量能够满足既定用途后方可使用。

标准品与对照品均应附有使用说明书，一般应标明批号、特性量值、用途、使用方法、储藏条件和装量等。标准品与对照品均应按其标签或使用说明书所示的内容使用或储藏。

6)计量

(1)法定计量单位名称和单位符号如下。

长度：米(m)、分米(dm)、厘米(cm)、毫米(mm)、微米(μm)、纳米(nm)；

体积：升(L)、毫升(mL)、微升(μL)；

质(重)量：千克(kg)、克(g)、毫克(mg)、微克(μg)、纳克(ng)、皮克(pg)；

物质的量：摩尔(mol)、毫摩尔(mmol)；

压力：兆帕(MPa)、千帕(kPa)、帕(Pa)；

温度：摄氏度(℃)；

动力黏度：帕秒(Pa·s)、毫帕秒(mPa·s)；

运动黏度：平方米每秒(m^2/s)、平方毫米每秒(mm^2/s)；

波数：厘米的倒数(cm^{-1})；

密度：千克每立方米(kg/m^3)、克每立方厘米(g/cm^3)；

放射性活度：吉贝可(GBq)、兆贝可(MBq)、千贝可(kBq)、贝可(Bq)。

(2)本版药典使用的滴定液和试液的浓度，以摩尔/升(mol/L)表示者，其浓度要求精密标定的滴定液用"XXX 滴定液(YYY mol/L)"表示；作其他用途不需精密标定其浓度时，用"YYY mol/L XXX 溶液"表示，以示区别。

(3)有关的温度描述，一般以下列名词术语表示。

水浴温度除另有规定外，均指98～100℃；

热水是指 70～80℃；

微温或温水是指 40～50℃；

室温(常温)是指 10～30℃；

冷水是指 2～10℃；

冰浴是指约 0℃；

放冷是指放冷至室温。

(4)符号"%"表示百分比，是指质量的比例；但溶液的百分比，除另有规定外，是指溶液 100mL 中含有溶质若干克；乙醇的百分比，是指在 20℃时容量的比例。此外，根据需要可采用下列符号。

%(g/g)表示溶液 100g 中含有溶质若干克；

%(mL/mL)表示溶液 100mL 中含有溶质若干毫升；

%(mL/g)表示溶液 100g 中含有溶质若干毫升；

%(g/mL)表示溶液 100mL 中含有溶质若干克。

(5)缩写"ppm"表示百万分比，是指质量或体积的比例。

(6)缩写"ppb"表示十亿分比，是指质量或体积的比例。

(7)液体的滴，是在 20℃时，以 1.0mL 水为 20 滴进行换算。

(8)溶液后示的"(1→10)"等符号，是指固体溶质 1.0g 或液体溶质 1.0mL 加溶剂使其成 10mL 的溶液；未指明用何种溶剂时，均是指水溶液；两种或两种以上液体的混合物，名称间用半字线隔开，其后括号内所示的"："符号，是指各液体混合时的体积(质量)比例。

(9)本版药典所用药筛，选用国家标准的 R40/3 系列，分等如下。

筛号：筛孔内径(平均值)目号；

一号筛：2000μm±70μm，10 目；

二号筛：850μm±29μm，24 目；

三号筛：355μm±13μm，50 目；

四号筛：250μm±9.9μm，65 目；

五号筛：180μm±6μm，80 目；

六号筛：150μm±6.6μm，100 目；

七号筛：125μm±5.8μm，120 目；

八号筛：90μm±4.6μm，150 目；

九号筛：75μm±4μm，200 目。

粉末分等如下。

最粗粉指能全部通过一号筛，但混有能通过三号筛不超过 20%的粉末；

粗粉指能全部通过二号筛，但混有能通过四号筛不超过 40%的粉末；

中粉指能全部通过四号筛，但混有能通过五号筛不超过 60%的粉末；

细粉指能全部通过五号筛，并含能通过六号筛不少于 95%的粉末；

最细粉指能全部通过六号筛，并含能通过七号筛不少于 95%的粉末；

极细粉指能全部通过八号筛，并含能通过九号筛不少于 95%的粉末。

(10)乙醇未指明浓度时，均是指 95%(mL/mL)的乙醇。

7)精确度

(1)试验中供试品与试药等"称量"或"量取"的量，均以阿拉伯数码表示，其精确度可根据数值的有效数位来确定，如称取"0.1g"，是指称取质量可为 0.06～0.14g；称取"2g"，是指称取质量可为 1.5～2.5g；称取"2.0g"，是指称取质量可为 1.95～2.05g ；称取"2.00g"，是指称取质量可为 1.995～2.005g。

"精密称定"是指称取质量应准确至所取质量的千分之一；"称定"是指称取质量应准确至所取质量的百分之一；"精密量取"是指量取体积的准确度应符合国家标准中对该体积移液管的精密度要求；"量取"是指可用量筒或按照量取体积的有效数位选用量具。取用量为"约"若干时，是指取用量不得超过规定量的±10%。

(2)恒重，除另有规定外，是指供试品连续两次干燥或炽灼后称量的差异在 0.3mg 以下的质量；干燥至恒重的第二次及以后各次称量均应在规定条件下继续干燥 1h 后进行；炽灼至恒重的第二次称量应在继续炽灼 30min 后进行。

(3)试验中规定"按干燥品(或无水物，或无溶剂)计算"时，除另有规定外，应取未经干燥(或未去水，或未去溶剂)的供试品进行试验，并将计算中的取用量按检查项下测得的干燥失重(或水分，或溶剂)扣除。

(4)试验中的"空白试验"，是指在不加供试品或以等量溶剂替代供试液的情况下，按同法操作所得的结果；含量测定中的"并将滴定的结果用空白试验校正"，是指按供试品所耗滴定液的量(mL)与空白试验中所耗滴定液的量(mL)之差进行计算。

(5)试验时的温度，未注明者，是指在室温下进行；温度高低对试验结果有显著影响者，除另有规定外，应以 25℃±2℃为准。

2. 正文

正文是根据药物自身的理化与生物学特性，按照批准的处方来源、生产工艺、储藏运输条件等所制定的、用以检测药品质量是否达到用药要求并衡量其质量是否稳定均一的技术规定。

四部收载药用辅料标准正文内容一般包括：①品名(包括中文名、汉语拼音与英文名)；②有机物的结构式；③分子式、分子量与 CAS 编号；④来源；⑤制法；⑥性状；⑦鉴别；⑧理化检查；⑨含量测定；⑩类别；⑪贮藏；⑫标示等。

3. 索引

为方便使用和检索，《中国药典》均附有索引。《中国药典》除了中文品名目次是按中文笔画及起笔笔形顺序排列外，书末分列有中文索引和英文索引。中文索引按汉语拼音顺序排列，英文索引按英文名称首字母顺序排列。索引可供方便快速地查阅药典中的有关内容。

4. 通则

通则主要收载制剂通则、通用检测方法和指导原则。制剂通则是按照药物剂型分类，针对剂型特点所规定的基本技术要求；通用检测方法是各正文品种进行相同检查项目的检测时所应采用的统一的设备、程序、方法及限度等；指导原则是为执行药典、考察药品质量、起草与复核药品标准等所制定的指导性规定。

国家药品标准由凡例与正文及其引用的通则共同构成。本部药典收载的凡例与通则对未载入本部药典的其他药品标准具有同等效力。

三、国外药典简介

国际上有数十个国家编制出版国家药典,除我国的药典一部外,各国药典有关化学药物的主要内容基本一致。伴随着我国药品生产质量水平的提高,原料药与制剂出口会越来越普遍,因此有必要了解国外的药典要求。有重要参考价值的国外药典主要有以下几部。

1. 《美国药典-国家处方集》

《美国药典-国家处方集》(*United States Pharmacopeia/National Formulary*,USP-NF)是由美国药典委员会(The United Sates Pharmacopeia Convention)编辑出版的关于药典标准的公开出版物。它包含关于药物、剂型、原料药、辅料、医疗器械和食物补充剂的标准。《美国药典-国家处方集》自 2002 年起每年修订出版一次,目前已经出版到第 39 版(USP39-NF34,2015年 12 月出版,2016 年 5 月 1 日生效)。每一版本的《美国药典-国家处方集》包含三卷及两个增补版。《美国药典-国家处方集》除了印刷版外,还提供 U 盘版和互联网在线版。

《美国药典-国家处方集》是两个法定药品标准:《美国药典》(USP)和《国家处方集》(NF)的三卷合订本。《美国药典》分类收载了原料药和制剂的质量标准;食物补充剂和成分的质量标准在《美国药典》中以独立章予以收载;《国家处方集》收载了辅料的质量标准。质量标准中包括成分或制剂的名称、定义、包装、储藏和标签要求及检测项目。只要符合药典标准质量要求,原料药及制剂的规格、品质和纯度将得到保障。多个各论中提到的测试和程序将在《美国药典-国家处方集》附录中予以详细说明。《联邦食品、药品和化妆品法案》指定《美国药典-国家处方集》作为在美国销售的药品的法定药品质量标准。为避免因劣质产品或标示不当而引起的指控,在美国销售的药品必须遵循《美国药典-国家处方集》中的标准。对于在美国制造和销售的药物和相关产品而言,《美国药典》是唯一由美国食品药品监督管理局(FDA)强制执行的法定标准。此外,对于制药和质量控制所必需的规范,如测试、程序和合格标准,《美国药典-国家处方集》还可以作为具体的操作指导。

由于《美国药典-国家处方集》标准建立过程的公开性、公正性、科学性,使用技术的先进性,《美国药典-国家处方集》具备了广泛的权威性,在全球 130 多个国家得到认可和使用。

2. 《欧洲药典》

《欧洲药典》(*European Pharmacopoeia*,Ph.Eur.或 EP)由欧洲药品质量管理局(European Directorate for the Quality of Medicines, EDQM)起草和出版,有英文和法文两种法定文本,是药品研发、生产和销售使用过程中用于控制质量的、科学的、并在欧盟范围内具有法律效力的标准,适用于药物原料、制剂及它们的中间体生产的定性和定量分析检验与控制。

EP 第 1 版 1964 年发行。从 2002 年 EP 第 4 版开始,出版周期固定为每三年修订一版。2013 年 7 月第 8 版《欧洲药典》出版,即 EP8.0,EP8.0 于 2014 年 1 月生效。EP 第 8 版包括两个基本卷,在每次欧洲药典委员会全会做出决定后,通过非累积增补本更新,每年出 3 个增补本。第 8 版累计共有 8 个非累积增补本(8.1~8.8)。通用章的基本组成有凡例、通用分析方法(包括一般鉴别试验、一般检查方法、常用物理和化学测定法、常用含量测定方法、生物检查和生物分析、生药学方法)、容器和材料、试剂、正文和索引等。EP 正文品种的内容包括：品名(英文名称、拉丁名)、分子结构式、分子式与相对分子质量、含量限度及化学名称、性状、鉴别、检查、含量测定、储藏、可能的杂质结构等。EP 最大的特点是其各论中只收载原料药质量标准，不收载制剂质量标准。除此以外，EP 的附录也独具特色，EP 收载的附录不仅包括各论中通用的检测方法，而且凡是与药品质量密切相关的项目和内容在附录中都有规定。例如，药品包装容器及其制造的原材料、注射用的玻璃容器和塑料容器所用的瓶塞都有规定。在收载的附录中，除了采用通用的检测方法外，收载的先进技术也比较多，如原子吸收光谱测定法、原子发射光谱测定法、质谱测定法、核磁共振谱测定法和拉曼光谱测定法等，对色谱法还专门设立一项色谱分离技术附录。从整体上看，EP 的附录是至今世界药典中最全面、最完善、最先进的。EP 虽然不收载制剂，但是制订的制剂通则与制剂有关的检测方法很全面，并具有一定的特点。每个制剂通则总则中包含三项内容：一是定义(definition)；二是生产(production)；三是检查(test)。附录中与制剂有关的专项，根据不同内容和要求分别在三项内容中作出规定。

欧洲药典委员会在 ICH 中与美国、日本等国药典委员会协调统一药典标准进程中也起着积极主导作用，其权威性和影响力正在不断扩大，现有欧盟 36 个国家及欧盟委员会参与制定和执行 EP。另有包括 WHO 和中国等在内的 20 多个国家和组织作为欧洲药典委员会的观察员，有利于进一步加强联系与合作。

3. 《英国药典》

《英国药典》(*British Pharmacopoeia*, BP)是英国药典委员会(British Pharmacopoeia Commission)编制的正式出版物，是英国制药标准的重要来源。《英国药典》出版周期不定，最新的版本为 2017 年版，包含 EP 8.0～8.8 的所有内容，2016 年 8 月出版，2017 年 1 月生效。

《英国药典》2017 年版共 6 卷，第 1 卷和第 2 卷为医药原料药；第 3 卷为药用配方制剂；第 4 卷包括草药、草药制剂和草药产品、在顺势疗法制剂生产中所使用的物质、血液制品、免疫制剂、放射性药品，外科材料；第 5 卷包括凡例、红外对照图谱、附录、补充章节和索引；第 6 卷为兽药典。

4. 《日本药局方》

日本药典的名称是《日本药局方》(*The Japanese Pharmacopoeia*, JP)，由日本药典委员会编制，现为《日本药局方》第十七版，2016 年 4 月 1 日生效。第十七版内容包括通知、目录、前言、凡例、原料药通则、制剂通则、测试、流程和设备通则、正文专论、红外参考光谱、紫外参考光谱、一般信息、附录和索引。

《日本药局方》医药品各论中药品的质量标准，按顺序分别列有：品名(日本名、英文名、拉丁名和日本别名)、有机药物的结构式、分子式与相对分子质量、来源或有机药物的化学名、CAS 登记号、含量和效价限度、性状和物理常数、鉴别、检查、含量或效价测定、容器和储藏、少量品种有效期等。《日本药局方》的格式和《中国药典》类似。

5. 《国际药典》

《国际药典》(*The International Pharmacopoeia*, Int. Ph.)是由 WHO 编纂，旨在为所选药品、辅料和剂型的质量标准达成一个全球范围的统一的标准性文献，其采用的信息是综合了各国实践经验并广泛协商后整理出的。由世界卫生大会(World Health Assembly, WHA)批准出版，主要目的是满足 WHO 成员国中的发展中国家实施药品监管的需要。经成员国法律明确规定执行时，《国际药典》才具有法定效力。

为了统一药物术语和明确规范药物制剂与组成，《国际药典》的编纂虽于 1874 年发起，但直到 1902 年才在比利时政府的倡导下于布鲁塞尔举行首次会议，形成共同文件，于 1906 年由 19 个参与国签署；经过反复多次协调落实，《国际药典》1951 年出版第 1 版，1967 年出版第 2 版，1979 年出版第 3 版第一部，其第二、三、四部分别于 1981 年、1988 年、1994 年出版，2003 年出版第五部。目前版本为第 5 版，于 2015 年出版。《国际药典》主要结构包括：凡例、正文、分析方法、红外对照图谱、试剂、试液、滴定液、补充信息等。

第三节　药品检验的基本要求、机构和基本程序

药品检验工作是药品在进入市场前或使用前的质量分析，是药物分析重要任务之一，包括原料药分析和药物制剂分析，其根本目的就是保证人们用药的安全、有效。

一、药品检验的基本要求

药品检验必须达到以下基本要求。

1. 公正性

公正性是药检人员必须具备的职业道德，也是对药检人员最基本的要求。药检人员必须严格执行药品质量法规和技术标准，严格执行检验制度，实事求是地判定检验的结果。当产品质量发生争议时，药检部门必须以第三者的客观立场提供检验数据，进行公正的仲裁。对药检机构来说，必须维护药检人员工作的独立性，不准任何人进行行政干预，影响检验结果的判定，对违反者追究责任，严肃处理。

2. 准确性

药检人员必须确保提供的检验数据准确可靠，即在同一条件下能重复，在一定条件下能再现。药检工作的准确性取决于药检人员的高度责任心、严谨的科学态度和对检验业务的精益求精。药检人员要严格执行质量标准、抽样方法、检验规程、检验方法和各种管理制度，严格执行检验工作程序和质量责任制。

3. 权威性

药品检验机构的权威性是由其职能决定的。药检机构应有先进且适宜的检测手段，以保证其检验能力；有科学完善的质量管理体系，以保证其出具的检验报告准确可靠；有一支操作熟练、职业素质高的检验队伍。在坚持公正性的前提下，保证检验结果的准确性，以严谨求实的工作态度、一丝不苟的工作作风和高效准确的工作结果，树立检验工作的权威性。

二、药品检验的机构

《中华人民共和国药品管理法》规定"药品监督管理部门设置或者确定的药品检验机构，

承担依法实施药品审批和药品质量监督检查所需的药品检验工作"。

国家食品药品监督管理总局领导下的国家级药品检验机构是中国食品药品检定研究院（National Institutes for Food and Drug Control），各省、自治区、直辖市药品检验所分别承担各辖区内的药品检验工作。药品监督管理部门及其设置的药品检验机构和确定的专业从事药品检验的机构不得参与药品生产经营活动，不得以其名义推荐或者监制、监销药品。

药品生产企业、药品经营企业和医疗机构的药品检验机构或者人员应当接受当地药品监督管理部门设置的药品检验机构的业务指导，并承担药品生产、经营和使用过程中的质量分析检验和控制任务，确保药品安全有效、质量合格。

三、药品检验的基本程序

药品检验工作的基本程序一般为取样、检品的登记、检验、留样、检验结果的评价、检验报告的填写和审签。

1. 取样

药品检验的首项工作就是取样。从大量的药品中取出少量的样品进行分析时，取样的基本原则是均匀、合理，必须具有科学性、真实性和代表性，不然就失去了检验的意义。

2. 检品的登记

收检部门对样品、所附资料及检验申请单进行审查核对，符合收检要求的检品，按规定登记有关信息、填写检品卡、统一编号、贴签后分发有关检验实验室进行检验。收检的样品必须检验目的明确、包装完整、标签批号清楚、来源确切。常规检品收检数量为一次全项检验用量的 3 倍，数量不够不予收检。特殊管理的药品(毒性药品、麻醉药品、精神药品、放射性药品等)、贵重药品应由委托单位加封并当面核对名称、批号、数量等后方可收检。

3. 检验

1) 检验依据

常规检验以国家药品标准为检验依据。进口药品必须按照国家食品药品监督管理总局颁发的《进口药品注册证》载明的质量标准检验，并按照《进口药品注册证》注明标准编号。国产药品按药品监督管理部门批准的质量标准检验，已成册的质量标准应写明标准名称、版本和部、册等，如《中国药典》2015 年版二部等。单页的质量标准应写出标准名和标准编号，如"国家食品药品监督管理局标准(试行)WS-135(X-119)-2000"等。新药和进口药品注册按企业申报资料所附的质量标准检验。抽查检验应按国家药品标准进行检验，并可根据监督工作的需要进行部分检验。委托检验按委托书或合同所附的标准进行检验。

2) 检验项目

药品检验应按药品质量标准规定的项目进行检验，检验项目可分为性状、鉴别、检查、含量(效价)测定四大项，每一大项又分为若干小项。

(1)性状：药品质量标准中有关性状的规定，包括外观、颜色、臭、味、溶解度及其他物理常数。性状不仅可以鉴别药物，而且可以反映药品的纯杂程度。

(2)鉴别：药品质量标准中鉴别项下规定的试验方法，结合性状观测结果对药品的真伪作出结论。

(3)检查：药品质量标准检查项下包括安全性、有效性、纯度要求和均一性四个方面。

安全性的检查有微生物限度、异常毒性、热原、降压物质、无菌检验等；有效性的检查是指与药物疗效有关，但在鉴别、纯度检查和含量测定中不能控制的项目，如氢氧化铝的制酸力、药用炭的吸着力检查等；纯度要求即药物的杂质检查，也称限度检查、纯度检查。在药物制剂的质量标准中，还需进行质量差异、崩解时限、融变时限、含量均匀度、溶出度等检查。

(4)含量测定：药品的含量是评价药品质量和保证药品疗效的重要手段。药品含量测定的方法有滴定分析法、重量分析法、光谱法、色谱法、抗生素微生物检定法、酶分析法等。判断药物质量是否符合标准，必须全面考虑性状、鉴别、检查和含量测定的检验结果。

3)检验操作的基本要求

常规检验以国家药品标准为检验依据；按中国食品药品检定研究院组织全国药检所编写出版的《中国药品检验标准操作规范》和《药品检验仪器操作规程》进行检验。检品应由具备相应专业技术的人员检验，见习期人员、外来进修或实习人员不得独立进行检验分析。

检验结果不合格的项目或结果处于边缘的项目，除另有规定以一次检验结果为准不得复检外，一般应予复检。检验过程中，检验人员应按原始记录要求及时如实记录，严禁事先记录、补记或转抄，并逐项填写检验项目，根据检验结果书写检验报告书。检验记录是出具检验报告书的依据，是进行科学研究和技术总结的原始资料；为保证药品检验工作的科学性和规范化，检验记录必须做到：记录原始、真实，内容完整、齐全，书写清晰、整洁，确保其原始、正确、可靠、严密和全面。检验原始记录要记载检验过程的一切原始数据和现象，包括检品的名称、来源、数量、批号、检验日期、检验依据、检验数据和计量单位、演算过程、图谱、结论、检验人员和复核人员签字或盖章等内容。

检验分析时，除另有规定(溶出度、含量均匀度等)外，对每一批供试品，定性分析检验一般取 1 份样品进行试验，定量分析检验一般取 2 份样品进行平行试验。采用精密度较差的测定法进行分析时，应适当增加平行测定的次数。例如，进行旋光度测定时，对每份供试品溶液，应连续读取 3 次测定结果，取平均值；费休氏法测定水分时，应平行试验 3 份。

4. 留样

检品检验后必须留样，留样数量不得少于一次全项检验用量。检品的留样由检验人员填写留样记录，注明数量和留样日期，清点登记、签封后，入库保存。留样室的设备设施应符合样品规定的储藏条件。

放射性药品、毒、麻、精神药品的剩余检品，其保管、调用、销毁均应按国家特殊药品管理规定办理。易腐败、霉变、挥发及开封后无保留价值的检品，注明情况后可不留样。留样检品保存一年，进口检品保存两年，中药材保存半年，医院制剂保存三个月。

5. 检验结果的评价

检验完毕后，需要对检验结果进行评价。如果有要求，在完成所有检验后应进行统计学分析，确定结果是否相互一致及是否符合所用质量标准，评价应考虑所有检验结果。当出现有疑问的结果时，应对其进行审查，按照内部质量体系对全部检验方法进行检查。只有经鉴定明确是由过失造成的有疑问的结果，才可将其舍弃。检验结果评价无误后，所有结论应由检验人员填入检验原始记录，并交由复核人员复核签名。

6. 检验报告的填写和审签

检验报告是对药品质量作出的技术鉴定，是具有法律效力的技术文件。检验报告应由检验人员根据检验原始记录来起草，保证检验报告与检验原始记录的一致性。药检人员应本着严肃负责、实事求是的态度认真书写检验报告书，经逐级审核后，签发"药品检验报告书"。报告书的格式如下所示：

×××药品检验单位
药品检验报告书

报告书编号：

检品名称			
批号		规格	
生产单位或产地		包装	
供样单位		效期	
检验目的		检验数量	
检验项目		收检日期	
检验依据		报告日期	

检验项目标准规格检验结果

······

检验结论

检验者　复核者　负责人

药品检验报告书要做到：依据准确，数据无误，结论明确，文字简洁，书写清晰，格式规范；每一张药品检验报告书只针对一个批号。

全部项目检验完毕后，应明确写出检验报告，并根据检验结果得出明确的结论。通常只有两种结论：全面检验后，各项指标均符合药品标准规定；全面检验后，不符合规定，并明确不符合规定的具体项目。

药物分析工作者在完成药品检验，并写出书面报告后，还可对不符合规定的药品提出处理意见，以便供有关部门参考。剩余检品、原始记录、检验报告书，均应经核对人员逐项核对，负责人审核。

练　习　题

一、最佳选择题

1. 盐酸溶液(9→1000)是指（　　）

A. 盐酸 1.0mL 加水制成 1000mL 的溶液　　B. 盐酸 1.0mL 加甲醇制成 1000mL 的溶液

C. 盐酸 1.0g 加水制成 1000mL 的溶液　　D. 盐酸 1.0g 加水 1000mL 制成的溶液

E. 盐酸 1.0mL 加水 1000mL 制成的溶液

2. 《中国药典》凡例规定：称取"2.0g"，是指称取质量可为（　　　）

A. 1.5～2.5g　　　B. 1.6～2.4g　　　C. 1.45～2.45g　　　D. 1.95～2.05g　　　E. 1.96～2.04g

3. 《中国药典》规定：恒重，除另有规定外，是指供试品连续两次干燥或炽灼后的质量差异在（　　　）

A. 0.01mg　　　B. 0.03mg　　　C. 0.1mg　　　D. 0.3mg　　　E. 0.5mg

4. 《中国药典》现行的版本是（　　　）

A. 1995 年版　　　B. 2000 年版　　　C. 2005 年版　　　D. 2010 年版　　　E. 2015 年版

5. 《中国药典》的编制单位是（　　　）

A. 国家药典委员会　　　　　　　　B. 中国食品药品检定研究院

C. 国家食品药品监督管理总局　　　D. 国家中医药管理局

E. 国家卫生和计划生育委员会

二、配伍题

下列溶解度术语是指

1. 易溶（　　　）

2. 溶解（　　　）

3. 微溶（　　　）

A. 溶质 1g（mL）能在溶剂不到 1mL 中溶解

B. 溶质 1g（mL）能在溶剂 1mL 不到 10mL 中溶解

C. 溶质 1g（mL）能在溶剂 10mL 不到 30mL 中溶解

D. 溶质 1g（mL）能在溶剂 30mL 不到 100mL 中溶解

E. 溶质 1g（mL）能在溶剂 100mL 不到 1000mL 中溶解

下列关于温度的术语是指

4. 热水（　　　）

5. 温水（　　　）

6. 冷水（　　　）

A. 2～10℃　　　B. 10～30℃　　　C. 40～50℃　　　D. 70～80℃　　　E. 98～100℃

下列药典的英文缩写是

7. 《英国药典》（　　　）

8. 《欧洲药典》（　　　）

A. BP　　　B. ChP　　　C. EP　　　D. Ph. Int.　　　E. USP

三、简答题

1. 简述药品检验的基本要求。

2. 简述药品检验工作的机构和基本程序。

第三章 光谱分析法

以测量光与物质相互作用，引起原子、分子内部量子化能级之间的跃迁产生的发射、吸收、散射等波长与强度的变化关系为基础的光学分析法称为光谱分析法。它是通过各种光谱分析仪器完成分析测定的。尽管光谱分析仪器的结构和复杂程度有一定差别，但都包括四个基本组成部分：信号发生系统、色散系统、检测系统和信号处理系统。

第一节 概 述

一、光的性质及电磁波谱的分类

光是一种与物质的内部运动有关的电磁辐射，具有波粒二象性。按照波长的长短排列的电磁辐射称为电磁波谱(表 3-1)。

表 3-1 电磁波谱

波谱区域	波长范围	波数/cm^{-1}	频率范围/MHz	光子能量/eV	跃迁能级类型
γ 射线	5～140pm	2×10^{10}～7×10^{7}	6×10^{14}～2×10^{12}	2.5×10^{6}～8.3×10^{3}	核跃迁
X 射线	0.001～10nm	10^{10}～10^{6}	3×10^{14}～3×10^{10}	1.2×10^{6}～1.2×10^{2}	内层电子跃迁
远紫外区	10～200nm	10^{6}～5×10^{4}	3×10^{10}～1.5×10^{9}	125～6	原子及分子价电子或成键电子跃迁
近紫外区	200～400nm	5×10^{4}～2.5×10^{4}	1.5×10^{9}～7.5×10^{8}	6～3.1	
可见光区	400～750nm	2.5×10^{4}～4.0×10^{4}	7.5×10^{8}～4.0×10^{8}	3.1～1.7	
近红外区	0.75～2.5μm	1.3×10^{4}～4×10^{3}	4.0×10^{8}～1.2×10^{8}	1.7～0.5	分子振动跃迁
中红外区	2.5～50μm	4000～200	1.2×10^{8}～6.0×10^{6}	0.5～0.02	分子振动跃迁
远红外区	50～1000μm	200～10	6.0×10^{6}～1.0×10^{5}	2×10^{-2}～4×10^{-4}	分子转动跃迁
微波	0.1～100cm	10～0.01	1.0×10^{5}～1.0×10^{2}	4×10^{-4}～4×10^{-7}	
无线电波	1～1000m	10^{-2}～10^{-5}	1.0×10^{2}～1.0×10^{-1}	4×10^{-4}～4×10^{-7}	电子自旋、核自旋

二、光与物质间的相互作用

1. 光的吸收、发射

当光与物质接触时，某些频率的光被选择性吸收并且强度减弱，这种现象称为物质对光的吸收。根据吸收物质的状态、光的能量(频率或波长)及吸收光谱的不同，可分为分子吸收和原子吸收。

当受激物质(受热能、电能、光能或其他外界能量所激发的物质)从高能态回到低能态时，往往以光辐射的形式释放出多余的能量，这种现象称为光的发射。按其发生的本质，可分为原子发射、分子发射等。

2. 光的透射、散射和折射

光通过透明介质时，如果只是引起微粒的价电子相对于原子核的振动，它所需要的光能只是瞬时($10^{-15} \sim 10^{-14}$s)地被微粒所保留，当物质回到其原来的状态时，又毫无保留地将能量（光）重新发射出来。在这个过程中没有净能量的变化，因此光的频率也就没有变化，只是传播速度减慢了，这种现象称为光的透射。

光通过不均匀介质时，如果有一部分光沿着其他方向传播，这种现象称为光的散射。根据散射的起因，可以分为丁铎尔散射、瑞利散射、拉曼散射及康普顿效应等。

当光从一种透明介质进入另一种透明介质时，光束的前进方向发生改变的现象称为光的折射。折射是由光在不同介质中的传播速度不同而引起的。

物质对光的折射率随着光的频率的变化而变化，这种现象称为"色散"。利用色散现象可以将波长范围很宽的复合光分散开，成为许多波长范围狭小的"单色光"，这种作用称为"分光"。在光谱分析中，广泛利用色散现象来获得单色光。

3. 光的干涉、衍射和偏振

当频率、振动(方向)、相位相同(或相位差保持恒定)的光源所发射的相干光波互相叠加时，可以产生明暗相间的条纹，这种现象称为光的干涉；光波绕过障碍物而弯曲向后传播的现象称为光的衍射。衍射和干涉都是光波叠加的结果。光分析中常利用光在(反射式)光栅上产生的衍射和干涉现象进行分光；利用分子晶体对 X 射线的衍射作用，产生 X 射线衍射。

天然光通过某些物质时，变为只在一个固定方向有振动的光，称为平面偏振光，这种现象称为偏振。平面偏振光可看作是由周期、振幅都相同，而旋转方向相反的左、右圆偏振光叠加而成。当它进入旋光活性物质时，有两种情况：一种是构成偏振光的左、右圆偏振光的传播速度变得不一样，这种现象称为旋光色散；另一种是偏振光与物质相互作用后，由于对左、右圆偏振光的吸收情况不同，两圆偏振光的振幅和能量也不相同，并形成一个沿着椭圆运动的椭圆偏振光，这种现象称为圆二色性。

三、光吸收的基本定律

早在 1760 年，朗伯(Lambert)通过实验证明一束单色光通过吸光物质后，光的吸收程度 A 与光通过介质的光程 b 成正比，这便是朗伯定律，其数学表达式为 $A \propto b$。

1852 年，比尔(Beer)研究证明了光的吸收程度 A 与介质中吸光物质浓度 c 成正比，这便是比尔定律，其数学表达式为 $A \propto c$。

将朗伯定律和比尔定律结合起来，便得到朗伯-比尔定律(Lambert-Beer law)，即物质对光的吸收程度 A 与吸收介质的光程 b 和吸光物质浓度 c 的乘积成正比。

当一束平行单色光垂直通过均匀、非散射的固体、液体或气体介质时，光的一部分被吸收，另一部分透过溶液。设入射的单色光强度为 I_0，透过光强度为 I_t，则朗伯-比尔定律的数学表达式为

$$A = \lg \frac{I_0}{I_t} = kbc \tag{3-1}$$

式中，A 为吸光度；I_0 为入射光的强度；I_t 为透射光的强度；c 为吸光物质的浓度，mol/L；b 为光程（液层厚度），cm；k 为吸光系数。

当吸光物质的浓度用物质的量浓度表示时，朗伯-比尔定律的数学表达式中的吸光系数为摩尔吸光系数，用 ε 表示。摩尔吸光系数 ε 的物理意义：浓度为 1mol/L 的溶液，在厚度为 1cm 的吸收池中，在一定波长下测得的吸光度。

当吸光物质的浓度用百分比浓度（%）表示时，朗伯-比尔定律的数学表达式中的吸光系数为比吸光系数，用 $E_{1cm}^{1\%}$ 表示。比吸光系数 $E_{1cm}^{1\%}$ 的物理意义：在一定波长下，纯物质溶液的浓度为 1g/100mL，液层厚度为 1cm 时，溶液的吸光度。

朗伯-比尔定律的物理意义：当一束平行单色光垂直通过某一均匀非散射的吸光物质时，其吸光度 A 与吸光物质的浓度 c 和液层厚度 b 的乘积成正比。

当介质中含有多种吸光组分时，只要各组分间不存在相互作用，则在某一波长下介质的总吸光度是各组分在该波长下吸光度的和。

朗伯-比尔定律的适用条件：①入射光为平行单色光且垂直照射；②吸光物质为均匀非散射体系；③吸光质点之间无相互作用；④辐射与物质之间的作用仅限于光吸收过程，无荧光和光化学现象发生。

朗伯-比尔定律是吸光光度法的定量基础，适用于所有的电磁辐射和所有的吸光物质，包括气体、固体、液体、分子、原子和离子。

根据朗伯-比尔定律，当吸收介质厚度不变时，A 与 c 之间成正比关系。但实际测定时，标准曲线常会出现偏离朗伯-比尔定律的现象，有时向浓度轴弯曲（负偏离），有时向吸光度轴弯曲（正偏离），如图 3-1 所示。

引起偏离的原因主要有物理因素和化学因素。

物理因素（仪器非理想）引起的偏离有三种情况：①单色光引起的偏离；②非单色光引起的偏离；③介质不均匀引起的偏离。

化学因素引起的偏离有两种情况：①溶液浓度过高引起的偏离；②溶液本身的化学反应引起的偏离。

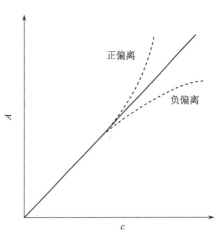

图 3-1　标准曲线对比尔定律的偏离

四、光分析法的分类

光分析法通常分为光谱法和非光谱法两大类。光谱法是以光能等能量与物质相互作用引起原子、分子内部量子化能级之间跃迁所产生的光的吸收、发射、散射等波长与强度的变化关系为基础的光分析法。处于稳定基态的物质分子受到光照或其他能量激发时，会引起分子转动、振动或电子能级的跃迁，同时伴随着光子的吸收或发射。若把物质对光的吸收或发射情况按照波长排列记录下来，就得到了光谱。

按照产生光谱的物质类型的不同，可以分为原子光谱、分子光谱和固体光谱；按照产生光谱的方式不同，可以分为发射光谱、吸收光谱和散射光谱；按照光谱的性质和形状，分为线状光谱、带状光谱和连续光谱。

非光谱法是利用光与物质作用时产生的折射、干涉、衍射和偏振等基本性质的变化来达到分析测定目的的分析方法，主要有折射法、干涉法、衍射法、旋光法和圆二色谱法等。

五、光谱分析仪器的组成

光谱分析仪器主要由信号发生系统、色散系统、检测系统和信息处理系统构成。

信号发生系统包括光源和样品容器。光源有连续光源和线光源等。一般连续光源主要用于分子吸收光谱法，线光源用于原子吸收光谱法、原子荧光光谱法和拉曼光谱法。

色散系统的作用是将复合光分解成单色光或有一定宽度的谱带。一般色散系统由棱镜或光栅等组成。

检测系统一般以光电转换器作为检测器。检测器可分为对光有响应的光检测器和对热有响应的热检测器。

信息处理系统是由检测器将光信号转换为电信号后，可用检流计、微安表、记录仪、数字显示器或阴极射线显示器等显示和记录测定结果。

第二节 紫外-可见吸收光谱

一、基本原理

当一束紫外-可见光(200～760nm)照射到某一溶液时，具有一定能量的光子被吸收，另一些不同能量的光子不被吸收而透过物体。物质对光的选择吸收特征可用吸收曲线来描述。

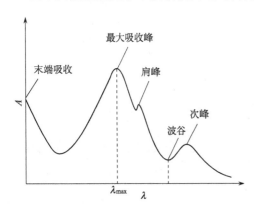

以吸光度 A 为纵坐标，波长 λ 为横坐标作图，得到的 A-λ 曲线即为紫外-可见吸收曲线(或紫外-可见吸收光谱)(图 3-2)。

图中最高的吸收峰称为最大吸收峰，对应的波长称为最大吸收波长(λ_{max})。同一物质溶液的浓度不同时，光吸收曲线形状相同，但同一波长处的吸光度大小不同。

紫外-可见吸收光谱谱图上的吸收峰都是宽峰，这是电子能级跃迁时伴随振动-转动能级变化，二者相互叠加的结果。分子的内部运动可分为分子内价电子运动、分子内原子的振动、分子绕其中心转动

图 3-2　紫外-可见吸收曲线示意图

三种形式。根据量子力学原理，分子的每一种运动形式都有一定的能级且是量子化的，因此分子具有电子能级、振动能级和转动能级。在电子能级发生跃迁的同时，转动能级也发生了改变，也就是说紫外光谱中电子能级发生跃迁的同时，必定伴随着振动-转动能级的变化，所以分子光谱远比原子光谱(线光谱)复杂。限于仪器分辨率，紫外-可见吸收光谱表现为带状光谱。

物质不同，其分子结构不同，则吸收光谱曲线不同，故可根据吸收光谱图对物质进行定性鉴定和结构分析。用最大吸收峰或次峰所对应的波长为入射光，测定待测物质的吸光度，根据光吸收定律可对物质进行定量分析。

二、紫外-可见吸收光谱与分子结构的关系

1. 电子跃迁的类型

有机化合物的紫外-可见吸收光谱取决于分子中价电子的性质，形成单键的 σ 电子，形成双键的 π 电子和分子中未成键的孤对电子，称为 n 电子。当有机化合物吸收了紫外光或可见光，分子中的价电子就要跃迁到激发态，其跃迁方式主要有四种类型：σ→σ*、n→σ*、π→π*、n→π*。

1) σ→σ* 跃迁

σ→σ* 跃迁是成键 σ 电子由基态跃迁到 σ* 轨道。在有机化合物中，由单键构成的化合物，如饱和烃类能产生 σ→σ* 跃迁。由于引起 σ→σ* 跃迁所需的能量大，因此所产生的吸收峰出现在远紫外区，吸收波长 $\lambda < 200nm$。例如，甲烷的 λ_{max} 为 125nm，乙烷 λ_{max} 为 135nm。由于在近紫外区、可见光区内不产生吸收，目前一般的紫外-可见分光光度计还难以在远紫外区工作，因此一般不讨论 σ→σ* 跃迁所产生的吸收带。通常采用饱和烃类化合物作紫外-可见吸收光谱分析时的溶剂，如正己烷、环己烷、正庚烷等。

2) n→σ* 跃迁

n→σ* 跃迁是未成键的 n 电子跃迁到 σ* 轨道。凡含有 n 电子的杂原子(如 N、O、S、P、X 等)的饱和化合物均可发生 n→σ* 跃迁。由于 n→σ* 跃迁比 σ→σ* 跃迁所需能量小，因此吸收的波长会更长，λ_{max} 可在 200nm 附近，但大多数化合物的 λ_{max} 仍位于 <200nm 区域内。λ_{max} 随杂原子的电负性不同而不同，电负性越大，n 电子被束缚得越紧，跃迁所需的能量越大，吸收的波长越短，如 CH_3Cl、CH_3Br 和 CH_3I 的 λ_{max} 分别为 173nm、204nm 和 258nm。n→σ* 跃迁所引起吸收的摩尔吸光系数一般为 $10^2 \sim 10^3 L/(mol \cdot cm)$，属于中等强度吸收。

3) π→π* 跃迁

π→π* 跃迁是成键 π 电子由基态跃迁到 π* 轨道。凡含有双键或三键的不饱和有机化合物均能产生 π→π* 跃迁。π→π* 跃迁所需的能量比 σ→σ*、n→σ* 跃迁小，吸收辐射的波长较长，一般在 200nm 附近，属于强吸收。

π→π* 跃迁的特点：①吸收波长一般受组成不饱和键的原子影响不大，如 HC≡CH 与 N≡CH 的 λ_{max} 均为 175nm；②摩尔吸光系数都比较大，通常在 $1 \times 10^4 L/(mol \cdot cm)$ 以上；③对于多个非共轭的双键，如果这些双键是相同的，则 λ_{max} 基本不变，而 ε 值增大。对于共轭双键，由于共轭形成了大 π 键，π 电子进一步离域，π* 轨道有更大的成键性质，降低了 π* 轨道的能量，吸收波长向长波长方向移动，称为红移。例如，乙烯 ($CH_2{=}CH_2$)，$\lambda_{max}=171nm$，$\varepsilon=1.5 \times 10^4 L/(mol \cdot cm)$；而 1,3-丁二烯($CH_2{=}CH{-}CH{=}CH_2$)，$\lambda_{max}=217nm$，$\varepsilon=2.1 \times 10^4 L/(mol \cdot cm)$。通常每增加一个共轭双键，$\lambda_{max}$ 增加 30nm 左右。环共轭比链共轭的 λ_{max} 更大。

4) n→π* 跃迁

n→π* 跃迁是未成键的 n 电子跃迁到 π* 轨道。含有杂原子的双键不饱和有机化合物(如 —N=O、—N=N—)能产生这种跃迁。由于跃迁的能量最小，吸收峰出现在 200~400nm 的紫外光区，摩尔吸光系数一般为 $10 \sim 100 L/(mol \cdot cm)$，属于弱吸收。

2. 生色团、助色团和吸收带

1) 生色团

常把含有非键轨道和 π 分子轨道，能引起 n→π* 跃迁、π→π* 跃迁的电子体系称为生色团。

如果化合物分子中含有多个非共轭生色团，该化合物的吸收光谱将包含各生色团本来具有的吸收带，这些吸收带的波长位置及吸收强度互相影响不大；如果化合物分子中含有多个共轭生色团，原来各自生色团的吸收带将消失，而产生新的吸收带，新吸收带的吸收位置在较长的波长处，吸收强度显著增大。这一现象称为生色团的共轭效应。

2) 助色团

含有未成键 n 电子，本身不产生吸收峰，但与发色团相连，能使发色团吸收峰向长波方向移动，使吸收强度增强的杂原子基团称为助色团，如—NH$_2$、—OH、—OR、—NR$_2$、—SR、—SH、—X 等。这些基团中的 n 电子能与生色团中的 π 电子相互作用(产生 p-π 共轭)，使 π→π* 跃迁能量降低，跃迁概率变大。

3) 红移和蓝移

由于共轭效应、引入助色团或溶剂效应(极性溶剂对 π→π* 跃迁的效应)，化合物的吸收波长向长波方向移动，称为红移。能对生色团起红移效应的基团，如—NH$_2$、—OH、—OR，称为"向红团"。

某些生色团的碳原子一端引入某取代基或溶剂效应(极性溶剂对 n→π* 跃迁的效应)，使化合物的吸收波长向短波方向移动，称为蓝移。能引起蓝移效应的基团，如—CH$_3$、—C$_2$H$_5$，称为"向蓝团"。

4) 吸收带

在紫外-可见吸收光谱中，吸收峰的波带位置称为吸收带，通常可分为 R 吸收带、K 吸收带、B 吸收带和 E 吸收带。

R 吸收带由德文 Radikal(基团)而得名，是由 n→π* 跃迁而产生的吸收带。吸收强度较弱，通常 $\varepsilon < 100$L/(mol·cm)，吸收波长较长，$\lambda_{max} > 270$nm。

K 吸收带由德文 Konjugation(共轭作用)而得名，是由共轭双键中 π→π* 跃迁而产生的吸收带。吸收强度较大，通常 $\varepsilon > 10^4$L/(mol·cm)，吸收波长较长，λ_{max} 为 217～280nm。K 吸收带的波长及强度与共轭体系数目、位置、取代基的种类有关，其波长随共轭体系的加长而向长波方向移动，吸收强度也随之加强。

B 吸收带由德文 Benzenoid(苯环型的)而得名，是由苯环的振动和 π→π* 跃迁重叠引起的芳香化合物的特征吸收带。在 230～270nm 谱带上出现苯的精细结构吸收峰，$\varepsilon \approx 10^2$L/(mol·cm)，常用来判断芳香族化合物。若苯环上有取代基且与苯环共轭或在极性溶剂中测定时，这些精细结构会出现一宽峰或消失。

E 吸收带由德文 Ethylenicband(乙烯型谱带)而得名，由芳香族化合物的 π→π* 跃迁产生，是芳香族化合物的特征吸收，可分为 E$_1$ 带和 E$_2$ 带。苯的 E$_1$ 带出现在 185nm 处，为强吸收，$\varepsilon = 6 \times 10^4$L/(mol·cm)；E$_2$ 带出现在 204nm 处，为较强吸收，$\varepsilon = 8 \times 10^3$L/(mol·cm)。当苯环上有发色团且与苯环共轭时，E$_1$ 吸收带常与 K 吸收带合并且向长波(240nm)方向移动，B 吸收带的精细结构简单化，吸收强度增加且向长波(278nm)方向移动。

3. 影响紫外-可见吸收光谱的因素

1) 共轭效应

共轭效应是共轭体系形成大 π 键，使各能级间能量差减小，跃迁所需能量减小，因此吸收的波长向长波方向移动，吸收强度也随之加强。例如 1,3-丁二烯（CH_2＝CH—CH＝CH_2），λ_{max}=217nm，ε=2.1×10^4L/(mol·cm)；1,3,5-己三烯（CH_2＝CH—CH＝CH—CH＝CH_2），λ_{max}=285nm，ε=3.5×10^4L/(mol·cm)。

2) 助色效应

助色效应是助色团的 n 电子与发色团的 π 电子共轭，使吸收峰的波长向长波方向移动，吸收强度随之加强。

3) 超共轭效应

超共轭效应是由烷基的 σ 键与共轭体系的 π 键共轭，使吸收峰向长波方向移动，吸收强度加强。当苯环引入烷基时，由于烷基的 C—H 与苯环产生超共轭效应，苯环的吸收带红移（向长波移动），吸收强度增大。通常，超共轭效应的影响远远小于共轭效应的影响。

4) 溶剂

紫外吸收光谱中有机化合物的测定往往需要溶剂，而溶剂尤其是极性溶剂，常会对溶质的吸收波长、强度及形状产生较大影响。在极性溶剂中，紫外光谱的精细结构会完全消失。通常，溶剂对于产生 $\pi \rightarrow \pi^*$ 跃迁谱带的影响是：溶剂的极性越强，谱带越向长波方向移动；溶剂对于产生 $n \rightarrow \pi^*$ 跃迁谱带的影响是：溶剂的极性越强，谱带越向短波方向移动。

三、紫外-可见分光光度计

1. 仪器的基本构造

紫外-可见分光光度计的波长范围为 200～1000nm，由光源、单色器、吸收池、检测器和信号显示系统与数据处理系统五大部件构成。

1) 光源

光源要求在所需的光谱区域内，发射连续的具有足够强度和稳定的紫外光及可见光，并且辐射强度随波长的变化尽可能小，使用寿命长，操作方便。

可见光区使用的光源为钨灯和碘钨灯，波长范围为 340～2500nm。

紫外光区使用的光源为氢灯和氘灯，波长范围为 160～375nm。由于受石英窗吸收的限制，紫外光区波长的有效范围一般为 200～375nm。氢灯灯内氢气压力为 102Pa，用稳压电源供电，光强度大且恒定。氘灯的灯管内充有氢的同位素氘，其光谱分布与氢灯类似，但光强度比同功率的氢灯大 3～5 倍。

2) 单色器

单色器是将光源的复合光分出单色光的光学装置，由入射狭缝、准光器（透镜或凹面反射镜使入射光变成平行光）、色散元件、聚焦元件和出射狭缝等组成。其核心部分是色散元件，起分光作用。

色散元件分为棱镜和光栅。棱镜有玻璃和石英两种材料，其色散原理是依据不同波长的光通过棱镜时有不同的折射率而将不同波长的光分开。由于玻璃会吸收紫外光，因此玻璃棱镜只适用于 340～3200nm 的可见光区和近红外光区波长范围。石英棱镜适用的波长范围为 185～4000nm，可用于紫外、可见、红外三个光谱区域。

光栅是利用光的衍射和干涉作用进行分光，可用于紫外、可见和近红外光谱区域，在整个波长区域中具有良好的、均匀的色散率，适用波长范围宽，分辨率高，应用广泛。

3）吸收池

吸收池用于盛放分析试样溶液，使入射光束垂直通过。吸收池一般有玻璃和石英两种材质，玻璃池只能用于可见光区，石英池可用于可见光区及紫外光区。常见吸收池的厚度有 0.5cm、1cm、2cm 和 3cm。为减少光的反射损失，吸收池的光学面必须严格垂直于光束方向。由于吸收池材料、光学面的光学特性、吸收池光程长度等因素对吸光度的测量结果有直接影响，因此在高精度分析测定中，要严格挑选符合要求的吸收池。

4）检测器

检测器是将光信号转变成电信号的装置，要求灵敏度高、响应时间短、噪声水平低且有良好的稳定性。常用的有光电管、光电倍增管和光电二极管阵列检测器。

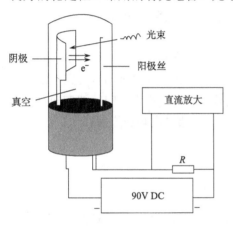

图 3-3 是光电管结构示意图。它以一弯成半圆柱且内表面涂上一层光敏材料的镍片为阴极，以置于圆柱形中心的一根金属丝为阳极，密封于高真空的玻璃或石英中。当光照到阴极的光敏材料时，阴极发射出电子，被阳极收集而产生光电流。

图 3-3　光电管结构示意图

光电倍增管是一种加上多级倍增电极的光电管，其结构如图 3-4 所示。光电倍增管工作时，各倍增极（D_1、D_2、D_3 等）和阳极均加上电压，并依次升高，阴极 K 电位最低，阳极 A 电位最高。入射光照射在阴极上，放出光电子，经倍增极加速后，在各倍增极上放出更多的"二次电子"。如果一个电子在一个倍增极上一次能放出 N 个二次电子，那么一个光电子经 n 个倍增极后，最后在阳极会收集到 N^n 个电子，并在外电路形成电流，一般 $N=3\sim6$，n 为 10 左右，因此光电倍增管的放大倍数很高。

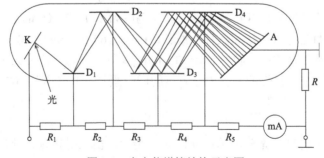

图 3-4　光电倍增管结构示意图

光电二极管阵列检测器(photo-diode array detector，PAD)是由紧密排列一系列光电二极管组成的阵列作检测元件，每一个二极管相当于一个单色器的出口狭缝，两个二极管中心距离的波长单位称为采样间隔，因此二极管数目越多分辨率越高。通过单色器的光含有全部的吸收信息，在阵列上同时被检测，并用电子学方法及计算机技术对二极管阵列快速扫描采集数据。光电二极管阵列检测器具有性能稳定、光谱响应宽、数字化和扫描准确等优点，目前已广泛应用于多通道紫外-可见分光光度计中。

5) 信号显示系统与数据处理系统

信号显示系统与数据处理系统是将信号放大并以适当的方式指示或记录下来。常见的信号显示系统有检流计、数字显示仪、微型计算机等。现在许多分光光度计配有微型计算机，一方面可对仪器进行控制，另一方面可进行数据的采集和处理。

2. 仪器的类型

常见的紫外-可见分光光度计主要有单光束分光光度计、双光束分光光度计、双波长分光光度计等。

1) 单光束分光光度计

单光束分光光度计是一束经过单色器的光，依次通过参比溶液和样品溶液进行测定。这种类型的分光光度计结构简单、价格便宜，主要用于定量分析。

2) 双光束分光光度计

双光束分光光度计是经过单色器的光被斩光器一分为二，一束通过参比溶液，另一束通过样品溶液，然后由检测系统测量，即可得到样品溶液的吸光度。由于采用双光路方式，两光束同时分别通过参比池和试样池，操作简单，同时也消除了因光源强度变化而带来的误差，如图 3-5 所示。

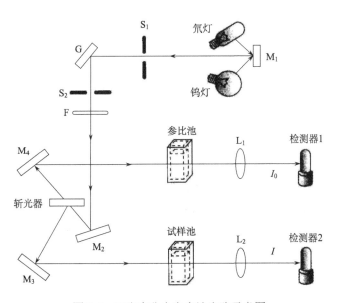

图 3-5 双光束分光光度计光路示意图

M_1、M_2、M_3、M_4. 反射镜；S_1. 入射镜；S_2. 出射狭缝；G. 衍射光栅；F. 滤光片；L_1、L_2. 聚光镜

3) 双波长分光光度计

双波长分光光度计是用两种不同波长(λ_1 和 λ_2)的单色光交替照射样品溶液(不需使用参比溶液)。经光电倍增管和电子控制系统测得的是样品溶液在两种波长 λ_1 和 λ_2 处的吸光度之

差 ΔA，只要 λ_1 和 λ_2 选择适当，ΔA 就是扣除了背景吸收的吸光度，如图 3-6 所示。

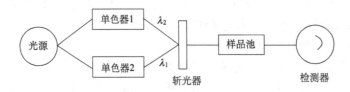

图 3-6　双波长分光光度计光路示意图

四、分析条件的选择

1. 显色反应与显色条件的选择

1) 显色反应和显色剂

在分光光度分析中，将试样中被测组分转变成有色化合物的反应称为显色反应。对显色反应的要求：①选择性好；②灵敏度高；③对比度大；④有色化合物的组成恒定，化学性质稳定；⑤显色反应的条件易于控制。

在分光光度分析中，能与试样中被测组分发生显色反应的物质称为显色剂，分为无机显色剂和有机显色剂。多数无机显色剂的灵敏度和选择性都不高，其中性能较好、有实用价值的有硫氰酸盐、钼酸铵、氨水和过氧化氢等。

在有机化合物分子中，凡是含有生色团的有机化合物通常能与许多金属离子化合生成性质稳定且具有特征颜色的化合物，且灵敏度和选择性都很高。这些有机化合物常用作可见分光光度分析中的显色剂。

2) 显色反应条件的选择

显色反应能否完全满足可见分光光度分析的要求，除了与显色剂的性质有关外，控制显色反应的条件也十分重要。

(1) 显色剂的用量。显色反应就是将被测组分转变成有色化合物的反应。为了使待测组分反应完全，加入过量的作为反应物的显色剂是必要的。但也不能过量太多，否则会引起副反应，对测定不利。在实际工作中，显色剂的适宜用量是通过实验求得的。

(2) 溶液的酸度。溶液的酸度直接影响显色剂的浓度、颜色，溶液的酸度还会对被测离子的状态、金属离子-显色剂配合物的组成和稳定性产生影响。因此，要保证光度分析获得良好结果，必须控制溶液的酸度。

(3) 反应时间和温度。有些显色反应速率很快，甚至可以瞬间完成。而有些显色反应速率较慢，需要一定时间，溶液的颜色才能达到稳定程度。不同的显色反应对温度的要求也不同，一般显色反应可在室温下完成，但有些显色反应需要加热才能完成。一般来说，温度高，反应速率较快，需要的反应时间就短。但在较高温度下，生成的有色物质稳定的时间短，也不利于测定。在实际工作中，合适的反应时间和显色温度可以通过实验进行确定。

(4) 溶剂和表面活性剂。溶剂对显色反应的影响：影响配合物的解离度；改变配合物的颜色；影响显色反应的速度。在显色反应中加入表面活性剂，可以提高显色反应的灵敏度，增加有色化合物的稳定性。

(5)共存离子的干扰及消除。共存离子存在时对光度测定的影响：与试剂生成有色配合物；干扰离子本身颜色；与被测离子结合成解离度小的化合物。消除干扰的方法主要有控制酸度法、加入掩蔽剂法、萃取光度法等。

2. 分光光度法测量条件的选择

分光光度法的误差来源有两方面，一方面是各种化学因素导致的误差，另一方面是仪器精度不够、测量不准所导致的误差。

分光光度计本身的测量误差产生的原因主要有光源的发光强度不稳定，光电效应的非线性，电位计的非线性，杂散光的影响，吸收池的透光率不一致，透光率(或透射比)与吸光度的标尺不准等。对给定的分光光度计来说，透光率或吸光度读数的准确度是仪器精度的主要指标之一。

为了使测量结果有较高的灵敏度和准确度，除注意显色反应的条件控制外，还必须选择适当的测量条件，以减小或消除测量误差。

1)入射光波长的选择

入射光波长选择的依据是吸收曲线，一般以最大吸收波长 λ_{max} 为测量的入射光波长，因为在此波长处测定的灵敏度最高。如果最大吸收波长处有干扰时，应选择最佳入射光波长，在保证有较高灵敏度的前提下采用吸光度较小的吸收波长。

2)吸光度读数范围的选择

朗伯-比尔定律：

$$A = \lg \frac{1}{T} = kbc \tag{3-2}$$

$$\mathrm{d}(\lg T) = 0.434 \frac{\mathrm{d}T}{T} = -kb\mathrm{d}c \tag{3-3}$$

在不同的读数范围内，透光率读数误差 ΔT 与浓度的相对误差($\Delta c/c$)的关系为

$$\frac{\Delta c}{c} = \frac{0.434\Delta T}{T \lg T} \tag{3-4}$$

对 T 进行求导应有一极小值，即 $A=0.434$，或 $T=36.8\%$，浓度的相对误差最小。通常透光率读数为 $10\% \sim 70\%$($A=1.0 \sim 0.155$)，测量浓度的相对误差较小。

五、紫外-可见吸收光谱的应用

1. 定性分析

根据吸收光谱的形状、吸收峰的数目、最大吸收波长的位置和相应的摩尔吸光系数进行定性鉴定。一般采用比较光谱法，即在相同的测定条件下，比较待测物与已知标准物的吸收光谱曲线，如果 λ_{max} 和摩尔吸光系数 ε 均相同，就可以认为是同一物质。

根据有机化合物的紫外光谱，可以大致地推断出该化合物的主要生色团及其取代基的种类和位置及该化合物的共轭体系的数目和位置。要获得准确的分子结构，必须与红外吸收光谱、核磁共振、质谱联合解析。

1）根据化合物的紫外-可见吸收光谱推测化合物所含的官能团

若某化合物在紫外-可见光区无吸收峰，则它可能不含双键或环状共轭体系，可能是饱和有机化合物。如果在 200～250nm 有强吸收峰，可能是含有两个共轭双键；在 260～350nm 有强吸收峰，则至少有 3～5 个共轭生色团和助色团。如果在 270～350nm 有很弱的吸收峰，并且无其他强吸收峰，则化合物含有带 n 电子的未共轭的生色团，如—NO_2、—N≡N—等，弱峰由 n→π^*跃迁引起。例如，在 260nm 附近有中等吸收且有一定的精细结构，则可能有芳香环结构。

2）利用紫外-可见吸收光谱判别有机化合物的同分异构体

乙酰乙酸乙酯存在酮式和烯醇式的互变异构体，由于酮式没有共轭双键，在 206nm 处有中等吸收；而烯醇式存在共轭双键，在 245nm 处有强吸收，$\varepsilon=1.8\times10^4$L/(mol·cm)，因此可以根据其吸收光谱进行判断。一般在极性溶剂中以酮式为主，在非极性溶剂中以烯醇式为主。

2. 单组分物质的定量分析

1）对照品比较法

在相同条件下配制对照品溶液(浓度为 c_R，与供试品中待测组分的浓度相近)和供试品溶液(浓度为 c_x)，在相同的实验条件和最大波长 λ_{max} 处测得的吸光度分别为 A_R 和 A_x，然后进行比较，求出样品溶液中待测组分的浓度 c_x。

$$c_x = \frac{A_x}{A_R} \times c_R \tag{3-5}$$

2）标准曲线法

配制一系列已知浓度的标准溶液，在 λ_{max} 处分别测得标准溶液的吸光度，然后以吸光度 A 为纵坐标、标准溶液的浓度 c 为横坐标作图，得 A-c 的校正曲线图。在完全相同的条件下测出试液的吸光度 A_x，并从曲线上求得相应的试液浓度。

3）吸光系数法

按规定的方法配制供试品溶液，在规定的波长处测定其吸光度。根据朗伯-比尔定律 $A=kbc$，若摩尔吸光系数 ε 已知，吸光度 A 和光程 b 也知道，则可以计算出浓度 c。同样，若比吸光系数 $E_{1cm}^{1\%}$ 已知，则同样可以计算出吸光物质的百分比浓度。

【例 3-1】 准确称取维生素 B_{12} 样品 0.025 20g，用水溶解并定容至 1000mL 后，用 1cm 吸收池，在 361nm 处测得吸光度 A 为 0.507。已知维生素 B_{12} 标准品的 $E_{1cm}^{1\%}$=207，求样品中维生素 B_{12} 的含量。

解 由朗伯-比尔定律 $A=E_{1cm}^{1\%}bc$，$c=\dfrac{A}{bE_{1cm}^{1\%}}=\dfrac{0.507}{1\times207}=0.002\,449$(g/100mL)

样品中维生素 B_{12} 的质量：$m=(0.002\,449/100)\times1000=0.024\,49$(g)

于是，维生素 B_{12} 样品的含量：$\dfrac{0.024\,49}{0.025\,20}\times100\%=97.2\%$

第三节 红外吸收光谱

一、基本原理

红外吸收光谱(infrared absorption spectrum，IR)是一种分子光谱，它是由分子吸收红外光子的能量(不足以使电子能级发生跃迁的能量)使振动能级跃迁而产生的,因同时伴随有分子中转动能级的跃迁,因此又称振转光谱。

红外吸收光谱与紫外-可见吸收光谱表示方法不同,一般用 T-λ 曲线或 T-σ(波数)曲线表示。纵坐标为透光率 $T(\%)$,因而吸收峰向下,向上则为谷;横坐标为波长($\lambda/\mu m$)或波数(σ/cm^{-1})(波数为波长的倒数,即 1cm 中所包含波的个数)。波长与波数之间的关系为

$$\sigma(cm^{-1}) = \frac{1}{\lambda(cm)} = \frac{10^4}{\lambda(\mu m)} = \frac{10^7}{\lambda(nm)} \tag{3-6}$$

红外光区位于可见光区和微波区之间,波长覆盖了 $0.75\sim1000\mu m$ 区域,通常将红外光分为近红外($0.75\sim2.5\mu m$)、中红外($2.5\sim50\mu m$)及远红外($50\sim1000\mu m$)三个区域。大部分有机化合物和无机离子的基频吸收带(由基态振动能级跃迁至第一振动能级时,所产生的吸收峰为基频峰)均处于中红外区,该区域分子吸收光谱在物质的定性和定量分析中应用最为广泛,一般所说的红外吸收光谱分析即指中红外吸收光谱。

1. 物质吸收红外光的基本条件

物质吸收红外光应满足两个条件:①红外辐射光的频率与分子振动的频率相当,才能满足分子振动能级跃迁所需的能量;②红外光与物质之间有耦合作用,即振动过程中必须是能引起偶极矩变化的分子才能产生红外吸收光谱。因此,当一定频率的红外光照射分子时,如果分子中某个基团的振动频率与其一致,同时分子在振动中伴随有偶极矩变化,这时物质的分子就产生红外吸收。可见,并非分子中所有的振动都会产生红外吸收。凡能产生红外吸收的振动称为红外活性振动,否则就是红外非活性振动。在振动跃迁的过程中往往伴随着转动跃迁,因此中红外区的光谱是由分子的振动和转动共同作用引起的,常称为分子的振转光谱。

红外吸收谱带的强度取决于分子振动时偶极矩的变化,而偶极矩与分子结构的对称性有关。振动的对称性越高,振动中分子偶极矩变化越小,谱带强度也就越弱。一般来说,C=O、C—X 等极性较强基团的振动吸收强度较大;C=C、C—C、N=N 等极性较弱基团的振动吸收强度较低。根据吸收峰最大吸收波长处摩尔吸光系数 ε 大小,将吸收峰分成不同强度级别:$1<\varepsilon<10$ 为弱峰(w),$10<\varepsilon<20$ 为中强峰(m),$20<\varepsilon<100$ 为强峰(s)。除了对称分子外,几乎所有的有机化合物和许多无机化合物都有相应的红外吸收光谱,其特征性很强,几乎所有具有不同结构的化合物都有不同的红外吸收光谱。谱图中的吸收峰与分子中各基团的振动特性相对应,所以红外吸收光谱是确定化学基团、鉴定未知物结构的最重要的工具之一。红外吸收光谱的峰吸收强度在一定浓度范围内符合朗伯-比尔定律,可用于定量分析。

2. 分子振动

1)双原子分子振动形式

可将双原子分子看作一个简单的谐振子,假设化学键为一个失重弹簧,弹簧的长度就是分子化学键的长度。双原子分子只有沿化学键的一种振动方式,当分子振动时,化学键的电荷分布发生改变。若两个原子不同,分子的电荷中心与两个原子核同步振荡,分子仿佛一个振荡的电偶极子,当偶极受到波长连续的红外光照射时,分子可吸收某些波长的红外光从而增大分子的振动能量,所吸收的红外光频率与该分子的振动能级一致。

　　根据经典力学理论，简谐振动遵循胡克定律，则影响双原子分子基本振动频率的直接因素就是相对原子质量和化学键的力常数。化学键的力常数越大，化学键两端的两个原子折合相对原子质量越小，则化学键的振动频率越高，吸收峰将出现在高波数区；反之，则出现在低波数区。例如，C—C、C=C、C≡C 三种碳碳键的折合相对原子质量相同，但化学键的力常数的顺序是 C≡C>C=C>C—C，因此在红外吸收光谱中，C—C 的吸收峰出现在 2222cm^{-1}，而 C=C 约在 1667cm^{-1}，C—C 则在 1429cm^{-1} 附近。

　　2) 多原子分子振动形式

　　多原子分子由于原子数目增多，组成分子的键或基团空间结构不同，其振动光谱比双原子分子要复杂。但是如同双原子分子一样，多原子分子的振动也可看成是许多被弹簧连接起来的小球构成的多质点体系的振动，即可以把它们的振动分解成许多简单的基本振动，也就是简谐振动。简谐振动的振动状态是分子质心保持不变，整体不转动，每个原子都在其平衡位置附近做简谐振动，其振动频率和相位都相同，即每个原子都在同一瞬间通过其平衡位置，而且同时达到其最大位移值。分子中任何一个复杂振动都可以看成是这些简谐振动的线性组合。图 3-7 是以亚甲基为例，表示多原子中各种振动形式和振动频率。

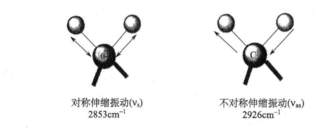

对称伸缩振动(v_s)　　　　不对称伸缩振动(v_{as})
2853cm^{-1}　　　　　　　　2926cm^{-1}

伸缩振动只改变键长，不改变键角

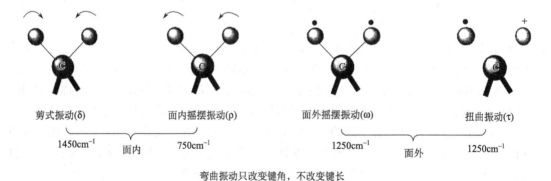

剪式振动(δ)　　　面内摇摆振动(ρ)　　　面外摇摆振动(ω)　　　扭曲振动(τ)

1450cm^{-1}　面内　750cm^{-1}　　　　1250cm^{-1}　面外　1250cm^{-1}

弯曲振动只改变键角，不改变键长

图 3-7　亚甲基的振动形式和振动频率

　　一般将振动形式分成两类：伸缩振动和变形振动。

　　原子沿键轴方向伸缩，键长发生变化而键角不变的振动称为伸缩振动，用符号 v 表示。它又可以分为对称伸缩振动(v_s)和不对称伸缩振动(v_{as})。对同一基团，不对称伸缩振动的频率稍高于对称伸缩振动的频率。

　　基团键角发生周期变化而键长不变的振动称为变形振动，又称弯曲振动或变角振动，用符号 δ 表示。变形振动又分为面内变形振动和面外变形振动。面内变形振动又分为剪式振动

(以 δ 表示)和面内摇摆振动(以 ρ 表示)。面外变形振动又分为面外摇摆振动(以 ω 表示)和扭曲振动(以 τ 表示)。由于变形振动的力常数比伸缩振动的力常数小，因此同一基团的变形振动都在其伸缩振动的低频端出现。此外，还有由多原子分子的骨架变化产生的骨架振动，如苯环的骨架振动。

3)基本振动的理论数

从理论上讲，分子的每一种振动形式都会产生一个基频峰，也就是说一个多原子分子所产生的基频峰的数目应该等于分子所具有的振动形式的数目。那么一个由 N 个原子组成的分子的振动形式有多少种呢？理论证明，非线形分子应有($3N-6$)种振动形式，线形分子有($3N-5$)种振动形式。这就是说，对于非线形分子，有($3N-6$)种基本振动(又称简正振动)；对于线形分子，则有($3N-5$)种基本振动。例如，CO_2 分子是线形分子，其振动形式理论上为 $3×3-5=4$。虽然 CO_2 有 4 种振动形式，但实际上 CO_2 只有两个基频峰，其原因是 CO_2 对称伸缩振动没有偶极矩的改变，是非红外活性的，不产生吸收峰，面内弯曲和面外弯曲产生的吸收峰重叠。基频峰的数目与分子理论振动形式的数目不一致还可能是因为吸收峰简并、吸收峰太弱仪器没有检出或振动耦合使峰分裂等。

3. 影响基团振动频率的因素

影响基团振动频率的因素可分为内部因素和外部因素。

1)内部因素

内部因素包括电子效应、空间效应、氢键效应和振动耦合等。

(1)电子效应。电子效应包括诱导效应、共轭效应和超共轭效应，它们都是由化学键的电子分布不均匀引起的。

诱导效应：诱导效应可分为吸电子效应(–I)和推电子效应(+I)。基团的吸电子或推电子的静电诱导作用引起化学键周围电子分布的变化，基团的特征振动频率发生位移。一般电负性大的基团或原子吸电子能力强，当它们与酮羰基上的碳原子相连时，由于诱导效应，电子云由氧原子转向双键的中间，使 C═O 的振动频率升高，吸收峰向高波数移动。随着取代基团或原子电负性的增大或取代数目的增加，诱导效应增强，吸收峰向高波数移动。

共轭效应：当两个或多个双键之间以一个单键相连时，双键 π 电子发生共轭而离域，使双键的伸缩振动频率降低，吸收强度增大。

超共轭效应：当含有孤对电子的原子(O、S、N 等)与具有多重键的原子相连时，也会发生类似的共轭作用，称为超共轭效应。由于含孤对电子的原子的共轭作用，与之相连的 C═O 上的电子云移向氧原子，红外吸收频率向低波数移动。

同一基团若诱导效应和超共轭效应同时存在，则振动频率最后位移的方向和程度取决于这两种效应共同作用的结果。当诱导效应大于超共轭效应时，振动频率向高波数移动；反之，振动频率向低波数移动。

(2)空间效应。空间效应可分为场效应、空间位阻效应和环张力等，它们都是由化合物分子中基团空间位置的相互影响而引起的。

场效应：由原子或原子团的静电场通过空间相互作用引起。例如，氯代丙酮分子可以观察到两个羰基吸收谱带，其中 $1720cm^{-1}$ 与丙酮的羰基吸收频率一致，另一个谱带出现在 $1750cm^{-1}$ 处，这是因为在 C—Cl 和 C═O 空间接近的构型中偶极场效应使得羰基极性降低而双键性增强，从而使羰基的伸缩振动向高波数移动。

空间位阻效应：形成氢键时，特征振动频率向低波数移动。空间位阻的存在不利于分子间羟基的缔合，随着空间位阻的增大，其相邻的羟基伸缩振动向高波数移动。若空间位阻存在，相应的基团特征振动频率向高波数移动。

环张力：环状分子中，环张力对相应的基团特征振动频率也有一定的影响。环越小，张力效应越大。随着环张力的增大，分子中基团的特征振动频率向高波数移动。

(3) 氢键效应。通常当分子中给电子基团 X—H(如 O—H) 和吸电子基团 Y 之间相互作用时即可形成氢键，对红外吸收光谱的主要作用是使峰形变宽，使基团振动频率发生迁移并改变吸收强度。

(4) 振动耦合。当两个振动频率相同或相近的基团具有公共原子或相接近时，一个键的振动通过公共原子使另一个键的长度发生改变，产生"微扰"，从而形成了强烈的振动相互作用，其结果是使振动频率发生变化，一个向高频移动，另一个向低频移动，谱带分裂。

2) 外部因素

外部因素主要有试样的状态和溶剂效应。

(1) 试样的状态。在不同的聚集状态检测同一试样，红外吸收光谱所得的结果往往不同。对于气态样品，分子相互作用力很弱，可以自由旋转，在低压下可以得到孤立分子的光谱，并可观察到伴随振动光谱的转动精细结构。液体和固体样品分子间的相互作用较强，不会出现转动精细结构(尤其是当极性基团存在时)。

(2) 溶剂效应。将样品溶解到溶剂中测定红外吸收光谱，当溶剂的种类不同时，同一物质所得的红外吸收光谱也可能完全不同。通常，在极性溶剂中，溶质分子的 N—H、O—H、$C\!=\!\!O$、$C\!\equiv\!\!N$ 等基团的伸缩振动频率随溶剂的极性增强向低波数移动，强度也要增加，但变形振动频率向高波数移动。

二、红外吸收光谱与分子结构的关系

1. 官能团的特征吸收峰与相关峰

通常把能代表某官能团存在并有较高强度的吸收峰的位置称为该官能团的特征频率，对应的吸收峰称为特征吸收峰，简称特征峰。

同一类型化学键的基团在不同化合物的红外吸收光谱中的吸收峰位置大致相同。这一特性为鉴定各种官能团是否存在提供了判断依据，成为红外吸收光谱定性分析的基础。

红外吸收光谱中，在 $4000\sim1300cm^{-1}$，每一红外吸收峰均与一定的官能团相对应，这个区域称为官能团区。在 $1300\sim650cm^{-1}$，虽然一些吸收也对应于一定的官能团，但大部分吸收峰并不与特定官能团相对应，仅显示化合物的红外特征，称为指纹区。指纹区的主要价值是它可以表征整个分子的结构特征。

根据官能团区可判断该化合物存在的官能团，将指纹区与标准谱图对照可以判断未知物与已知物的结构是否相同。为便于对光谱进行解析，常将红外吸收光谱区划分为六个区域。

(1) $4000\sim2500cm^{-1}$，X—H 伸缩振动区(X 可以是 C、N、O、S 等原子)。该区域的吸收说明含氢原子官能团的存在，如 N—H($3500\sim3300cm^{-1}$)、O—H($3700\sim3200cm^{-1}$)、C—H($3300\sim2700cm^{-1}$)、S—H($2600\sim2500cm^{-1}$)等，也称"氢键区"。

(2) $2500\sim2000cm^{-1}$，三键和累积双键的伸缩振动区。该区域的吸收主要包括 $C≡N$、$C≡C$、$C=C=C$、$C=C=O$ 的伸缩振动。

(3) $2000\sim1500cm^{-1}$，双键伸缩振动区。该区域如出现吸收，表明有含双键化合物存在，主要包括 $C=O$、$C=C$、$C=N$、$N=O$ 等的伸缩振动及—NH_2 的弯曲振动、芳烃的骨架振动等。此外，该区域中最重要的是羰基吸收峰($1875\sim1600cm^{-1}$)，其强度较大。

(4) $1500\sim1300cm^{-1}$，主要为 $C—H$ 弯曲振动区。CH_3 在 $1380cm^{-1}$ 和 $1460cm^{-1}$ 同时有吸收，CH_2 仅在 $1470cm^{-1}$ 左右有吸收。

(5) $1300\sim900cm^{-1}$，与氢相连的单键的伸缩振动，一些含杂原子的双键($P=O$、$S=O$)的伸缩振动区，某些含氢基团的弯曲振动也出现在此区。对于指示官能团，特征性不强，但信息十分丰富。

(6) $900\sim670cm^{-1}$，指示 n 个亚甲基存在、双键取代程度和类型及苯环的取代类型区。该区域的吸收峰很有价值，当 $n=1$ 时为 $785\sim775cm^{-1}$，$n≥4$ 时，亚甲基的面内摇摆振动吸收出现在 $724\sim722cm^{-1}$，随着 n 的减小，逐渐向高波数移动。另外，苯环因取代而产生的吸收峰出现在此区域，可以根据其吸收峰的位置判断苯环的取代类型。

2. 影响基团频率的因素

分子中化学键的振动受到内部相邻基团的影响，有时还会受到溶剂、测定条件等外部因素的影响。各种因素共同作用的结果决定了该吸收峰频率的准确位置。

(1) 诱导效应是指当基团旁边连有电负性不同的原子或基团时，静电诱导作用会使基团频率产生位移。例如，脂肪酮随着取代基电负性的增强，诱导效应增强，吸收峰向高波数移动：$RCOR'$($\nu_{C=O}=1715cm^{-1}$)、$RCOCl$($\nu_{C=O}=1800cm^{-1}$)、$RCOF$($\nu_{C=O}=1869cm^{-1}$)。

(2) 共轭效应是指分子中形成大 π 键所引起的效应，使基团的吸收频率向低波数移动。

(3) 空间效应是共轭体系具有共平面的性质，当共轭体系的共平面性被偏离或破坏时，共轭体系也受到影响或破坏，使吸收频率向较高波数移动。

(4) 氢键。无论是分子内还是分子间氢键，都使吸收频率向低波数移动，吸收强度增加。

另外，同一物质在不同的物理状态时，由于样品分子间作用力大小不同，红外吸收光谱差异也很大。气态样品分子间距离很大，作用力小，吸收峰比较尖锐。液体分子作用力较强，有时可能形成氢键，会使吸收谱带向低频率方向移动。固体样品分子间作用力更强，其吸收光谱有明显的差异。正己酸在气态和液态的红外吸收光谱如图 3-8 所示。

红外吸收光谱测定中常用的溶剂是 CS_2、CCl_4 和 $CHCl_3$。选择溶剂时必须考虑溶质与溶剂间的相互作用。当含有极性基团时，在极性溶剂和极性基团之间，氢键或偶极-偶极相互作用总是使有关基团的伸缩振动频率降低，使谱带变宽。因此，在红外吸收光谱的测定中，应尽量采用非极性溶剂。

三、红外光谱仪

根据结构和工作原理不同，可将红外光谱仪分为色散型和傅里叶变换型两大类。

1. 色散型红外光谱仪

色散型红外光谱仪是指用棱镜或光栅作为色散元件的红外光谱仪，由光源、单色器、吸

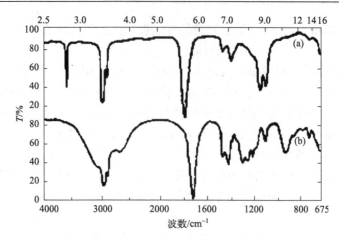

图 3-8　正己酸在气态和液态的红外吸收光谱

(a)气态(134℃)；(b)液态(室温)

收池、检测器和记录系统等部分组成。常见的双光束自动扫描仪器的结构如图 3-9 所示。

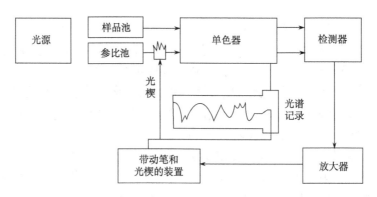

图 3-9　色散型红外光谱仪结构示意图

从光源发出的红外光被分为等强度的两束光，一束通过样品池，另一束通过参比池，交替送入单色器色散，使色散光按频率或波数由高至低依次通过出射狭缝，并聚焦在检测器上。若样品没有吸收，两束光强度相等，检测器上只有稳定的电压而没有交变信号输出，记录的是一条直线(基线)。当样品吸收某一频率的红外光时，两束光强度不相等，到达检测器上的光强度随斩光器频率而发生周期性变化，检测器产生一个交变信号，经整流放大后，由记录装置绘出吸收峰强度随波数变化的曲线，即红外吸收光谱。

2. 傅里叶变换红外光谱仪

图 3-10 为傅里叶变换红外光谱仪示意图。从光源辐射的红外光经光束分离器形成两束光，分别经动镜、定镜反射后到达检测器并产生干涉现象。当动镜、定镜到检测器间的光程相等时，各种波长的红外光到达检测器时都具有相同相位而彼此加强。例如，改变动镜的位置，形成一个光程差，不同波长的光落到检测器上得到不同的干涉强度。当光程差为 $\lambda/2$ 的偶数倍时，相干光相互叠加，相干光强度有最大值；当光程差为 $\lambda/2$ 的奇数倍时，相干光相

互抵消,相干光强度有极小值。当连续改变动镜的位置时,可在检测器上得到一个干涉强度对光程差和红外光频率的函数图。将样品放入光路中,样品吸收了其中某些频率的红外光,就会使干涉图的强度发生变化。这种干涉图包含红外吸收光谱的信息,经过电子计算机进行复杂的傅里叶变换,就能得到吸光度或透光率随波数变化的红外吸收光谱图。

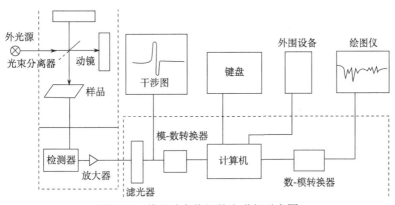

图 3-10 傅里叶变换红外光谱仪示意图

傅里叶变换红外光谱仪的特点:①测定速度快,一般获得一张红外吸收光谱图仅需 1s 或更短的时间;②灵敏度和信噪比高,其检出限可达 $10^{-12} \sim 10^{-9}$g;③分辨率高,波数精度可达 $0.01cm^{-1}$;④测定的光谱范围宽($10\,000 \sim 10cm^{-1}$)。

四、红外吸收光谱测定的制样技术

红外吸收光谱测定样品必须按照试样的状态、性质、分析的目的、测定装置条件选择一种最合适的制样方法。制样前首先要了解样品的纯度,一般要求样品纯度大于99%,否则要提纯。对含水分和溶剂的样品要进行干燥处理。根据样品的物态和理化性质选择制样方法。如果样品不稳定,则应避免使用压片法。制样过程中还要注意避免空气中水分、二氧化碳及其他污染物混入样品。

1. 气体样品的制样方法

气体样品一般使用气体池进行测定。气体池是用玻璃或金属制成的圆筒(图 3-11),长度可以选择,两端有两个透红外光的窗片,在圆筒两边装有两个活塞,作为气体的进出口。

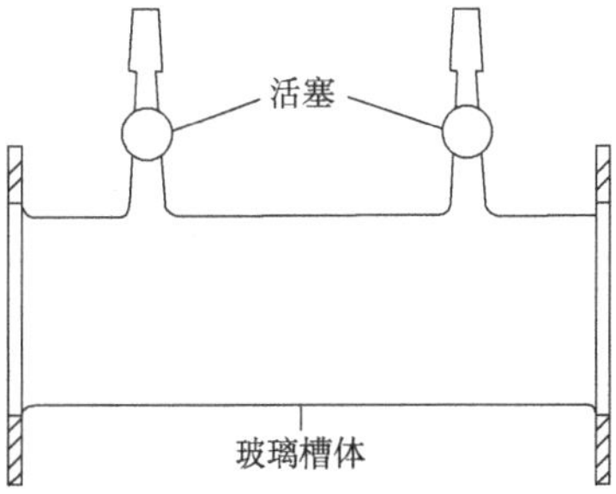

2. 液体样品的制样方法

图 3-11 红外气体池示意图

液体样品的制样可采用溶液法和液膜法。溶液法是将液体样品溶解在溶剂中,然后将溶液注入液体池中进行测量的方法。液膜法是在两个窗片之间滴上 1～2 滴液体试样,使其形成一层用于测定的液膜。此方法只适用于高沸点液体化合物,不能用于定量分析,所得谱图的吸收带不如溶液法尖锐。

3. 固体样品的制样方法

固体样品的制样方法包括压片法、糊状法、溶液法和薄膜法等。

1) 压片法

最常用的是溴化钾压片法。准确称取 1～2mg 试样，加 150mg 左右溴化钾在研钵中研细，使粒度小于 2.5μm，放入压片机中使样品与溴化钾形成透明薄片。该法适用于可以研细的固体样品，对于不稳定的化合物不宜使用压片法。由于溴化钾易吸收水分，因此制样过程要尽量避免水分的影响。

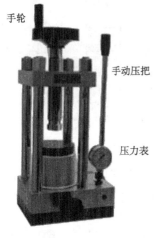

手轮

手动压把

压力表

图 3-12　手动液压压片机

图 3-12 为常见的手动液压压片机。压片时将样品放在工作台中部，旋动手轮，使螺杆接近模具顶端，打开放油阀，前后摇动手动压把几次，顺时针拧紧放油阀，加压到所需压力，保压后打开放油阀，待油缸自动回程后取出样品。

2) 糊状法

选用与样品折射率相近、出峰少且不干扰样品吸收谱带的液体，混合后研磨成糊状。通常选用的液体有石蜡油、六氯丁二烯、氟化煤油等。研磨后的糊状物夹在两个窗片之间或转移到可拆卸液体池窗片上用于测试。该法适用于可以研细的固体样品，试样调制容易，但不能用于定量分析。

3) 溶液法

溶液法是将固体样品溶解在溶剂中，然后注入液体池中进行测定的方法。液体池有固定池、可拆卸池和其他特殊池(微量池、加热池、低温池等)。液体池由框架、垫圈、间隔片及红外透光窗盐片组成。

可拆卸液体池的结构如图 3-13 所示。液层厚度可由间隔片的厚度调节，但由于各次操作液体层厚度的重复性差，通常操作误差在 5%左右，因此一般用于定性分析或半定量分析，而不用于定量分析。固定池与可拆卸液体池不同，使用时不可拆开，只用注射器注入样品或清洗池子，它可以用于定量分析和易挥发液体的定性分析。

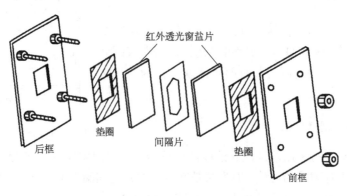

红外透光窗盐片

垫圈　　间隔片　　垫圈

后框　　　　　　　　　　　　　　前框

图 3-13　可拆卸液体池结构示意图

4) 薄膜法

薄膜法是将样品直接加热熔融后涂制或压制成膜，也可将试样溶解在低沸点的易挥发溶剂中，涂在盐片上，待溶剂挥发后成膜测定。由于薄膜法制样得到的样品是纯样品，因此红外吸收光谱中只出现样品的信息。薄膜法主要用于高分子材料红外吸收光谱的测定。一些高分子膜通常可以直接用来测试，而更多的情况是要将样品制成膜。熔点低、对热稳定的样品可以放在窗片上用红外灯烤，使其受热成流动性液体加压成膜。不溶、难溶又难粉碎的固体可以用机械切片法成膜。

五、红外吸收光谱的应用

1. 定性分析

红外吸收光谱适用于有机物、无机物及高分子化合物的鉴定。利用红外吸收光谱进行定性分析主要是依靠被测样品谱图与标准谱图比较来完成。目前的红外光谱仪大多带有标准谱库，因此可以通过计算机对存储的标准谱库进行检索和比较。注意：测定样品谱图时制样方法、测试条件尽可能与标准谱图相同。没有标准谱图时，在相同条件下将样品和标准样品进行红外吸收光谱测定，再进行谱图比较。

2. 未知物结构的确定

应用红外吸收光谱法确定有机化合物的结构是目前最常用的方法之一。红外吸收光谱解析的一般原则如下：

(1)了解与试样性质有关的其他资料，包括试样来源、外观、纯度、元素分析结果、相对分子质量、熔点、沸点、溶解性、折射率等。

(2)计算不饱和度。根据试样的元素分析值及相对分子质量得出分子式，可以计算不饱和度 Ω。

$$\Omega = 1 + n_4 + (n_3 - n_1)/2 \tag{3-7}$$

式中，n_1、n_3 和 n_4 分别为一价、三价和四价原子的数目。通常规定双键($C=C$、$C=O$)和饱和环状结构的不饱和度为1，三键($C\equiv C$、$C\equiv N$ 等)、两个双键、一个双键和一个环或者两个环的不饱和度为2，苯环的不饱和度为4。

(3)谱图解析。在解析红外吸收光谱时，必须同时注意吸收峰的位置、强度和峰形，在确定化合物分子结构时，必须将吸收峰位置辅以吸收峰强度和峰形进行综合分析。可按"四先"法、"四后"法、"一相关"法进行，即先特征区，后指纹区；先最强峰，后次强峰；先粗查，后细找；先否定，后肯定；抓一组相关峰，因为任一官能团都存在伸缩振动和多种弯曲振动，判断一个官能团存在与否，要在几处应该出现吸收峰的地方都显示吸收峰，才能得到该官能团存在的结论。

3. 定量分析

物质对红外光的吸收遵循朗伯-比尔定律，因此红外吸收光谱也可用于定量分析。

红外吸收光谱图中吸收带很多，因此定量分析时特征吸收谱带的选择尤为重要。一般选组分的特征吸收峰，且该峰应该是一个不受干扰并与其他峰不相重叠的孤立峰。例如，分析醛、酮、酯、羧酸时，应选择与羰基振动有关的特征吸收带；所选吸收带的吸收强度应与被测物质的浓度呈线性关系；若所选的特征峰附近有干扰峰时，也可另选一个其他的峰，但此峰必须是浓度变化时其强度变化灵敏的峰，这样定量分析误差较小。

红外吸光度的测定通常采用基线法，基线表示该峰不存在时的背景吸收。一般情况可以在吸收峰两侧最大透过率处作切线，作为该峰的基线，分析波数处的垂线与基线的交点，基线取得是否合理对分析结果的准确性、重复性等都有影响。结合化学计量学可将多种算法用于红外吸收光谱定量分析，以期获得更准确的定量结果。常用的多元校正算法有多元线性回归、主成分回归、偏最小二乘回归等。红外吸收光谱的定量分析影响因素较多，且通常需要借助多元校正算法等实现，相对操作复杂，定量准确性不高。

定量分析方法主要有标准曲线法和内标法。因灵敏度较低、实验误差较大，所以红外吸收光谱法一般不适合微量组分的测定。

第四节　原子吸收光谱

一、基本原理

利用原子吸收分光光度计测量待测元素的基态原子蒸气对其特征谱线的吸收程度来确定物质含量的分析方法称为原子吸收光谱法(atomic absorption spectroscopy，AAS)或原子吸收分光光度法。

1. 原子吸收光谱的产生

原子具有多种能量状态，当原子受外界能量激发时，其外层电子可以从基态跃迁到不同的激发态，从而产生原子吸收谱线。一般来说，原子外层电子从基态到第一激发态的跃迁最容易发生，所产生的原子吸收线也最灵敏，如 Na 589.0nm、Cu 324.7nm 等。原子外层电子这种由基态跃迁到第一激发态时，吸收一定频率的光而产生的吸收线称为共振吸收线，简称共振线。由于各种元素原子的结构和外层电子的排布不同，不同元素的原子从基态跃迁到第一激发态时所吸收的能量不同，各种元素的共振线各具有其特征性，故又称元素的特征谱线。原子吸收光谱法主要用于微量分析，所以在实际工作中，大多利用元素灵敏的共振吸收线作为分析线进行定量分析。

2. 原子吸收光谱法的定量基础

在原子吸收光谱中，一般是将试样在 2000～3000K 的温度下进行原子化，其中大多数化合物被蒸发、解离，元素转变为原子状态，包括激发态原子和基态原子。在一定温度下，两种状态的原子数有一定的比值，这个关系可用玻尔兹曼方程式表示。

$$\frac{N_j}{N_0} = \frac{g_j}{g_0} e^{\frac{E_j - E_0}{kT}} \tag{3-8}$$

式中，N_j 和 N_0 分别为激发态和基态的原子数；g_j 和 g_0 分别为激发态和基态的统计权重；E_j 和 E_0 分别为激发态和基态原子的能量；k 为玻尔兹曼常量；T 为热力学温度。

在温度低于 3000K 时，共振激发态的原子数与基态原子数的比值通常小于 10^{-3} 数量级，因此可以把基态原子数看作是吸收光辐射的原子总数。

原子吸收谱线并非一条严格意义上的几何线，受多种因素[如激发态原子寿命(自然宽度)、原子不规则热运动(热变宽)及与其他分子的相互作用(压力变宽)]影响，具有一定宽度和轮廓(形状)，占据一定频率范围。只要对发射线中被吸收掉的部分进行准确测量，就是求算吸收曲线所包含的整个吸收峰面积的方法，即求积分吸收的方法，就可求出吸收光辐射的原子总数。但由于技术原因，难以进行积分吸收测量。1955 年，澳大利亚科学家沃尔什(Walsh)提出了采用锐线光源作为辐射源测量谱线的极大吸收(峰值吸收)来代替积分吸收，从而解决了原子吸收测量的困难。锐线光源就是能辐射出谱线宽度很窄的原子线光源，该光源的使用不仅可以避免采用分辨率极高的单色器，而且使吸收线和发射线变成了同类线，强度相近，吸收前后发射线的强度变化明显，测量能够准确进行。

在使用锐线光源的情况下，原子蒸气对入射光的吸收程度符合朗伯-比尔定律。

$$A = KbN_0 = K'bc \tag{3-9}$$

式中，A 为吸光度；K、K'为吸收系数，在一定实验条件下是常数；b 为光透过的原子蒸气的厚度；N_0 为基态原子数目；c 为待测元素的浓度。

3. 原子吸收光谱法的特点

原子吸收光谱法的特点：①选择性高，干扰少，分析不同元素需选择不同元素的灯，一般不需要分离共存元素就可以进行测定；②灵敏度高，火焰原子吸收光谱法可测到 10^{-9}g 数量级，非火焰原子吸收光谱法可测到 10^{-13}g 数量级；③测定的范围广，可测定 70 多种元素，既可进行痕量组分分析，又可进行常量组分测定；④操作简便，分析速度快。

二、原子吸收光谱仪

原子吸收光谱仪(或原子吸收分光光度计)是用于测量和记录待测物质在一定条件下形成的基态原子蒸气对其特征光谱线的吸收程度并进行分析测定的仪器。按原子化方式分为火焰原子化和非火焰原子化两种；按入射光束分为单光束型和双光束型；按通道分为单通道型和多通道型。无论何种类型的原子吸收光谱仪，其结构主要有光源、原子化器、分光系统和检测系统四大部件。

1. 光源

光源的作用是发射待测元素的特征谱线。为了测定待测元素的极大吸收，必须使用待测元素制成的锐线光源。原子吸收光谱分析对锐线光源的要求：①能发射锐线光源；②能发射待测元素的共振线；③辐射应有足够的强度和稳定性；④光谱纯度高，在光源通带内无其他干扰光谱；⑤操作维护方便，使用寿命长。

符合条件的锐线光源主要有蒸气放电灯、无极放电灯和空心阴极灯。

空心阴极灯是由玻璃管制成的封闭低压惰性气体的放电管，主要由一个阳极(钨棒)和一个空心阴极组成，光窗由石英材料制成，如图 3-14 所示。当空心阴极灯通过内部的低压气体在两个电极之间产生放电现

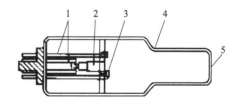

图 3-14　空心阴极灯结构示意图

1. 电极支架; 2. 空心阴极;
3. 阳极; 4. 玻璃管; 5. 光窗

象时，阴极会受到带电气体离子的轰击。这些离子的能量非常强，以至于可以使阴极材料的原子从表面脱离或溅射出来。溅射出来的离子还会与其他高能的物质相互碰撞，导致金属原子跃迁至激发态。由于激发态不稳定，原子会自发回到基态，同时发射出特定波长的共振线。

由于空心阴极灯的光谱区域比较宽广，且锐线明晰、发光强度大、输出光谱稳定、结构简单、操作方便，因此获得了广泛的应用。

2. 原子化器

原子化器是将试样转变为所需的基态原子的装置。实现原子化的方法有火焰原子化法和非火焰原子化法两种。火焰原子化法具有简单、快速、灵敏度高等优点，因此仍在广泛使用。非火焰原子化技术比火焰原子化技术具有较高的原子化效率、灵敏度和检测极限，因而发展也很快。

1)火焰原子化器

火焰原子化器(flame atomizer)由雾化器、预混合室(雾化室)、燃烧器和供气系统四部分组成，如图 3-15 所示。

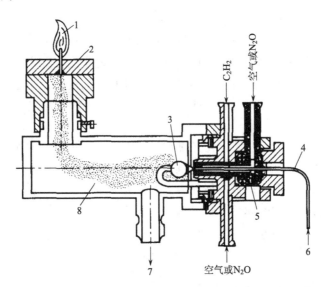

图 3-15 火焰原子化器结构示意图

1. 火焰；2. 喷灯头；3. 撞击球；4. 毛细管；5. 喷雾器；6. 试液进口；7. 废液管；8. 预混合室

雾化器的作用是将试液雾化，并除去较大的雾滴，使试液的雾滴均匀化。试液雾化后在预混合室与燃气充分混合，其中较大的雾滴凝结在壁上，经预混合室下方废液管排出，而最细的雾滴在预混合室内与燃气、助燃气混匀后，一起进入燃烧器燃烧，形成层流火焰。预混合型燃烧器的主要优点是产生的原子蒸气多、火焰稳定、背景较小且比较安全，其缺点是雾化效率低。

火焰温度是影响原子化程度的重要因素。温度过高，会使试样原子激发或电离，基态原子数减少，吸光度下降。温度过低，不能使试样中盐类解离或解离率太低，影响测定的灵敏度。必须根据实际需要选择合适的火焰温度。一般易挥发、易电离的化合物(如 Pb、Cd、Zn、

Sn、碱金属、碱土金属等化合物)宜选用低温火焰,而难挥发、易生成难解离氧化物的元素(如Al、V、Mo、Ti、W 等)宜选用高温火焰。常用火焰的燃烧特性见表 3-2。

表 3-2 常用火焰的燃烧特性

燃气	助燃气	着火温度/K	燃烧速率/(cm/s)	火焰温度/K
乙炔	空气	623	158	2500
	氧气	608	1140	3160
	笑气(N₂O)		160	2990
氢气	空气	803	310	2318
	氧气	723	1400	2933
	笑气(N₂O)		390	2880
丙烷	空气	510	82	2198
	氧气	490		3123
丁烷	空气	490	82.6	2168
	氧气	460		3173

2) 石墨炉原子化器

石墨炉原子化器(graphite furnace atomizer)通常是用一个长 15～30mm、外径 8～9mm、内径 4～6mm 的石墨管制成,管上留有直径为 1～2mm 的小孔以供注射试样和通惰性气体使用。管两端有可使光束通过的石英窗和连接石墨管的金属电极(图 3-16)。通电后,石墨管迅速发热,使注入的试样蒸发和原子化。为保护管体,管外设有水冷外套。管上小孔通入的惰性气体(N₂ 或 Ar)可使已形成的基态原子和石墨管本身不被氧化。

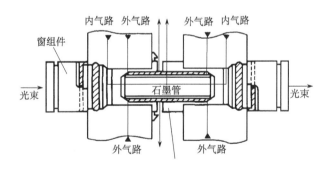

图 3-16 石墨炉原子化器结构示意图

测定时,试样先在 90～120℃干燥,再升温至 300～1800℃灰化,然后升温至 1800～2700℃,在短时间内将待测元素高温原子化,并记录吸光度。最后升温至比原子化温度高10%左右,使管内遗留的待测元素残渣挥发掉,消除对下一试样产生的记忆效应。

石墨炉原子化器的原子化效率高(接近 100%),气相中基态原子浓度比火焰原子化器高数百倍,且基态原子在光路中的停留时间更长,因此灵敏度高,特别适用于低含量样品分析,能直接分析液体和固体样品。但石墨炉原子化器操作条件不易控制,背景吸收较大,重现性、准确性均不如火焰原子化器。

3）低温原子化技术

低温原子化技术包括氢化物发生法和冷原子化法。

氢化物发生法是利用某些待测元素易生成熔、沸点均低于 273K 且加热易分解的共价氢化物的特性，用 $NaBH_4$（或 KBH_4）等强还原剂将试样中待测元素还原为共价分子型氢化物，用惰性气体导入 T 形电热石英管原子化器（或氩-氢火焰原子化器）中，在低于 1000℃ 的温度下进行原子化。氢化物发生法只能用于 As、Se、Sb、Te、Ge、Sn、Pb、Bi 等元素的分析。

冷原子化法仅限于汞的分析，其原理是在常温下用 $SnCl_2$ 等还原剂将酸性试液中的无机汞化合物直接还原为气态汞原子，再由惰性气体导入石英管中测定。

3. 分光系统

分光系统主要由入射狭缝、反射镜、色散元件（光栅）和出射狭缝等组成。光源发出的特征光经第一透镜聚集在待测原子蒸气，部分被基态原子吸收，透过部分经第二透镜聚集在单色器的入射狭缝，经反射镜反射到单色器上进行色散后，再经出射狭缝反射到检测器上。分光系统的作用就是将待测元素的分析线与干扰线分开，使检测系统只接受分析线。

4. 检测系统

检测系统由光电转换器、放大器和显示器组成，其作用就是把单色器分出的光信号转换为电信号，经放大器放大后以吸光度的形式显示出来。

原子吸收光谱仪中广泛使用的检测器是光电倍增管。光源发出的特征光经原子化器和单色器后已变得很弱，虽然通过光电倍增管放大，但是还不能满足测量要求，需要进一步放大才能在显示器上显示出来。

5. 测定条件选择

1）分析线

原子吸收分析线的选择应考虑灵敏度高和干扰少两方面的因素。大多数分析线选用主共振线，因为主共振线具有激发能量低、测定灵敏度高等特点。若某分析线附近有其他光谱干扰时，可选择灵敏度稍低的谱线作分析线。

适宜的分析线一般是由实验确定的。首先扫描空心阴极灯的发射光谱，了解有几条可供选择的谱线，然后喷入相应的溶液，选用吸光度最大的谱线为分析线。

2）灯电流

一般来说，灯电流越小，测定的灵敏度越高，灯的寿命也越长。若灯电流过小，放电不稳定，光强变小；若灯电流过大，发射谱线变宽，导致灵敏度下降。选用灯电流的一般原则是在保证有足够强且稳定的光强输出条件下，尽量使用较低的工作电流。最适宜的工作电流通常通过实验确定：选择适当浓度的待测元素的标准溶液，使其吸光度为 0.1～0.4；空心阴极灯预热稳定后，以 0.2～1mA 的步幅改变灯电流，测定吸光度；绘制吸光度-灯电流曲线，选取吸光度高的灯电流作为工作电流。

3）狭缝宽度

狭缝宽度影响光谱通带与检测器接收辐射的能量。狭缝宽度的选择以能使吸收线与邻近干扰线分开为原则。当有干扰线进入光谱通带时，吸光度减小。以不引起吸光度减小的最大狭缝宽度为应选择的合适的狭缝宽度。通常，碱金属、碱土金属谱线简单，可选择较大的狭缝宽度；过渡元素与稀土元素等谱线比较复杂，要选择较小的狭缝宽度。

（4）火焰原子化条件

（1）火焰类型和特性。火焰是原子蒸气吸收光的介质，分析不同的元素需要不同的火焰温度。火焰温度取决于火焰的种类及燃气和助燃气的配比。低、中温元素使用空气-乙炔火焰；高温元素宜采用氧化亚氮-乙炔高温火焰；分析线位于短波区（200nm 以下）的元素，使用空气-氢气火焰比较合适。对于确定类型的火焰，稍富燃的火焰是有利的。不易生成稳定氧化物的元素如 Cu、Mg、Fe、Co、Ni 等，可以用化学计量火焰或贫燃火焰。为了获得所需特性的火焰，需要调节燃气与助燃气的比例，以达到吸光度最大的火焰配比为最佳燃助比。

（2）燃烧器高度。在火焰区内，自由原子的空间分布是不均匀的，且随火焰条件而改变。因此，应调节燃烧器的高度，使来自空心阴极灯的光束从自由原子浓度最大（吸光度最大）的火焰区域通过，以期获得高的灵敏度。

（3）试液提升量。试液提升量与毛细管内径的 4 次方和压力差成正比，与黏度、毛细管长度成反比，应选择适当的提升量。具体方法是在合适的燃烧器高度下，调节毛细管出口的压力（毛细管出口位于喷嘴的前后位置）以改变进样速率，达到最大吸光度的进样量即为合适的试样用量。进样量过多不仅浪费试液，而且会对火焰产生冷却作用。进样量太少则到达火焰中的原子总数减少，基态原子数降低，吸收信号弱，灵敏度也降低。实际应用中，应测定吸光度随进样量的变化，达到最满意的吸光度的进样量即为应选择的进样量。

三、分析方法、干扰及消除

1. 定量分析方法

1）标准曲线法

配制一组合适的标准系列样品，在最佳测定条件下，由低浓度到高浓度依次测定吸光度 A，作 A-c 标准曲线图（图 3-17）。在相同的测定条件下，测定未知样品的吸光度，从 A-c 标准曲线上求出未知样品中被测元素的浓度。

2）标准加入法

取若干份体积相同的试样溶液，从第二份开始分别按比例加入不同量待测元素的标准溶液，用溶剂稀释至一定体积（设试样中待测元素的浓度为 c_x，加入标准溶液后浓度分别为 c_x+c、c_x+2c、c_x+4c），分别测得其吸光度为 A_x、A_1、A_2、A_3，以 A 对 c 作图，得一直线，将直线延长使其与横坐标相交，相应的原点与交点的距离即为所求的试样中待测元素的浓度 c_x，如图 3-18 所示。

2. 干扰及消除方法

原子吸收光谱法的干扰按其性质分为物理干扰、化学干扰、电离干扰和光谱干扰。

1）物理干扰及消除

物理干扰是指试样在转移、蒸发和原子化过程中，由于溶质或溶剂的物理化学性质改变而引起的干扰。例如，在火焰原子吸收光谱中，试样黏度和雾化气体压力的变化直接影响试样提升量和基态原子的浓度；表面张力影响气溶胶雾滴的大小；溶剂的蒸气压不同影响溶

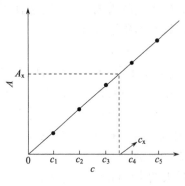

图 3-17　标准曲线图

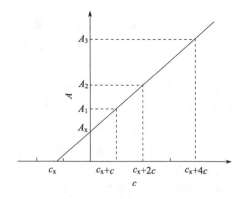

图 3-18　标准加入法工作曲线图

剂的挥发和冷凝等。基体干扰是石墨炉原子吸收光谱法的主要干扰之一，在灰化过程中必须加入适当的基体改进剂进行消除。

物理干扰的消除方法是配制与待测溶液组成相似的标准溶液或采用标准加入法，使试液与标准溶液的物理干扰一致，从而达到消除干扰的目的。

2）化学干扰及消除

化学干扰是指在溶液或原子化过程中待测元素与其他组分发生化学反应而使其原子化效率降低或升高引起的干扰。化学干扰是原子吸收光谱法的主要干扰，最常用的消除方法是加入释放剂、保护剂。

在测定钙时，若试液中存在 PO_4^{3-}，则钙易在高温下与 PO_4^{3-} 反应生成难解离的 $Ca_2P_2O_7$，加入释放剂 $LaCl_3$ 后，La^{3+} 与 PO_4^{3-} 可生成更稳定的 $LaPO_4$，从而抑制了 PO_4^{3-} 与钙的反应，使测定的灵敏度大大提高。

保护剂（或配位剂）是能与待测元素形成稳定的而在原子化条件下又易于解离的化合物的试剂。在测定钙时加入 EDTA 保护剂，可有效地防止 PO_4^{3-} 对钙测定的干扰。这是因为钙与 EDTA 形成更稳定的 Ca-EDTA 配合物，而 Ca-EDTA 在火焰中很容易被原子化，既达到了消除干扰的目的，又实现了钙的测定。

3）电离干扰及消除

在火焰温度高、待测元素电离电位低的情况下易发生电离干扰。为了消除电离干扰，通常加入一定量的比待测元素更易电离的其他元素（抑制剂），以达到抑制待测元素电离的目的。在测定钙时，常加入一定量的钾盐溶液（钾和钙的电离电位分别为 4.34eV 和 6.11eV），由于钾的存在，待测元素钙的电离被抑制，从而提高了钙的测定灵敏度。

4）光谱干扰及消除

光谱干扰是指与光谱发射和吸收有关的干扰效应。为了最大限度地减少非吸收线的干扰，保证基态原子对特征辐射极大值的吸收，原子吸收光谱分析要求光源发射的共振线落在原子化器中待测元素的吸收线内。但是能够发射特征辐射的元素很多，在光谱通带内，通常会存在非共振线干扰和背景吸收等光谱干扰。

若分析线附近有单色器不能分离掉的待测元素其他特征谱线，将会对测量产生非共振线干扰。这类情况常出现于谱线多的过渡元素。例如，镍的分析线（232.0nm）附近还有231.6nm等多条镍的特征谱线，这些谱线均能被镍原子吸收。由于其他非共振线的吸收系数均小于共振线吸收系数，所以吸光度降低。改善和消除这种干扰的办法一般是减小狭缝宽度。

背景吸收是一类特殊的光谱吸收，包括分子吸收和光散射引起的干扰。分子吸收是指试样在原子化过程中，生成某些气体分子、难解离的盐类、难熔氧化物、氢氧化物等对待测元素的特征谱线产生的吸收。消除背景吸收通常有空白校正、氘灯校正和塞曼效应校正等方法。

第五节　荧光分析法

基于对化合物的荧光测量建立起来的分析方法称为荧光分析法。荧光分析法的主要优点是测定灵敏度高和选择性好。一般紫外-可见分光光度法的检出限约为 10^{-7}g/mL，而荧光分析法的检出限可达到 10^{-10}g/mL 甚至 10^{-12}g/mL。荧光分析法在医药和临床分析中有着广泛的应用。

一、基本原理

原子和分子都可能产生荧光。物质对特定波长的光产生有选择性的吸收光谱，其电子能级跃迁到激发态。处于激发态的分子或原子是不稳定的，很容易通过碰撞，以热能或动能的形式消耗其能量，降低到较低能级。这种能级的变化称为无辐射跃迁。有些物质则会发射出一定波长的光，以辐射的形式回到基态。这种现象称为光致发光。最常见的两种光致发光是荧光(fluorescence)和磷光(phosphorescence)。物质吸收光子能量而被激发，然后从激发态的最低振动能级回到基态时所射出的光称为荧光。根据物质的荧光谱线位置及其强度鉴定并测定物质含量的方法称为荧光分析法(fluorometry)。基于某些有机物质的分子在用紫外-可见光激发时发射的荧光建立的方法称为分子荧光分析法(molecular fluorometry)。

1. 荧光激发光谱和荧光发射光谱

大多数分子吸收光能后跃迁至电子第一激发态的高振动能级，经碰撞失去多余能量回到电子激发态的最低振动能级。荧光就是从第一激发态的最低振动能级返回基态的各振动能级时的光辐射。荧光激发光谱是指激发光的波长连续变化时，物质在某一固定波长的荧光强度变化的谱线。

若保持激发光波长和强度不变，改变发射单色器波长，依次进行各种不同波长扫描所获得的光谱称为该荧光物质的荧光发射光谱，简称荧光光谱。荧光光谱表示在该物质所发射的荧光中各种不同波长组分的相对强度，是进行荧光分析的依据。

2. 分子结构与荧光的关系

判断一种物质能否产生荧光，以及产生的荧光有何特性，可从分子的共轭π键体系、刚性平面结构、取代基的类型和位置及电子跃迁类型等几方面进行分析。

1)共轭π键体系

具有共轭双键体系的芳环或杂环有机化合物，π电子共轭程度越大越容易产生荧光；环越大，发光峰红移程度越大，发射的荧光也越强。例如，苯、萘和蒽的荧光量子产率分别为0.11、0.29 和 0.46，荧光激发波长(λ_{ex})分别为 205nm、286nm 和 365nm，荧光发射波长(λ_{em})分别为 278nm、321nm 和 400nm。

2) 刚性平面结构

具有强荧光的分子多数有刚性和共平面结构。某些物质的同分异构体有不同的荧光特性。例如，1,2-苯乙烯的反式为平面构型，属于强荧光物质，而顺式为非平面构型，则不发荧光。非刚性配位体与金属离子配位后变为平面构型，便可能出现荧光或使荧光加强。例如，8-羟基喹啉是弱荧光物质，在与 Al^{3+} 配位后荧光显著增强。

3) 取代基的类型和位置

取代基的类型对荧光特性的影响有加强荧光、减弱荧光和影响不明显三种情况。加强荧光的取代基主要有—OH、—OR、—CN、—NH₂、—NHR、—NR₂ 等给电子取代基。减弱荧光的取代基有—CHO、—COOH、—COOR、—COR、—NO₂、—NO、—SH 等得电子取代基。另外，减弱荧光的还有芳环上被卤素(F、Cl、Br、I)取代。影响不明显的取代基有—NH₃⁺、—SO₃H 等。

通常情况下，取代基(—CN 除外)的位置对芳烃荧光的影响为：邻、对位取代基使荧光增强，间位取代基使荧光减弱，且随着共轭体系的增大，影响相应减小。

4) 电子跃迁类型

对于含有 N、O、S 杂原子的有未成键 n 电子的有机物(如喹啉、芳酮类)，电子跃迁多为 n→π* 型，荧光很弱或不发荧光；对于不含 N、O、S 杂原子的有机荧光体，多发生 π→π* 类型的跃迁，为电子自旋允许的跃迁，荧光辐射较强，其摩尔吸光系数约为 10^4L/(mol·cm)。

3. 荧光的猝灭

荧光的猝灭是指荧光物质与溶剂或其他物质发生化学反应或碰撞作用使荧光强度下降的现象。这种使荧光强度下降的物质称为荧光猝灭剂或熄灭剂。

荧光猝灭的主要原因有：①碰撞猝灭和自猝灭；②组成化合物猝灭；③电荷转移猝灭；④转入三重态猝灭。

4. 温度和酸度对荧光的影响

温度降低，荧光量子产率和荧光强度增大。例如，荧光素钠的乙醇溶液，在 0℃ 以下每降低 10℃，荧光量子产率约增加 3%，在-80℃时，荧光量子产率接近 1。

对于弱酸或弱碱性的荧光物质，酸度的改变会影响其型体分布，对荧光强度产生较大影响。苯胺在 pH 7～12 的溶液中主要以分子形式存在，能产生蓝色荧光；在 pH<2 或 pH>13 的溶液中均以离子形式存在，不产生荧光。因此，荧光分析应控制溶液的酸度，以提高测定的灵敏度和选择性。

5. 荧光强度与荧光物质浓度的关系

荧光强度 F 用式(3-10)表示。

$$F = K'\Phi I_0 \left(1 - e^{-A}\right) \tag{3-10}$$

式中，K' 为与仪器性能有关的常数；Φ 为荧光量子产率；I_0 为激发光强度；A 为荧光物质在激发光波长下测得的吸光度。

当溶液很稀，吸光度 $A<0.05$ 时，$e^{-A}\approx 1-A$，则

$$F = K'\Phi I_0\left(1 - e^{-A}\right) = K'\Phi I_0\left[1 - (1 - A)\right] = K'\Phi I_0 kbc = Kc \tag{3-11}$$

式(3-11)表明：在一定条件下，用 I_0 一定的入射光激发荧光溶液时，其发射的荧光强度与荧光物质的浓度成正比。此式即为进行荧光定量分析的依据。

荧光分光光度法的灵敏度一般比紫外-可见分光光度法高，但浓度太高的溶液会发生"自熄灭"现象，而且在液面附近溶液会吸收激发光，使发射光强度下降，导致发射光强度与浓度不成正比，故荧光分光光度法应在低浓度溶液中进行。

二、荧光光谱仪

用于测量和记录荧光光谱并进行分析测定的仪器称为荧光光谱仪。荧光光谱仪通常由光源、单色器、样品池、光电倍增管、数据处理与显示系统等主要构件组成，如图 3-19 所示。

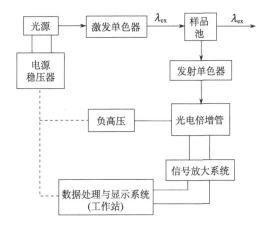

图 3-19　荧光光谱仪基本结构示意图

1. 光源

常用的光源是高压汞灯和氙弧灯。高压汞灯常以其发射的 365nm、405nm、436nm 等谱线作为激发光，其平均寿命为 1500～3000h。氙灯可发射 250～800nm 很强的连续光谱，其寿命约为 2000h。

2. 单色器

荧光光谱仪的常用单色器分为激发单色器和发射单色器两种。单色器元件分为滤光片和光栅。用滤光片作为单色器元件时，由第一滤光片从光源发射的光中分离出所需的激发光，用第二滤光片滤去杂散光和杂质所发射的荧光。该类型的仪器只能用于荧光强度的定量测定，而不能给出激发光谱和荧光光谱。多数荧光光谱仪用光栅作为单色器元件，具有较高的灵敏度、较宽的波长范围，能扫描光谱。

单色器的狭缝越小，单色性越好，但光强和灵敏度降低。当入射狭缝和出射狭缝的宽度相等时，单色器射出的单色光有 75%的能量辐射在有效的带宽内，既能保证分辨率，又能保证光通量。

3. 样品池

样品池通常为石英材质的方形池，可以四面透光。

4. 光电倍增管

荧光光谱仪多采用光电倍增管为检测器，施加于光电倍增管光阴极的电压越高，其放大倍数就越大。因此，要获得良好的线性响应，光电倍增管的高压电源必须很稳定。

5. 数据处理与显示系统

数据处理与显示系统对采集数据进行记录、处理和显示。性能较好的荧光光谱仪带有计算机系统，具有绘制实时光谱、导数光谱、平均光谱和同步光谱的功能，可方便地扣除荧光光谱的背景，并对光谱面积进行积分。

三、荧光定量分析方法

1. 比较法

配制与试液浓度 c_x 相近的标准溶液 c_s，在相同条件下分别测定标准溶液和待测试液的荧光强度 F_s 和 F_x，若试剂空白的荧光强度为 F_0，用式(3-12)计算待测试液的浓度。

$$c_x = \frac{F_x - F_0}{F_s - F_0} c_s \tag{3-12}$$

2. 标准曲线法

将已知量的标准物质经过与试样相同方法处理后，配成不同浓度 c 的系列标准溶液，测定其荧光强度 F，绘制 F-c 标准曲线。测定待测试样的荧光强度 F_x，通过标准曲线求出试样中荧光物质的含量。

3. 荧光猝灭法

如果荧光分子 A 与猝灭剂 B 生成不发荧光的基态配合物 AB。

$$A + B \longrightarrow AB$$

$$K_f = \frac{[AB]}{[A][B]} \tag{3-13}$$

荧光分子总浓度 $c=[A]+[AB]$，猝灭剂加入前试液的荧光强度 $F=kc$，猝灭剂加入后试液的荧光强度 $F_A=k[A]$，则

$$\frac{F}{F_A} = 1 + K_f[B] \tag{3-14}$$

式(3-14)即为斯顿-伏尔莫(Stern-Volmer)公式。当猝灭剂的总浓度 $c_B < c$ 时，c_B 与[B]之间有正比关系，因此 F/F_A 值与猝灭剂浓度间有线性关系。以 F/F_A 值对 c_B 作图绘制标准曲线即可进行测定。该方法具有很高的灵敏度和选择性。

总之，荧光分光光度法是在一定条件下，测定对照品溶液荧光强度与其浓度的线性关系。该方法是一种微痕量分析技术，对溶液、仪器工作条件和环境特别敏感，工作中需要注意以下问题：①防止所用器皿、溶剂混有非待测荧光体，或荧光溶液制备、保存不当而引起的荧光干扰现象；②选择合适的测定波长或滤光片消除溶液中可能存在的丁铎尔散射光、瑞利散射光和拉曼散射光等干扰。

练 习 题

一、简答题

1. 朗伯-比尔定律的物理意义是什么？偏离朗伯-比尔定律的原因主要有哪些？

2. 用方框图画出紫外-可见分光光度计的组成，并说明各部分的作用。

3. 分子的所有振动是否都会产生红外吸收？为什么？

4. 简述红外吸收光谱鉴别试样制备方法。

5. 如何选择(火焰)原子吸收定量测定条件？

6. 简述什么是荧光激发光谱和荧光发射光谱。

二、计算题

1. 若碱性 K_2CrO_4 溶液的浓度为 $3.00×10^{-5}mol/L$，吸收池厚度为 1cm，在波长 372nm 处测得透光率是 71.6%，计算：①该溶液的吸光度；②摩尔吸光系数。

2. 某物质在其最大吸收波长处的摩尔吸光系数 $\varepsilon=1.4×10^4L/(mol·cm)$，若该物质的摩尔质量为 140g/mol，计算该物质在其最大吸收波长处的比吸光系数 $E_{1cm}^{1\%}$。

3. 组分 A 溶液的浓度为 $5.00×10^{-4}mol/L$，在 1cm 吸收池中于 440nm、590nm 处测定，其吸光度分别为 0.638、0.139；组分 B 溶液的浓度为 $8.00×10^{-4}mol/L$，在 1cm 吸收池中于 440nm、590nm 处测定，其吸光度分别为 0.106、0.470。现有组分 A 和组分 B 混合液在 1cm 吸收池中于 440nm、590nm 处测定，其吸光度分别为 1.022、0.414，试计算混合液中组分 A 和组分 B 的浓度。

4. 用标准加入法测定某水样中镁的浓度，分别取试样 5 份，再各加入不同量的 100μg/mL 镁标准溶液，定容至 25.00mL，测得其吸光度如下所示，试求出水样中镁的浓度(结果以 mg/mL 表示)。

序号	试液的体积/mL	加入镁标准溶液的体积/mL	吸光度
1	20	0.00	0.091
2	20	0.25	0.181
3	20	0.50	0.282
4	20	0.75	0.374
5	20	1.00	0.470

第四章 色谱分析法

色谱分析(chromatographic analysis)法是利用物质在流动相与固定相之间的吸附、溶解或分配等物理化学作用的差异而实现对混合物中的不同组分进行分析的一类方法。对多种组分混合的复杂物质分析经常需要先将样品中的各种组分分离，然后逐一进行定性或定量分析。色谱分析法是当前最常采用的分离方法，其中气相色谱法、高效液相色谱法在药物分析中最为常用。

第一节 色谱分析法导论

一、概述

1903 年，俄国植物学家茨维特(Tswett)将植物叶中色素的石油醚提取液加入装有固体碳酸钙的玻璃管内，并用石油醚淋洗，结果得到了清晰色带(图 4-1)。1906 年，他将这种能分离色素的方法取名为色谱法。在玻璃管内不移动的碳酸钙称为固定相，带着被分离色素物质移动的石油醚称为流动相，装有固定相的管子称为色谱柱。现在，人们把凡是涉及被分离物质在固定相和流动相间反复分配过程的分离方法统称色谱法。

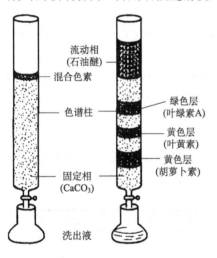

图 4-1 植物叶绿素分离示意图

1. 色谱法分类

流动相可为气态也可为液态，将流动相为气态的色谱法称为气相色谱法(gas chromatography，GC)，而将流动相为液态的色谱法称为液相色谱法(liquid chromatography，LC)。固定相可分为液体固定相和固体固定相，因此色谱又可组合成气-液色谱、气-固色谱、液-液色谱和液-固色谱四种类型。

按固定相的使用形式，可将色谱法分为柱色谱、纸色谱和薄层色谱。将固定相装在色谱柱中的色谱称为柱色谱(column chromatography)，又分为填充柱色谱和毛细管柱色谱；将固定相为纸的色谱称为纸色谱(paper chromatography)；将固定相为涂有薄层吸附剂板的色谱称为薄层色谱(thin layer chromatography)。

按分离机理将色谱法分为吸附色谱法、分配色谱法、离子交换色谱法和凝胶色谱法。吸附色谱法(adsorption chromatography)是利用组分在吸附剂(固定相)表面上的物理吸附性能的差异进行分离的方法。分配色谱法(partition chromatography)是利用组分在固定液(固定相)中溶解度不同进行分离的方法。离子交换色谱法(ion exchange chromatography)是利用组分在离子交换剂(固定相)上的亲和力大小不同进行分离的方法。凝胶色谱法(gel chromatography)

或尺寸排阻色谱法(size exclusion chromatography)是利用体积大小不同的分子在多孔固定相中的选择性渗透而进行分离的方法。

另外，还有离子色谱法(ion chromatography)、亲和色谱法(affinity chromatography)和毛细管电泳法(capillary electrophoresis)等。

2. 色谱法的特点

与其他分析方法相比，色谱法具有分离效率高、灵敏度高、分析速度快、操作简便、应用广泛等特点。

气相色谱法适用于沸点低于 400℃的各种有机物或无机气体的分析。液相色谱法适用于高沸点、热不稳定、生物试样的分析。离子色谱法适用于无机离子及有机酸碱的分析。

色谱法的不足之处是对被分离组分的定性较困难。随着色谱与其他分析仪器联用技术的发展，这一问题已经得到较好的解决。

二、常用色谱术语

1. 色谱图

进样后记录仪记录下来的检测器响应信号随时间或载气流出体积而分布的曲线图称为色谱图或色谱流出曲线(图 4-2)。

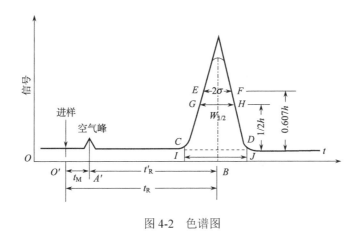

图 4-2　色谱图

2. 基线

在实验条件下，若无组分进入检测器时，反映检测器系统电噪声随时间变化的曲线称为基线。稳定的基线是一条直线，是测量基准，也是检查仪器工作是否正常的指标之一。

基线随时间产生的偏离称为基线漂移。由各种因素引起的基线起伏称为基线噪声。

3. 色谱峰

色谱图曲线上突起的部分就是色谱峰。峰顶到基线的距离即为峰高，用 h 表示。每种组分的流出曲线与基线间所围成的面积即为峰面积，用 A 表示。峰高或峰面积的大小与每种组分在样品中的含量相关，因此色谱峰的峰高或峰面积是色谱进行定量分析的依据。

色谱峰宽度即色谱峰的区域宽度，常用标准偏差 σ、半峰宽 $W_{1/2}$ 和峰底宽度 W_b 来度量色谱峰的区域宽度。

标准偏差 σ 是指 0.607 倍峰高处色谱峰宽度的一半。

半峰宽 $W_{1/2}$ 是指峰高一半处色谱峰的宽度。

$$W_{1/2} = 2\sigma\sqrt{2\ln 2} \tag{4-1}$$

峰底宽度 W_b 是指通过色谱峰两侧拐点作切线在基线上的截距。

$$W_b = 4\sigma \tag{4-2}$$

4. 保留值

保留值表示试样中各组分在色谱柱中滞留的时间，或表示将组分带出色谱柱所需流动相的体积。

1) 死时间 t_M

不与固定相相互作用的组分，从进样开始到柱后出现浓度最大值时所需的时间称为死时间，反映了流动相流过色谱系统所需的时间，因此也称流动相保留时间，以 t_M 表示。

2) 保留时间 t_R

从进样到出现待测组分信号极大值所需要的时间称为保留时间，以 t_R 表示。

3) 调整保留时间 t_R'

扣除死时间后的保留时间称为调整保留时间，以 t_R' 表示。

$$t_R' = t_R - t_M \tag{4-3}$$

t_R' 反映了被分析组分与色谱柱中固定相的相互作用，更确切地表达了被分析组分的保留特性，是色谱定性分析的基本参数。

4) 死体积 V_M、保留体积 V_R 和调整保留体积 V_R'

为消除保留时间受流动相流速的影响，也可以用从进样开始到出峰(空气或甲烷峰、组分峰)极大值所流过的载气体积来表示保留值。死体积 V_M 是指从进样器到检测器之间空隙体积的总和，包括色谱柱在填充后柱管内固定相颗粒间所剩留的空间、色谱仪中管路和连接头间的空间及检测器的空间。当后两项很小且可以忽略不计，只考虑色谱柱中固定相颗粒间的空隙体积时，死体积、保留体积和调整保留体积通过色谱柱内载气体积的平均流速 F_c 与相应的时间进行计算。

死体积　　　　　　　　　　$V_M = t_M F_c$ 　　　　　　　　　　(4-4)

保留体积　　　　　　　　　$V_R = t_R F_c$ 　　　　　　　　　　(4-5)

调整保留体积　　　　　　　$V_R' = t_R' F_c$ 　　　　　　　　　(4-6)

5) 相对保留值 r_{is}

在一定实验条件下，组分 i 与另一标准组分 s 的调整保留时间之比称为相对保留值，以 r_{is} 表示。r_{is} 仅与柱温及固定相性质有关，而与其他操作条件如柱长、柱内填充情况及载气的流速等无关。

$$r_{is} = \frac{t_{Ri}'}{t_{Rs}'} = \frac{V_{Ri}'}{V_{Rs}'} \tag{4-7}$$

5. 选择性因子

相邻两组分调整保留值之比称为选择性因子，用 α 表示。α 数值的大小反映了色谱柱对难分离物质的分离选择性，α 值越大，相邻两组分色谱峰相距越远，色谱柱的分离选择性越高。当 α 接近或等于 1 时，说明相邻两组分色谱峰重叠未能分开。

$$\alpha = \frac{t'_{R2}}{t'_{R1}} = \frac{V'_{R2}}{V'_{R1}} \tag{4-8}$$

三、色谱分析的基本原理

1. 色谱分离过程

色谱分离过程是在色谱柱内完成的，其分离机理因流动相和固定相性质的不同而不同。当固定相为固体吸附剂颗粒时，分离的基础是固体吸附剂对试样中各组分的吸附能力的不同；当固定相由载体和其表面涂渍的固定液组成时，分离的基础是试样中各组分在流动相和固定液两相间分配的差异；当固定相为离子交换树脂时，分离的基础是组分与树脂上离子交换基团亲和力的不同。各种被分析组分随流动相在色谱柱中运行时，在固定相和流动相间进行反复多次的分配过程，使得分配系数具有微小差别的各组分取得很好的分离效果，从而彼此分离。因此，两相的相对运动及反复多次的分配过程构成了各种色谱分析的基础。

在色谱分析中，当试样由流动相携带进入色谱柱并与固定相接触时，被固定相溶解或吸附。随着流动相的不断加入，被溶解或吸附的组分又从固定相中挥发或脱附，向前移动时又再次被固定相溶解或吸附。随着流动相的流动，溶解、挥发，或吸附、脱附的过程反复地进行，从而实现了色谱分离(图 4-3)。

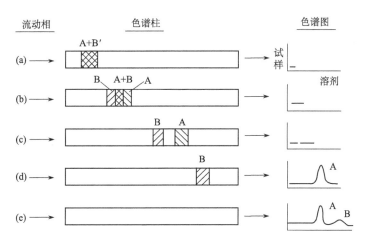

图 4-3　混合组分分离示意图

2. 分配平衡

色谱分析中，在一定温度下组分在流动相和固定相之间所达到的平衡称为分配平衡。为了描述这一行为，通常采用分配系数 K 和分配比 k 表示。

1) 分配系数 K

组分在两相之间达到分配平衡时，该组分在两相中的浓度之比是一个常数，用 K 表示。

$$K = \frac{c_s}{c_m} \tag{4-9}$$

式中，K 为分配系数；c_s 为组分在固定相中的浓度；c_m 为组分在流动相中的浓度。

在一定温度下，各组分在两相之间的分配系数是不同的。分配系数小的组分，每次分配后在固定相中的浓度较小，因此较早地流出色谱柱。而分配系数大的组分，由于每次分配后在固定相中的浓度较大，因而流出色谱柱的时间较长。当 $K=0$ 时，组分不被固定相保留，最先流出。由此可见，分配系数是色谱分离的依据。

2) 分配比 k

分配比是指在一定温度和压力下，组分在两相间分配达到平衡时，固定相和流动相中的组分的质量比。

$$k = \frac{m_s}{m_m} \tag{4-10}$$

式中，k 为分配比；m_s 为组分在固定相中的质量；m_m 为组分在流动相中的质量。

分配比 k 值的大小不仅与柱温、柱压有关，还与流动相及固定相的体积有关。k 值是衡量色谱柱对被分离组分保留能力的重要参数，k 值越大，组分在固定相中的量越多，柱的容量越大，保留时间越长，因此 k 又称容量因子、容量比或分配容量。k 为 0 时，表示该组分在固定相中不分配，不能被色谱柱所保留，其保留时间等于死时间。

分配比 k 与分配系数 K 的关系为

$$K = \frac{c_s}{c_m} = \frac{m_s / V_s}{m_m / V_m} = k \frac{V_m}{V_s} \tag{4-11}$$

式中，V_s 为色谱柱中固定相的体积；V_m 为色谱柱中流动相的体积。

3) 分配比与保留值的关系

若流动相在柱内的线速度为 u，组分在柱内的线速度为 u_s，u_s 与 u 之比称为滞留因子 (retardation factor) R_s。

$$R_s = \frac{u_s}{u} \tag{4-12}$$

由于固定相对组分有保留作用，因此组分在柱内的线速度 u_s 小于流动相在柱内的线速度 u，通常 $R_s < 1$。

流动相和组分通过长度为 L 的色谱柱，所需时间分别为

$$t_M = \frac{L}{u} \tag{4-13}$$

$$t_R = \frac{L}{u_s} = \frac{u t_M}{u R_s} = \frac{t_M}{R_s} = t_M (1 + k) \tag{4-14}$$

$$k = \frac{t_R - t_M}{t_M} \tag{4-15}$$

4) 分配系数 K、分配比 k 与选择性因子 α 的关系

分配系数 K、分配比 k 与选择性因子 α 的关系为

$$\alpha = \frac{t'_{R2}}{t'_{R1}} = \frac{K_2}{K_1} = \frac{k_2}{k_1} \tag{4-16}$$

若两组分的 K 或 k 值相等，则 $\alpha=1$，两个组分的色谱峰重合；若两组分的 K 或 k 值相差越大，则两个组分的色谱峰分离得越好。

3. 塔板理论

塔板理论(plate theory)是 1941 年英国科学家马丁(Martin)和辛格(Synge)提出的半经验理论，把连续的色谱过程看成是许多小段平衡过程的重复，把色谱柱比作精馏塔，把色谱的分离过程比拟为精馏过程，直接引用精馏过程的概念、理论和方法来处理色谱分离过程。它把色谱柱假设成由许多塔板组成，其基本假定是：①在柱内一小段高度 H 内，组分可快速达到分配平衡，这一小段柱长称为理论塔板高度 H，简称板高；②以气相色谱为例，载气进入色谱柱，不是连续的而是脉动式的，每次进气为一个板体积；③试样开始时都加在第 0 号塔板上，且试样沿色谱柱方向的扩散(纵向扩散)可忽略不计；④分配系数在各塔板上是常数，与组分在某一塔板上的量无关。

若色谱柱的总长度为 L，每一块塔板高度为 H，则色谱柱中组分平衡的次数 n 为

$$n = \frac{L}{H} \tag{4-17}$$

n 称为理论塔板数，与色谱峰的峰底宽 W_b、半峰宽 $W_{1/2}$ 有如下关系：

$$n = 5.54 \left(\frac{t_R}{W_{1/2}}\right)^2 = 16 \left(\frac{t_R}{W_b}\right)^2 \tag{4-18}$$

在实际工作中，常用有效塔板数表示柱效。

$$n_{有效} = 5.54 \left(\frac{t'_R}{W_{1/2}}\right)^2 = 16 \left(\frac{t'_R}{W_b}\right)^2 \tag{4-19}$$

式中，$n_{有效}$ 为有效塔板数；t'_R 为调整保留时间。

于是，有效塔板高度 $H_{有效}$ 为

$$H_{有效} = \frac{L}{n_{有效}}$$

值得注意的是，在同一根色谱柱上，不同组分得到不同的理论塔板数，同一组分在不同色谱条件下理论塔板数也不相等。色谱分析时常在同一色谱条件下，用标准物测定理论塔板数，以评价色谱柱的优劣；用被测组分测定不同色谱条件下的理论塔板数，用以考察所建立的色谱系统好坏。

4. 速率理论——范第姆特方程

1956 年，荷兰学者范第姆特(van Deemter)等提出了色谱过程的动力学理论——速率理论。他借鉴了塔板理论，把影响塔板高度的动力学因素结合起来导出了塔板高度 H 与 u 的关

系，该理论模型对气相、液相色谱均适用。范第姆特方程的数学简化式为

$$H = A + \frac{B}{u} + uC \qquad (4\text{-}20)$$

式中，H 为塔板高度；u 为流动相的线速度；A 为涡流扩散项系数；B 为分子扩散项系数；C 为传质阻力项系数。

1）涡流扩散项 A

在填充色谱柱中，当组分随流动相向柱出口迁移时，流动相由于受到固定相颗粒障碍，不断改变流动方向，使分子在前进中形成紊乱的涡流，故称为涡流扩散。

涡流扩散会导致色谱峰变宽。涡流扩散项 $A(A=2\lambda d_p)$ 的大小与填充不规则因子 λ 及固定相的平均直径 d_p 成正比。为了减小涡流扩散，提高柱效，使用细而均匀的颗粒并填充均匀是提高柱效的有效途径。对于空心毛细管，因不存在涡流扩散，故 $A=0$。

2）分子扩散项 B/u

当样品组分进入色谱柱后，在柱子很小一段空间中逐渐向前移动，由于存在纵向扩散，色谱峰展宽。分子扩散项系数 $B(B=2\gamma D_g)$ 的大小与弯曲因子 γ 及组分在流动相中的扩散系数 D_g 成正比。弯曲因子 γ 为填充柱内流动相扩散路径弯曲的因素，反映了固定相颗粒的几何形状对自由分子扩散的阻碍情况。在空心柱中，扩散不受到阻碍，$\gamma=1$。D_g 与流动相及组分性质有关，相对分子质量大的组分 D_g 小；D_g 与柱温、柱压有关，随柱温升高而增大，随柱压增大而减小。因此，采用相对分子质量较大的流动相，控制较低的柱温，可使分子扩散项降低。气相色谱采用较高的载气流速以减小分子扩散项。对于液相色谱，组分在流动相中的纵向扩散可以忽略不计。

3）传质阻力项 uC

组分在色谱分离柱内由流动相进入固定相或由固定相进入流动相的迁移过程称为传质。由于传质阻力的存在，试样在两相界面上不能瞬间达到分配平衡，有的分子还未进入两相界面，就被流动相带走，出现超前现象；有的分子在进入两相界面后，未能及时返回流动相，出现滞后现象，从而导致谱峰展宽。

对于气-液色谱，气相传质阻力项系数 C_g 与填充物粒度 d_p 的平方成正比，与组分在载气流中的扩散系数 D_g 成反比。因此，采用粒度小的填充物和扩散系数大（相对分子质量小）的载气，可使 C_g 减小。

对于液-液分配色谱，传质阻力项系数 C 包括流动相传质阻力项系数 C_m 和固定相传质阻力项系数 C_s，$C=C_m+C_s$。对于流动相传质阻力项系数 C_m，固定相的粒度越小，微孔孔径越大，传质速率就越快，柱效就越高。对于固定相传质阻力项系数 C_s，传质过程与液膜厚度的平方成正比，与试样分子在固定液中的扩散系数成反比。

四、分离度与基本色谱分离方程式

1. 分离度

分离度又称分辨率，是指相邻两组分色谱峰的保留时间之差与两峰底宽度之和一半的比值，用 R 表示。

$$R = \frac{t_{R2} - t_{R1}}{1/2(W_{b1} + W_{b2})} = \frac{2(t_{R2} - t_{R1})}{1.699\left[W_{1/2(1)} + W_{1/2(2)}\right]} \tag{4-21}$$

式中，分子项中两保留时间差越大，即两峰相距越远；分母项越小，即两峰越窄，R 值就越大。R 值越大，两组分分离得就越完全。一般来说，当 $R=1.5$ 时，分离程度可达 99.7%；当 $R=1$ 时，分离程度可达 98%；当 $R<1$ 时，两峰有明显的重叠。通常用 $R \geqslant 1.5$ 作为相邻两峰得到完全分离的指标。

由于分离度 R 是既能反映柱效率又能反映选择性的指标，因此称为总分离效能指标。

2. 基本色谱分离方程式

对于难分离的物质，它们的保留值 t_{R1}、t_{R2} 相差很小，分配系数 K_1、K_2 差别也很小，因此可合理地假设 $W_{b1} \approx W_{b2} = W_b$，$k_1 \approx k_2 = k$，则基本色谱分离方程式为

$$R = \frac{1}{4}\sqrt{n}\left(\frac{\alpha - 1}{\alpha}\right)\left(\frac{k}{k+1}\right) \tag{4-22}$$

或

$$R = \frac{1}{4}\sqrt{n_{有效}}\left(\frac{\alpha - 1}{\alpha}\right) \tag{4-23}$$

1）分离度 R 与柱效 n 的关系

分离度 R_1 与 R_2 的平方之比等于柱效 n_1 与 n_2 之比，等于柱长 L_1 与 L_2 之比。若被分离物质的 α 确定后，分离度 R 将取决于柱效 n。增加柱长可改进分离度，但增加柱长使各组分的保留时间增长，不仅延长了分析时间，还会导致峰的扩展，因此在达到一定的分离度条件下应使用短一些的色谱柱。

2）分离度与容量因子 k 的关系

实验表明，当 $k>10$ 时，随容量因子 k 增大，分离度的增长不明显。k 值的最佳范围是 $2<k<10$。此范围内，既可得到大的 R 值，也可使分析时间不致过长。

3）分离度与选择性因子 α 的关系

选择性因子 α 是柱选择性的量度，α 值越大，柱子的选择性越好，分离效果也就越好。在实际工作中，可由一定的 α 值和所要求的分离度计算柱子所需的有效塔板数。结果表明，分离度从 1.0 增加至 1.5 时，对应于 α 值所需的有效塔板数大致增加 1 倍。

增加 α 值的有效方法之一是改变固定相，使组分的分配系数有较大差别。在气相色谱中，α 值主要取决于固定相的性质，并对温度有很大的依赖性，一般降低柱温可使 α 值增大。在液相色谱中，主要改变流动相和固定相的性质来调整 α 值。

【例 4-1】　在一根长 3.0m 的色谱柱上，分离某样品的色谱图如图 4-4 所示。

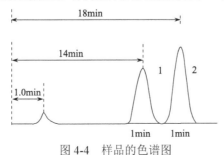

图 4-4　样品的色谱图

计算：(1)两组分的调整保留时间 t'_{R1} 和 t'_{R2}；(2)用组分 2 计算色谱柱的有效塔板数 $n_{有效}$ 和有效塔板高度 $H_{有效}$；(3)两组分的容量因子 k_1 和 k_2；(4)两组分的分离度 R。

解 (1) $t'_{R1}=14-1.0=13\,(\mathrm{min})$，$t'_{R2}=18-1.0=17\,(\mathrm{min})$

(2) $n_{有效}=16\left(\dfrac{t'_{R2}}{W_b}\right)^2=16\times\left(\dfrac{17}{1}\right)^2=4624\,(块)$，$H_{有效}=\dfrac{L}{n_{有效}}=\dfrac{3.0\times1000}{4624}=0.65\,(\mathrm{mm})$

(3) $k_1=\dfrac{t'_{R1}}{t_M}=\dfrac{13}{1.0}=13$，$k_2=\dfrac{t'_{R2}}{t_M}=\dfrac{17}{1.0}=17$

(4) $R=\dfrac{t_{R2}-t_{R1}}{1/2\left(W_{b1}+W_{b2}\right)}=\dfrac{2\times(18-14)}{1+1}=4$

五、色谱定性分析与定量分析方法

1. 定性分析方法

在色谱分析中，利用保留值定性是最基本的定性方法，其基本依据是：两种相同的物质在相同的色谱条件下具有相同的保留值。

1）利用已知纯物质直接对照定性

在具有已知标准物质的情况下，利用已知物直接对照定性是一种最简单的定性方法。通常采用保留时间定性、相对保留值定性和峰高增加法定性。

(1)保留时间定性。将待分析物与已知标准物用相同的色谱操作条件进行分析，根据色谱图进行对照比较，若它们的保留时间 t_R 相同，则表明待测物与已知物可能是同一种物质；若它们的保留时间 t_R 不同，则待测物与已知物肯定不是同一种物质。该方法简单，应用广泛，但要求载气的流速和柱温一定要恒定。载气流速发生微小波动和柱温发生微小变化，均会使保留时间 t_R 改变，从而对定性结果产生影响。

(2)相对保留值定性。由于相对保留值是被测组分与加入的参照组分(其保留值应与被测组分相近)的调整保留值之比，若载气的流速和温度发生微小变化，被测组分与参照组分的保留值同时发生变化，因此它们的比值即相对保留值 $r_{2,1}$ 不变。因此，在柱温和固定相一定时相对保留值 $r_{2,1}$ 为定值，可作为定性的较可靠参数。

(3)峰高增加法定性。为了避免载气流速和温度的微小变化而引起保留时间的变化对定性分析结果产生的影响，可采用峰高增加法定性。在未知样品中加入一定量的已知纯物质，将在同样的色谱条件下得到的色谱图与未加已知纯物质的色谱图进行对比，峰高增加的峰就是加入的已知纯物质的色谱峰。这种方法既可避免载气流速的微小变化对保留时间的影响，又可避免色谱图图形复杂时准确测定保留时间的困难，常用来确认某一复杂样品中是否含有某一组分。

2）保留指数定性

保留指数(retention index，RI)又称科瓦茨指数(Kovats index)。规定正构烷烃的保留指数等于该烷烃分子中碳原子数的 100 倍，如正己烷、正庚烷和正十五烷的保留指数分别为 600、700 和 1500。至于其他物质的保留指数，则可采用两个相邻正构烷烃保留指数进行标定。测定时，可选取两个正构烷烃作为基准物质，其中一个的碳数为 Z，另一个为 $Z+1$，将含物质 X 和所选的两个正构烷烃的混合物注入色谱柱，在一定温度条件下得到色谱图。它们的调整保

留时间分别为 $t_{R'(Z)}$、$t_{R'(X)}$ 和 $t_{R'(Z+1)}$，当 $t_{R'(Z)} < t_{R'(X)} < t_{R'(Z+1)}$ 时，可用式(4-24)计算 RI_X。

$$RI_X = 100\left[Z + \frac{\lg t'_{R(X)} - \lg t'_{R(Z)}}{\lg t'_{R(Z+1)} - \lg t'_{R(Z)}}\right] \tag{4-24}$$

保留指数定性具有重现性好(精度可达±1 指数单位或更低)、标准物统一及温度系数小等优点，可根据所用固定相和柱温直接与文献值对照。

2. 定量分析方法

在一定操作条件下，分析组分 i 的质量(m_i)或其在流动相中的浓度与检测器的响应信号(峰高 h_i 或峰面积 A_i)成正比，是色谱定量分析的依据。因为峰高比峰面积更容易受分析条件波动的影响，且峰高标准曲线的线性范围也比峰面积的线性范围窄，所以通常情况下多采用峰面积进行定量分析。

同一检测器对不同物质具有不同的响应值(检测器的灵敏度不同)，当两种质量相等的不同组分在相同条件下使用同一检测器进行测定时，所得的峰面积不一定相等。为使峰面积能真实反映物质的质量，需要对峰面积进行校正，即在定量计算时引入定量校正因子。

定量校正因子分为绝对校正因子和相对校正因子。绝对校正因子是指单位峰面积或峰高所对应的被测物质的质量或浓度。若组分 i 的质量为 m_i，色谱图中组分 i 的峰面积为 A_i，峰高为 h_i，则其绝对校正因子 f_i 为

$$f_i = \frac{m_i}{A_i} \quad \text{或} \quad f_i = \frac{m_i}{h_i} \tag{4-25}$$

在定量分析时要精确求出绝对校正因子 f_i 值是比较困难的。因此，在进行定量计算时常采用相对定量校正因子。某组分 i 的相对校正因子 f_i' 为组分 i 的绝对校正因子 f_i 与标准物质 s 的绝对校正因子 f_s 之比。

$$f_i' = \frac{f_i}{f_s} = \frac{A_s m_i}{A_i m_s} \quad \text{或} \quad f_i' = \frac{f_i}{f_s} = \frac{h_s m_i}{h_i m_s} \tag{4-26}$$

常用的定量分析方法有归一化法、内标法、内标标准曲线法、外标法和标准加入法。

1) 归一化法

当试样中所有组分都能流出色谱柱，并在色谱图上显示出色谱峰时，试样中组分 i 的质量分数用式(4-27)计算。

$$w_i = \frac{m_i}{m} \times 100\% = \frac{m_i}{m_1 + m_2 + \cdots + m_n} \times 100\%$$

$$= \frac{A_i f_i'}{A_1 f_1' + A_2 f_2' + \cdots + A_n f_n'} \times 100\% \tag{4-27}$$

式中，w_i 为试样中组分 i 的质量分数；m_i 为试样中组分 i 的质量；m 为试样中各组分的质量之和；A_i 为色谱图中组分 i 的峰面积；f_i' 为组分 i 的相对校正因子；m_1、m_2、$\cdots$、m_n 分别为试样中组分 1、2、$\cdots$、n 的质量；A_1、A_2、$\cdots$、A_n 分别为色谱图中组分 1、2、$\cdots$、n 的峰面积；f_1'、f_2'、$\cdots$、f_n' 分别为组分 1、2、$\cdots$、n 的相对校正因子。

若试样中组分是同分异构体或同系物，各组分的相对校正因子很接近，可将面积直接归一化。

$$w_i = \frac{A_i}{A_1 + A_2 + \cdots + A_n} = \frac{A_i}{\sum\limits_{i=1}^{n} A_i} \tag{4-28}$$

归一化法的特点：①将所有组分的含量之和按 100% 计算；②简便、准确、快速，对操作条件(进样量、温度、流速)要求不严格；③适用条件是要求试样中所有组分都能出峰。

2) 内标法

内标法是指将一定量的纯物质作为内标物加入定量的试样中，根据试样的质量、待测物和内标物的质量及其在色谱图上相应的峰面积，求出待测组分的含量。

$$w_i = \frac{m_i}{m} \times 100\% = \frac{A_i f_i' m_s}{A_s f_s' m} \times 100\% \tag{4-29}$$

式中，w_i 为试样中组分 i 的质量分数；m_i 为试样中组分 i 的质量；m 为试样中各组分的质量之和；m_s 为内标物的质量；A_i 为色谱图中组分 i 的峰面积；f_i' 为组分 i 的相对校正因子；A_s 为色谱图中内标物的峰面积；f_s' 为内标物的相对校正因子。

内标法的特点：①进样量的变化、色谱条件的微小变化对定量结果的影响不大；②选择合适的内标物比较困难，内标物的称量要准确，操作较麻烦，不宜用于快速分析；③当只需测定试样中某几个组分，或试样中所有组分不能全部出峰时，可采用内标法。

内标物应满足下列条件：①内标物应为样品中不含有的纯物质；②内标物的保留时间与待测组分的保留时间相近，但彼此能完全分开；③内标物的化学性质应尽量与被测组分接近；④内标物的加入量应与待测组分接近。

3) 内标标准曲线法

用待测组分的纯物质配制成不同浓度的标准溶液，在等体积的标准溶液中分别加入浓度相同的内标物，分别注入色谱柱进行分析。以浓度为横坐标，标准物与内标物峰面积(或峰高)的比值为纵坐标，建立标准曲线(图 4-5)。在分析待测样品时，分别加入与绘制标准曲线时同样体积的样品溶液和同样浓度的内标物，根据待测组分与内标物的峰面积(或峰高)比值求出待测组分的浓度。

4) 外标法

在一定操作条件下，分别用待测物纯品(组分 1、组分 2、组分 3)配成不同浓度的标准溶液，取相同体积的标准溶液进样分析，以浓度为横坐标，峰面积(或峰高)为纵坐标，建立标准曲线(图 4-6)。然后，在相同条件下，取相同量的样品，测得待测组分的峰面积(或峰高)，根据各种组分的标准曲线求出被测组分(组分 1、组分 2、组分 3)的含量。

外标法的特点：①操作简单、计算方便；②不必求校正因子，对大量样品分析十分方便；③结果的准确性取决于进样量的重现性和操作条件的稳定性。

5) 标准加入法

在选择不出合适的内标物时，以待测组分的纯物质为内标物，加入待测样品中，然后在相同的色谱条件下，测定加入待测组分纯物质前后待测组分的峰面积(或峰高)，从而计算待测组分在样品中含量。因此，标准加入法实质上是一种特殊的内标法。

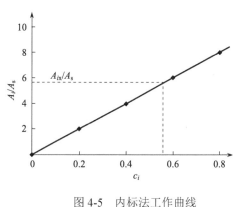

图 4-5　内标法工作曲线

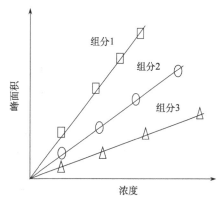

图 4-6　外标法工作曲线

测量原样品中组分 i 的峰面积 A_i(或峰高 h_i),加入标准物后,测定组分 i 的峰面积 $A_{(i+s)}$[或峰高 $h_{(i+s)}$],则组分 i 的含量为

$$w_i = \frac{m_i}{m} \times 100\% = \frac{A_i m_s}{[A_{(i+s)} - A_i]m} \times 100\% \tag{4-30}$$

式中,w_i 为试样中组分 i 的质量分数;m_i 为试样中组分 i 的质量;m 为试样的质量;m_s 为加入标准物的质量;A_i 为原样品中组分 i 的峰面积;$A_{(i+s)}$ 为加标后组分 i 的峰面积。

还可以根据直线方程 $A_{(i+s)} = (A_i/c_i)c_s + A_i$,得出斜率 A_i/c_i 和截距 A_i,计算出组分 i 的浓度 c_i 值。

标准加入法的特点:①不需要另外的标准物质作内标物,只需待测组分的纯物质;②进样量不必十分准确,操作简单,是色谱分析中较常用的定量分析方法;③要求加入待测组分前后两次色谱测定的色谱条件完全相同,否则将引起分析误差。

第二节　气相色谱法

气相色谱法是采用气体作为流动相的一种色谱法。按照所用的固定相状态不同,气相色谱又分为气-固色谱(GSC)和气-液色谱(GLC)两种类型。前者是用多孔性固体为固定相,分离的对象主要是一些永久性气体和低沸点化合物;后者的固定相是用高沸点的有机物涂渍在惰性载体上,或直接涂渍或交联到毛细管的内壁上。由于可供选择的固定液种类繁多,故选择性较好,应用较广泛。

气相色谱法的特点:①选择性高,能分离性质极为相近的物质;②灵敏度高,可分析 $10^{-13} \sim 10^{-11}$g 的物质;③分离效能高,短时间内能同时分离和测定复杂的混合物;④分析速度快;⑤应用范围广,不仅可以分析气体,还可以分析液体。

一、气相色谱仪

气相色谱仪主要由气路系统、进样系统、分离系统、检测系统、控制系统和数据处理系统六个模块组成。图 4-7 为气相色谱仪结构示意图。

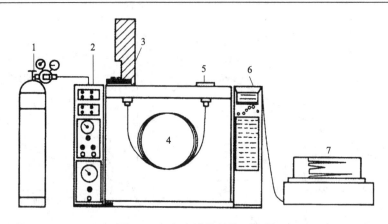

图 4-7 气相色谱仪结构示意图

1. 气源；2. 气路系统；3. 进样系统；4. 分离系统；5. 检测系统；6. 控制系统；7. 数据处理系统

1. 气路系统

气路系统包括载气、检测器所用气体的气源及气流控制装置(压力表、针型阀、电磁阀、电子流量计)。

气相色谱中常用的载气有氢气、氮气、氦气等，一般由高压钢瓶储藏的压缩气源或气体发生器供给。常用的载气要求具有化学惰性，不与有关物质发生反应。载气需要通过净化干燥管提高纯度，管内装填的净化剂主要有活性炭、硅胶、分子筛、105催化剂等，分别用来除去烃类、水分和氧气等物质。载气的选择除要求考虑对柱效的影响外，还要与分析对象和所用的检测器相匹配。

2. 进样系统

进样系统包括进样装置(如注射器和自动进样器)和气化室(进样口)，其作用是将样品导入色谱柱内并进行分离。

1)进样器

液体样品的进样一般用微量注射器，常用的规格有1μL、5μL、10μL、25μL等。常压气体样品也可以用0.25~5mL注射器直接量取进样。这种方法虽然简单、灵活，但是误差大、重现性差。气体样品的进样常用的是旋转式六通阀(平面六通阀)，如图4-8所示。取样时，

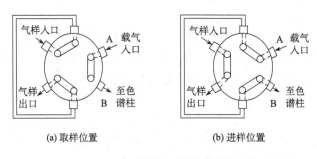

(a) 取样位置　　　　　　　　　　(b) 进样位置

图 4-8 平面六通阀取样和进样位置

气体进入定量管，而载气直接由图中 A 到 B。进样时，将阀旋转 45°，此时载气由 A 进口进入，通过定量管将管中气体样品带入色谱柱中。定量管有 0.5mL、1mL、3mL、5mL 等规格，实际工作时，可根据需要选择合适体积的定量管。

除手动进样外，现在许多气相色谱仪配置了自动进样装置。按照进样技术可分为液体进样器、静态顶空进样器、动态顶空进样器和固相微萃取进样器四类。

2）气化室（进样口）

色谱柱的进样口是将样品引入连续的载气流中的装置。液体样品在进入色谱柱前必须在气化室内变成蒸气。气化室位于进样口的下端，由一块金属制成的加热套，在气化室内常衬有石英套管以消除金属表面的催化作用。在气化室内样品能瞬间气化而不分解，因此要求气化室热容量大，温度足够高且无催化效应。为了尽量减少柱前峰展宽，气化室的死体积也应尽可能小。

一般气相色谱仪的最高气化温度为 350～420℃。由于色谱柱的最高使用温度一般不超过400℃，因此大部分气相色谱仪的实际气化温度都设定在 400℃ 以下，有的仪器气化室具有程序升温功能。

气化室注射孔用厚度为 5mm 的硅橡胶垫密封，由散热式压管压紧，采用长针头注射器将样品注入热区，以减小气化室死体积，提高柱效。

常见的进样口分为填充柱进样口、分流/不分流进样口、柱头进样口和程序升温进样口等。

3. 分离系统

分离系统包括色谱柱和柱温箱，其作用是分离样品，是色谱仪的核心部件，常被誉为色谱仪的"心脏"。常用的色谱柱主要有填充柱和毛细管柱两种。

填充柱由不锈钢、玻璃或聚四氟乙烯等材料制成，形状有 U 形和螺旋形，内径 2～4mm，长 1～10m，内填固定相。

毛细管柱又称开管柱或空心柱，分为涂壁、多孔层和涂载体开管柱，内径 0.1～0.5mm，长达数十米。通常弯成直径 10～30cm 的螺旋状，柱内表面涂一层固定液。

4. 检测系统

检测系统用来检测色谱柱的流出物，主要的构成是检测器，常被比喻为色谱仪的"眼睛"。常用的检测器有热导检测器、氢火焰离子化检测器、电子捕获检测器、火焰光度检测器、热离子检测器、质谱检测器和原子发射光谱检测器等。

1）热导检测器

热导池由池体和热敏元件构成，常见的有双臂热导池和四臂热导池两种。双臂热导池池体用不锈钢或铜制成，具有两个大小、形状完全对称的孔道，每一孔道装有一根热敏金属丝（钨丝或铂钨丝，其电阻值随温度变化而变化），其形状、电阻值在相同温度下基本相同。四臂热导池具有 4 根相同的金属丝（钨丝或铂钨丝），灵敏度比双臂热导池约高 1 倍。

热导检测器（thermal conductivity detector，TCD）中，热敏元件电阻值的变化可以通过惠斯通电桥测量。图 4-9 为四臂热导池基本原理电路示意图。将四臂热导池的 4 根热丝分别作为电桥的 4 个臂，4 根热丝阻值分别为 R_1、R_2、R_3 和 R_4。在同一温度下，4 根热丝阻值相等，即 $R_1=R_2=R_3=R_4$，其中 R_1、R_4 为测量池中热丝，作为电桥的测量臂；R_2、R_3 为参比池中热丝，作为电桥的参考臂。W_1、W_2 和 W_3 分别为 3 个电位器，可用于调节电桥平衡和电桥工作电流的大小。当无样品组分通过测量池时，载气以恒定的速率通入参比池和测量池，池内产生的热量与被载气带走的热量建立热的动态平衡，钨丝的温度恒定，电阻值不变，此时无信号输出，记录仪输出为一条平直的直线。当样品经色谱柱分离后，随载气通过测量池时，由于样品各组分与载气热导率不同，测量臂的温度发生变化，测量臂热丝的电阻值随之发生变化。由于参比臂热丝与测量臂热丝的电阻值不相等，电桥平衡被破坏，因而记录仪上有信号产生。

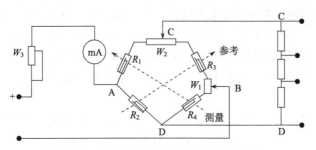

图 4-9　四臂热导池基本原理电路示意图

热导检测器的特点：①几乎对所有物质都有响应，应用广泛；②结构简单，性能稳定，线性范围宽；③灵敏度较低。

2) 氢火焰离子化检测器

氢火焰离子化检测器 (flame ionization detector, FID) 主要用于可在氢气-空气火焰中燃烧的有机化合物的检测。

氢火焰离子化检测器的主要部件是离子室。离子室一般由不锈钢制成，包括气体入口、气体出口、火焰喷嘴、极化极、收集极及点火线圈等部件 (图 4-10)。

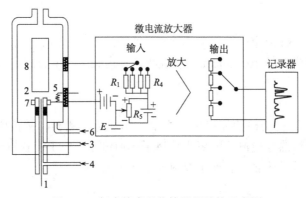

图 4-10　氢火焰离子化检测器结构示意图

1. 毛细管；2. 火焰喷嘴；3. 氢气入口；4. 尾吹气入口；5. 点火灯丝；6. 空气入口；7. 极化极；8. 收集极

被测组分由载气 (N_2) 携带，从色谱柱流出后，与燃气 (H_2) 混合后进入离子室，由火焰喷嘴喷出。氢气在空气的助燃下经引燃后进行燃烧，产生的高温 (约 2100℃) 火焰使被测有机物组分解离成正、负碎片离子。在氢火焰附近设有收集极 (正极) 和极化极 (负极)，在两极之间加有 150～300V 的极化电压，形成直流电场。产生的离子在收集极和极化极的外电场作用下定向运动形成微电流，经放大器放大后，在记录仪上得到色谱峰。微电流的大小与进入离子室的被测组分含量之间存在定量关系。

氢火焰离子化检测器的特点：①灵敏度高，比热导检测器的灵敏度高 10^3 倍；②检出限低，适用于痕量有机物的分析；③死体积小，响应快；④稳定性好，线性范围宽。但样品被破坏，无法进行收集，不能检测永久性气体、水、氮氧化物等。

3) 电子捕获检测器

电子捕获检测器(electron capture detector，ECD)的主要部件是电离室，室内壁装有 β 射线放射源(^{63}Ni 或 ^{3}H)，以不锈钢管或铜管作阳极，金属池体为阴极(图 4-11)。在阴极和阳极间施加直流或脉冲极化电压，当载气(N_2 或 Ar)从色谱柱流出进入检测器时，被 β 射线激发而电离，产生正离子及低能量电子，这些带电粒子在外电场作用下向两极定向流动，形成了约为 10^{-8}A 的背景电流，即检测器"基流"。当载气携带电负性物质进入电离室时，电负性物质捕获低能量电子，使电极间电子数目和离子数目减少，致使基流降低，产生负的检测信号而形成倒峰(图 4-12)。

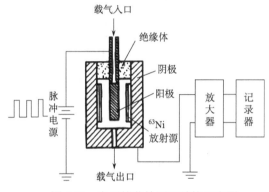

图 4-11 电子捕获检测器结构示意图

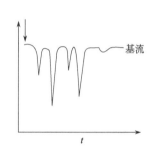

图 4-12 电子捕获检测器色谱图示意图

电子捕获检测器的特点：①选择性好，灵敏度高；②仅对具有电负性的物质，如含卤素、硫、磷、氧、氮等的物质有响应信号；③线性范围窄，易受操作条件的影响，重现性差。

4) 火焰光度检测器

火焰光度检测器(flame photometric detector，FPD)是一种对含硫、磷化合物具有高度选择性和灵敏度的检测器，又称硫磷检测器。

火焰光度检测器主要由火焰喷嘴、滤光片和光电倍增管等部件组成(图 4-13)。当含硫、磷的样品进入氢火焰离子室，在富氢-空气火焰中燃烧时，有机硫首先被氧化成二氧化硫，然后被氢还原成硫原子，硫原子在适当的温度下生成激发态的 S_2 分子，当 S_2 分子跃迁回基态时，发射出 $350\sim430$nm 的特征分子光谱。含磷化合物样品在燃烧时生成磷的氧化物，在富氢的火焰中被还原为化学发光的碎片，并发射出 526nm 波长的特征光谱。这些发射光通过滤光片而照射到光电倍增管上，形成光电流，经放大后由记录仪记录含硫、磷化合物的色谱图。

火焰光度检测器的特点：①灵敏度高，选择性高；②对磷的响应为线性，检出限可达 10^{-12}g/s，线性范围大于 10^6；③对硫的响应为非线性，检出限达 10^{-11}g/s，线性范围大于 10^5。

5) 热离子检测器

热离子检测器(thermionic detector)又称氮磷检测器(nitrogen phosphorus detector，NPD)，是测定痕量氮、磷化合物的气相色谱专用检测器。

热离子检测器与氢火焰离子化检测器的结构类似，只是在喷嘴和收集极之间加一个小玻璃珠，表面涂一层硅酸铷作离子源(图 4-14)。加热的硅酸铷珠形成温度为 600～800℃的等离子体，从而使含有氮或磷的化合物产生更多的离子。

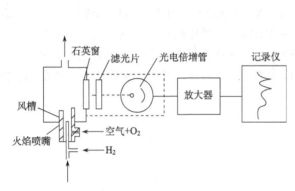

图 4-13 火焰光度检测器结构示意图

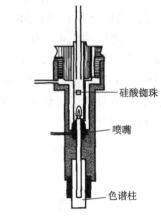

图 4-14 热离子检测器结构示意图

常用气相色谱检测器性能比较见表 4-1。

表 4-1 常用气相色谱检测器性能比较

检测器	TCD	FID	ECD	FPD	NPD
响应特性	浓度型	质量型	浓度型	测磷为质量型，测硫与浓度平方成比例	质量型
噪声水平/A	5～10μV	1×10^{-14}	$1\times10^{-11}\sim1\times10^{-12}$	$1\times10^{-9}\sim1\times10^{-10}$	$<5\times10^{-14}$
基流/A	无	$1\times10^{-11}\sim1\times10^{-12}$	^{3}H：$>1\times10^{-6}$ ^{63}Ni：1×10^{-9}	$1\times10^{-6}\sim1\times10^{-9}$	$<2\times10^{-11}$
灵敏度	$1\times10^{-6}\sim1\times10^{-10}$g/mL	$<2\times10^{-12}$g/s	1×10^{-14}g/mL	P：$<1\times10^{-12}$g/s S：$<1\times10^{-11}$g/s	N：$<1\times10^{-13}$g/s P：$<1\times10^{-14}$g/s
线性范围	$1\times10^4\sim1\times10^5$	$1\times10^6\sim1\times10^7$	$1\times10^2\sim1\times10^5$	P：$>1\times10^3$ S：$>5\times10^2$	$1\times10^4\sim1\times10^5$
响应时间/s	<1	<0.1	<1	<0.1	<1
最小检测量/g	$1\times10^{-4}\sim1\times10^{-6}$	$<5\times10^{-13}$	1×10^{-14}	$<1\times10^{-10}$	$<1\times10^{-13}$
样品性质	所有物质	含碳有机物	卤素、亲电物质	硫、磷化合物	氮、磷化合物
适用范围	常量分析	常量、微量分析	常量、微量、痕量分析	常量、微量、痕量分析	常量、微量分析

5. 控制系统

控制系统是指对温度和检测信号的控制装置。控温系统包括对气化室、柱温箱和检测器温度的控制。

气化室的温度应使试样瞬间气化而又不分解。一般情况下，气化室的温度比色谱柱温度高 30～70℃。色谱柱柱温箱的控温方式有恒温和程序升温两种。对于沸点范围很宽的混合物，通常采用程序升温法进行分析。程序升温是指在一个分析周期内，炉温连续地随时间由低温向高温线性或非线性地变化，以使沸点不同的组分在其最佳柱温下流出，既能改善分离效果，又能缩短分析时间。

除氢火焰离子化检测器外，所有检测器对温度的变化都比较敏感。尤其是热导检测器，温度的微小变化将影响热导检测器的灵敏度和稳定性，因此检测器的控温精度要求为 ±0.1℃。

6. 数据处理系统

气相色谱早期采用手工式数字积分仪进行数据处理，目前多采用计算机与专用色谱数据处理软件，统称色谱工作站。

二、气相色谱固定相

1. 气-固色谱固定相

气-固色谱中的固定相是一种具有多孔性及较大比表面积的固体吸附剂，主要用于分离永久性气体及气态烃类物质。常用的固体吸附剂主要有强极性的硅胶、弱极性的氧化铝、非极性的活性炭和具有特殊吸附作用的分子筛，实际应用中根据它们对各种气体的吸附能力不同来选择最合适的吸附剂。常见吸附剂及其性能见表 4-2。

表 4-2　气-固色谱常用的几种吸附剂及其性能

吸附剂	主要化学成分	最高使用温度/℃	性质	分离对象
活性炭	C	<300	非极性	永久性气体，低沸点烃类
石墨化炭黑	C	>500	非极性	气体及烃类
硅胶	$SiO_2 \cdot H_2O$	<400	氢键型	永久性气体，低级烃
氧化铝	Al_2O_3	<400	弱极性	烃类及有机异构体
分子筛	$x(MO) \cdot y(Al_2O_3) \cdot z(SiO_2) \cdot nH_2O$	<400	极性	永久性气体

另外，作为有机固定相的高分子多孔微球是一类以苯乙烯和二乙烯苯共聚合成的多孔共聚物。它既是载体又起固定液作用，可在活化后直接用于分离，也可作为载体在其表面涂渍固定液后再用，由于是人工合成的，可控制其孔径大小及表面性质。这类高分子多孔微球特别适用于有机物或气体中水分的含量测定，适用于分析试样中的痕量水，也可用于多元醇、脂肪酸等强极性物质的测定。高分子多孔微球分为极性和非极性两种，非极性的如国内的 GDX 1 型和 2 型、国外的 Chromosorb 系列，极性的如国内的 GDX 3 型和 4 型、国外的 Porapak N 等。

2. 气-液色谱固定相

气-液色谱中的固定相是在化学惰性的固体颗粒(载体或担体)表面涂上一层高沸点有机化合物液膜(固定液)。在气-液色谱柱内，被测物质中各组分是基于它们在固定液中溶解度的不同而分离的。

1) 载体

载体又称担体，是一种化学惰性物质，多为多孔性固体颗粒。它的作用是在其表面形成一层均匀的固定液薄膜，又能使载气顺利通过。

载体材料必须具备的条件：①表面具有微孔结构，比表面积大；②化学惰性，与样品组分不发生化学反应，物理吸附作用小；③热稳定性好；④具有一定的粒度和规则的形状，最好是球形；⑤具有一定的强度，在装填过程中不易破碎。

按照组成的不同可将载体分为无机载体和有机聚合物载体两大类。无机载体主要是硅藻土型载体和玻璃微球载体，有机聚合物载体主要包括含氟塑料和其他各种有机聚合物。应用最普遍的是硅藻土型载体。天然硅藻土是由无定形二氧化硅及少量金属氧化物杂质组成的单细胞海藻骨架，经过粉碎、高温煅烧，再粉碎过筛而成，因处理方法和颜色不同分为红色载体和白色载体。

(1) 红色载体：因含少量氧化铁，颗粒呈红色，其特点是表面孔穴密集，孔径小，比表面积大，结构紧密，机械强度较好。由于其表面存在活性吸附中心，分析极性物质时易产生拖尾峰，因此红色载体适宜于分析非极性固定液。国产 6201 载体、美国 Chromosorb P、Gas Chrom R 系列属于此类。

(2) 白色载体：天然硅藻土在煅烧前加入助熔剂（碳酸钠），煅烧后生成白色的铁硅酸钠玻璃体，破坏了硅藻土中大部分细孔结构，黏结为较大的颗粒，表面孔径大，比表面积小，载体中碱金属氧化物含量较高。白色载体有较为惰性的表面，因此在较高温度下使用，适用于分析极性物质。国产 101、102 载体，国外的 Celite、Chromosorb W、Gas Chrom 系列属于此类。

理想的载体应无催化和吸附性能，在操作条件下不会与固定液和分析组分发生化学反应，但实际上载体表面不可能完全没有吸附性能和催化活性。载体的吸附和催化活性在实验中主要表现为色谱峰的拖尾。

载体表面产生活性的原因：①载体表面存在能与醇、胺、酸类等极性化合物形成氢键的硅醇基团—Si—OH；②载体中存在少量金属氧化物杂质，这些杂质在载体表面形成了酸性或碱性活性位；③载体内部由大量孔组成，当孔径过小时会妨碍气体的扩散，严重时还会产生毛细管凝聚现象。

载体表面的处理方法有：酸洗（除去碱性作用基团）、碱洗（除去酸性作用基团）、硅烷化（消除氢键结合力）及釉化（表面玻璃化、堵住微孔）等。

载体的选择应根据实际工作中的分析对象、固定液的性质和涂渍量的具体情况决定。一般情况下，当固定液的涂渍量大于 5% 时，应选白色或红色硅藻土载体；当涂渍量小于 5% 时，则选择处理过的硅烷化载体。当样品组分为酸性时应选择酸洗载体，而当样品组分为碱性时应选择碱洗载体。对高沸点样品来说，宜选择玻璃微球载体；而分析强腐蚀性组分时应选择氟载体。

2) 固定液

固定液一般为高沸点有机物，均匀地涂在载体表面，呈液膜状态。

对固定液的要求：①选择性好，可用相对保留值 $r_{2,1}$ 来衡量。对于填充柱，一般要求 $r_{2,1} > 1.15$，对于毛细管柱，$r_{2,1} > 1.08$；②热稳定性好，在操作温度下是液体，具有较低蒸气压，流失少；③化学稳定性好，不与样品组分、载体及载气发生化学反应；④对分离组分具有合适的溶解能力，即具有合适的分配系数；⑤黏度和凝固点低，以便在载体表面均匀分布。

气相色谱的固定液种类很多，可分别按化学结构和相对极性进行分类。

按化学结构分类方法是把具有相同官能团的固定液排列在一起，然后按官能团的类型不同进行分类(表 4-3)。

表 4-3　按化学结构分类的固定液

固定液的结构类型	极性	固定液举例	分离对象
烃类	最弱极性	角鲨烷、石蜡油	非极性化合物
硅氧烷类	从弱极性到强极性	甲基硅氧烷、苯基硅氧烷、氟基硅氧烷、氰基硅氧烷	不同极性化合物
醇类和醚类	强极性	聚乙二醇	强极性化合物
酯类和聚酯	中强极性	苯甲酸二壬酯	应用较广
腈和腈醚	强极性	氧二丙腈、苯乙腈	极性化合物

按相对极性分类方法是规定非极性固定液角鲨烷的极性 P-0，强极性固定液 β,β'-氧二丙腈的极性 $P=100$，用一对物质正丁烷-丁二烯或环己烷-苯进行试验，分别测定这一对试验物质在 β,β'-氧二丙腈、角鲨烷及欲测极性固定液色谱柱上的调整保留值，然后计算欲测固定液的相对极性值(0~100)。通常将相对极性值分为 5 个级别，每 20 个相对单位为一级，相对极性在 0~+1 的为非极性固定液，+2 为弱极性固定液，+3 为中等极性固定液，+4、+5 为强极性固定液(表 4-4)。

表 4-4　按相对极性分类的固定液

固定液	相对极性	级别	固定液	相对极性	级别
角鲨烷	0	0	XE-60	52	+3
阿皮松	7~8	+1	新戊二醇丁二酸聚酯	58	+3
SE-30，OV-1	13	+1	PEG-20M	68	+3
DC-550	20	+2	己二酸聚乙二醇酯	72	+4
己二酸二辛酯	21	+2	PEG-600	74	+4
邻苯二甲酸二壬酯	25	+2	己二酸二乙二醇酯	80	+4
邻苯二甲酸二辛酯	28	+2	双甘油	89	+5
聚苯醚 OS-124	45	+3	TCEP	98	+5
磷酸二甲酚酯	46	+3	β,β'-氧二丙腈	100	+5

固定液的选择：一般根据相似相溶原则选择固定液。

(1)分离非极性物质，选用非极性固定液。这时试样中各组分按沸点顺序先后流出色谱柱，沸点低的先出峰。若样品中兼有极性和非极性组分，则同沸点的极性组分先出峰。

(2)分离极性物质，选用极性固定液。这时试样中各组分主要按极性顺序分离，极性小的先流出色谱柱。

(3)分离非极性和极性混合物，一般选用极性固定液。这时非极性组分先出峰，极性组分或易被极化的组分后出峰。

(4)对于能形成氢键的试样,如醇、酚、胺和水等的分离,一般选用极性的或氢键型的固定液。这时试样中的各组分按与固定液分子间形成氢键能力的大小先后流出,不易形成氢键的先流出。

(5)对于复杂的难分离的物质,可用两种或两种以上的混合固定液,可采用联合柱或混合柱,联合柱可串联也可并联。对于特别复杂样品的分析,还可以采用多维气相色谱法。

此外,也可以根据官能团相似的原则选择固定液,若待测组分为酯类,则选用酯或聚酯类固定液;若待测组分为醇类,则选用聚乙二醇固定液。

在对试样性质不够了解的情况下,可采用的方法是在 Leary 提出的 12 种固定液(表 4-5)中选择。先选用 4 种固定液(SE-30、DC-710、PEG-20M、DEGS),以适当的操作条件进行色谱初步分离,观察未知样分离情况,然后进一步按 12 种固定液的极性程序作适当调整或更换,以选择较合适的一种固定液。

表 4-5　12 种常用固定液及其性能

固定液名称	商品牌号	使用温度(最高)/℃	溶剂	相对极性	分析对象(参考)
角鲨烷(异三十烷)	SQ	150	乙醚	0	烃类及非极性化合物
阿皮松 L	APL	300	苯	+1	非极性、弱极性高沸点有机化合物
硅油	SE-30	350	丙酮	+1	弱极性高沸点有机化合物
苯基 10%甲基聚硅氧烷	OV-3	350	甲苯	+2	含氯农药、多核芳烃
苯基 20%甲基聚硅氧烷	OV-7	350	甲苯	+2	含氯农药、多核芳烃
苯基 50%甲基聚硅氧烷	DC-710	300	甲苯	+2	含氯农药、多核芳烃
苯基 60%甲基聚硅氧烷	OV-22	350	甲苯	+2	含氯农药、多核芳烃
邻苯二甲酸二壬酯	DNP	160	乙醚	+2	芳香族、不饱和及各种含氧化合物
三氯丙基甲基聚硅氧烷	OV-210	250	氯仿	+2	含氯化合物、多核芳烃、甾类
氰丙基(25%)-苯基(25%)-甲基聚硅氧烷	OV-225	250	氯仿	+3	含氯化合物、多核芳烃、甾类
聚乙二醇 20 000	PEG-20M	250	乙醇	氢键	醇、醛、酮、脂肪酸、酯等
丁二酸二乙二醇聚酯	DEGS	225	氯仿	氢键	脂肪酸、氨基酸等

三、气相色谱条件的选择

色谱条件包括分离条件和操作条件。分离条件是指色谱柱;操作条件是指载气流速、柱温、进样条件及检测器。只有选择了最佳的分离、操作条件,才能提高柱效,增大分离度,满足分离测定的需要。

1. 载气及其流速的选择

常用的载气有 N_2、H_2、He、Ar 等惰性气体。载气的选择首先应考虑检测器的适应性。例如,热导检测器常用 H_2、He 作载气,氢火焰离子化检测器和火焰光度检测器常用 N_2 作载气(H_2 作燃烧气,空气作助燃气),电子捕获检测器常用 N_2 作载气。其次考虑流速的大小,由范氏方程可知，当流速小时，分子扩散项(B/u)是色谱峰扩张的主要因素，应采用相对分子质量较大的载气如 N_2、Ar 等（组分在载气中的扩散系数小）；当流速较大时，传质阻力项(Cu)起主要作用，宜用相对分子质量较小的载气如 H_2、He 等。

2. 载体和固定液含量的选择

1) 载体的选择

由范氏方程可知，载体的粒度直接影响涡流扩散和气相传质阻力，间接影响液相传质阻力。随着载体粒度的减小，柱效将明显提高。但粒度过细，阻力将明显增加，使柱压降增大，给操作带来不便。对载体的要求：①在理想的情况下要求固定液在载体表面分布成均匀液膜；②载体粒度的减小有利于提高柱效，一般填充柱要求载体的粒度为 60～80 目或 80～100 目；③载体颗粒均匀，筛分范围窄，一般使用颗粒筛分范围约为 20 目。

2) 固定液及其配比的选择

固定液的性质和配比对塔板高度(H)的影响反映在传质阻力项(Cu)中，传质阻力项与分配比 k、液膜厚度 d_i 和组分在液相中的扩散系数 D_i 有关。

一般选用的固定液对分析样品要有较大的分配比，即较大的 k 值，对待分离物质有较大的相对保留值 $r_{2,1}$。此外要求固定液的黏度小，蒸气压低等。

为了改善液相传质，降低塔板高度，可采用低固定液配比以减少液膜厚度，也有利于在较低的温度下分析沸点较高的组分，以及缩短分析时间。但固定液配比太低，固定液不足以覆盖载体而出现载体的吸附现象，反而会使柱效降低。一般填充柱的液载比为 5%～25%，毛细管柱 d_i 为 0.2～0.4μm。

3. 柱温的选择

柱温的选择要兼顾几方面的因素综合考虑：①每种固定液都有一定的使用温度，柱温不能高于固定液的最高使用温度，否则固定液会挥发流失；②在保证难分离组分能较好分离的前提下，尽可能采用较低的柱温，但保留时间也要适宜，峰形无拖尾；③一般选择接近或略低于组分平均沸点时的温度；④对于宽沸程的试样，保持恒温无法满足所有组分分离的要求，且易造成低沸点组分出峰太快，而高沸点组分出峰又太慢或不出峰的情况下，宜采用程序升温。

4. 进样条件的选择

进样速度要快，一般进样时间要求在 1s 内完成。气体试样进样量一般为 0.1～10mL；液体试样进样量一般为 0.1～5μL。进样量太多会使谱峰重叠、分离不好；进样量太少会使低含量组分难以检出。最大进样量应控制在峰面积或峰高与进样量呈线性关系的范围内。

5. 柱长和内径的选择

增加柱长，可使理论塔板数增大，分离效能增加。但柱长过长，分析时间延长，且峰宽也会加大，导致总分离效能下降。一般情况下，在保证分离度 R 值为 1.5 的情况下，选择适宜的柱长。通常填充柱的柱长为 1～5m，毛细管柱的柱长为 15～30m。

色谱柱的内径增加，纵向扩散路径也随之增加，造成柱效下降，通常填充柱的内径为 1～6mm，毛细管柱的内径为 0.2～0.8mm。

6. 检测器的选择

由于不同检测器的灵敏度、适用范围、操作难易、稳定性等各不相同，因此应根据分析对象和分析要求合理选择检测器。

四、毛细管气相色谱法简介

毛细管气相色谱法(capillary gas chromatography，CGC)是采用高分离效能的毛细管柱分离复杂组分的一种气相色谱法。

毛细管色谱柱是将固定液直接涂渍在内径 0.2～0.8mm、长几米至几十米的毛细管内壁，使载气和样品分子在不受限制的畅通路径上运行，提高了溶质在两相间的传质速率，因此不存在涡流扩散，使柱效显著提高。

1. 毛细管色谱柱的分类

毛细管色谱柱按材质分为不锈钢、玻璃和熔融石英。不锈钢毛细管色谱柱由于惰性差，有一定的催化活性，且不透明，不易涂渍固定液，现已很少使用。玻璃毛细管色谱柱表面惰性较好，表面易观察，但易折断，安装较困难。熔融石英毛细管色谱柱具有化学惰性、热稳定性，机械强度好并具有弹性，因此成为毛细管气相色谱柱的主要材质。

毛细管色谱柱按照填充方式分为填充型和开管型，填充型毛细管柱由于制备困难现已基本不用。开管型毛细管柱根据固定液的涂渍方法可分为：壁涂开管柱、多孔层开管柱、载体涂渍开管柱、化学键合相毛细管柱和交联型毛细管柱。

(1)壁涂开管柱(wall coated open tubular column，WCOT column)：将固定液直接涂在毛细管内壁上的毛细管柱。由于管壁的表面光滑、浸润性差，对表面接触角大的固定液直接涂渍制柱，但重现性差、柱寿命短。现在的壁涂开管柱，其内壁通常都先经过表面处理，以增加表面的浸润性，减小表面接触角，再涂固定液，因此称为表面处理壁涂开管柱。

(2)多孔层开管柱(porous layer open tubular column，PLOT column)：在管壁上用化学手段生成氯化钠、碳酸钡、单分子层银、活性氧化铝、二氧化硅、硅胶、石墨化炭黑、分子筛等多孔性固体颗粒。

(3)载体涂渍开管柱(support coated open tubular column，SCOT column)：为了增大开管柱内固定液的涂渍量，先在毛细管内壁上涂一层粒径约为 2μm 的多孔颗粒，再在多孔层上涂渍固定液。这种毛细管柱液膜较厚，柱容量较壁涂开管柱大。

(4)化学键合相毛细管柱：将固定液用化学键合的方法键合到硅胶涂覆的柱表面或经表面处理的毛细管内壁上。由于固定液是化学键合上去的，因此柱的热稳定性大大提高。

(5)交联型毛细管柱：在高温下，由交联引发剂将固定液交联到毛细管管壁上制成。该类柱子具有耐高温、抗溶剂抽提、液膜稳定、柱效高、柱寿命长等特点，因此得到迅速发展。

2. 毛细管柱气相色谱仪

毛细管柱气相色谱仪与填充柱气相色谱仪的构成基本相同。但毛细管柱柱容量小，载气流速快，对进样系统、检测器、记录仪等有特殊要求。

由于毛细管柱样品容量小，因此常采用分流进样。分流进样是在进样系统装有分流管线或分流阀,将液体样品注入气化室气化,与载气均匀混合后,大部分放空,使少量样品进入色谱柱,放空量与进入色谱柱流量之比为分流比,一般为 50:1～500:1。

在毛细管柱色谱中,由于载气的流量一般很低,为 0.5～2mL/min,且进样量小,因此要求高灵敏度的检测器与其匹配。由于毛细管柱色谱峰区域宽度很小,半峰宽只有几秒或小于 1s,因此要选用灵敏度高、响应速度快、死体积小的检测器。最常用的是氢火焰离子化检测器或电子捕获检测器。

第三节 高效液相色谱法

以液体为流动相的色谱分析法称为液相色谱法。由于新型高压输液泵、高灵敏度检测器和高效色谱柱在液相色谱法中的使用,所以称为高效液相色谱法(high performance liquid chromatography,HPLC)。

高效液相色谱法具有适用范围广、分离速度快、灵敏度高、色谱柱可以反复使用、样品用量少及可收集被分离的组分等特点。特别是计算机等新技术的引入使其自动化与数据处理能力大大提高,高效液相色谱技术得到飞速发展。

一、高效液相色谱类型

高效液相色谱法按组分在两相间分离机理的不同可分为吸附色谱法、分配色谱法、化学键合相色谱法、离子交换色谱法和凝胶色谱法等。

1. 吸附色谱法

吸附色谱法是以固体吸附剂为固定相,吸附剂表面的活性中心具有吸附能力,样品分子被流动相带入柱内时,与流动相溶剂分子在吸附剂表面活性中心发生竞争性吸附。吸附色谱选择性好,最大允许样品量较大,在分离几何异构体、族分离和制备色谱等方面具有独特的优势。

1)固定相

吸附色谱固定相分为极性和非极性两大类。极性固定相主要有硅胶(酸性)、氧化铝、硅酸镁分子筛(碱性)等。非极性固定相为高强度多孔微粒,如多孔石墨化炭黑(5～10μm)、高交联度苯乙烯-二乙烯基苯共聚物的单分散多孔微粒(5～10μm)和碳多孔小球(TDX)。

不同类型的有机化合物,在极性吸附剂上的保留顺序是:氟碳化合物<饱和烃<烯烃<芳烃<有机卤化物<醚<硝基化合物<腈<叔胺<酯、酮、醛<醇<伯胺<酰胺<羧酸<磺酸。

2)流动相

吸附色谱法选择流动相应遵循相似相溶原则,即极性大的试样需用极性强的洗脱剂,极性弱的试样需用极性较弱的洗脱剂。常用溶剂的极性顺序由大到小排列为:水(极性最大)、甲酰胺、乙腈、甲醇、乙醇、丙酮、四氢呋喃、丁酮、正丁醇、乙酸乙酯、乙醚、二氯甲烷、氯仿、溴乙烷、苯、甲苯、四氯化碳、二硫化碳、环己烷、己烷、庚烷、煤油(极性最小)。

2. 分配色谱法

分配色谱法是根据组分在两种互不相溶液体中的溶解度不同(有不同的分配系数),从而实现分离的方法。分配色谱法适用的样品类型广,最适合同系物组分的分离。

若固定相和流动相的体积分别为 V_s 和 V_m,溶质在固定相和流动相中的浓度分别为 c_s 和 c_m,当溶质在两相间达到分配平衡时,分配系数 K 可用式(4-31)表示。

$$K = \frac{c_s}{c_m} = k \frac{V_m}{V_s} \tag{4-31}$$

1)固定相

分配色谱法的固定相由载(担)体和固定液组成。在高效液相色谱中,使用的载体分为两种,一种为全多孔型材料如硅胶、氧化铝,具有较大的比表面积和高的孔容;另一种为多孔层微珠,在固体的核心上涂渍一薄层厚度为 $1\sim3\mu m$ 的多孔活性涂层,除涂渍硅胶和氧化铝以外,也可以涂渍离子交换树脂、聚酰胺等。固定液的选择原则是不被流动相溶解或溶解度很小。常用的固定液有 β,β'-氧二丙腈、聚乙二醇、聚酰胺、正十八烷和异三十烷等。

2)流动相

分配色谱法流动相的极性必须与固定相有显著差别。根据固定相和流动相之间相对极性的大小,可将分配色谱法分成两类。流动相极性低而固定相极性高的称为正相分配色谱法,反之,则称为反相分配色谱法。前者对于极性强的组分有较大的保留值,常用于分离强极性化合物;而后者对于极性弱的组分有较大的保留值,适合分离弱极性的化合物。

在正相分配色谱中,流动相主要为己烷或庚烷,可加入低于20%的二氯甲烷、四氢呋喃、氯仿、乙酸乙酯、乙醇、甲醇、乙腈等极性改性剂。在反相分配色谱中,流动相主要为水,可加入低于10%的二甲基亚砜、乙二醇、乙腈、甲醇、丙酮、对二氧六环、乙醇、四氢呋喃、异丙醇等极性改性剂。

3. 化学键合相色谱法

采用化学键合固定相的液相色谱称为化学键合相色谱法(chemically bonded phase chromatography,CBPC),简称键合相色谱法。化学键合固定相对各种极性溶剂都有良好的化学稳定性和热稳定性,由它制备的色谱柱柱效高、使用寿命长、重现性好,几乎对各种类型的有机化合物都呈现良好的选择性,特别适用于分离容量因子 k 值范围宽的样品,并可用于梯度洗脱操作。

1)固定相

在化学键合固定相的制备中,由于硅胶具有机械强度好、表面硅羟基反应活性高、表面积和孔结构易于控制等特点,因此广泛使用全多孔或薄壳型微粒硅胶作为基体。在键合反应前,为增加硅胶表面参与键合反应的硅羟基数量来增大键合量,通常用2mol/L 盐酸溶液浸渍硅胶过夜,使其表面充分活化并除去表面含有的金属杂质。

化学键合固定相的特点:①表面没有液坑,比一般液体固定相传质快得多;②无固定液流失,色谱柱的稳定性增强,使用寿命延长;③可键合不同官能团,灵活改变选择性,应用于多种色谱类型及样品的分析;④有利于梯度洗脱,也有利于配用灵敏的检测器。

2) 流动相

根据键合固定相与流动相相对极性的强弱，可将键合相色谱法分为正相键合相色谱法和反相键合相色谱法。在正相键合相色谱法中，键合固定相的极性大于流动相的极性，适用于分离脂溶性或水溶性的极性和强极性化合物。在反相键合相色谱法中，键合固定相的极性小于流动相的极性，适用于分离非极性、极性或离子型化合物，其应用范围比正相键合相色谱法更广泛。

在正相键合相色谱中，采用和正相分配色谱相似的流动相。在反相键合相色谱中，采用和反相分配色谱相似的流动相。常用流动相有甲醇-水、乙腈-水、水和无机盐的缓冲溶液等。

正相键合相色谱适合分离异构体、极性不同的化合物，特别适合分离不同类型的化合物，如脂溶性维生素、甾族、芳香醇、芳香胺、脂类等。反相键合相色谱适用于分离不溶或微溶于水但溶于醇类或其他与水混溶的有机溶剂的物质，如同系物、复杂的稠环芳烃及其他亲脂性化合物等，也用于药物、激素、天然产物及农药残留量等的测定。

4. 离子交换色谱法

离子交换色谱法是以离子交换树脂为固定相，以水溶液为流动相，利用待测样品中各组分离子与离子交换树脂的亲和力不同而进行分离的方法，可应用于离子化合物、有机酸和有机碱之类的能电离的化合物的分离。

1) 固定相

离子交换树脂的种类很多，如各种类型的合成树脂和某些矿物质等；既可以是人工合成的，也可以是天然的，如各种改性的纤维素、葡聚糖、琼脂糖的衍生物等。通常先用苯乙烯和二乙烯基苯进行交联共聚生成不溶的聚合物基质，再对芳环进行磺化生成强酸性阳离子交换树脂；或对芳环进行季铵盐化，生成带有烷基胺官能团的强碱性阴离子交换树脂。另外，还有两性离子交换树脂，基质中既含有阳离子交换基团，又含有阴离子交换基团。这类离子交换树脂在与电解质接触中可形成内盐，用水洗的办法很容易使其再生。

尽管离子交换树脂的种类很多，但到目前为止，用得较多的是以苯乙烯和二乙烯基苯为基质的带各类官能团的离子交换树脂。近年来，以硅胶为基质的各种键合型离子交换树脂因具有较好的化学稳定性和热稳定性，并能承受较高的压力，应用越来越广。但由于硅胶本身不能在碱性条件下使用，因此一般必须在 pH<7.5 的条件下使用。最常见的是在薄壳型或全多孔球形微粒硅胶表面键合上各种离子交换基团。

2) 流动相

离子交换色谱一般采用水的缓冲液作流动相。水是一种理想的溶剂，以水溶液为流动相时可通过改变流动相的 pH、缓冲液的类型和离子强度及加入少量有机溶剂、配位剂等方式来改变交换剂的选择性，使待测样品实现良好分离。

离子交换色谱法常用于碱金属和碱土金属等金属离子混合物的分离，也用于食品中添加剂及污染物的分析，以及生物大分子如氨基酸、蛋白质、糖类、核糖核酸等样品的分离。

5. 凝胶色谱法

凝胶色谱法也称尺寸排阻色谱法，简称排阻色谱法。其固定相为多孔性凝胶类物质，流动相为水溶液或有机溶剂。其分离原理是根据不同组分分子体积的大小进行分离的。当样品由流动相携带经过柱子时，小体积分子可以渗透到凝胶颗粒微孔的内部，最后从柱中流出；大体积分子由于直径较大，不能扩散到微孔的内部，只能分散在颗粒之间，最先从柱中流出；中等体积分子介于两者之间流出。

1）固定相

凝胶色谱使用的固定相一般为凝胶。在选择凝胶时，除要求具有良好的热稳定性、力学强度和化学惰性外，还应考虑排阻极限、分离范围、固定相与流动相比及柱效等，这些都与凝胶的孔径大小分布有关。

凝胶色谱使用的固定相可分为软性、半刚性和刚性凝胶三类。软性凝胶（如葡聚糖凝胶）交联度小，其微孔吸入大量的溶剂后溶胀，溶胀后体积是干体的许多倍，适用于以水溶性溶剂作流动相、相对分子质量小的物质的分离。半刚性凝胶（如高交联度的聚苯乙烯凝胶）比软性凝胶稍耐压，溶胀性不如软性凝胶，常以有机溶剂为流动相，当用于高效液相色谱时，流速不宜大。刚性凝胶（如多孔硅胶、多孔玻璃等）既可用水溶性溶剂又可用有机溶剂作流动相，可在较高压力和较大流速下操作。一般控制压力<7MPa，流速≤1mL/s。

2）流动相

凝胶色谱的流动相分为水溶液和有机溶剂。以水溶液作为流动相的凝胶色谱法称为凝胶过滤色谱法(gel filtration chromatography，GFC)，适用于水溶性样品的分析。以有机溶剂作为流动相的凝胶色谱法称为凝胶渗透色谱法(gel permeation chromatography，GPC)，适用于非水溶性样品的分析。常用的有机溶剂有甲苯、四氢呋喃、氯仿、二甲基甲酰胺等，其中尤以四氢呋喃最为理想。

二、高效液相色谱仪

高效液相色谱仪通常由高压输液系统、进样系统、分离系统、检测系统和数据处理系统构成。

1. 高压输液系统

高效液相色谱仪的高压输液系统主要包括储液器、高压输液泵、梯度洗脱装置等。

1）储液器

储液器用来供给足够数量的符合要求的流动相，其材质一般为不锈钢、玻璃或聚四氟乙烯，容积一般为 0.5～2L。

2）高压输液泵

高压输液泵将流动相和样品输入色谱柱和检测器系统，从而使样品得以分离和分析。按排液性能可分为恒压泵和恒流泵两种，按工作方式又可分为液压隔膜泵、气动放大泵、螺旋注射泵和往复柱塞泵四种，目前应用较多的是往复柱塞泵，如图 4-15 所示。

往复柱塞泵的柱塞向前(右)运动，液体输出，流向色谱柱；向后(左)运动，将储液瓶中的液体吸入缸体。如此前后往复运动，将流动相源源不断地输送到色谱柱中。分析型的往复柱塞泵的容积一般只有 1mL 左右，容易清洗和更换流动相。往复柱塞泵属于恒流泵，流量不受柱阻影响。泵压一般最高为 40MPa($400kg/cm^2$)。这类泵的优点很多，但其缺点是输液的脉动性较大。目前多采用双泵补偿法克服脉动性。按泵连接方式分为并联式与串联式，后者较多，因为串联式可节约一对单向阀，并且便宜。

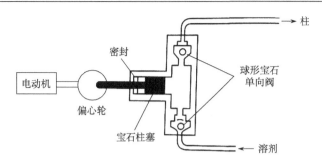

图 4-15　往复柱塞泵示意图

高压输液泵应具备良好性能，对输液泵的要求是：无脉动、流量恒定、流量可以自由调节。一般流量控制的精密度应小于 1%(高级输液泵的流量精密度 RSD 可达±0.075%)，还要求耐高压、耐腐蚀、适合进行梯度洗脱等。

3)梯度洗脱装置

洗脱方式分为等度洗脱和梯度洗脱。等度洗脱是指在分析周期内流动相组成保持恒定不变，适用于组分数目较少、性质差别不大的样品。梯度洗脱是指在一个分析周期内由程序控制流动相的组成变化，使溶剂的极性、离子强度和 pH 等变化。在分析组分数量多、性质相差较大的复杂样品时必须采用梯度洗脱技术。梯度洗脱不仅可以缩短分析时间，提高分离度，改善峰形，而且可以提高检测灵敏度。

梯度洗脱可分为低压梯度(外梯度)和高压梯度(内梯度)。低压梯度装置是在常压下预先按一定的程序将溶剂混合后再用泵输入色谱柱系统，也称为泵前混合(图 4-16)。高压梯度装置由两台高压输液泵、梯度程序器(或计算机及接口板控制)、混合器等部件组成。两台高压输液泵分别将两种极性不同的溶剂输入混合器，经充分混合后进入色谱柱系统，如图 4-17 所示。

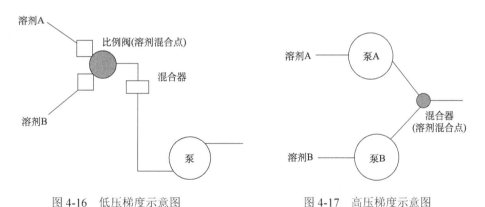

图 4-16　低压梯度示意图　　　　　图 4-17　高压梯度示意图

2. 进样系统

进样系统是将待分析样品引入色谱柱的装置，包括取样、进样两个功能，分为手动和自动两种方式。目前大多数高效液相色谱仪采用手动六通进样阀或自动进样器进样。

六通进样阀主要由转子和定子组成。定子连接管路、样品环、进样孔及其他外围部件，一般由不锈钢或陶瓷等耐磨材料制成。转子一般用比定子柔软的材料制成，如碳氟聚合物等，表面有一些细小的刻槽,用于连接到不同的定子位置。手动六通进样阀在转子上连一个手柄,转子和定子紧密结合,操作时扳动手柄即可转动,实现进样。图 4-18 是六通进样阀的工作原理示意图。将手柄置于取样位置后,样品经微量进样针从进样孔注入定体积,待定量环充满后,多余样品从放空孔排出。将手柄转动至进样位置时,阀与高效液相色谱仪管路接通,由泵输送的流动相冲洗定量环,推动样品进入色谱柱进行分离。

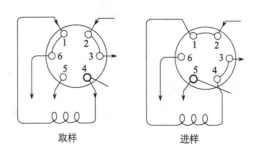

图 4-18 六通进样阀工作原理示意图

1、4. 定量管; 2. 泵连接线; 3. 色谱柱连接线; 5、6. 废液

3. 分离系统

液相色谱的分离系统主要包括色谱柱、连接管和恒温器三部分。其中色谱柱是高效液相色谱系统的核心部件,其功能是用于样品的分离。要求色谱柱的柱效高,有良好的选择性和稳定性,分析速度快。市售的各种分析型色谱柱一般由长度为 5~30cm、内径为 2~5mm(通常 4.6mm)的优质不锈钢材料制成。柱内装有粒度为 3~10μm 的全多孔球形颗粒固定相。

在色谱操作过程中,为了延长色谱柱的使用寿命,需要细心维护色谱柱,还要注意以下问题:①避免压力和温度的急剧变化及任何强烈的机械振动;②应逐渐改变流动相的组成,不能直接从有机溶剂改变为全部是水,也不能直接从水改变为全部是有机溶剂;③色谱柱应该按照指示的方向进行连接并冲洗,不能反方向;④选择使用适宜的流动相,以避免固定相被破坏;⑤应对样品进行预处理,或者在进样器和色谱柱之间连接一保护柱或过滤筛板;⑥保存色谱柱时应将柱内充满乙腈或甲醇,柱接头要拧紧,防止溶剂挥发,绝对禁止将含有缓冲盐的溶液留在柱内静置过夜或更长时间,以防盐结晶析出而损坏色谱柱;⑦若经过多次分析后色谱柱性能下降较多,不能满足正常分析的需要,可对柱子进行再生处理。

4. 检测系统

高效液相色谱仪常用的检测器有光学型检测器(包括紫外检测器、荧光检测器、示差折光检测器、蒸发光散射检测器)和电化学检测器(电导、安培和库仑检测器)。

1) 紫外检测器

紫外检测器(ultraviolet detector,UVD)是高效液相色谱仪中使用最广泛的一种检测器,具有灵敏度较高、线性范围宽、对流速和温度的变化不敏感等特点,适用于梯度洗脱,属于选择性检测器,只能用于检测能吸收紫外光的物质。

紫外检测器按波长可分为固定波长和可变波长两类。固定波长检测器又有单波长式和多波长式两种。可变波长检测器分为紫外-可见分光检测器和紫外分光检测器。按波长扫描的方式又分为非自动扫描、自动扫描和多波长快速扫描等，其中属于多波长快速扫描的光电二极管阵列检测器已在高效液相色谱分析中广泛应用。

图 4-19 是光电二极管阵列检测器光路示意图。氘灯发出的紫外光经消色差透镜系统聚焦后，被一个由多个光电二极管组成的阵列检测，每个光电二极管检测一窄段的谱区。光先通过流通池后再色散，全部阵列在很短的时间(10ms)内扫描一次，这种高速的数据收集可保证快速分析中最早流出的峰也不变形。它可获得吸光度、波长、时间信息的三维立体色谱-光谱图(图 4-20)，不仅可以进行定性分析，还可用化学计量学方法辨别色谱峰的纯度及分离情况。

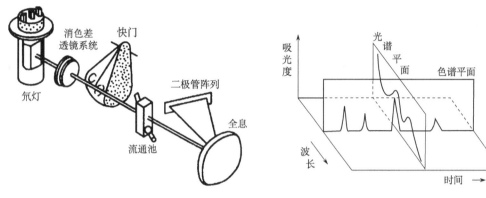

图 4-19　光电二极管阵列检测器光路示意图　　　图 4-20　三维立体色谱-光谱图

2) 荧光检测器

荧光检测器(fluorescence detector，FD)是利用在一定条件下，荧光强度与样品浓度呈线性关系进行检测的。荧光检测器主要由光源、单色器、流通池和光电检测器等部件组成(图 4-21)。由光源(氙灯)发出的光经激发光单色器后，得到所需要的激发光波长。激发光通过样品流通池，一部分光线被荧光物质吸收后发射荧光，经过发射光单色器分光后，单一波长的发射光由光电倍增管接收产生信号。

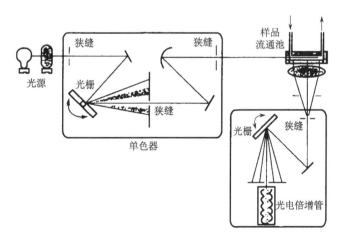

图 4-21　荧光检测器示意图

荧光检测器是高选择性检测器，适用于稠环芳烃、维生素 B、黄曲霉素、卟啉类化合物、甾族化合物、农药、氨基酸、色素、蛋白质等物质的测定。荧光检测器灵敏度高，检出限可达 10^{-12}g/mL，比紫外检测器高出两三个数量级，但其线性范围仅为 10^3。

3) 示差折光检测器

示差折光检测器(differential refractive index detector，DRID)是通过连续检测参比池和工作池中溶液折射率的差值，该差值与工作池流动相中的试样浓度成正比，从而实现对被测组分的测量。

示差折光检测器是一种通用型检测器，其检出限可达 10^{-7}g/mL，主要缺点在于它对温度变化很敏感。

4) 蒸发光散射检测器

蒸发光散射检测器(evaporative light-scattering detector，ELSD)是依据散射光的强度仅取决于溶质的浓度而进行测定的一种质量型、高灵敏度的通用检测器。它不仅具有喷雾器和漂移管易清洗、死体积小、灵敏度高、喷雾气体消耗少等优点，而且能消除因溶剂的干扰和温度变化引起的基线漂移，还可用于梯度洗脱。

图 4-22 为蒸发光散射检测器工作原理示意图。色谱柱后流出物在流向检测器过程中，被高速载气(N_2)喷成雾状液滴。在受温度控制的蒸发漂移管中，流动相不断蒸发，溶质形成不挥发的微小颗粒，被载气携带通过检测系统。检测系统由一个激光光源和一个光电倍增管构成。在散射室中，光被散射的程度取决于散射室中溶质颗粒的大小和数量。粒子的数量取决于流动相的性质及喷雾气体和流动相的流速。当流动相和喷雾气体的流速恒定时，散射光的强度仅取决于溶质的浓度。

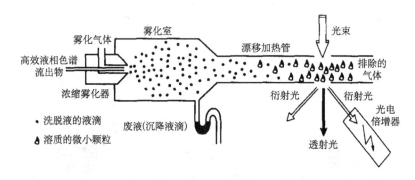

图 4-22　蒸发光散射检测器工作原理示意图

5) 电化学检测器

电化学检测器(electrochemical detector，ECD)是一种选择性检测器，具有电化学氧化还原性的化合物，如含有电活性的硝基、氨基等有机物及无机阴、阳离子等均可用电化学检测器测定。目前电化学检测器主要有介电型、电导型、电位型和安培型四种。电导检测器(conductivity detector，CD)是在离子色谱仪中应用最多的检测器，其工作原理是基于物质在某些介质中电离后电导产生的变化测定电离物质的含量。

5. 数据处理系统

高效液相色谱仪的数据处理系统同气相色谱仪。

三、高效液相色谱分析方法建立的步骤

建立一种切实可行的高效液相色谱分析方法，需考虑多种因素才能确定。通常在确定被分析的样品之后，可从以下 4 个方面来考虑：①根据被分析样品的特性，选择一种适用于样品分析的高效液相色谱方法；②选择一根适用的色谱柱；③选择适当的或优化的分离操作条件；④根据色谱图进行定性和定量分析。

1. 样品的性质及柱分离模式的选择

1）样品的酸碱性

根据样品的酸碱性，选择相应的分离模式。若样品呈中性，为非离子型化合物，常用反相（或正相）键合相色谱法进行分析；若样品呈弱酸性，可采用抑制样品电离的方法，向流动相中加入甲酸、冰醋酸、磷酸或甲酸铵、乙酸铵的缓冲盐，调节 pH 2～3，再用反相键合相色谱法进行分析；若样品呈弱碱性，可采用离子对色谱法进行分析；若样品呈强酸性或强碱性，可采用离子色谱法进行分析。

2）样品的相对分子质量范围

可用凝胶色谱法获得样品分子的大小或相对分子质量的范围，无论是水溶性样品还是脂溶性样品，均可用此方法进行分析。依据相对分子质量大小来选择分离模式时，一般以相对分子质量等于 2000 作为是否需要进一步详细考察样品其他性质并选定分离模式的大致"分界线"。

3）样品的分子结构和分析特性

对于同系物来说，因其具有相同的官能团，并表现出相同的分析特性，其相对分子质量也呈现有规律的增加。因此，这类物质的分离可采用正相液相色谱法（NPLC）、反相液相色谱法（RPLC）进行。同系物中，随着相对分子质量的增加，保留时间相应延长。

对于同分异构体来说，双键位置异构体（顺反异构体）或芳香族取代基位置不同的邻、间、对位异构体，由于硅胶吸附剂对它们具有高选择性吸附，因此这类物质宜选用吸附色谱法。另外，对于对映异构体及生物大分子的分离，应根据具体的情况选择相应的分离模式。

2. 分离操作条件的选择

采用优化的分离操作条件，使样品中的不同组分以最满意的分离度、最短的分析时间、最低的流动相消耗和最大的检测灵敏度获得完全的分离。

1）色谱柱操作参数的选择

色谱柱操作参数是指柱长、柱内径、固定相粒度、柱压降及理论塔板数。

2）样品组分的保留值和容量因子的选择

对于简单样品，通常的分析时间控制在 10～30min，而对于复杂组成的多组分样品，分析时间控制在 60min 之内。使用恒定组成的流动相洗脱，与组分保留时间相对应的容量因子应保持在 1～10。而对于组成复杂的样品，且混合物的容量因子较宽，要使所有组分在所希望的时间内流出色谱柱，需要使用梯度洗脱技术，因为流动相组成的改变可以调节保留时间和容量因子。

3) 相邻组分的选择性系数和分离度的选择

两组分的色谱峰达到完全分离的标志是分离度 $R=1.5$，而对多组分来说，其优化分离的最低指标是 $R=1.0$。

练 习 题

一、简答题

1. 色谱分离的原理是什么？固定相选择原则是什么？

2. 画出高效液相色谱仪的结构简图，并对各部件进行简要说明。

3. 什么是高效液相色谱中等度洗脱方式和梯度洗脱方式？如何选择洗脱方式？

二、计算题

1. 用一根长 3m 的色谱柱分离某试样，若其中空气、组分 1 和组分 2 的保留时间分别为 0.9min、11min 和 15min，组分 2 的峰底宽为 1min。①用组分 2 计算色谱柱的理论塔板数；②计算组分 1 和组分 2 的调整保留时间；③若需达到分离度 $R=1.5$，设色谱柱的有效塔板高度 $H=1mm$，计算最短柱长。

2. 在某色谱分析中得到下列数据：保留时间为 5.0min，死时间为 1.0min，固定液液相体积 (V_0) 为 2.0mL，柱出口载气流速为 50mL/min，试计算：①分配比；②死体积；③分配系数；④保留体积。

3. 在某色谱条件下，分析只含有二氯乙烷、二溴乙烷与四乙基铅三组分的样品，结果如下：

组分	二氯乙烷	二溴乙烷	四乙基铅
相对质量校正因子	1.00	1.65	1.75
峰面积/cm²	1.50	1.01	2.82

试用归一化法求各组分的含量。

4. 用内标法测定环氧丙烷中的水分含量，称取 0.0115g 甲醇，加入 2.2679g 样品中进行色谱分析。若水分峰面积为 1500，甲醇峰面积为 1740，已知水和内标物甲醇的相对质量校正因子分别为 0.95 和 1.00，试计算水分的含量。

第五章 电化学分析法

利用物质的电学或电化学性质进行物质成分分析的方法称为电化学分析法(electrochemical analysis),它是仪器分析的重要分支。电化学分析法是将待测试液与适当的电极组成一个化学电池,通过测量电池的某些物理量,如电位、电流、电导或电量等电参数,或这些参数的变化来确定试样的化学组成或浓度。电化学分析法具有设备简单、操作方便的特点,灵敏度和准确度也比较高,在药物分析中有较广泛的应用。本章主要介绍直接电位分析法、电位滴定分析法和永停滴定分析法。

第一节 概　　述

一、基本概念

1. 化学电池

化学电池(chemical cell)是一种电化学反应器,通常由两个电极和电解液组成,电化学反应是发生在电极和电解质溶液界面间的氧化还原反应。化学电池可由两种电极插在同一种溶液中组成,称为无液接界电池;也可由两个电极分别插在两种组成不同溶液中,两种溶液通常用某种多孔物质隔膜隔开或用一盐桥装置连接,多孔隔膜和盐桥的作用在于阻止两种溶液混合,又为通电时的离子迁移提供必要的通道。

根据电极反应是否自发进行,又可将化学电池区分为原电池(galvanic cell)和电解池(electrolytic cell)。原电池的电极反应可以自发进行,它是一种将化学能转变为电能的装置;电解池的电极反应不能自发进行,只有在电解池两电极上施加一定的外电压,电极反应才能进行,它是一种将电能转变为化学能的装置。同一电池依据它的工作状态不同,既可作为原电池,又可作为电解池。

为了简化电池描述,通常按规定用图解表示:①发生氧化反应的一极写在左边,是负极,发生还原反应的一极写在右边,是正极;②电池中的每一个液接界面用单竖线"|"表示;两种溶液用盐桥连接时,用双竖线"‖"表示;③电解质溶液应标明浓(活)度,如为气体,应注明压力。例如,铜锌原电池可表示为: $(-)$ Zn$|$ZnSO$_4(a_1)$ ‖ CuSO$_4(a_2)|$Cu$(+)$。

2. 相界电位、接触电位、(金属)电极电位、液接电位、电池电动势

金属由排列在晶格点阵上的金属正离子和在其间流动的自由电子组成。当把金属插入该金属盐的溶液中时,一方面,金属表面晶格上的金属正离子受极性水分子的作用,有离开金属进入溶液中的倾向;另一方面,溶液中的金属离子与金属晶体碰撞,受自由电子的作用,有沉积到金属表面上的倾向。这两种倾向引起电荷在相界面上的转移,都会破坏原来两相的电中性。由电荷转移造成金属与溶液中的多余正、负电荷,分别集中分布在相界面的两边形成双电层(double electric layer)。双电层的形成抑制了电荷继续转移的倾向,达平衡态后,在

相界面两边产生一个稳定的电位差，称为相界电位(phase boundary potential)，即溶液中的金属电极电位(electrode potential)。金属越活泼，溶液中该金属离子的浓度越低，金属正离子进入溶液的倾向越大，电极还原性越强，电极电位越负；反之，电极氧化性越强，电极电位越正。当两种不同金属相接触时，也会形成相界电位，因为不同金属的电子逸出功不同，当相互接触时，由于相互逸出的电子数目不同，在接触面上就形成了双电层，该双电层电位差就称为接触电位。

两种组成不同或组成相同浓度不同的电解质溶液接触界面两边存在的电位称为液体接界电位(liquid junction potential)，简称液接电位。离子在溶液中扩散速率的差异是产生液接电位的主要原因，液接电位很难计算和准确测量，对于大多数电化学分析尤其是电位分析，液接电位的影响十分有害，因此要尽可能减小液接电位。通常在两个溶液之间加入浓溶液的盐桥来减小液接电位。在与盐桥相连的两个界面上，占优势的离子迁移来自盐桥溶液，而盐桥中正、负离子迁移数近似相等，且两个界面的接界电势符号相反，因而大大地减小了液体接界电位。盐桥中最常用的电解质为KCl，当高浓度KCl溶液与一稀电解质溶液接触时，扩散作用以K^+和Cl^-向稀溶液中扩散为主，由于K^+与Cl^-的扩散速率十分接近，故形成的液接电位极小($1\sim2\text{mV}$)，而盐桥两端液接电位的方向相反，互相抵消，其对电位测量的影响可忽略不计。

电池电动势(electromotive force)定义为$E_{电池}=\varphi_+-\varphi_-$，其值大小等于组成电池各界面上电位的代数和。对于前述铜锌电池电动势，若为正值，该电池为原电池，若为负值，该电池为电解池。

二、电极分类

1. 按反应机理分类

1) 金属基电极

常用的金属基电极有以下 3 种类型：①金属-金属离子电极是指能发生氧化还原反应的金属插在该金属离子的溶液中组成的电极，简称金属电极，如将银丝插入Ag^+溶液中组成Ag电极，此类电极含有一个相界面，也称第一类电极；②金属-金属难溶盐电极由表面涂有同一种金属难溶盐的金属插在该难溶盐的阴离子溶液中构成，如将表面电镀一层 AgCl 的银丝插入含Cl^-的溶液中组成 Ag-AgCl 电极，金属-金属难溶盐电极含有两个相界面，也称第二类电极；③惰性金属电极由惰性金属(Pt 或 Au)插入含有某氧化性和还原性电对的溶液中组成，惰性金属不参与电极反应，仅在电极反应过程中起传递电子的作用，如将铂丝插入含有Fe^{3+}和Fe^{2+}溶液中组成Fe^{3+}/Fe^{2+}电对的铂电极，惰性金属电极也称氧化还原电极(或氧还电极)，又称零类电极。

2) 膜电极

固体膜或液体膜为传感体，用以指示溶液中某种离子浓度的电极统称膜电极。膜电极是电位法中应用最多的一种指示电极，各种离子选择电极和测量溶液 pH 用的玻璃电极均属于膜电极，其工作原理将在第二节进一步讨论。

2. 按电极的功能分类

1) 指示电极与工作电极

在测量过程中, 电极电位随溶液中待测离子的活度(或浓度)的变化而变化, 并能反映出待测离子活度(或浓度)的电极称为指示电极(indicating electrode)。电位分析法中的玻璃电极和离子选择电极为常用的指示电极。如果测量过程中, 有明显的净电流通过电极, 主体溶液的浓度发生变化的电极称为工作电极, 如伏安分析法的滴汞电极和铂电极。

2) 参比电极与辅助电极

在测量过程中, 电极的电位不受溶液组成变化的影响, 其电位值基本固定不变的电极称为参比电极(reference electrode)。电位分析法用指示电极和参比电极组成测量电池; 在伏安分析法中, 当通过的电流过大, 参比电极无法承受时, 用另一支电极与工作电极、参比电极组成三电极电池体系, 由另一支电极与工作电极形成回路, 传送电流, 另一支电极称为辅助电极, 也称对电极, 常用铂电极作辅助电极。下面着重介绍两种常用的参比电极。

(1) 饱和甘汞电极(saturated calomel electrode, SCE)。甘汞电极一般由金属汞、甘汞(Hg_2Cl_2)和 KCl 溶液组成。电极可表示为: $Hg|Hg_2Cl_2|KCl$。溶液电极反应与电位分别为

$$Hg_2Cl_2 + 2e^- \rightleftharpoons 2Hg + 2Cl^-$$

$$\varphi = \varphi^{\ominus} - 0.059\lg a_{Cl^-} = \varphi^{\ominus'} - 0.059\lg c_{Cl^-} \ (25℃) \tag{5-1}$$

可见, 甘汞电极的电位取决于 KCl 溶液的浓度, KCl 溶液浓度分别为 0.1mol/L、1mol/L 和饱和溶液, 25℃时电极电位分别为 0.3337V、0.2801V 和 0.2412V。使用饱和 KCl 溶液的电极称为饱和甘汞电极。常用的饱和甘汞电极的结构如图 5-1 所示。

饱和甘汞电极由内、外两个玻璃管构成, 内管盛 Hg 和 $Hg-Hg_2Cl_2$ 的糊状混合物, 下端用石棉或纸浆类多孔物堵紧组成内部电极, 上端封入一段铂丝与导线连接。外部套管内盛饱和 KCl 溶液, 电极下部与待测试液接触部分是素烧瓷微孔物质隔层, 用以阻止电极内外溶液的相互混合, 又为内外溶液提供离子的通道, 兼起测量电位时的盐桥作用。由于饱和甘汞电极结构简单、制造容易、使用方便、电位稳定, 因此最为常用。

使用饱和甘汞电极时需要注意几个问题: KCl 溶液必须是饱和的, 在甘汞电极的下部一定要有固体 KCl 存在, 否则要补加 KCl; 内部电极必须浸泡在 KCl 饱和溶液中, 且无气泡; 使用时将橡胶帽去掉, 不用时戴上。另外需指出的是, 饱和甘汞电极在温度改变时常显示出滞后效应, 当温度在 80℃以上时变得不稳定, 此时可以使用 Ag-AgCl 电极。

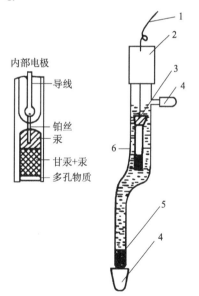

图 5-1 饱和甘汞电极的结构

1. 导线; 2. 绝缘体; 3. 内部电极; 4. 橡胶帽;
5. 多孔物质; 6. 饱和 KCl 溶液

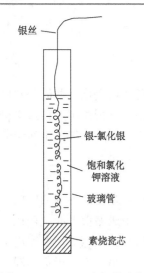

图 5-2　Ag-AgCl 电极的结构

银丝

银-氯化银

饱和氯化钾溶液

玻璃管

素烧瓷芯

（2）Ag-AgCl 电极（silver-silver chloride electrode）。由涂镀一层 AgCl 的银丝插入 AgCl 饱和的一定浓度 KCl 溶液（或含 Cl⁻的溶液）中组成。图 5-2 是一种 Ag-AgCl 电极的结构。电极内充溶液用素烧瓷或其他适用的微孔材料隔层与待测溶液隔开，以阻止电极内外溶液互相混合。电极反应为

$$AgCl + e^- \rightleftharpoons Ag + Cl^-$$

25℃时电极电位为

$$\varphi_{AgCl/Ag} = \varphi_{AgCl/Ag}^{\ominus} - 0.059\lg a_{Cl^-} = \varphi_{AgCl/Ag}^{\ominus'} - 0.059\lg c_{Cl^-} \quad (5\text{-}2)$$

当 KCl 溶液浓度分别为 0.1mol/L、1.0mol/L 和饱和溶液时，25℃时 Ag-AgCl 电极电位分别为 0.288V、0.222V 和 0.199V。Ag-AgCl 电极结构简单，可制成很小体积，常用作玻璃电极和其他离子选择电极的内参比电极。

第二节　电位分析法

根据待测组分的电化学性质，选择合适的指示电极与参比电极，浸入试样溶液（或待滴定试样溶液）中组成原电池，测量（滴定过程中）原电池的电动势。根据能斯特（Nernst）方程电极电位（实为电池电动势）与有关离子活度（或浓度）的关系，或滴定过程中电极电位（实为电池电动势）随滴定液体积的变化确定滴定终点体积，可求出待测组分含量的方法称为电位分析法，前者称为直接电位法，后者称为电位滴定法。电位分析法的关键是为被测组分选择一支合适的指示电极。其中应用最多、最重要的指示电极是一类被称为离子选择电极的膜电极。本节首先对离子选择电极作简要介绍。

一、离子选择电极

离子选择电极是一种电化学传感器，由对某种特定离子具有特殊选择性的敏感膜及其他辅助部件构成。在敏感膜上并不发生电子得失，只是在膜的两个表面上发生离子交换，形成膜电位。

1. 离子选择电极的结构和分类

各种离子选择电极的构造虽各有其特点，但它们的基本形式是相同的，典型结构如图 5-3 和图 5-4 所示。将离子选择性敏感膜封装在玻璃或塑料管的底端，管内装有一定浓度的被响应离子的溶液作内参比溶液，插入一支 Ag-AgCl 电极作内参比电极，这样就构成了离子选择电极。

由于离子选择电极内部充有溶液，易受温度、压力等的影响，因此发展了全固态型离子选择电极。电极腔内不再装入内部溶液，而是将导线直接与膜接触，如图 5-4（b）所示。

根据离子选择电极敏感膜的组成和结构，1976 年 IUPAC 推荐，离子选择电极分为基本电极和敏化离子选择电极两大类，具体分类情况如下：

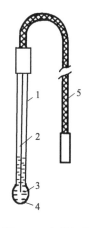

图 5-3　玻璃电极

1. 玻璃管；2. 内参比电极 Ag-AgCl；

3. 内参比溶液；4. 玻璃薄膜；5. 接线

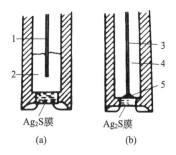

Ag₂S膜　　　Ag₂S膜

(a)　　　　(b)

图 5-4　硫化银膜电极

(a)离子接触型；(b)全固态型

1. Ag-AgCl 内参比电极；2. 内参比溶液；

3. 屏蔽导线；4. 环氧树脂填充剂；5. 银接触点

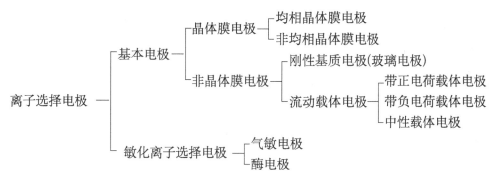

1)基本电极

基本电极是指敏感膜直接与试液接触的离子选择电极。根据膜材料性质的不同，基本电极可分为晶体膜电极和非晶体膜电极两大类型。

(1)晶体膜电极。晶体膜电极的敏感膜是由在水中溶解度很小且能导电的金属难溶盐经过加压或拉制而成的单晶、多晶或混晶的活性膜。晶体膜电极又分为均相和非均相晶体膜电极两类。均相晶体膜电极的敏感膜是由一种或几种化合物的晶体均匀混合而成。例如，氟离子选择电极的膜为 LaF_3 单晶，为改善其导电性能，晶体中还掺杂了少量的 EuF_2 和 CaF_2。非均相晶体膜电极的晶体膜除了电活性物质(如 AgCl、Ag_2S 等)外，还加入某种惰性材料，如硅橡胶、聚氯乙烯、石蜡等，其中电活性物质对膜电极的功能起决定性作用，惰性物质只是用于将电活性物质固定并形成憎水性界面。均相与非均相晶体膜电极的原理及应用相同。

(2)非晶体膜电极。非晶体膜电极分为刚性基质电极和流动载体电极两种类型。

刚性基质电极的膜是由具有离子交换功能的玻璃熔融烧制而成，因此又称玻璃电极。玻璃电极的敏感膜一般都制成玻璃泡并与玻璃套管烧结在一起(图 5-3)。玻璃敏感膜的组成一般为 Na_2O、SiO_2、CaO 和 Al_2O_3 等，根据其组分和含量的不同，玻璃电极可以响应不同的离

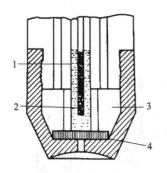

图 5-5　流动载体电极的结构

1. 内参比溶液；2. Ag-AgCl 内参比电极；

3. 液体离子交换剂；4. 浸有液体离子交换剂的多孔膜

子，如响应溶液中 H^+ 的 pH 电极，响应溶液中 K^+、Na^+、Ag^+、Li^+ 的 pK、pNa、pAg 和 pLi 电极等。

流动载体电极与玻璃电极不同，玻璃电极的敏感膜为固态，是不动的，而流动载体电极的载体是可流动的，但不能离开膜，离子却可以自由穿过膜。流动载体电极的敏感膜是由某种有机液体离子交换剂制成，由电活性物质(载体)、溶剂(增塑剂)、基体(微孔支持体)组成，其结构如图 5-5 所示。

2)敏化离子选择电极

敏化离子选择电极是由基本电极和基本电极外的敏化层组成，通过某种界面的敏化反应(气敏反应或酶敏反应)，将试液中的被测物质转变为基本电极能响应的离子。敏化电极主要包括气敏电极和酶电极。

(1)气敏电极是对某些气体敏感的电极，其结构如图 5-6 所示。电极端部装有透气膜，气体可通过它进入管内，管内插入的基本电极是 pH 玻璃复合电极。复合电极是将指示电极(如玻璃电极)和参比电极装入同一个套管中。管中充有电解液，也称中介液。试样中的气体通过透气膜进入中介液，引起电解液中离子活度的变化，这种变化由复合电极进行检测。气敏电极实际上已经构成了一个电池，这是它与其他电极的不同之处。

(2)酶电极通常是在一般离子选择电极的电极膜上再覆盖一层对待测物质有反应作用的一种酶，电极膜对酶反应的产物有选择响应的能力。图 5-7 是尿素酶电极的结构示意图，将尿素酶固定在凝胶内，涂布在 NH_4^+ 玻璃电极的敏感膜上，便构成了尿素酶电极。当把电极插入含有尿素的溶液时，尿素经扩散进入酶层，受酶催化水解生成 NH_4^+，NH_4^+ 可以被 NH_4^+ 玻璃电极响应，引起电极电位的变化，电位值在一定浓度范围内与尿素的浓度符合能斯特方程。制作酶电极要选择合适的指示电极，还要制成具有催化活性的疏水酶膜，并采用吸附、包埋、试剂交联或共价键合等方法将其固定在指示电极的表面。

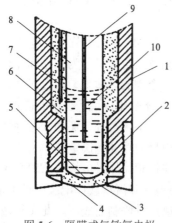

图 5-6　隔膜式气敏氨电极

1. 电极管；2. 电极头；3、6. 中介液；4. 透气膜；5. 离子电极的敏感膜；

7. 参比电极；8. pH 玻璃膜电极；9. 内参比电极；10. 内参比液

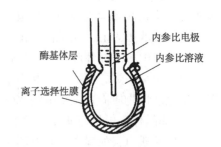

图 5-7　尿素酶电极的结构示意图

2. 离子选择电极的响应机理

离子选择电极用于分析测定的理论基础是其敏感膜的膜电位服从能斯特方程。膜电位的建立机制就是离子选择电极的响应机理。对于一般的离子选择电极来说，膜电位的建立已证明主要是溶液中的离子与敏感膜上的离子之间发生交换作用的结果。

下面以玻璃电极膜电位的建立为例，说明离子选择电极的响应机理。

玻璃电极的玻璃膜是由硅氧键及带负电荷的晶格氧离子组成，如图 5-8 所示。在晶格里，体积较小但活动能力较强的正离子主要是 Na^+，与晶格氧离子靠库仑力形成离子键。当玻璃电极浸泡在水中时，水中的 H^+ 能进入玻璃晶格取代 Na^+ 的点位，发生如下的离子交换反应：

$$H^+(液)+Na^+Gl^-(固) \rightleftharpoons \pm Na^+(液)+H^+Gl^-(固)$$

由于晶格氧离子与 H^+ 的键合力约为 Na^+ 键合力的 10^4 倍，所以反应的平衡常数很大，有利于正反应进行。于是在玻璃膜的外层形成一层很薄的溶胀的硅酸（H^+Gl^-）水化层，即水合硅胶层。在玻璃膜的中部是干玻璃区，点位全被 Na^+ 占据。玻璃膜的内表面与内参比溶液接触，也发生上述过程，同样形成水合硅胶层。因此，在水中浸泡后的玻璃膜由三部分组成，即两个水合硅胶层和一个干玻璃层，如图 5-9 所示。

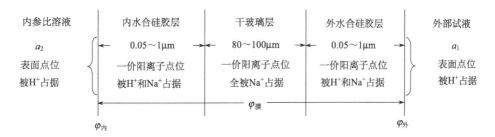

图 5-9　浸泡后玻璃膜示意图

当已浸泡好的玻璃电极置于待测试液中时，外水合硅胶层与试液接触，由于硅胶层表面和试液的 H^+ 活度不同，形成活度差，H^+ 便自发地从活度大的一方向活度小的一方迁移，并建立下述平衡：

$$H^+(硅胶层) \rightleftharpoons \pm H^+(试液)$$

因而改变了胶-液两相界面的电荷分布，产生一定的相界电位（$\varphi_外$）。同理，玻璃膜内侧的水合硅胶层与内参比溶液的界面也存在相界电位（$\varphi_内$）。显然，相界电位 $\varphi_外$ 及 $\varphi_内$ 的大小与两相间 H^+ 的活度有关，并服从能斯特方程，可表示为

$$\varphi_外 = K_1 + \frac{2.303RT}{F}\lg\frac{a_1}{a_1'} \tag{5-3}$$

$$\varphi_{外} = K_2 + \frac{2.303RT}{F} \lg \frac{a_2}{a_2'} \tag{5-4}$$

式中，a_1、a_2 分别为外部试液、内参比溶液的 H^+ 活度；a_1'、a_2' 分别为玻璃外、内侧水合硅胶层表面的 H^+ 活度；K_1、K_2 分别为由玻璃外、内膜表面性质决定的常数。

因为玻璃内外膜表面性质基本相同，所以 $K_1=K_2$，又因水合硅胶层表面的 Na^+ 都被 H^+ 取代，故 $a_1'=a_2'$。因此，玻璃膜内外侧之间的电位差为

$$\varphi_{玻} = \varphi_{外} - \varphi_{内} = \frac{2.303RT}{F} \lg \frac{a_1}{a_2} \tag{5-5}$$

又因内参比溶液 H^+ 活度 a_2 是一定的，可得

$$\varphi_{玻} = K + \frac{2.303RT}{F} \lg a_1 = K - \frac{2.303RT}{F} pH_{试} \tag{5-6}$$

由式(5-6)可见，在一定温度下，玻璃电极的膜电位与试液的 pH 呈线性关系，式中的 K 值由每支玻璃电极本身的性质决定。

由式(5-5)可知，当 $a_1=a_2$ 时，$\varphi_{玻}$ 应为 0，但实际并非如此，玻璃膜两侧仍存在一个很小的电位差。这种电位差称为不对称电位，它是由玻璃膜内外两个表面的状况不同所致，可用标准缓冲溶液进行校正，即对电极电位进行定位来加以消除。

与玻璃电极类似，各种离子选择电极的膜电位在一定条件下均服从能斯特方程。对阳离子有响应的电极，其膜电位为

$$\varphi_{M} = K + \frac{2.303RT}{nF} \lg a_{阳离子} \tag{5-7}$$

对阴离子有响应的电极，膜电位则为

$$\varphi_{M} = K - \frac{2.303RT}{nF} \lg a_{阴离子} \tag{5-8}$$

电极不同，其 K 值不同，它与敏感膜及内参比溶液等有关。式(5-7)和式(5-8)说明，一定条件下膜电位与溶液中待测离子活度的对数值呈线性关系，这是离子选择电极法测定离子活度的基础。

离子选择电极的性能主要通过选择性系数、线性范围、检测下限及响应时间等参数表征，可查阅相关资料获取详细信息，本书不再详述。

二、直接电位法——pH 的测定

1. pH 测量原理

以玻璃电极为指示电极，饱和甘汞电极为参比电极，与待测溶液组成的原电池可表示如下：

$$(-) 玻璃电极|待测溶液|SCE 参比电极 (+)$$

其电动势为

$$E = \varphi_{SCE} - \varphi_{玻} \tag{5-9}$$

式中，E 为电池电动势；φ_{SCE} 为参比电极的电极电位；$\varphi_{玻}$ 为玻璃电极的电极电位。

将玻璃电极的电极电位与待测溶液中 pH 关系式(5-6)代入式(5-9)中得

$$E = \varphi_{SCE} - K + \frac{2.303RT}{F}pH_{试}$$

整理得

$$pH_{试} = \frac{E - (\varphi_{SCE} - K)}{2.303RT/F} \qquad (5\text{-}10)$$

25℃时

$$pH_{试} = \frac{E - (\varphi_{SCE} - K)}{0.059} \qquad (5\text{-}11)$$

式中，K 为玻璃电极常数。

　　式(5-11)表明，只要玻璃电极常数 K 已知并固定不变，测得电动势 E，便可求出待测溶液的 pH。但 K 值常随不同电极、不同组成的溶液及电极使用时间的长短而发生微小变动，变动值又不易准确测定，故待测溶液的 pH 测量通常采用两次测量法，即同一温度下，先用一已知 pH 的标准缓冲溶液与玻璃电极和参比电极组成电池，其 pH 符合式(5-12)。

$$pH_{标} = \frac{E_{标} - (\varphi_{SCE} - K)}{2.303RT/F} \qquad (5\text{-}12)$$

再用待测 pH 的供试品溶液与同一对电极组成电池，其 pH 如式(5-10)表示。将式(5-10)与式(5-12)相减，移项整理得

$$pH_{试} = pH_{标} + \frac{E - E_{标}}{2.303RT/F} \qquad (5\text{-}13)$$

25℃时

$$pH_{试} = pH_{标} + \frac{E - E_{标}}{0.059} \qquad (5\text{-}14)$$

　　由式(5-14)可知，已知 E 和 $E_{标}$ 的测量值及标准缓冲溶液的 pH，便可计算出供试品溶液的 pH。

2. pH 的测量方法

　　玻璃电极的内阻很高（几百兆欧），以 $10^8\Omega$ 计算，若在测量中有 $10^{-9}A$ 电流通过电池，电池内阻将产生 0.1V 的电位降，这就使测得的电动势数值比真实值小 0.1V。若以每 pH 单位相当于 59mV 计算，就有 1.7pH 单位的误差。因此，测量电池电动势 E 要使用输入阻抗高于 $10^{11}\Omega$ 的电子毫伏计，这样测量时通过的电流可小至 10^{-12} A 以下，对内阻为 $10^8\Omega$ 的玻璃电极组成的电池所引起的电位降仅有 0.0001V，只相当于 0.002pH 单位的误差。pH 的测量一般采用专门设计的高输入阻抗的 pH 计。

　　为了方便起见，pH 计内部安装的电子线路将电池输出的电动势直接转换成 pH 读数，在pH 计的读数器上直接标示 pH。使用 pH 计测量 pH 的方法如下。

1) pH-mV

将 pH-mV 选择钮置于 pH 挡。这样仪器内部装置将电动势直接转换成 pH 读数。

2) 温度补偿

理论上 pH 计上每变化 1 个 pH 单位相当于电池电动势改变 $2.303RT/F$，即 E-pH 曲线的斜率。显然，此值随测量电池中溶液的温度变化而变动，所以 pH 计上都装有温度补偿旋钮，

用以调节改变 1 个 pH 单位所相当的电动势(mV)。例如，25℃时每改变 1 个 pH 单位，相当于电动势要改变 59mV，而溶液温度为 15℃，电动势则改变 57mV。因此，测量前将温度旋钮转至待测量溶液实际温度的位置。

　　3) 定位旋钮

　　用标准缓冲溶液校准 pH 计，仪器显示的 pH 与标准缓冲溶液的 pH 不同时，通过调节定位旋钮使 pH 计内部电子线路在电池电动势上附加一适当电压，使 pH 读数与测定的标准缓冲溶液的 pH 一致。

　　4) 斜率补偿旋钮

　　玻璃电极的实际斜率与能斯特方程的理论斜率 $2.303RT/F$ 并不都相符，有些电极在使用过程中不断老化，斜率也会减少，因此必须对电极斜率进行补偿。不同温度下理论斜率是不同的，斜率补偿前应将温度补偿调节好。斜率补偿有一定范围，一般为 100%～85%，当玻璃电极斜率超出这一范围则不能完全补偿，会产生较大误差，应更换电极。进行斜率补偿调节时，应选择两种 pH 约相差 3 个 pH 单位的标准缓冲溶液，并使供试品溶液的 pH 处于两者之间。先用与供试品溶液 pH 较接近的标准缓冲溶液对仪器定位后，再用第二种标准缓冲溶液核对仪器示值，误差应不大于±0.02pH 单位。若大于此偏差，则应小心调节斜率补偿旋钮，使示值与第二种标准缓冲溶液的表列数值相符。

　　5) 测定

　　经过温度补偿调节、定位和斜率补偿后，更换待测溶液进行测定， pH 计就可准确指示出供试液的 pH。

　　3. pH 测量时的注意事项

　　(1) 每次更换标准缓冲溶液或供试品溶液前，应用纯化水充分洗涤电极，然后将水吸尽，也可用所换的标准缓冲溶液或供试品溶液洗涤。

　　(2) 测定高 pH 的供试品和标准缓冲溶液时，应注意碱误差的问题，必要时选用适当的玻璃电极测定。

　　(3) 对弱缓冲溶液或无缓冲作用的溶液的 pH 测定，除另有规定外，先用苯二甲酸盐标准缓冲溶液校正仪器后测定供试品溶液，并重取供试品溶液再测，直至 pH 的读数在 1min 内改变不超过±0.05 为止；然后用硼砂标准缓冲溶液校正仪器，再如上法测定；两次 pH 的读数相差应不超过 0.1，取两次读数的平均值为其 pH。

　　(4) 由于 pH 标准缓冲溶液是 pH 测量的基准，所以它的配制及其 pH 的确定非常重要。配制标准缓冲溶液与溶解供试品的水应是新煮沸并放冷的纯化水，其 pH 应为 5.5～7.0。标准缓冲溶液一般可保存 2～3 个月，但发现有浑浊、发霉或沉淀等现象时，不能继续使用。《中国药典》(2015 年版)规定了 5 种不同 pH(25℃时 pH 分别为 1.68、4.01、6.86、9.18、12.45)的标准缓冲溶液，并列出了它们从 0℃到 60℃(间隔 5℃)的 pH，作为 pH 测定的统一标准。

　　4. 其他离子的直接电位法

　　直接电位法测定其他离子含量时通常也是以该离子的离子选择电极为指示电极，以饱和甘汞电极为参比电极，插入待测溶液中组成一个化学电池，用精密 pH 计、数字毫伏计或离子计测量两电极间的电动势(或直读离子活度)。由于直接电位法测量的是溶液中离子的活度，而分析测试的目的通常是要确定离子的浓度,为了将活度与浓度联系起来,必须控制离子强度,为此需加入惰性电解质。一般将含有惰性电解质的溶液称为总离子强度调节剂(TISAB)。目前常用的总离子强度调节剂有乙酸-乙酸钠-氯化钠-柠檬酸钠,磷酸盐-柠檬酸盐-乙二胺四乙酸等。定量分析通常采用下列几种方法。

1) 单标准比较法

单标准比较法是先选择一个与待测离子活度相近的标准溶液,在相同的测试条件下,用同一对电极分别测定标准溶液和待测试液的电池电动势。

2) 双标准比较法

双标准比较法是通过测量两个标准溶液 a_{s1} 和 a_{s2} 及待测试液 a_x 的相应电池电动势 E_{s1}、E_{s2} 和 E_x 来测定试液中待测离子的活度。由于在单标准比较法中,电极的响应斜率 S 是按照理论值 $2.303RT/nF$ 计算的,而双标准比较法电极的响应斜率是通过实验测得的,所以更接近真实值。因此,双标准比较法的准确度比单标准比较法高。

3) 标准曲线法

标准曲线法是直接电位法中最常用的定量方法之一。首先,用待测离子的纯物质配制一系列浓度不同的标准溶液,其离子强度用惰性电解质进行调节。然后,在相同的测试条件下,用选定的指示电极和参比电极按浓度从低到高的顺序分别测定各标准溶液的电池电动势,作 E-$\lg c$ 图,在一定范围内它是一条直线。待测试液进行离子强度调节后,用同一对电极测其电动势。从 E-$\lg c$ 图上找出与 E_x 相对应的浓度 c_x。

4) 标准加入法

标准曲线法只适用于测定组成简单的试样及游离离子的浓度。如果试样组成复杂,或溶液中存在配位剂时,若要测定金属离子总浓度(包括游离金属离子与配位金属离子),则可采用标准加入法,即将标准溶液加入样品溶液中进行测定。标准加入法的优点是仅需一种标准溶液,操作简便快速,适用于组成复杂样品的分析,不足之处是精密度比标准曲线法低。

三、电位滴定法

与指示剂滴定法相比,电位滴定法(potentiometric titration)具有客观可靠,准确度高,易于自动化,不受溶液有色、浑浊的限制等诸多优点。在制定新的指示剂滴定分析方法时,常借助电位滴定法确定指示剂的变色终点或检查新方法的可靠性。原则上讲,只要能够为滴定剂或待测物质找到合适的指示电极,电位滴定可用于任何类型滴定反应。

1. 电位滴定法的仪器装置与原理

电位滴定法所用的基本仪器装置如图 5-10 所示。它包括滴定管、滴定池、指示电极、参比电极、搅拌器、测量电动势用的电位计等。

电位滴定法是在待测试液中插入指示电极和参比电极,组成一个化学电池。由于发生化学反应,待测离子浓度不断变化,指示电极的电位也相应发生变化,在化学计量点附近,离子浓度发生突变,指示电极的电位也相应突变,从而确定滴定

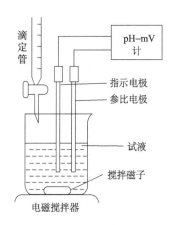

图 5-10 电位滴定装置示意图

终点，待测组分的含量仍通过耗用滴定剂的量来计算。

　　进行电位滴定时，边滴定边记录加入滴定剂的体积和电子电位计的电位读数。在滴定终点附近，因电位变化率增大，应减小滴定剂的加入量。最好每加入一小份（如 1 滴）记录一次数据，并保持每次加入滴定剂的体积相等，这样可使数据处理较为方便、准确。

　　2. 确定电位滴定终点的方法

　　电位滴定法可以通过绘制滴定曲线来确定滴定终点，具体方法有三种，即 $E\text{-}V$ 曲线法、$\Delta E/\Delta V\text{-}V$ 曲线法和 $\Delta^2 E/\Delta V^2\text{-}V$ 曲线法。

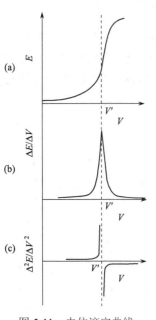

　　1）$E\text{-}V$ 曲线法

　　以滴定剂体积 V 为横坐标，以电位计读数 E（电极电位或电池电动势）为纵坐标作图，得到一条 S 形曲线，如图 5-11（a）所示，$E\text{-}V$ 曲线的拐点即为滴定终点。

　　2）$\Delta E/\Delta V\text{-}V$ 曲线法

　　以一阶微商值 $\Delta E/\Delta V$ 对平均体积 V 作图，曲线中的极大值即为滴定终点。因为根据函数微分性质可知，该点的横坐标恰好与 $E\text{-}V$ 曲线的拐点横坐标重合，如图 5-11 中竖直虚线所示。

　　3）$\Delta^2 E/\Delta V^2\text{-}V$ 曲线法

　　$\Delta^2 E/\Delta V^2\text{-}V$ 曲线法即二阶微商法，以 $\Delta^2 E/\Delta V^2$ 对 V 作图，得图 5-11（c）曲线，曲线最高点与最低点连线与横坐标的交点即为滴定终点。也可用二阶微商内插法计算终点。此法一般不需作图，可直接通过内插法计算得到滴定终点的体积，比一阶微商法更准确、更简便。

图 5-11　电位滴定曲线

（a）$E\text{-}V$ 曲线；（b）$\Delta E/\Delta V\text{-}V$ 曲线；

（c）$\Delta^2 E/\Delta V^2\text{-}V$ 曲线

　　利用上述三种作图法确定滴定终点，主要是根据化学计量点附近测量的数据。因此，除非要研究滴定的全过程，通常只需要准确测量和记录化学计量点前后 1～2mL 的测量数据便可求得滴定终点。目前实际工作中常用自动电位滴定仪进行电位滴定分析，它是根据上述确定终点原理，借助电子技术以实现电位滴定自动化的仪器，它的生产和使用大大加快了分析速度。

　　3. 电位滴定分析在药物分析中的应用

　　由于电位滴定法具有结果客观、准确、可靠等优点，在《中国药典》（2015 年版）中电位滴定分析在原料药含量测定得到广泛应用。例如，《中国药典》（2015 年版）中丁溴东莨菪碱含量的测定：取本品约 0.25g，精密称定，加水 50mL 使其溶解，按照电位滴定法（通则 0701），采用银电极，用硝酸银滴定（0.1mol/L）滴定。每 1mL 硝酸银滴定液（0.1mol/L）相当于 44.04mg 的 $C_{21}H_{30}BrNO_4$。

<h2 style="text-align:center">第三节　永停滴定法</h2>

　　永停滴定法（dead-stop titration）又称电流滴定法（amperometric titration）。测量时，把两个相同的指示电极（通常为铂电极）插入待滴定的溶液中组成电解池，在两个电极间外加一小电

压(约为几十毫伏),然后进行滴定。滴定过程中,根据记录电流变化对滴定剂体积的 $i\text{-}V$ 关系曲线,或观察电流变化的突变点来确定滴定的终点。该法属于电流滴定法中的一种分析方法。永停滴定法具有装置简单、分析结果准确和操作简便的优点。

一、滴定原理

1. 可逆电对和不可逆电对

若将两个相同的铂电极插入某电对的氧化态及其对应的还原态物质共存的溶液中组成化学电池(电解池),如含有 I_2 及 I^- 的溶液中,并在这两个电极间外加一微小电压,则接电源正极的铂电极发生氧化反应:$2I^- \rightleftharpoons I_2+2e^-$,接电源负极的铂电极同时会发生还原反应:$I_2+2e^- \rightleftharpoons 2I^-$,电池中会有电流通过,像 I_2/I^- 这样的电对称为可逆电对,电流大小由浓度小的氧化型(或还原型)的浓度决定。类似可逆电对还有 Ce^{4+}/Ce^{3+}、Fe^{3+}/Fe^{2+} 等。

若某电对氧化态和还原态物质共存的溶液中,在上述条件下不发生电解作用,没有电流通过电池,这种物质电对称为不可逆电对,如 $S_4O_6^{2-}/S_2O_3^{2-}$、MnO_4^-/Mn^{2+} 电对就属于不可逆电对。对于不可逆电对,只有外加电压很大时才会产生电解作用,但这是由于发生了其他类型的电极反应。

永停滴定法是利用待测物和滴定剂电对的可逆性对电流作用的特性来确定滴定终点。

2. 永停滴定法确定终点的方法

永停滴定法可能有以下三种不同情况。

1)滴定剂为可逆电对,被测物为不可逆电对

用碘滴定硫代硫酸钠就是这种情况。在滴定终点前,溶液中只有 $S_4O_6^{2-}/S_2O_3^{2-}$ 电对,因为它们是不可逆电对,虽然有外加电压,电极上也不能发生电解反应。另外,溶液虽然有滴定反应产物 I^- 存在,但 I_2 滴定液滴入待测液中即被反应掉,I_2 浓度几乎为零,不会发生明显的电解反应,所以电解电流很小,若用指针式电流计检测,其指针一直停在接近零电流的位置上不动。一旦达到滴定终点(化学计量点)并有稍过量的 I_2 加入后,溶液中建立了明显的 I_2/I^- 可逆电对,电解反应得以进行,产生明显的电解电流,使指针式电流计的指针偏转并不再返回零电流的位置。随着过量 I_2 的加入,电流计指针偏转角度增大。滴定时的电流变化曲线如图 5-12(a)所示,曲线的转折点即滴定终点。

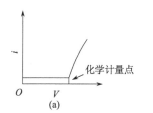
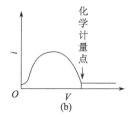
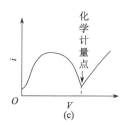

图 5-12 永停滴定法的滴定曲线

(a)可逆电对滴定不可逆电对;(b)不可逆电对滴定可逆电对;(c)可逆电对滴定可逆电对

2)滴定剂为不可逆电对，被测物为可逆电对

用硫代硫酸钠滴定稀碘(I_2)溶液即属这种情况。从滴定开始到化学计量点前，溶液存在 I_2/I^-可逆电对，有电解电流通过电池。电流的大小取决于溶液中滴定产物的浓度$[I^-]$，$[I^-]$由小变大，电解电流也由小变大，在半滴定点电流最大。越过半滴定点，电流的大小取决于溶液中剩余 I_2的浓度，$[I_2]$逐渐变小，电解电流也逐渐变小，至化学计量点，I_2的浓度趋于零，电流也趋于零。化学计量点后，溶液中虽然有不可逆的 $S_4O_6^{2-}/S_2O_3^{2-}$ 滴定剂电对，但无明显的电解反应，电流将停留在零电流附近，指针式电流计指针在零处保持不动。滴定时的电流变化曲线如图 5-12(b)所示。此类滴定法是根据滴定过程中，化学计量点后电流下降至零，指针式电流计指针停留在原地不动的现象确定滴定终点，永停滴定法的名称便基于该实验现象，并沿用至今。

3)滴定剂与被测物均为可逆电对

四价铈离子滴定亚铁盐就属于这种情况。在化学计量点前，电流来自溶液中 Fe^{3+}/Fe^{2+}可逆电对的电解反应，电流的变化机理和 i-V 关系曲线与图 5-12(b)中化学计量点前的情况相同，滴定终点时电流降至最低点。终点过后，随着 Ce^{4+} 的过量加入，溶液中建立了 Ce^{4+}/Ce^{3+} 可逆电对，电流开始上升，指针式电流计指针偏转角度增大，情况如图 5-12(c)所示。

二、仪器装置与实验方法

传统的永停滴定仪器装置示意图如图 5-13 所示。图中 B 为 1.5V 干电池，R 为 5000Ω 左右的电阻，R'为 500Ω 的绕线电阻器，G 为指针式电流计(灵敏度为 10^{-9}～10^{-7}A/分度)，S 为分流电阻，E 和 E'为两个铂电极。根据电流计本身的灵敏度及有关电对的可逆性，调节 R'到适当的外加电压，一般为数毫伏至数十毫伏即可，电流计 G 适宜的灵敏度通过 S 的调节获得。滴定过程中用电磁搅拌器搅动溶液。通常只需在滴定时仔细观察电流计指针变化，指针位置突变即为滴定终点。必要时可每加一次标准溶液，测量一次电流。以电流为纵坐标，以滴定剂体积为横坐标绘制 i-V 滴定曲线，从中确定终点体积。实际分析过程中应用更广泛的是按前述原理研制的自动永停滴定仪，它能够自动控制滴定液的加入和终点检测，进一步提高了药物分析的自动化程度，使分析效率更高，分析结果更准确可靠。

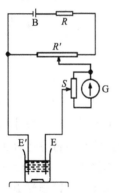

图 5-13　永停滴定仪器装置示意图

三、永停滴定法的应用与示例

永停滴定分析在药物分析上有广泛的应用，是《中国药典》(2015 年版)中进行亚硝酸钠重氮化滴定和用费歇尔法进行水分测定的法定方法。

(1)在进行亚硝酸钠法滴定时，采用永停法确定终点，比使用内、外指示剂都更加准确、方便。例如，《中国药典》(2015 年版)中盐酸克仑特罗含量测定：取本品约 0.25g，精密称定，置 100mL 烧杯中，加盐酸溶液(1→2)25mL 使溶解，再加水 25mL，按照永停滴定法(通则 0701)，用亚硝酸钠滴定液(0.05mol/L)滴定。每 1mL 亚硝酸钠滴定液(0.05mol/L)相当于

15.68mg 的 $C_{12}H_{18}C_{12}N_{20} \cdot HCl$。

(2) 在进行费歇尔法测定微量水时，采用永停滴定法指示终点，比用碘作为自身指示剂更加准确方便(见 2015 版药典通则 0832 水分测定法第一法)。

练 习 题

一、简答题

试从方法原理、装置、应用范围等方面对电位滴定法与永停滴定法进行比较。

二、计算题

下表为某一电位滴定过程记录的实验数据，试画出 $E\text{-}V$ 曲线、$\Delta E/\Delta V\text{-}V$ 曲线和 $\Delta^2 E/\Delta V^2\text{-}V$ 曲线，并用二阶微商内插法计算滴定终点体积。

滴定剂体积 V/mL	0.00	0.10	5.00	8.00	10.00	11.00	11.20	11.25	11.30	11.35	11.40	11.45	11.50	12.00	13.00	14.00
电位计读数 E/mV	114	114	130	145	168	202	218	225	238	265	291	306	316	352	337	389

第六章　其他现代分析方法

除前面介绍的主要应用于药物常规检测的一些现代分析方法与技术外，其他多种现代分析方法和技术在现代药学的发展中也已成为重要技术支撑和工具手段。它们有效地提高了检测方法的灵敏度、专属性和稳定性，能够更有效地对药品质量进行控制及加速创新药物研制的进程。本章对一些现代分析方法与技术的基本原理、仪器结构及其应用作简单介绍。

第一节　质　谱　法

质谱(mass spectrum)是表示分子在一定条件下裂解后，形成带电荷的离子，这些离子通过一定的方式分离后，按照其质量 m 与电荷 z 的比值，即质荷比(m/z)大小依次排列成的谱图。质谱法(mass spectrometry, MS)就是获取样品质谱图，并根据其质谱图上质谱峰的位置进行物质的定性和结构分析，根据峰的强度进行定量分析。在众多的分析测试方法中，质谱法被认为是一种同时具备高特异性和高灵敏度且得到了广泛应用的普适性方法。

一、质谱法的基本原理

质谱法的原理就是被测样品在离子源中发生电离，生成不同质荷比的离子；经加速电场的作用形成离子束，进入质量分析器；在质量分析器中，再利用电场和磁场作用，将各离子按质荷比分离聚焦；分离后不同质荷比的离子被检测器检测而得到质谱图。

样品在离子源被一束加速电子碰撞，碰撞使分子电离形成正离子，即 $M \longrightarrow M^+ + e^-$，或与电子结合形成负离子，即 $M + e^- \longrightarrow M^-$。

离子也可因碰撞强烈而形成碎片离子。荷电离子被加速电压加速，产生一定的速度 v，v 与质量 m、电荷 z 及加速电压 V 有关。

$$zV = \frac{1}{2}mv^2 \tag{6-1}$$

加速离子进入一个强度为 H 的磁场，发生偏转，半径 r 为

$$r = \frac{mv}{zH} \tag{6-2}$$

将式(6-1)、式(6-2)合并，得

$$\frac{m}{z} = \frac{H^2 r^2}{2V} \tag{6-3}$$

$$r = \sqrt{\frac{2V}{H^2} \frac{m}{z}} \tag{6-4}$$

当 H、r、V 三个参数中任意两个保持不变而改变其中一个参数时，可得质谱图。当 r 为仪器设置不变时，保持 H 不变而改变加速电压 V 或保持 V 不变而改变磁场强度 H，则不同

m/z 的离子依次到达检测器，形成质量谱，简称质谱。

质谱的表示方法有三种：质谱图、质谱表和元素图。质谱图有两种：峰形图和条形图，目前大部分都用条形图，见图 6-1，图中横坐标表示质荷比，纵坐标表示相对丰度，以质谱图中最强峰的高度作为 100%，称为基峰，其他各峰以基峰为标准，得到的百分数称为相对丰度。

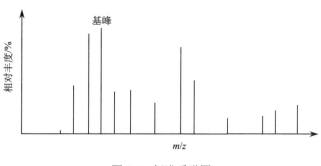

图 6-1　标准质谱图

二、质谱仪的基本结构

进行质谱分析的仪器称为质谱仪。质谱仪由真空系统、进样系统、离子源、质量分析器、检测器、计算机及数据分析系统组成。离子源和质量分析器是质谱仪的核心。

1. 真空系统

在质谱分析中，进样系统、离子源、质量分析器及检测器必须维持高真空状态。离子源的真空度一般为 $1×10^{-5}$～$1×10^{-3}$ Pa，质量分析器应在 $1×10^{-6}$ Pa 以上，要求真空度稳定。若真空度过低，会造成本底增高，副反应过多，使谱图复杂化，甚至导致仪器损坏。质谱仪的高真空系统一般由机械泵和油扩散泵或涡轮分子泵串联组成。机械泵作为前级泵将真空度抽到 $1×10^{-2}$～$1×10^{-1}$Pa，然后由油扩散泵或涡轮分子泵继续抽到高真空。

2. 进样系统

进样系统的作用是高效重复地将样品引入离子源，并且不能造成真空度降低。目前常用的进样方式有三种：间歇式进样、直接探针进样和色谱进样系统。

3. 离子源

离子源的作用是将进样系统引入的气态样品分子转化成离子。由于离子化所需的能量随分子不同差异很大，因此对于不同的分子应选择不同的解离方法。通常能给样品较大能量的电离方法称为硬电离方法，而给样品较小能量的电离方法称为软电离方法，后一种方法适用于易破裂或易电离的样品。

电子轰击离子源(EI)的构造如图 6-2 所示。当

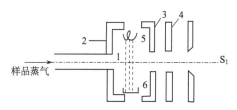

图 6-2　电子轰击离子源构造示意图

1. 电子；2. 后墙；3. 第一加速极；4. 第二加速极；

5. 灯丝；6. 正极；S_1. 狭缝

样品蒸气进入离子源后,受到由灯丝发射的电子的轰击,生成正离子。在离子源的后墙和第一加速极之间有一个低正电位,将正离子排斥到加速区,正离子被第一和第二加速极之间的加速电压加速,通过狭缝射向质量分析器。电子的能量可以通过调节灯丝和正极之间的电压控制,这个电压称为电离电压。对有机化合物常选用 70～80eV,有时为了减少碎片离子峰,简化质谱图,也采用 10～20eV 的电子能量。电子轰击离子源是应用最广泛的一种离子源,属于硬电离方法。其优点是结构简单、易于操作、电离效率高、谱线多、信息量大、再现性好,其裂解规律的研究也最为完善,已经建立了数十万种有机化合物的标准谱图库可供检索。缺点是某些化合物的分子离子峰很弱,甚至观察不到,不适用于难挥发和热稳定性差的样品。

此外,还有多种不同的离子源,如场致电离源、化学电离源、场解吸电离源、快原子轰击电离源、光致电离源、电喷雾离子源、热喷雾离子源等。

4. 质量分析器

质量分析器的作用是将离子源中形成的离子按质荷比的大小而分离聚焦。质量分析器可分为静态和动态两类。静态分析器采用稳定不变的电磁场,按照空间位置把不同质荷比的离子分开,单聚焦(前述质谱的基本原理)和双聚焦磁场分析器属于这一类;动态分析器采用变化的电磁场,按照时间或空间来区分质量不同的离子,属于这一类的有飞行时间质谱仪、四极滤质器、离子阱分析器、傅里叶变换离子共振分析器等。

5. 检测器

检测器主要使用电子倍增器。电子倍增器的原理类似于光电倍增管。其响应原理为由质量分析器出来的离子打到电极的表面产生电子,电子经电子倍增器放大产生可以被检测到的电信号,记录不同离子的信号即得到质谱图。电信号的倍增与电子倍增器的电压有关,提高电子倍增器电压可以提高灵敏度,但同时会降低电子倍增器的寿命,因此在保证灵敏度的前提下尽可能采用较低的倍增器电压。

6. 计算机及数据分析系统

计算机及数据分析系统不仅用于数据的采集、处理和检索,还用于质谱仪的操作和控制。

三、质谱法在药物分析中的应用

质谱法是纯物质鉴定的最有力工具之一,由于各类有机化合物结构上的差异,在离子源中会有各自特有的裂解方式和规律,形成的不同离子类型主要包括以下几类:分子离子、同位素离子、碎片离子、亚稳离子、多电荷离子及负离子等,通过对这些离子的识别和分析,能够精确测定化合物分子质量、确定化合物的分子式和分子结构。

质谱在药物分析中的应用包括:合成药物组分分析、天然药物成分分析、肽和蛋白质药物(包括糖蛋白)氨基酸序列分析、药物代谢研究和中药成分分析。

第二节　核磁共振波谱法

核磁共振(nuclear magnetic resonance,NMR)是指具有磁性的自旋原子核系统在外加磁场的作用下产生能级分裂，当受到相应频率的电磁波作用时，分裂的磁能级之间吸收能量，发生原子核能级的跃迁，产生共振现象。检测电磁波被吸收的情况就可得到核磁共振谱，就本质而言，核磁共振波谱是物质与电磁波相互作用而产生的，属于吸收光谱(波谱)范畴。根据核磁共振波谱图上共振峰的位置、强度和精细结构可以研究分子结构。在有机化合物中，经常研究的是 ^1H 核和 ^{13}C 核的共振吸收谱。

一、核磁共振的基本原理

1. 原子核的自旋与磁性

原子核除具有质量和电荷外，还做自旋运动。与宏观物体旋转时产生角动量(或称动力矩)一样，当原子核做自旋运动时也会产生角动量 P。由于原子核是一种带正电荷的粒子，其自旋时类似于在环路上运动的电流，会产生磁场，因此相当于一个小磁体，其磁性可用核磁矩 μ 来描述。自旋核磁矩 μ 与自旋角动量 P 的关系为

$$\mu = \gamma P \tag{6-5}$$

自旋核磁矩 μ 与自旋角动量 P 都是矢量，并且方向重合。γ 称为磁旋比，不同的原子核具有不同的磁旋比，对某元素原子核是定值，是各种核的特征常数，其值越大，核的磁场越强，在核磁共振中越易被检测。

不同的原子核，自旋现象不同。原子核的自旋现象可用自旋量子数 I 表示，它与原子核中质子数和中子数有关，见表 6-1。

表 6-1　原子核的质子数、中子数与自旋量子数的关系

质子数	中子数	自旋量子数(I)	常见核
偶数	偶数	0	^{12}C、^{16}O、^{32}S 等
偶数	奇数	半整数($I=n/2$，n 为奇数)	$I=1/2$：^1H、^{13}C、^{15}N、^{19}F、^{31}P 等
奇数	偶数		$I=3/2$：^7Li、^{11}B 等
			$I=5/2$：^{17}O、^{27}Al 等
奇数	奇数	整数($I=n$，n 为自然数)	$I=1$：^2H、^6Li、^{14}N 等
			$I=2$：^{58}Co 等

按 I 值可将原子核分为 $I=0$ 及 $I\neq0$ 两类，实验证明，$I=0$ 的原子核不产生核磁共振现象，而 $I\neq0$ 的原子核都会产生核磁共振现象。目前，核磁共振波谱学中以 $I=1/2$ 核研究最多，如 ^1H、^{13}C、^{15}N、^{19}F、^{31}P。

2. 核磁共振产生的条件

从经典力学角度来说，当没有外磁场存在时，原子核本身仅做自旋运动。而当原子核($I\neq0$)处于均匀的外磁场中时，原子核一方面做自旋运动，另一方面由于受到外磁场 B_0 作用而产生扭矩，使得原子核磁矩向外磁场 B_0 方向倾倒，并与外磁场保持着某一夹角 θ 绕外磁场进动(precess)，这种运动方式也称拉莫尔进动(Larmor precession)，类似于陀螺在地球重力场中的进动。

从量子力学角度来说，$I\neq0$ 的磁性核在恒定的外磁场 B_0 中会发生自旋能级分裂，共有 $2I+1$ 个能级。每一能级代表了原子核的某一特定的自旋能量状态，可用磁量子数 m 表示，$m=I$、$I-1$、$I-2$、…、$-I+1$、$-I$。对于 $I=1/2$，如 ^1H 核，只有两种能级，即 $m=+1/2$、$-1/2$，这说明在外磁场的作用下 ^1H 核自旋能级一分为二，如图 6-3 所示。同样，对于 $I=1$ 的核如 ^{14}N 核，则有+1、0 和-1 三种能级。

对于 $I=1/2$ 的原子核来说，$m=+1/2$ 时核磁矩的能量为低能级 $E_{+1/2}=-\dfrac{\gamma hB_0}{4\pi}$，$m=-1/2$ 时核磁矩的能量为高能级 $E_{-1/2}=\dfrac{\gamma hB_0}{4\pi}$，此两能级能量差值为 $\Delta E=E_{-1/2}-E_{+1/2}=\dfrac{\gamma hB_0}{2\pi}$，该式表明核自旋能级差$\Delta E$ 随 B_0 增大而增大，如图 6-4 所示。

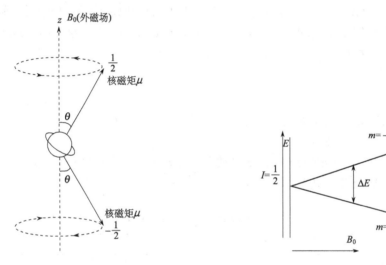

图 6-3　$I=1/2$ 的原子核在外磁场 B_0 中的进动示意图　　图 6-4　$I=1/2$ 的核自旋能级差与外磁场 B_0 的关系

若在与外磁场 B_0 垂直的方向上施加一个频率为ν的交变射频场 B_1，当ν的能量$(h\nu)$与两自旋能级能量差(ΔE)相等时，自旋核就会吸收交变场的能量，由低能级的自旋状态跃迁至高能级的自旋状态，产生核自旋的倒转，这种现象称为核磁共振。也就是说，欲实现核磁共振，必须满足条件 $h\nu=\Delta E=\dfrac{\gamma hB_0}{2\pi}$。因此，实现核磁共振的条件为

$$\nu=\frac{\gamma B_0}{2\pi} \tag{6-6}$$

对于同一种核来说，磁旋比 γ 为一常数，由式(6-6)可知，当 B_0 增大时，其共振频率ν也相应增加。例如，当 $B_0=1.4T$ 时，^1H 的共振频率$\nu=60MHz$；当 $B_0=2.3T$ 时，^1H 的共振频率$\nu=100MHz$。不同核的 γ 不同，当 B_0 相同时，不同的核它们的共振频率也不相同。例如，当 $B_0=2.3T$ 时，^1H 与 ^{13}C 的共振频率分别为 $100MHz$ 和 $25\ MHz$。

对于 $I=1/2$ 的原子核，如 ^1H 与 ^{13}C 核，在外磁场 B_0 的作用下，其自旋能级分裂为高低两能级，室温时处于低能态的核数比处于高能态的核数仅多十万分之二左右，即低能态的核仅占微弱多数。因此，当用适当频率的射频照射时，便能测得从低能态向高能态跃迁所产生的核磁共振信号。但是，如果随着共振吸收的产生，高能态的核数逐渐增多，直到跃迁至高能

态和以辐射方式跌落至低能态的概率相等时，就不能再观察到核磁共振现象，这种状态称为饱和。要想维持核磁共振吸收而不至于饱和，就必须让高能态的核以非辐射方式释放出能量重新到低能态，这一过程称为弛豫过程(relaxation)。弛豫过程包括自旋-晶格弛豫和自旋-自旋弛豫。

(1) 自旋-晶格弛豫(spin-lattice relaxation)又称纵向弛豫，它是高能态的核与液体中的溶剂分子、固体晶格等周围环境进行能量交换的过程，其实质是高能态的核将能量转移给周围分子，使周围分子产生热运动，同时自己回到低能态，结果使高能态的核数减少，低能态的核数增加。这种纵向弛豫过程所经历的时间用 T_1 表示，它与核的种类、样品状态、环境温度等有关。T_1 越小，纵向弛豫过程的效率越高。一般液体样品的 T_1 较小，为 $10^{-4} \sim 10^2 s$，固体样品的 T_1 较长，可达几小时甚至更长。

(2) 自旋-自旋弛豫(spin-spin relaxation)又称横向弛豫，它是自旋核之间的能量交换过程。在此过程中，高能态的自旋核将能量传递给相邻的自旋核，二者能态转换，但体系中各种能态核的总数目不变，总能量不变。横向弛豫时间用 T_2 表示，液体样品的 T_2 约为 1s，固体或高分子样品的 T_2 较小，约为 $10^{-3} s$。

弛豫时间 T_1、T_2 中的较小者决定了自旋核在某一高能态停留的平均时间。通常，吸收谱线宽度与弛豫时间成反比，而谱线太宽不利于分析。选择适当的共振条件，可以得到满足要求的共振吸收谱线。例如，固体样品的 T_2 很小，因此谱线很宽，可将其制成溶液测定，黏度大的液体 T_2 较小，需适当稀释后测定。

二、核磁共振仪

核磁共振仪是检测和记录核磁共振现象和结果的仪器。要实现核磁共振，根据式(6-6)的要求，可采用以下两种方式：①扫频(frequency sweep)，将样品置于强度不变的外磁场 B_0 中，逐渐改变照射用的射频频率 ν，直到满足式(6-6)的要求，产生共振；②扫场(field sweep)，用频率 ν 固定不变的射频照射样品，缓慢改变外磁场 B_0，直到满足式(6-6)的要求，产生共振。由于扫场易于实现和控制，因此现在市售的仪器一般都采用此方式。

按射频源可将核磁共振仪分为连续波核磁共振仪(CW-NMR)和脉冲傅里叶变换核磁共振仪(pulse fourier transform-NMR，PFT-NMR)。

1. 连续波核磁共振仪

连续波核磁共振仪为早期通用的常规仪器，其射频频率不高。这类仪器的结构如图 6-5 所示。

连续波核磁共振仪主要由以下部分组成：

(1) 磁体。磁体可分为永磁体、电磁体和超导磁体。在 NMR 中，一般用氢核的共振频率来反映仪器的场强。永磁体仪器的射频频率一般在 60MHz 以下；电磁体仪器所对应的氢核共振频率为 60～100MHz；低温超导装置能够获得强度高而稳定的射频频率，可达 800MHz。为防止谱线变宽，应使样品感受到均匀磁场，要求磁体能产生均匀而稳定的磁场，并使样品管以 40～60 周/s 的速度旋转。

(2) 射频振荡器。射频振荡器产生所需频率的射频，并通过射频振荡器线圈使射频作用于样品。射频振荡器线圈安装在与外磁场垂直的方向上，其输出功率可根据需要选择。

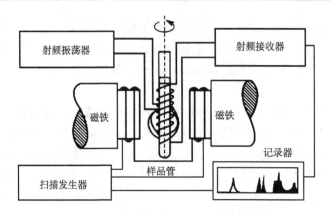

图 6-5　连续波核磁共振仪的结构示意图

(3)扫描发生器。扫描发生器可在小范围内改变外磁场的强度。通过扫场线圈使施加于样品的磁场强度由低到高变化，进行扫场，以满足核磁共振的条件。扫场速度一般为 3～10mG/min。

(4)射频接收器和记录系统。射频接收器线圈、振荡器线圈和扫场线圈三者相互垂直，并且水平地缠绕在样品管外面的探头上。探头位于两磁极之间，样品管可插入探头内。当样品中的磁性核发生核磁共振而吸收能量时，射频接收器线圈产生感应信号，输送给记录系统放大并记录下来，便得到 NMR 谱图。

这类仪器价格较低、性能稳定、操作简便、应用较广泛。但它的灵敏度低，需要的样品用量较大(10～50mg)，测试时间较长，只能测 ^{1}H、^{19}F、^{31}P 等天然丰度高的核，而无法测定 ^{13}C 等天然丰度很低的核。

2. 脉冲傅里叶变换核磁共振仪

脉冲傅里叶变换核磁共振仪是在连续波核磁共振仪的基础上增加了脉冲程序控制器和数据采集及处理系统。脉冲程序控制器用一个周期性的脉冲方波系列调制射频连续波，从而输出强而短的射频脉冲序列，当发射脉冲方波时，在外磁场保持不变的条件下，样品中不同化学环境下的所有同位素核同时发生共振；当脉冲终止时，及时准确地启动接收系统，射频接收线圈中接收到的是一个随时间衰减的信号，称为自由感应衰减(free induction decay，FID)信号。然后发射下一个脉冲并同时准确关闭接收系统，重复上述过程。自由感应衰减信号属于时间函数，为时间域信号，用计算机对自由感应衰减信号进行傅里叶变换，将其由时间域函数转换为频率域函数，就能得到人们能够识别的核磁共振谱图。

由于脉冲傅里叶变换核磁共振仪可方便地对测试信号进行 n 次累加，使仪器的信噪比提高 $\sqrt{n}$ 倍，同时数秒即可完成所有自由感应衰减信号的傅里叶变换，故仪器的灵敏度很高，可用于测定样品量少(≤1mg)的样品，也可用于测定天然丰度极低的核。脉冲傅里叶变换核磁共振仪可设计多种脉冲序列，可以测定核磁共振的二维谱、三维谱，能记下瞬间信息，有利于反应动态研究。脉冲傅里叶变换核磁共振仪性能远远优于连续波核磁共振仪。

三、化学位移

1. 化学位移的产生

根据核磁共振条件式(6-6)，同种核的共振频率只取决于外磁场强度 B_0 和核的磁旋比 γ。例如，对于 ^1H 核来说，若照射频率为 60MHz，则使其产生核磁共振的磁场强度为 1.409T，也就是说所有的 ^1H 核都在磁场强度为 1.409T 时发生共振，产生一个单一的吸收峰。如果是这样，那核磁共振对结构分析来说就毫无用处了。但实验发现，各种化合物中不同种类的氢原子所吸收的频率稍有不同，即吸收峰的位置不同。这种差别取决于被测原子核周围的化学环境，因为在分子中的磁性核都不是裸核，它们都被不断运动着的电子云所包围。由于核的自旋，核外电子云产生环形电流，在外加磁场的作用下，这种环形电流会感生出一个对抗外磁的次级磁场，如图 6-6 所示。次级磁场的方向与外磁场的方向相反，强度与外磁场强度 B_0 成正比。次级磁场在一定程度上减弱外磁场对磁核的作用，这种对抗外磁场的作用称为屏蔽效应，通常用屏蔽常数 σ 来衡量屏蔽作用的大小。由于核外电子云的屏蔽效应，原子核实际受到的磁场作用减小，核实际受的磁场强度为

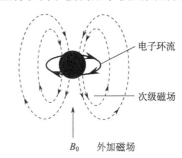

图 6-6　氢核外 s 电子所产生的抗磁屏蔽

$$B_{实} = B_0 - \sigma B_0 = B_0(1-\sigma) \tag{6-7}$$

屏蔽常数 σ 可以表示屏蔽作用的大小，它由核外电子云密度决定，与化学结构密切相关。屏蔽作用使原子核实际受到的外磁场强度发生变化，如果要维持原子核原有的频率共振，就必须改变磁场强度。这种因核所处化学环境改变而引起的共振条件(核的共振频率或外磁场强度)变化的现象称为化学位移(chemical shift)。可以说化学位移反映了核所处的化学环境，因此就可根据化学位移的大小来了解核所处的化学环境，即了解化合物的分子结构。

2. 化学位移的表示方法

由于共振频率与磁场强度 B_0 成正比，若化学位移值(核的吸收峰位置)直接用共振频率 ν 或磁场强度 B_0 表示，使用不同磁场强度的仪器检测同一种化学环境的核，得到的化学位移值是不同的，可比性差。通常采用测定化学位移相对值的办法来代替测定绝对值。在核磁共振波谱学中引入化学位移常数 δ 值来表示化学位移，其大小为某一同位素原子核的吸收峰位置与基准物质中同类同位素核的吸收峰位置之间的差值。并在核磁谱图中规定横坐标从左至右的方向为化学位移常数 δ 值减小的方向，同时也是(当固定照射频率时)磁场强度增加的方向，或(当固定磁场强度时)频率减少的方向。也就是说，在谱图右端的谱线相对处于高场(低频)，δ 值较小，而左端的谱线相对处于低场(高频)，δ 值较大。化学位移常数 δ 值是核磁共振提供的最重要的参数。

当固定外磁场强度、改变射频频率时，δ 可按式(6-8)计算。

$$\delta = \frac{\nu_{样品} - \nu_{标准}}{\nu_{标准}} \times 10^6 \tag{6-8}$$

式中，$\nu_{样品}$和$\nu_{标准}$分别为样品中磁核与基准物中磁核的共振频率。

由于$\nu_{样品}$和$\nu_{标准}$的差值相对于$\nu_{标准}$来说很小，而$\nu_{标准}$与仪器的振荡器频率ν_0非常接近，因此式中$\nu_{标准}$可用振荡器频率ν_0代替。式(6-8)可写为

$$\delta = \frac{\nu_{样品} - \nu_0}{\nu_0} \times 10^6 \qquad (6-9)$$

由于$\nu_{样品}$和$\nu_{标准}$的数值都很大（MHz 级），它们的差值却很小（通常不过几十至几千赫兹），因此化学位移常数δ的值非常小，一般在百万分之几的数量级，为了便于读写，在式(6-9)中乘以10^6。

同样，当固定射频频率而改变外磁场强度时

$$\delta = \frac{B_{样品} - B_{标准}}{B_{标准}} \times 10^6 \qquad (6-10)$$

式中，$B_{样品}$和$B_{标准}$分别为样品中的磁核和基准物中的磁核产生共振吸收时的外磁场强度。

最常用的基准物是四甲基硅烷(tetramethylsilane，TMS)，定义其δ值为 0。用 TMS 作标准是基于下述几个原因：①TMS 中的 12 个氢核处于完全相同的化学环境中，谱图中只出现一个尖峰；②TMS 中氢核的屏蔽常数大于一般有机物，由于较大的屏蔽效应，其信号处于高磁场与样品信号不会互相重叠，绝大多数有机化合物出峰在其左边的 0～15 处，化学位移为正值，若出峰在 TMS 的右边，则化学位移为负值；③TMS 有化学惰性，易溶，易回收。采用δ表示化学位移大小可使同一种物质的某一个质子在不同的仪器中得到的核磁共振谱图中的峰位置相同。

3. 影响化学位移的因素

化学位移是由核外电子云的抗磁性屏蔽效应引起的，因此凡是能改变核外电子云密的因素均可影响化学位移。常见的影响因素有诱导效应、共轭效应、磁的各向异性效应及溶剂和氢键效应等，因此化学位移是确定化合物结构的一个重要参数。

四、核磁共振波谱法在药物分析中的应用

核磁共振波谱除提供前述化学位移值信息外，还可获得谱峰多重性、偶合常数值、谱峰相对强度等重要信息。通过这些信息及各种二维谱和多维谱中呈现的相关峰，能够获得分子骨架、构型和构象等分子结构的直接信息，对化合物的分子结构进行鉴定。在结构分析基础上，可利用分子特定基团的质子数与相应谱的峰面积之间的关系进行定量分析。

核磁共振波谱法在药物研发过程中有着重要的应用。它可提供药物设计的结构信息，已成为新药研发的重要手段；在体内药物分析方面可对生物体内药物及其代谢物进行分析，如药物及其代谢物的结构鉴定、代谢途径归属、定量分析及药物与内源性物质相互作用；在分析天然药物的有效成分、鉴别药物伪劣及药物质量控制等方面也发挥着重要作用。

第三节　高效毛细管电泳法

高效毛细管电泳法(high performance capillary electrophoresis，HPCE)是经典电泳技术和现代微柱分离技术相结合的产物。该方法借助高压电场为驱动力，以毛细管为分离通道，主要依据各组分样品之间淌度的差异或分配系数的不同而实现分离。该方法有多种分离模式，具有仪器操作可自动化、样品用量少且成本低等特点。高效毛细管电泳法已被美国、中国等国家的药典收录，这为毛细管电泳在药物分析中的更广泛应用奠定了基础。

一、高效毛细管电泳法的分离原理

经典电泳分离技术是根据样品离子在电场力的作用下，在电解质溶液中以不同的速度向其所带电荷相反的电极方向迁移，由于不同离子所带电荷及性质的不同，迁移率不同，从而实现分离。但经典电泳分离技术最大的局限性在于电场高电压下的焦耳热导致电解质溶液温度急剧上升和电解质的自解，影响样品的分离，限制了高压电的应用。

若在熔融石英毛细管内进行电泳分析，由于熔融石英毛细管具有极高的散热效率，可以应用高压电，极大地改善分离效果。

在高效毛细管电泳中，除电泳流外，还同时存在电渗流。电渗流对分离也起着非常重要的作用。当熔融石英毛细管中充入的缓冲溶液的 pH≥3 时，管壁表面的硅羟基($-Si-OH$)部分解离成$-SiO^-$，使管壁表面带负电荷。在静电引力作用下，$-SiO^-$将试液中的阳离子吸引到管壁附近，并在一定距离内形成阳离子相对过剩的扩散双电层，看上去就像带负电荷的毛细管内壁形成了一个圆筒形的阳离子塞流。在外电场的作用下，带正电荷的溶液表面及扩散层的阳离子向阴极移动。由于这些阳离子是溶剂化的，当它们沿剪切面做相对运动时，将携带溶剂一起向阴极移动，这就是高效毛细管电泳中的电渗现象。在电渗力驱动下，毛细管中整个液体的流动称为高效毛细管电泳中的电渗流。通常情况下，电渗流速度是一般离子电泳速度的5～7倍。

在不考虑相互作用的前提下，带电粒子在毛细管内的实际迁移速度是电渗流速度与其电泳速度的矢量和，样品中的阳离子向阴极迁移，与电渗流方向一致，迁移速度最快。阴离子向阳极迁移，与电渗流方向相反，但由于电渗流速度通常大于电泳速度，其结果是阴离子缓慢移向阴极。中性分子的迁移速度与电渗流速度相同。当把样品从阳极一端注入毛细管内时，各种带电粒子将按不同的速度向阴极迁移，电渗流将所有的阳离子、中性分子、阴离子先后带至毛细管另一端(阴极端)并被检测。溶质粒子的出峰顺序为：阳离子→中性分子→阴离子。因不同离子的表观淌度不同，它们的表观迁移速度也就不同，从而得以分离。不电离的中性分子总是与电渗流的速度相同，因此可利用其出峰时间测定电渗流速度的大小。

电渗流大小和方向与内壁硅羟基的解离度与缓冲液 pH 和添加的改性剂有关。降低溶液pH 会降低解离度，减小电渗流；提高溶液 pH 会提高解离度，增加电渗流。有机添加剂的加入有时会抑制内壁硅羟基的解离，减小电渗流。如果将毛细管内壁表面改性，使其内表面带正电荷，产生的电渗流方向则变为由阴极流向阳极。因此，改变电渗流的大小或方向，可改变高效毛细管电泳分离的效率与选择性，这是高效毛细管电泳中优化分离的重要因素。

高效毛细管电泳有多种分离模式，根据分离原理可分为以下几种：

(1) 毛细管区带电泳(CZE)。这是最简单、应用最广的一种模式。将待分析溶液引入毛细管进样一端，施加直流电压后，各组分按各自的电泳流和电渗流的矢量和流向毛细管出口端，按阳离子、中性分子和阴离子及其电荷大小的顺序通过检测器。中性分子彼此不能分离。出峰时间为迁移时间 t_m，相当于高效液相色谱和气相色谱中的保留时间。

(2) 毛细管等速电泳(CITP)。采用前导电解质和尾随电解质，在毛细管中充入前导电解质后，进样，电极槽中换用尾随电解质进行电泳分析，带不同电荷的组分迁移至各个狭窄的区带，然后依次通过检测器。

(3) 毛细管等电聚焦电泳(CIFE)。将毛细管内壁涂覆聚合物减小电渗流，再将供试品和两性电解质混合进样，两个电极槽中分别加入酸液和碱液，施加电压后毛细管中的操作电解质溶液逐渐形成 pH 梯度，各溶质在毛细管中迁移至各自的等电点时变为中性，形成聚焦的区带，然后用改变压力或检测器末端电极槽储液的 pH 的方法使溶质通过检测器，或者采用全柱成像方式进行检测。

(4) 胶束电动色谱(MEKC)。当操作缓冲液中加入大于其临界胶束浓度的离子型表面活性剂时，表面活性剂就聚集形成胶束，其亲水端朝外，疏水非极性核朝内，溶质则在水和胶束两相间分配，各溶质因分配系数存在差别而被分离。

(5) 亲和毛细管电泳(ACE)。在缓冲液或管内加入亲和作用试剂，实现物质的分离。例如，将蛋白质(抗原或抗体)预先固定在毛细管柱内，利用抗原-抗体的特异性识别反应，毛细管电泳的高效快速分离能力、激光诱导荧光检测器的高灵敏度，分离检测样品混合物中能与固定化蛋白质特异结合的组分。

(6) 毛细管凝胶电泳(CGE)。在毛细管中装入单体和引发剂引发聚合反应生成凝胶，如聚丙烯酰胺凝胶、琼脂糖凝胶等。这些方法主要用于测定蛋白质、DNA 等生物大分子。还可以利用聚合物溶液，如葡聚糖等的筛分作用进行分析，称为毛细管无胶筛分。

(7) 毛细管电色谱(CEC)。将细粒径固定相填充到毛细管中或在毛细管内壁涂覆固定相，或以聚合物原位交联聚合的形式在毛细管内制备聚合物整体柱，以电渗流驱动操作缓冲液(有时再加辅助压力)进行分离。分析方式根据填料不同，可分为正相、反相及离子交换等模式。

二、高效毛细管电泳仪

高效毛细管电泳仪主要由毛细管、高压电源、缓冲液槽、进样系统、检测器和数据处理系统等部分组成，如图 6-7 所示。

1. 毛细管

理想的毛细管柱应是化学电惰性的，能透过紫外光和可见光，强度高，柔韧性好，耐用且便宜。目前采用的毛细管柱大多为圆管形弹性熔融石英毛细管，柱外涂敷一层聚酰亚胺以增加柔韧性，常规尺寸为内径 $20\sim75\mu m$、外径 $350\sim400\mu m$，长度一般不超过 100cm。细内径分离效果好，且焦耳热小，允许施加较高电压；但若采用柱上检测，则因光程较短，其检测限比粗内径管差；根据分离度的要求选用适当的毛细管长度，进样端至检测器间的长度

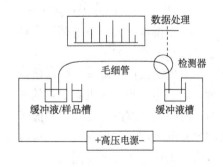

图 6-7　高效毛细管电泳仪示意图

称为有效长度，常控制在 40～60cm。毛细管常放在管架上，控制在一定温度下操作，以控制焦耳热。

2. 高压电源

采用 0～30kV(或相近)可调节直流电源，具有稳压、稳流和恒功率输出的特点。为保证迁移时间的重复性，输出电压应稳定在 ±0.1% 以内，为方便操作，电源极性要易于转换。

3. 缓冲液槽

缓冲液槽中储存缓冲溶液，为电泳提供工作介质。要求缓冲液槽化学惰性，机械稳定性好。

4. 进样系统

毛细管电泳所需进样量很小，一般为纳升级。为减小进样引起的谱带展宽，进样塞长度应控制在柱长的 1%～2%，采用无死体积的进样方法。目前常用的进样方式有压力(加压)进样、负压(减压)进样、虹吸进样和电动(电迁移)进样等方式，进样时通过控制压力或电压及时间来控制进样量。每次进样之前毛细管要用不同溶液冲洗，选用自动冲洗进样仪器较为方便。

5. 检测系统

由于高效毛细管电泳进样量很小，所以对检测器灵敏度提出了很高的要求。为实现既能对待测组分作灵敏检测，又不致使谱带展宽，通常采用柱上检测。目前高效毛细管电泳仪配备的几种主要检测器有：紫外-可见分光光度检测器、激光诱导荧光检测器、电化学检测器、质谱检测器、核磁共振检测器、化学发光检测器、共振瑞利散射光谱检测等。其中以紫外-可见分光光度检测器应用最广，包括单波长、程序波长和二极管阵列检测器。激光诱导荧光检测器是最灵敏的检测器之一。对无光吸收(或荧光)的待测组分的检测，可选用适当的紫外或荧光衍生试剂与被检测样品进行柱前、柱上或柱后化学反应实现溶质的分离与检测。

6. 数据处理系统

与一般色谱数据处理系统基本相同。

三、高效毛细管电泳法在药物分析中的应用

高效毛细管电泳具有多种分离模式。小到无机离子，大到生物大分子和超分子，甚至整个细胞，通常能配成溶液或悬浮溶液的样品(除挥发性和不溶物外)均能用高效毛细管电泳进行分离和分析。对药物分析，如手性药物、药物中的微量杂质、复方制剂中的有效成分及各种违禁药物分离分析都有广泛的应用。

第四节　色谱-质谱联用技术

联用技术是现代分析技术的发展方向之一，其中色谱-质谱联用技术将色谱对混合物的

极强分离能力与质谱对纯物质的高鉴别能力有机结合，互相取长补短，已成为当今分析领域中复杂成分样品分析的最重要的分离分析方法，在药物分析中有着广泛的应用。

一、气相色谱-质谱联用技术

气相色谱-质谱(gas chromatography mass spectrometry，GC-MS)联用技术是开发最早且目前已非常成熟的联用技术，适用于易于气化样品的分析。

1. GC-MS 联用仪的组成

GC-MS 联用仪由气相色谱仪、接口(GC 和 MS 之间的连接装置)、质谱仪和系统工作站四大部分组成，如图 6-8 所示。气相色谱仪使样品中各组分得以分离，组分与载气同时流出色谱柱；接口是组分的传输器，使流出色谱柱的组分进入质谱仪离子源；质谱仪获取组分的质谱图，是组分的鉴定器；系统工作站由计算机硬件和软件组成，是 GC-MS 整机工作的控制器、数据处理器和分析结果输出器。

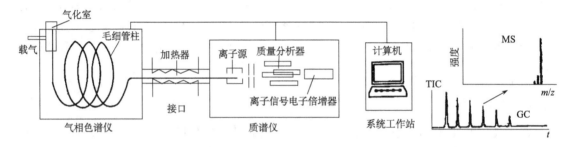

图 6-8　GC-MS 联用仪结构示意图

GC-MS 联用仪的接口是解决气相色谱和质谱联用的关键组件，它起传输试样、匹配两者工作气压的作用。要求试样传输产率高，浓缩系数大，延时短，色谱的峰展宽少。理想的接口应能去除全部载气而使试样毫无损失地从气相色谱仪传输给质谱仪。常见接口可以分为三类：直接导入型、分流型和浓缩型。由于气相色谱高分辨细径毛细管的广泛使用，直接导入型接口因其结构简单、传输率高(100%)且容易维护、仅需控温而被广泛选用；为防止插入质谱仪的毛细管柱一端被冷却，该接口的温度稍高于柱温；因色谱柱的所有流出物全部导入质谱仪的离子源内，载气由离子源高真空泵抽出，要满足离子源真空度的要求，色谱柱载气流量不宜太大，所以该接口不适合大口径毛细管柱和填充柱，而适合小口径毛细管的高分辨气相色谱仪与质谱仪的联用。

系统工作站能实现在线数据处理、仪器控制和自动化管理；能记录和存储色谱图、质谱图；进行各种运算、定量分析、创建谱库或从购买的谱库中检索谱图进行样品组分的鉴别等。目前通用的标准谱库有：①NIST 库，由美国国家标准与技术研究院(National Institute of Standards and Technology)出版，74 000 张；②NBS 谱库，43 000 张；③Wiley/NBS 谱库，130 000 张等。专用谱库有：①Pfleger 药物库，1700 张；②TX 毒物库，2200 张等。

2. GC-MS 联用仪的工作原理

混合物样品注射到气相色谱仪的气化室中，气化的样品由载气(常用氦气)带入色谱柱，分离后的组分随载气通过接口进入 MS 离子源。组分电离后，分子离子和碎片离子在质量分析器中进行质量分离，然后被离子检测器检测。当质量分析器做一次质量数扫描时，可检测到离子流强度随质荷比而变化的一张质谱图，即得到一张这个组分的质谱。

1) GC-MS 全扫描工作原理

如前所述，不同质荷比的离子被质量分析器分离，对一般质谱仪(如四极杆质谱仪)而言，不同质荷比的离子最终按时间先后进入离子检测器而被测定，即一次扫描。如果质量分析器在设定的质量范围内(如 10～1000)快速地以固定时间间隔不断重复扫描，离子检测系统就能得到连续不断变化的质谱图集。这种扫描从色谱进样开始到色谱收集停止结束，得到的所有信息就是 GC-MS 联用仪的原始数据。从离子检测器到放大器输出的离子流信号是模拟量，经 A/D 转换变为数字的离子流信号。计算机采集这些数字化的一组组原始数据，一边存储，一边将每次扫描的离子流求和获得总离子流(total ion current，TIC)。随着进入离子源组分的变化，总离子流发生变化，总离子流随色谱时间而变化的谱图称为总离子流色谱图(total ion chromatogram)。这种 GC-MS 联用方式称为全扫描工作方式。

在总离子流色谱图上，纵坐标表示总离子流强度，横坐标表示时间或连续扫描的次数(扫描图编号数)。一般有机化合物的总离子流色谱图与氢火焰离子化检测得到的色谱图很相似。在实时显示时，显示器还可同时显示变化着的总离子色谱图和瞬时的质谱图；全扫描结束后，可从计算机中调出总离子流色谱图和任何一个保留时间的质谱图。

2) GC-MS 选择离子监测工作原理

全扫描工作方式适用于未知物的定性分析，而对目标化合物的定量分析常采用选择离子监测(selected ion monitoring，SIM)，可提高分析的灵敏度。选择离子监测是指在质谱测定的过程中，把质量分析器调节为只传输某一个或某一类目标化合物的一个或数个特征离子如分子离子、官能团离子或强的碎片离子的状态，监测色谱过程中所选定质荷比的离子流随时间变化的谱图即质量离子色谱图。所以，进行选择离子监测方式的质谱仪是 GC 的选择性检测器，而进行全扫描工作方式的质谱仪是 GC 的通用性检测器。一个色谱流程内可寻找若干个目标物，这样可选择数组特征离子，用时间编程进行监测。采用选择离子监测得到的色谱图称为选择离子色谱图。

3. GC-MS 联用在药物分析中的应用

GC-MS 集气相色谱的高速、高分离效能、高灵敏度和质谱的高选择性于一体，通过总离子流色谱图结合质谱图和综合气相保留值法能对多组分混合物进行定性鉴定和分子结构的准确判断，通过峰匹配法、总离子流质量色谱法、选择离子监测法可对待测物进行定量分析，并由于灵敏度高、定量准确，逐渐成为分析微量、痕量物质的重要手段之一。GC-MS 适用于中草药挥发性成分鉴别、药物代谢产物鉴别、降解产生鉴别。但 GC-MS 只适合分析易于气化的样品，液相色谱-质谱联用技术应用范围更广泛。

二、 液相色谱–质谱联用技术

液相色谱–质谱(liquid chromatography-mass spectrometry，LC-MS)联用技术是在 GC-MS 的基础上发展起来的，随着接口技术的发展，已成为较成熟的联用技术，适用于难气化、极性强、相对分子质量大及热稳定性差的样品，极大地扩展了色谱-质谱联用技术分析样品的范围。

1. LC-MS 联用仪的组成

与 GC-MS 联用仪相似,LC-MS 的组成由液相色谱仪、接口(LC 和 MS 之间的连接装置)、质谱仪和计算机数据处理系统组成。

LC-MS 联用分析的样品来自液体流动相,流动相气化后气体流量达每分钟几百升,这对接口的要求比 GC-MS 苛刻得多。如何解决高流量的液相色谱系统和高真空的质谱仪之间的矛盾,接口技术就成了 LC-MS 分析的关键。接口要起到下列作用:①将流动相及样品气化;②分离除去大量的流动相分子;③常需完成对样品分子的电离。LC-MS 联用主要接口有粒子束接口、移动带接口和大气压离子化接口等。目前技术最为成熟、应用最为广泛的接口是大气压离子化(atmospheric pressure ionization,API)接口,API 接口是一种在大气压下将溶液中的分子或离子转变成气相离子的接口,包括电喷雾离子化(electrospray ionization,ESI)和大气压化学离子化(atmospheric pressure chemical ionization,APCI)两种电离方式,它们都是非常温和的离子化技术。

1) 电喷雾离子化接口

样品溶液通过辅助气套管,带高压电的毛细管喷出,在辅助气体的辅助下雾化,产生带电荷的雾状液滴,在迁移过程中,液滴由于溶剂蒸发或库仑爆炸而使体积逐渐减小,最后完全脱溶剂形成单电荷或多电荷气态离子。此接口适用于极性化合物和分子质量在 10 000Da 以上的生物大分子的分析。

2) 大气压化学离子化接口

样品溶液由具有雾化气套管的毛细管端流出,被氮气流雾化,通过加热管时被气化,在加热管端进行电晕尖端放电,溶剂分子被电离,形成溶剂离子,这些溶剂离子和雾化气与气态的样品分子反应,得到样品分子的准分子离子。此接口适用于弱极性化合物和相对分子质量在 1500Da 以下的化合物的分析。

LC-MS 联用仪的液相色谱系统与传统的液相色谱系统相同,只是检测器由原来的紫外检测器变成质谱检测器。为保证接口和质谱仪正常工作,联用时要求液相色谱泵能在较低流速下提供流量准确、稳定的流动相,以保证实验结果的稳定性和重现性;通常采用 10～50mm 的短色谱柱,以缩短分析时间。流动相的基本要求是不能含有非挥发性盐类(如磷酸盐缓冲液和离子对试剂等),因为接口中高速喷射的液流会产生制冷效应,造成液流中的非挥发性组分极易冷凝析出,堵塞毛细管等小口径入口,影响分析的稳定和仪器的使用寿命。流动相中挥发性电解质(如甲酸、乙酸、氨水等)的浓度也不能超过 10mmol/L。一般认为低浓度电解液和高比例有机相容易获得较好的离子化效率。

系统工作站能实现在线数据处理、仪器控制和自动化管理;能记录和存储色谱图、质谱图;进行定量分析;若采用高分辨质谱仪,可准确测定组分的相对分子质量,通过计算机软件获取该组分可能的分子式。但 LC-MS 不像 GC-MS 具有商用标准质谱库可供检索、对比查询,只能自己建库或自己解析谱图。

2. LC-MS 联用仪的工作原理

LC-MS 分析样品的基本过程是:样品通过液相色谱系统进样,由色谱柱进行分离,然后进入接口(界面,interface)。在接口中,样品先由液相中的离子或分子转变成气相中的离子,然后离子被聚焦于质量分析器中，根据质荷比而分离。最后离子被转变为电信号，传送至计算机数据处理系统。

两种 API 方法都能够生成正离子或负离子，通过改变加在 API 源和离子通道(位于 API 源和质量分析器中间)上的电压极性，可以选择只让正离子或负离子进入质量分析器进行检测分析。一种物质在正离子和负离子方式下的质谱图完全不同，但可以相互补充。

在 ESI 过程中，离子是在溶液中预先形成的，酸性分子在溶液中形成负离子，而碱性分子则生成正离子。作为一般规则，由溶液中预先形成的离子极性决定离子极化方式的选择：如果分析物为酸性，则检测负离子；如果分析物为碱性，则检测正离子。ESI 可以通过交替扫描，同时得到正离子和负离子质谱，也就是说可一次分析周期的一部分得到一种离子极性方式的质谱，然后在该分析周期的另一部分得到另一种极性的质谱。

在 APCI 过程中，一般在正离子方式下产生更强的离子流，特别对于含有碱性氮原子的分析物更是如此。一个例外是酸性化合物如羧酸及酸性醇，它们产生的负离子比正离子更多。尽管事实上负离子比正离子产生的少，但负离子方式有时是非常有意义的选择，这是由于负离子扫描方式产生的噪声比正离子方式低，具有更好的专属性。APCI 也可通过交替扫描同时获得正离子和负离子质谱。

APCI 和 ESI 都是软电离方式，易于生成准分子离子，碎片离子很少甚至没有，这对于推测样品分子的化学结构很不利，可采用惰性气体碰撞的方式使样品离子裂解生成碎片离子，获取组分质谱图。这种通过碰撞使样品离子的热力学能增加，进而裂解形成碎片离子的过程称为碰撞诱导解离(collision induced dissociation，CID)。

3. LC-MS 联用在药物分析中的应用

LC-MS 联用集液相色谱的高分离能力与质谱的高灵敏度和极强的定性专属性于一体，成为其他方法所不能取代的有效工具。特别是多级质谱和高分辨质谱技术的发展和应用，能够在线获得化合物的丰富片段信息和分子组成信息，为药物中有关物质的结构鉴定提供了快速、准确的方法，可用于药物代谢产物分析、中药成分分析、中药制剂中掺伪(如掺入化学药物)分析等。

练 习 题

1. 简述质谱仪离子源的作用。

2. 简述核磁共振条件。

3. 画出高效毛细管电泳仪的组成，并说明各部分的作用。

4. 简述接口技术为什么是 LC-MS 联用要解决的关键问题，并说明 API 的作用。

第七章 化学分析法

化学分析法是以化学反应为基础建立的测定待测物含量的方法。化学分析法作为一种常量分析法，在对药品生产中的原料、中间体、原料药和成品进行检验时，仍然经常使用。本章主要介绍非水酸碱滴定法、卡尔·费休(Karl Fischer)滴定法及亚硝酸钠滴定法。

第一节 非水酸碱滴定法

酸碱滴定分析多数是以水为溶剂进行的，但一些弱有机酸、碱及某些盐类在水溶液中进行滴定时没有明显的终点突跃，难以准确滴定，另一些有机化合物在水中溶解度很小，也使以水作溶剂的滴定分析受到一定的限制。采用各种非水溶剂作为滴定介质，不仅能增加有机化合物的溶解度，而且能改变物质的化学性质，使在水中不能进行完全的滴定反应顺利进行，从而扩大滴定分析的应用范围。这种在非水溶剂体系中进行的滴定分析称为非水滴定法(nonaqueous titration)。非水滴定法除用于酸碱滴定分析外，也可用于配位滴定、氧化还原滴定、沉淀滴定等，应用较为广泛的是非水酸碱滴定法及卡尔·费休滴定法(非水氧化还原滴定法)。

一、溶剂的种类、性质和选择

1. 溶剂的分类

在非水酸碱滴定中，常用的溶剂有甲醇、乙醇、冰醋酸、二甲基甲酰胺、丙酮和苯等。这些溶剂根据其酸碱性主要可分为两大类：质子性溶剂和非质子性溶剂。

1)质子性溶剂

该类溶剂特点是溶剂分子参与质子的转移反应，既能给出质子也能接受质子，是两性溶剂。根据溶剂给出质子或接受质子的能力不同，可将它们进一步分为以下三类：

(1)中性溶剂。这类溶剂给出质子或接受质子的能力相当，它们的酸碱性与水相近，如甲醇、乙醇、异丙醇等醇类，属两性的中性溶剂。当溶质是较强的酸时，这类溶剂显碱性；当溶质是较强的碱时，这类溶剂显酸性。适用于作滴定不太弱的酸性或碱性物质的介质。

(2)酸性溶剂。这类溶剂也具有一定的两性，但更容易给出质子，其酸性比水强，如甲酸、冰醋酸、乙酐等，属疏质子溶剂。适用于作滴定弱碱性物质的介质，能增强被测碱的强度。

(3)碱性溶剂。这类溶剂也具有一定的两性，但更容易接受质子，其碱性比水强，如乙二胺、丁胺、乙醇胺等，属亲质子溶剂。适用于作滴定弱酸性物质的介质，能增强被测酸的强度。

2)非质子性溶剂

这类溶剂的特点是溶剂分子之间不发生质子的转移，给出质子和接受质子的能力都极弱，或根本就没有。包括以下两类：

(1)非质子亲质子性溶剂。溶剂分子中无转移性质子，与水相比几乎无酸性，也无两性特征，但却有较弱的接受质子倾向和程度不同的成氢键能力，如酮类、酰胺类(如二甲基甲酰胺)、腈类、吡啶等，适用于作滴定弱酸性物质的介质。

(2)惰性溶剂。这类溶剂中质子的转移只发生在溶质分子之间，溶剂分子中无转移性质子和接受质子的倾向，溶剂不参与质子转移反应，如苯、甲苯、氯仿、四氯化碳等。

质子性溶剂常与惰性溶剂混合使用，使样品更易溶解在混合溶剂中，滴定突跃范围增大，终点变色敏锐。例如，冰醋酸-乙酐、冰醋酸-苯常用于弱碱性物质的滴定；苯-甲醇常用于羧酸类物质的滴定，二醇类-烃类常用于溶解有机酸盐、生物碱和高分子化合物。

2. 溶剂的性质

在以水为溶剂的体系中，某一物质酸碱性的强弱主要与其解离常数有关，其中水起着传递质子的作用。而物质的解离常数大小不仅与物质的本质有关，还与溶剂的性质有关，这种情况在非水溶剂中更为明显。

同一种酸溶解在不同类型的溶剂中，将表现出不同的强度。例如，苯酚在水中是极弱的酸，不能用碱标准滴定溶液直接滴定，但在乙二胺溶剂中却可以直接滴定。同理，氨的水溶液表现为弱碱性，但在甲酸溶剂中其碱性要强得多。

一些物质酸碱性的强弱在同一种溶剂中时常不易区别，此效应称为"拉平效应"，如 HCl、H_2SO_4、$HClO_4$ 的水溶液都呈现强酸性，因为水几乎把它们的质子全部接受过来，生成溶剂化的水合离子(H_3O^+)。如果将这几种酸溶解在冰醋酸溶剂中，由于冰醋酸是一种酸性溶剂，对质子的亲和力相对较弱，就区分出上述三种酸给出质子能力的差异，这种能区分酸(或碱)强弱的效应称为"区分效应"，其中 $HClO_4$ 给出质子的能力最强，酸的强度也最高。溶剂的拉平效应和区分效应都是相对的：一般来说，酸性溶剂对碱具有拉平效应，对酸具有区分效应；碱性溶剂对酸具有拉平效应，对碱具有区分效应。非质子性溶剂没有明显的酸碱性，因而不具有拉平效应，这样就使得非质子性溶剂成为良好的区分性溶剂，因而具有区分效应。

3. 溶剂的选择

在非水滴定中，溶剂的选择至关重要。在选择溶剂时首先要考虑溶剂的酸碱性，因为它直接影响滴定反应的完全程度。例如，吡啶($K_b=1.7\times10^{-9}$)作为弱碱，当在水中用强酸滴定时，由于水的碱性比吡啶还强，溶剂水将与吡啶(待测物)争夺质子生成水合离子，以至于滴定反应不能进行完全。为使滴定弱碱(吡啶)的反应进行完全，应选择在冰醋酸溶剂中滴定吡啶。又如，苯甲酸($K_b=6.2\times10^{-5}$)虽然可用强碱滴定，但苯甲酸难溶于水，《中国药典》选择中性乙醇为溶剂，酚酞为指示剂，氢氧化钠滴定液(0.1mol/L)滴定。

非水滴定溶剂的选择，除主要考虑非水溶剂的酸碱性应能增强待测组分的酸碱性，以使滴定反应进行完全之外，还应满足以下要求：

(1)能溶解试样及滴定反应的产物。一种溶剂不能溶解时可采用混合溶剂。

(2)有一定的纯度，并且黏度小、挥发性低、安全无毒、价廉且易于回收再利用。

二、碱的滴定

1. 基本原理

对游离弱有机碱和有机酸碱金属盐，可直接采用高氯酸非水溶液滴定法测定。对有机碱的氢卤酸盐、磷酸盐及硫酸盐类（$BH^+ \cdot A^-$）的高氯酸滴定过程，实际上是一个置换滴定，即强酸（$HClO_4$）置换出与有机弱碱结合的较弱的酸（HA）。其反应原理可用下列通式表示：

$$BH^+ \cdot A^- + HClO_4 \longrightarrow BH^+ \cdot ClO_4^- + HA$$

式中，$BH^+ \cdot A^-$ 为有机弱碱盐；HA 为被置换出的弱酸。

由于被置换出的 HA 的酸性强弱不同，因而对滴定反应的影响也不同。当 HA 酸性较强时，根据化学反应平衡的原理，反应不能定量完成。例如，测定有机碱性氢卤酸盐时，由于被置换出的氢卤酸 HA 的酸性相当强，影响滴定终点，不能直接滴定，需要进行处理。一般处理方法是加入定量的乙酸汞冰醋酸溶液，使其生成在乙酸中难解离的卤化汞，以消除氢卤酸对滴定的干扰与不良影响。

$$2B \cdot HX + Hg(OAc)_2 \longrightarrow 2B \cdot HOAc + HgX_2$$

为彻底消除氢卤酸对滴定的影响，一般加稍过量的乙酸汞（1～3 倍）。

2. 溶剂

滴定弱碱应选用酸性溶剂，冰醋酸是最常用的酸性溶剂。市售冰醋酸含有少量水分，为避免水分对滴定的影响，一般加入一定量的乙酐，使其与水反应变成冰醋酸。

$$(CH_3CO)_2O + H_2O \longrightarrow 2CH_3COOH$$

一般来说，当碱性药物的 pK_b 为 8～10 时，宜选冰醋酸作为溶剂；当 pK_b 为 10～12 时，碱性更弱，宜选冰醋酸与乙酐的混合溶液作为溶剂；当 $pK_b > 12$ 时，宜选乙酐作为溶剂。这是因为：当碱性药物的 $pK_b > 10$ 时，在冰醋酸中的滴定突跃太小，不能准确滴定。在冰醋酸中加入不同量的乙酐为溶剂，随着乙酐量的不断增加，甚至仅以乙酐为溶剂，由于乙酐解离生成的乙酐合乙酰离子 $[CH_3CO^+ \cdot (CH_3CO)_2O]$ 比乙酸合质子 $[H^+ \cdot CH_3COOH]$ 的酸性更强，更有利于增强碱性药物的碱性，使突跃显著增大，从而获得满意的滴定结果。例如，咖啡因（$pK_b = 14.2$）的含量也可采用非水溶液高氯酸滴定法测定，《中国药典》（2015 年版）采用乙酐-冰醋酸（5:1）为溶剂。

3. 标准溶液与基准物质

滴定碱的标准溶液常采用高氯酸的冰醋酸溶液，这是因为高氯酸在冰醋酸中有较强的酸性，且绝大多数有机碱的高氯酸盐易溶于有机溶剂，对滴定反应有利。标定高氯酸标准溶液浓度常用邻苯二甲酸氢钾为基准物质。

4. 终点指示方法

弱碱的非水溶液滴定法常用电位滴定法和指示剂法确定终点。

电位滴定时用玻璃电极为指示电极，饱和甘汞电极(玻璃套管内装氯化钾的饱和无水甲醇溶液)为参比电极。

采用高氯酸滴定液滴定时，最常用的指示剂为结晶紫(crystal violet)，还有 α-萘酚苯甲醇(0.2%冰醋酸溶液，其碱式色为黄色，酸式色为绿色)和喹哪啶红(0.1%甲醇溶液，其碱式色为红色，酸式色为无色)为指示剂。以冰醋酸作溶剂，结晶紫颜色由碱性区域到酸性区域的变化复杂，依次为(碱性)紫色、蓝紫色、蓝色、蓝绿色、绿色、黄绿色、黄色(酸性)，滴定不同强度碱性物质时，结晶紫指示剂终点颜色不同：①滴定碱性较强的物质时，应该以蓝色为终点，如盐酸异丙肾上腺素等；②碱性次之的物质以蓝绿色或绿色为终点，如盐酸伪麻黄碱等；③碱性较弱的物质应以黄绿色或黄色为终点，如硝西泮等。

指示剂终点颜色变化应以电位滴定法终点时指示剂颜色为准，通过电位滴定法确定指示剂变色范围。例如，滴定突跃不明显，指示剂难以判断，则可以用电位滴定法指示终点等。

5. 注意事项

(1)采用高氯酸的冰醋酸溶液滴定有机碱的氢卤酸盐时，为消除氢卤酸对滴定的干扰与不良影响，常加入定量的乙酸汞冰醋酸溶液。但乙酸汞既是有剧毒的化学品，又是环境重污染物质，应尽量避免使用，可采用更为环保和绿色的乙酐代替冰醋酸作为溶剂，并以电位滴定法指示终点，或使用其他更为环保的方法进行测定。

(2)有机碱硫酸盐可直接滴定，但滴定至其成为硫酸氢盐为止；硫酸盐滴定时，目视终点通常灵敏度较差，以电位滴定法指示终点，电位突跃也不够明显时，用较大量的乙酐代替冰醋酸作为溶剂，可以提高终点的灵敏度。供试品如为硝酸盐时，置换出的硝酸可使指示剂褪色，导致终点极难观察，遇此情况应以电位滴定法指示终点为宜。

(3)冰醋酸具有挥发性，且膨胀系数较大，因此温度和储藏条件影响滴定剂的浓度。若滴定供试品与标定高氯酸滴定液时的温度差超过 10℃，则应重新标定；若未超过 10℃，则可根据以下公式将高氯酸滴定液的浓度加以校正：

$$N_1 = N_0 / \left[1 + 0.0011 (t_1 - t_0) \right]$$

式中，0.0011 为冰醋酸的体积膨胀系数；t_0 为标定高氯酸滴定液时的温度；t_1 为滴定供试品时的温度；N_0 为 t_0 时高氯酸滴定液的浓度；N_1 为 t_1 时高氯酸滴定液的浓度。

(4)高氯酸和冰醋酸中所含水分必须加乙酐予以除去，所加乙酐的量可按下述两种情况处理：①测定一般样品时，乙酐的量可稍多于计算量，不影响测定结果；②测定易乙酰化样品如芳香第一胺或第二胺时，所加乙酐不宜过量，否则会使测定结果偏低。测定此类样品用的标准溶液，需预先采用费休氏测水法，确定其准确的含水量后，再加上适量乙酐调节到标准溶液的含水量为 0.01%～0.2%。

(5)高氯酸与有机物接触、遇热极易引起爆炸。市售高氯酸为含高氯酸质量分数 70.0%～72.0%的水溶液，因此需加入乙酐除去水分，若将乙酐直接加入高氯酸中，将发生剧烈反应，并散发出大量热。因此，配制高氯酸的冰醋酸标准溶液时应先用冰醋酸将高氯酸稀释，然后在不断搅拌下缓缓加入乙酐。

(6)当室温低于 16℃时，高氯酸的冰醋酸溶液会结冰而影响使用，此时可改用乙酸-乙酐(9:1)的混合溶剂配制高氯酸标准溶液，它不仅不会结冰，而且吸湿性小，使用一年浓度改变也很小。有时也可在冰醋酸中加入 10%～15%丙酸以防结冰。

三、酸的滴定

滴定不太弱的有机酸时，可用醇类作溶剂；对弱酸和极弱酸的滴定，则以碱性溶剂乙二胺或偶极亲质子性溶剂二甲基甲酰胺较为常用；混合酸的区分滴定以甲基异丁酮为区分性溶剂。混合溶剂甲醇-苯、甲醇-丙酮也经常使用。滴定酸常用的标准溶液是甲醇钠的苯-甲醇溶液。甲醇钠由甲醇与金属钠应制得，反应式为

$$2CH_3OH+2Na \longrightarrow 2CH_3ONa+H_2\uparrow$$

标定碱标准溶液常用的基准物质是苯甲酸。

滴定酸最常用的指示剂是百里酚蓝(thymol blue)，适用于在苯、丁胺、二甲基甲酰胺、吡啶、叔丁醇中滴定中等强度酸或弱酸，其碱式色为蓝色，酸式色为黄色。

第二节　卡尔·费休滴定法

1935 年卡尔·费休建立的物质中水分的定量测定法简称费休氏法，适用于大多数药物中水分的准确测定。但该法是基于滴定分析法的总量测定，无法区分药物中水分的形态是结晶水还是吸附水。

一、费休氏法原理

碘氧化二氧化硫时，需要一定量的水分参与反应：

$$I_2+SO_2+ 2H_2O \Longrightarrow 2HI+ H_2SO_4$$

根据定量反应关系和消耗碘的质量，可计算出参与反应的水分含量。

上述反应是可逆的，当硫酸浓度达到 0.05% 以上时，即能发生逆反应。为了使上述可逆反应往正反应方向定量完全进行，需要加入适当的碱性物质以中和反应过程中生成的酸。费休氏试液大多使用无水甲醇配制碘-二氧化硫溶液，并添加无水吡啶或适宜的有机叔胺，以定量地吸收反应产物 HI 和 H_2SO_4，形成氢碘酸吡啶和硫酸酐吡啶，同时吡啶还具有可与碘和二氧化硫结合以降低二者蒸气压的作用。

虽然硫酸酐吡啶不稳定，可与水发生副反应，但是溶剂无水甲醇可与其形成稳定的甲基硫酸氢吡啶：

从而保障了滴定反应定量完成：

$$I_2 + H_2O + SO_2 + 3 \underset{N}{\bigcirc} + CH_3OH \longrightarrow 2 \underset{\underset{I}{H}\ N}{\bigcirc} + \underset{\underset{SO_4CH_3}{H}\ N}{\bigcirc}$$

实际上，无水吡啶与无水甲醇既参与反应，又发挥溶剂的作用。反应过程中，为使 I_2 的计量控制更为可行和准确，费休氏试剂中 SO_2、C_5H_5N 和 CH_3OH 都必须足够过量，通常 I_2、SO_2、C_5H_5N 的比例达约 $1:3:5$，CH_3OH 又常作为溶剂，所以应足够过量。

费休氏试剂中，仅碘与水作用的物质的量比为 $1:1$，从而作为化学计量反应定量的基础。反应完毕后过量的游离碘呈现红棕色，即可确定为终点。

二、费休氏试液的配制

称取碘(置于干燥器内以硫酸为干燥剂干燥 48h 以上)110g，置于干燥的具塞锥形瓶(或烧瓶)中，加无水吡啶 160mL，注意冷却，振摇至碘全部溶解，加无水甲醇 300mL，称定质量，将锥形瓶(或烧瓶)置于冰浴中冷却，在避免空气中水分侵入的条件下，通入干燥的二氧化硫至质量增加 72g，再加无水甲醇至 1000mL，密塞，摇匀，在暗处放置 24h。

市售的费休氏试液可以是由不含吡啶的其他碱化试剂，或不含甲醇的其他伯醇类等制成；也可以是单一的溶液或由两种溶液(碘溶液与二氧化硫溶液分别配制)临用前混合而成。

本试液应遮光，密封，阴凉干燥处保存。临用前标定滴定度。

三、费休氏试液的标定

精密称取纯化水 10～30mg，用水分测定仪直接标定；或精密称取纯化水 10～30mg，置于干燥的具塞锥形瓶中，除另有规定外，加无水甲醇适量，在避免空气中水分侵入的条件下，用费休氏试液滴定至溶液由浅黄色变为红棕色，或用永停滴定法等电化学方法指示终点；另做空白试验，按下列公式计算。

$$F = \frac{W}{A - B}$$

式中，F 为费休氏试液的滴定度，即每 1mL 费休氏试液相当于水的质量(mg)；W 为称取纯化水的质量(mg)；A 为滴定所消耗费休氏试液的容积(mL)；B 为空白所消耗费休氏试液的容积(mL)。

通常新鲜制得的费休氏试液滴定度为：每 1mL 费休氏试液约相当于水 5mg。费休氏试液的滴定度会随着储藏时间的延长而逐渐下降。因此，费休氏试液需在临用前 1h 内进行标定；或者在连续使用的情况下，每天开始使用时标定。

四、费休氏容量滴定法

精密称取供试品适量(消耗费休氏试液 1～5 mL)，除另有规定外，溶剂为无水甲醇，用水分测定仪直接测定；或精密称取供试品适量，置于干燥的具塞锥形瓶中，加溶剂适量，在不断振摇(或搅拌)下用费休氏试液滴定至溶液由浅黄色变为红棕色，或用永停滴定法指示终点；另做空白试验，按下列公式计算：

$$供试品中水分含量(\%) = \frac{(A-B) \times F}{W} \times 100$$

式中，A 为供试品所消耗费休氏试液的体积(mL)；B 为空白所消耗费休氏试液的体积(mL)，F 为费休氏试液的滴定度(mg/mL)；W 为供试品的质量(mg)。

如供试品吸湿性较强，可称取供试品适量置于干燥的容器中，密封(可在干燥的隔离箱中操作)，精密称定，用干燥的注射器注入适量无水甲醇或其他适宜溶剂，精密称定总质量，振摇使供试品溶解，测定该溶液水分。洗净并烘干容器，精密称定其质量。同时测定溶剂的水分，按下列公式计算：

$$供试品中水分含量(\%) = \frac{(W_1-W_3)C_1 - (W_1-W_2)C_2}{W_2-W_3} \times 100$$

式中，W_1 为供试品、溶剂和容器的总质量(g)；W_2 为供试品和容器的质量(g)；W_3 为容器的质量(g)；C_1 为供试品溶液的水分含量(g/g)；C_2 为溶剂的水分含量(g/g)。

五、库仑滴定法

库仑滴定法仍以费休氏反应为基础，应用永停滴定法测定水分。

与容量滴定法相比，库仑滴定法中滴定剂碘不是从滴定管加入，而是由含有碘离子的阳极电解液电解产生。一旦所有的水被滴定完全，阳极电解液中就会出现少量过量的碘，使铂电极极化而停止产生碘。根据法拉第定律，产生碘的量与通过的电量成正比，因此可以通过测量电量总消耗的方法测定水分总量。

库仑滴定法主要用于测定含微量(0.0001%～0.1%)水分的供试品，特别适用于测定化学惰性物质如烃类、醇类和酯类中的水分。所用仪器应干燥，并能避免空气中水分的侵入；测定操作应在干燥处进行。

费休氏试液：按卡尔·费休库仑滴定仪的要求配制或使用市售费休氏试液，无需标定滴定度。

测定方法：于滴定杯加入适量费休氏试液，先将试液和系统中的水分预滴定除去，然后精密量取供试品适量(含水量为 0.5～5mg)，迅速转移至滴定杯中，以永停滴定法指示终点，从仪器显示屏上直接读取供试品中水分的含量，其中每 1mg 水相当于 10.72C 电量。

六、注意事项

(1)所用仪器应干燥，并能避免空气中水分的侵入；测定操作应在干燥处进行。

(2)虽然卡尔·费休滴定法适用于大多数药物中水分的准确测定，但易与 I_2 或 SO_2 反应的药物不适用。例如，醛、酮、共轭多烯类等有机药物不宜采用卡尔·费休滴定法测定水分。

(3)费休氏试液的选用：不同的全自动水分测定仪，对费休氏试液的要求也可能不同。因此，费休氏试液的型号、表示方法可能各异，使用时应根据试剂说明正确选用。

(4)费休氏试液有毒性，稳定性差，保存期较短(一般约为 3 个月)。含吡啶的费休氏试液有恶臭气味，储藏、使用、回收处理均需特别注意。

第三节　亚硝酸钠滴定法

亚硝酸钠滴定法是利用 HNO_2 与有机胺类化合物发生重氮化反应的滴定法。由于本法适用范围广，常被国内外药典所采用。

一、基本原理

芳伯氨基或水解后生成芳伯氨基的化合物在酸性溶液中与亚硝酸钠定量发生重氮化反应，生成重氮盐，可用永停滴定法指示反应终点。亚硝酸钠滴定法的化学反应式为

$$Ar—NHCOR + H_2O \xrightarrow[\triangle]{H^+} Ar—NH_2 + RCOOH$$

$$Ar—NH_2 + NaNO_2 + 2HCl \longrightarrow Ar—N_2^+Cl^- + NaCl + 2H_2O$$

二、测定的主要条件

重氮化反应的速率受多种因素的影响，亚硝酸钠滴定液及反应生成的重氮盐也不够稳定，因此在测定中应注意以下主要条件：

(1) 加入适量溴化钾加快反应速率。在不同无机酸体系中，重氮化反应速率不同，即氢溴酸＞盐酸＞硝酸＞硫酸，由于氢溴酸昂贵，多用盐酸；但为了加快反应速率，往往加入适量的溴化钾，使体系中的溴化钾和盐酸起到氢溴酸的加速作用。重氮化的反应历程如下：

$$NaNO_2 + HCl \longrightarrow HNO_2 + NaCl$$

$$HNO_2 + HCl \longrightarrow NOCl + H_2O$$

$$Ar—NH_2 \xrightarrow[慢]{NO^+Cl^-} Ar—NH—NO \xrightarrow{快} Ar—N=N—OH \xrightarrow{快} Ar—N_2^+Cl^-$$

整个反应的速率取决于第一步，而第一步反应的快慢与含芳伯氨基化合物中芳伯氨基的游离程度有密切关系，即游离芳伯氨基越多，重氮化反应速率越快；反之，则游离芳伯氨基越少，重氮化反应速率越慢。增加 NO^+ 的浓度也能加快第一步反应的速率。所以在测定中一般向供试溶液中加入适量溴化钾，使重氮化反应速率加快。

溴化钾与盐酸作用产生溴化氢，后者与亚硝酸作用生成 NOBr：

$$HNO_2 + HBr \longrightarrow NOBr + H_2O \qquad ①$$

若供试溶液中仅有盐酸，则生成 NOCl：

$$HNO_2 + HCl \longrightarrow NOCl + H_2O \qquad ②$$

式①的平衡常数比式②的约大 300 倍，即生成的 NOBr 量大得多，也就是在供试液中 NO^+ 的浓度大得多，从而加速了重氮化反应。

(2) 加过量盐酸加速反应。因胺类化合物的盐酸盐较其硫酸盐的溶解度大，反应速率也较快，所以多采用盐酸。按照重氮化反应的计量关系式，芳伯胺与盐酸的物质的量比为 1:2，实际测定时盐酸的用量要大得多，尤其是某些在酸中较难溶解的药物，往往要多加一些。因为加入过量的盐酸有利于：①重氮化反应速率加快；②重氮盐在酸性溶液中稳定；③防止生成偶氮氨基化合物而影响测定结果。相应化学反应式为

$$Ar—N_2^+Cl^- + H_2N—Ar \rightleftharpoons Ar—N=NH—Ar + HCl$$

酸度加大，反应向左进行，因此可防止偶氮氨基化合物的生成。但是酸度过大，又可阻碍芳伯氨基的游离，反而影响重氮化反应速率。太浓的盐酸还可使亚硝酸分解。所以，一般芳胺类药物与盐酸的物质的量比为 1:2.5~1:6。

（3）反应温度。重氮化反应的速率与温度成正比，但是生成的重氮盐又随温度升高而加速分解。其化学反应式为

$$Ar—N_2^+Cl^- + H_2O \longrightarrow Ar—OH + N_2 \uparrow + HCl$$

一般温度每升高 10℃，重氮化反应速率加快 2.5 倍，但同时重氮盐分解的速率也相应加速 2 倍，所以滴定一般在低温下进行。但低温下反应太慢，经试验，可在室温（10～30℃）下进行，其中 15℃ 以下结果较准确。

（4）滴定速度。重氮化反应速率相对较慢，因此滴定速度不宜太快，为了避免滴定过程中亚硝酸挥发和分解，滴定时宜将滴定管尖端插入液面下约 2/3 处，一次将大部分亚硝酸钠滴定液在搅拌条件下迅速加入，使其尽快反应。然后将滴定管尖端提出液面，用少量水淋洗尖端，再缓缓滴定。尤其是在近终点时，因尚未反应的芳伯胺药物的浓度极低，必须在最后一滴加入后，搅拌 1～5min，再确定终点是否真正到达。这样可以缩短滴定时间，也不影响结果。

三、指示终点的方法

指示终点的方法常用永停滴定法、外指示剂法等。

外指示剂法是在临近终点时，取出少许滴定液，与 KI-淀粉糊或试纸接触，根据是否出现蓝色确定终点。其原理是在化学计量点后，稍过量的 $NaNO_2$ 可将 KI 氧化成 I_2，生成的 I_2 与淀粉作用显蓝色。这种指示剂不能加到滴定液中，因为滴入的 $NaNO_2$ 将优先与 KI 作用而无法指示终点。外指示剂法操作烦琐，误差较大。目前药典主要采用永停滴定法指示终点。

四、滴定法

取供试品适量，精密称定，置于烧杯中，除另有规定外，可加水 40mL、盐酸溶液（1→2）15mL，置于电磁搅拌器上，搅拌使其溶解，再加溴化钾 2g，插入铂-铂电极后，将滴定管尖端插入液面下约 2/3 处，用亚硝酸钠滴定液（0.1mol/L 或 0.05mol/L）迅速滴定，边滴边搅拌，至近终点时，将滴定管尖端提出液面，用少量水淋洗尖端，洗液并入溶液中，继续缓缓滴定。

《中国药典》（2015 年版）收载的苯佐卡因、盐酸普鲁卡因、注射用盐酸普鲁卡因、盐酸普鲁卡因胺及其片剂与注射液，可直接用本法测定其含量。

练 习 题

一、简答题

1. 简述费休氏试液的配制方法。

2. 简述亚硝酸钠滴定法的主要条件，并简要说明理由。

二、计算题

1. 配制高氯酸冰醋酸溶液（0.050 00mol/L）1000mL，需用 70% 相对密度为 1.75 的高氯酸 4.2mL，所用的冰醋酸含量为 99.8%、相对密度为 1.05，则应加含量为 98%、相对密度为 1.087 的乙酐多少毫升，才能完全除去其中的水分？（乙酐和水的摩尔质量分别为 102.1g/mol 和 18.02g/mol）。

2. 若已知高氯酸冰醋酸溶液在 24℃ 时标定的浓度为 0.1086mol/L，试计算此溶液在 30℃ 时的浓度。

第八章　样品的采集与预处理

正确的样品采集和样品预处理方法是保证药品质量分析结果准确的前提。为了满足各类样品的分析要求，对样品的采集和预处理方法进行研究具有重要意义。

第一节　样品的种类和采集取样方法

一、样品的种类

药物分析中样品按聚集状态分为液体样品和固体样品；按待测组分在样品中的分布情况分为分布均匀的样品和分布不均匀的样品；按生产过程分为原辅料、中间体、成品及包装材料。

1. 原辅料

原辅料是指生产过程中所需要的原料和辅料的总称，药品生产中的原料为原料药，包括化学药、中药和生物技术药物；辅料为各种稳定剂、赋形剂等，这些统称原辅料。

原料药是用于生产各类制剂的原料药物，包括化学合成、植物提取或生物技术制备的各种药用的粉末、结晶、浸膏等，根据其来源分为化学合成药和天然化学药两大类。化学合成药又可分为无机合成药和有机合成药。无机合成药为无机化合物(极个别为单质)，如用于治疗胃及十二指肠溃疡的氢氧化铝、三硅酸镁等；有机合成药主要是由基本有机化工原料经一系列有机化学反应而制得的药物[如阿司匹林(乙酰水杨酸)、氯霉素、咖啡因等]。原料药中，有机合成药的品种、产量及产值所占比例最大，是化学制药工业的主要支柱。天然化学药按其来源，也可分为生物化学药与植物化学药两大类。抗生素一般是由微生物发酵制得，属于生物化学药范畴。近年出现的多种半合成抗生素则是生物合成和化学合成相结合的产品。

药用辅料是指生产药品和调配处方所使用的赋形剂和附加剂，是除活性成分以外，对安全性方面进行了合理的评估，并且包含在药物制剂中的物质。随着人们对药物由剂型中释放到被吸收过程的深入了解，现在已普遍认识到辅料有可能改变药物从制剂中释放的速度或稳定性，从而影响其生物利用度和质量。

2. 中间体

中间体包括中间体化学品、活性药物组分、非活性添加组分及生产过程化学品。化学合成药是以一定的原料为原点，按照设定的路线合成出具有药物功能的目标化合物。在各种药物的生产中，相同的药物可以经由不同的合成路线、不同的加工工艺得到，所以就会得到不同的中间产品，某一生产路线中的加工产品也可能是另一生产路线的中间产品。中间体是药物合成的过程中产生的，因此一般具有与产物相同或类似的基团和特征。

3. 成品

成品是原料药经过一定的生产工艺制成的有一定疗效的制剂形式，称为药物制剂。药物制剂是一类关系到人类生命健康、可供销售的产品。为保证人们用药的安全、有效、稳定和使用方便，成品必须达到一定的质量要求。药物制剂的种类繁多，常用剂型有 40 余种，如散剂、颗粒剂、胶囊剂、片剂、注射剂、溶液剂、乳剂、混悬剂、栓剂、软膏剂、气雾剂、滴鼻剂等。

4. 包装材料

药品包装材料是指直接接触药品的包装材料，主要起到物流、传递信息和物理防护的作用。成品必须用一定的包装材料进行包装，以保证其质量稳定性、方便运输及促销。药品包装是药品生产的最后一道工序，药品包装材料的质量对药品的质量控制具有重要意义。

常用的包装材料有玻璃、金属、塑料、橡胶等。

1）玻璃

玻璃常用于注射剂、片剂、口服剂等剂型的包装。玻璃按材质可分为硼硅、低硼硅、钠钙玻璃等。不同成分的材质，其性能有很大差别，应重点考察：玻璃中碱性离子的释放对药液 pH 的影响；有害金属元素的释放；不同温度(尤其冷冻干燥时)、不同酸碱度条件下玻璃的脱片；含有着色剂的避光玻璃被某些波长的光线透过，使药物分解；玻璃对药物的吸附及玻璃容器的针孔、瓶口歪斜等。

2）金属

金属常用于软膏剂、气雾剂、片剂等剂型的包装。应重点考察：药物对金属的腐蚀；金属离子对药物稳定性的影响；金属上保护膜试验前后的完整性等。

3）塑料

塑料常用于片剂、胶囊剂、注射剂、滴眼剂等剂型的包装。按材质可分为高密度聚乙烯、低密度聚乙烯、聚丙烯、聚对苯二甲酸乙二醇酯、聚氯乙烯等。应重点考察：水蒸气、氧气的渗入；水分、挥发性药物的透出；脂溶性药物、抑菌剂向塑料的转移；塑料对药物的吸附；溶剂与塑料的作用；塑料中添加剂、加工时分解产物对药物的影响及微粒、密封性等。

4）橡胶

橡胶通常作为容器的塞、垫圈。按材质可分为异戊二烯橡胶、卤代丁基橡胶。鉴于橡胶配方的复杂性，应重点考察：各种添加物的溶出对药物的作用；橡胶对药物的吸附及填充材料在溶液中的脱落。在进行注射剂、粉针、口服溶液剂等试验时，瓶子应倒置、侧放，使药液能充分与橡胶塞接触。

二、样品的采集

1. 样品采集原则

样品采集是指从整批被检总体中抽取一部分有代表性的样品，供分析使用。为使少量供试品的组成、理化性质和含量等能代表整个分析对象，样品采集时应充分注意样品的科学性、真实性和代表性；取样方法要与分析目的一致；取样过程中要设法保持原有的理化指标，避免预测组分发生化学变化或丢失(如水分、气味、挥发性酸等);采集的设备和容器应按规定洁净,防止带入杂质或污染;取样方法要尽量简单,处理装置适当。

2. 采样工具和装样器具

1)原料药的采样工具

(1)对于粉末状固体原料药和半固体原料药,一般使用一侧开槽、前端尖锐的不锈钢抽样棒取样,某些情况下也可使用瓷质或不锈钢质药匙。

(2)低黏度液体原料药的取样工具为吸管、烧杯、药匙、漏斗等;腐蚀性或毒性液体原料药取样时需用吸管辅助器;高黏度液体原料药可用玻璃棒蘸取。

制剂的取样工具:制剂抽样一般以完整最小包装单位为取样对象,因此不需要特殊抽样工具。特殊情况下需拆开最小包装取样的,应使用适合于所抽样品剂型的抽样工具,并不得对药品产生污染。

2)装样器具

原料药使用可密封的玻璃瓶等适宜器具装样。制剂使用纸袋(盒、箱)等适宜器具装样。

3. 取样的一般步骤

(1)检查药品所处环境是否符合要求,确定取样批号,检查该批药品内、外包装情况。

(2)确定取样单元数、取样单元及取样量。

(3)用适宜取样工具抽取单元样品,进而制作最终样品,分为 3 份,分别装入装样器具并签封。取样时要依次检查抽样单元的外观情况及内容物的情况,如果发现异常情况,相应做针对性抽样。

(4)将被拆包的取样单元重新包封,贴上已被取样的标记。

(5)填写相关取样记录。

4. 抽样单元数的确定

1)原料药抽样单元数(n)的确定

(1)当一批药品的包装件数(N)不多于 100 件时,抽样单元数(n)按表 8-1 确定。当一批药品的包装件数超过 100 件时,抽样单元数按式(8-1)计算确定。

$$n = \sqrt{N} \tag{8-1}$$

表 8-1　原料药抽样单元数

N	n	N	n
1	1	31~40	6
2~5	2	41~50	7
6~10	3	51~70	8
11~20	4	71~90	9
21~30	5	91~100	10

(2)对异常非均质性原料药或者不熟悉供货者提供的原料药抽样单元数的确定时,应将该批原料药的各个包装件均作为抽样单元,即 $n=N$。

2)制剂抽样单元数的确定

(1)如需抽取的最终样品数少于 6 个最小包装，应当从相应数量的抽样单元中取样。如需抽取 4 个最小包装，应当从 4 个抽样单元中各取 1 个最小包装。

(2)如需抽取的最终样品数等于或多于 6 个最小包装，则应当从 6 个抽样单元中抽样，并且从各单元中抽取的最小包装数应当大致相等。如需抽取 12 个最小包装，应当从 6 个抽样单元中各取 2 个最小包装单位。

5. 抽样单元的确定

1)原料药抽样单元的确定

(1)随机抽样：清点药品包装件数并对各包装件编号，从 1 开始连续编号。采取抽签、掷随机数骰子、随机数表或用计算器发随机数等简单随机抽样法，抽取 n(抽样单元数)个包装件作为抽样单元。

(2)系统抽样：先将抽样批总体(全部包装件数 N)分成 n(抽样单元数)部分，再采用简单随机抽样法确定第一部分的第 k 号包装件作为抽样单元，随后按相等间隔(N/n)从每个部分中各抽取一个包装件作为抽样单元。

2)制剂抽样单元的确定

(1)随机抽样：同原料药。

(2)针对性抽样：当发现某一批或若干批药品质量可疑时，应当从随机抽样的总体中划出，列为针对性抽样批次，属于非随机抽样。

6. 抽样量

1)原料药的抽样量

(1)均质性和正常非均质性原料药的抽样量(W)：一般为 3 倍全检量。抽样量(W)在每个抽样单元中的分配(单元样品量)应当大致相等。

(2)对异常非均质性原料药或者不熟悉供货者提供的原料药，抽样量(W_i)应当适当增加，按式(8-2)计算。

$$W_i = PW \tag{8-2}$$

式中，W_i 为 3 倍全检量。当 $N \leqslant 100$ 时，P 值按表 8-2 确定，N 为该批药品的包装件数。当 $N > 100$ 时，P 值按式(8-3)计算确定。

$$P = 0.4\sqrt{N} \tag{8-3}$$

表8-2 原料药的抽样量

N	P	N	P
1~10	1	41~80	3
11~40	2	81~100	4

抽样量(W_i)在每个抽样单元中的分配(单元样品量)应当大致相等。

2)制剂的抽样量

一般为 3 倍全检量，每个全检量至少有 3 个最小包装。该抽样量在每个抽样单元中的分配(单元样品量)应当大致相等。

7. 取样方法

1)原料药的取样方法

(1)固体或半固体原料药的取样方法：将抽样单元表面拭净后移至洁净取样室，用洁净干燥的抽样棒等适宜取样工具，从确定的抽样单元内抽取单元样品。一般应当从上、中、下、前、后、左、右等不同部位取样，但不一定从同一抽样单元的不同部位取样，可在不同抽样单元的不同部位取样。取得的单元样品分别置于不同的洁净干燥的装样器具中，并将品名、批号、抽样单元的编号标记于该器具上。n 个抽样单元即有 n 个单元样品。

固体样品按规定取样后，需进行缩分。除另有规定外，一般采用"四分法"。"四分法"基本步骤是：将混匀的样品摊成正方形或堆成圆锥状再压成圆饼状，以对角线划"×"字或对圆饼划"+"字，使其分为 4 等份，取用对角 2 份；再如上操作。反复数次至最后剩余的量足够完成所有必要的试验及留样数为止(供试品的量一般不得少于实验所需用量的 3 倍,即 1/3 供实验室分析用, 1/3 供复核用，其余 1/3 则为留样保存)。

(2)液体原料药的取样方法：将抽样单元表面拭净后移至洁净取样室，先将液体混匀，再用洁净干燥的吸管等适宜取样工具，从确定的抽样单元内抽取单元样品。有结晶析出的液体，应当在不影响药品质量的情况下，使结晶溶解并混匀后取样。取得的单元样品分别置于不同的洁净干燥的装样器具中，并将品名、批号、抽样单元的编号标记于该器具上。n 个抽样单元即有 n 个单元样品。对非均质液体原料药(如混悬液)，应当在充分混匀后迅速取样。

2)制剂的取样方法

制剂以完整的最小包装作为取样对象，从确定的抽样单元内抽取单元样品。

3)其他样品的取样方法

详细方法见相关资料，本节不再详述。

8. 样品的保存

采集的样品一般应立即进行分析，否则应妥善保存，以防止在放置过程中受温度、湿度、光照、氧化等影响而发生理化性质的改变。样品保存时间取决于样品本身的性质、保存条件和检测项目，因此应根据样品情况通过试验确定合适的保存方法。

常见的方法有以下几种：

(1)常温保存。常温下较稳定的样品可采用常温保存，样品采集后置于洁净的具塞(盖)容器中保存，必要时用封口膜封口，易吸潮的样品置于干燥器中保存，需避光的样品应避光保存，并注意容器材料不得影响样品的理化性质。

(2)低温保存。热稳定性差或易变质的样品可采用低温保存，样品采集后置于干燥洁净的具塞(盖)容器中，冷藏或冷冻保存。

(3)化学保存。在采集的样品中加入适量抗氧剂、防腐剂、酸碱调节剂等，以防有关化学反应发生。

第二节　样品的预处理方法

一、概述

在样品分析之前，一般需根据分析方法的特点、样品的结构与性质及样品的组成采用不同的方法对分析样品进行前处理，该过程称为分析样品的预处理。分析样品进行预处理的目的是使样品能够满足所选用分析方法的要求，将待测物质能够纯化或转化为适宜的测定形式，以减少干扰，提高样品分析的灵敏度、专属性和准确性。常用方法包括直接溶解法、提取分离法、萃取浓集法、化学衍生化法、不经过有机破坏的化学分解法及有机破坏法等。

二、常见样品预处理方法

1. 直接溶解法

直接溶解法是指将试验样品直接溶解于适当溶剂或分散于适当稀释剂中，制成溶液或分散系供分析用。直接溶解法适用于具有特征基团的化学原料药或其简单制剂的鉴别、检查与含量测定。其中简单制剂是指有效成分单一、辅料组成简单的制剂，如单方常规片剂、注射剂等。

1) 溶剂溶解法

溶剂溶解法是将试验样品直接溶解于适当的溶剂中，常用的溶剂有水、不同浓度的甲醇或乙醇、冰醋酸或乙酐、N, N-二甲基甲酰胺，以及 0.01～0.1mol/L 盐酸溶液或氢氧化钠溶液等。本法主要适用于化学鉴别法检查或含量测定，紫外-可见光分光光度法鉴别或含量测定，高效液相色谱法检查有关物质或含量测定，气相色谱法测定残留溶剂等。

2) 固体分散法

固体分散法是将固体试样分散于固体或液体稀释剂中。例如，红外分光光度法通常采用压片法、糊法、膜法、溶液法和气体吸收法，其中最常用的是溴化钾压片法，是将固体药物分散于溴化钾中并压制成薄片后绘制红外吸收光谱或测定特征谱带。

2. 提取分离法

提取分离法是指用适当的与水混溶的极性有机溶剂将被测物质与试验样品基质分离。本法主要应用于基质复杂的分析样品的制备，如糖浆剂、软膏剂、栓剂等辅料干扰严重的化学药物制剂或中药材及其简单制剂分析时的样品制备。

常用的提取分离法有溶剂提取法、超声处理法、加热回流法、索氏提取法或水蒸气蒸馏法、冷浸或渗漉法等；常用的提取溶剂有甲醇、乙醇、丙酮等。其中，最常用的方法是以不同含水量的甲醇或乙醇为溶剂回流提取。此外，超声处理法也较为常用，近年来其应用越来越广泛。若被测物质含量较低，则需进一步采用液相或固相萃取法进行萃取浓集。

3. 萃取浓集法

萃取浓集法是指用适当的有机溶剂选择性地将被测物质与样品基质分离，进行样品的纯化与浓集。本法主要适用于复杂基质中的微量或痕量物质分析时的样品制备，如中药复方制剂或生物样品分析时的样品制备。萃取浓集法主要包括液相萃取法(溶剂萃取法)与固相萃取法。相关内容参见第十七章第三节内容。

4. 化学衍生化法

化学衍生化法是通过适当的化学反应，在药物分子中引入具有特征属性官能团进行结构改造。本法适用于无可检测基团(包括游离的或潜在的具有特征属性的基团)或特征元素的药物分析时的样品制备。根据衍生产物具有的可检测属性的不同，化学衍生化法主要分为适用于高效液相色谱法的紫外衍生化、荧光衍生化、非对映衍生化或手性衍生化与适用于气相色谱法的硅烷化、酰化及烷基化等反应。化学衍生化反应将改变试验样品的基质组成，因此一般用于单一组分定量分析法的样品制备。

5. 不经过有机破坏的化学分解法

化学分解法是将药物的有机结构经适当的化学反应，发生部分降解生成具有特征反应的官能团或特征元素离子。本法适用于分子结构无特征反应，但具有潜在特征基团或含金属及卤素等药物分析的样品制备。这些药物结构中具有的潜在官能团或特征元素原子与碳原子结合不牢固，可用简单的水解或还原等化学法使其分解，产生特征官能团或转化为特征元素的无机离子。根据化学反应原理的不同，化学分解法主要分为水解法与锌粉还原法。

1)水解法

水解法是在适当的酸碱性溶液中，经加热回流使有机结构分解，生成具有特征反应的游离官能团或特征元素离子的方法。主要适用于含潜在特征官能团药物鉴别试验和结合不牢固的含金属或含卤素等有机药物定性与定量分析的样品制备。

(1)酸水解法：酸水解法是指在酸性条件下将药物水解的方法，将药物与适当的无机酸(如盐酸)溶液共热或回流，使药物结构中的卤素原子水解，或将不溶性金属盐类水解转换为可溶性盐。本法常用于卤素原子与脂肪族碳原子以共价键结合(结合不牢固)的含卤素有机药物及水难溶性含金属有机药物的鉴别与含量测定的样品制备。

(2)碱水解法：碱水解法是指在碱性条件下将药物水解的方法，将药物溶解于适当的溶剂中，加碳酸钠或氢氧化钠溶液并加热回流使其水解。本法适用于含酯或酰胺结构，或结合不牢固的含卤素有机药物定性、定量分析的样品制备。

2)锌粉还原法

含特征元素取代的有机药物，当特征元素原子与碳原子结合较牢固时，如含杂原子或直接与芳环连接，采用水解法难以使共价结合键断裂，但可在酸或碱性溶液中加强还原剂锌粉，室温下或加热回流使共价结合的 C—X 键断裂而转化为无机离子。

6. 有机破坏法

有机破坏法是将药物的有机结构经高温氧化分解为二氧化碳与水，而有机结合的特征元素原子转化为可溶性无机物。本法适用于含金属药物及含结合牢固的卤素、氮、硫、磷等元素的有机药物的分析。这些药物结构中的金属元素或特征元素原子与碳原子结合牢固，用水解或锌粉还原等化学分解的方法难以定量转变为无机形式，必须采用有机破坏的方法将药物分子中有机结构部分完全破坏，使有机结合形式的金属元素或特征元素原子转变为可测定的无机离子(或氧化物、无氧酸等)后方可采用适当的方法分析。根据分解剂的不同,有机破坏法包括酸破坏法、碱破坏法与氧瓶燃烧法。

1)酸破坏法

酸破坏法是以强酸作为分解剂(也称消解剂或消化剂)的有机破坏法。由于本法通常在液态下完成,因此也称湿法破坏。本法适用于可生成阳离子的元素的分解破坏,常用于原料药中金属性无机杂质检查、含氮有机药物及生物制品与生物样品中金属元素定量分析的样品制备。本法主要使用硫酸作为分解剂,常加入氧化剂如硝酸、高锰酸钾、过氧化氢等辅助分解剂,在高温下分解有机结构,使与其结合的被测元素转化为无机状态。

(1)硝酸-高氯酸法。本法适合于含 Sn、Fe 有机化合物样品的破坏,以及血、尿、组织等生物样品的破坏。本法破坏能力强,反应比较激烈,必须严密注意切勿将容器中的内容物蒸干,以免发生爆炸。经本法破坏后,所得的无机金属离子一般为高价态。值得注意的是,本法对含氮杂环药物的破坏不够完全,此时宜选用干法灼烧进行破坏。

(2)硝酸-硫酸法。本法适用于 Pb、As、Cu、Zn 等样品的破坏,经本法破坏分解所得的无机金属离子均为高价态离子。碱土金属可与硫酸形成不溶性的硫酸盐,将会吸附被测定的金属离子,使测定结果偏低,所以本法不适用于含碱土金属有机药物的破坏,可改用硝酸-高氯酸法进行破坏。

(3)硫酸-硫酸盐法。以下介绍以硫酸-硫酸盐法为基础的含氮有机药物定量分析方法——凯氏定氮法。

《中国药典》(2015 年版)将凯氏定氮法收载于第四部通则"0704 氮测定法",分为第一法(常量法)、第二法(半微量法)和第三法(定氮仪法)。本法是依据含氮有机物经硫酸消化后,生成的硫酸铵被氢氧化钠分解释放出氨,后者借水蒸气蒸馏进入硼酸液中生成硼酸铵,最后用强酸滴定,依据强酸消耗量可计算出供试品的氮含量。

(i)仪器装置:凯氏定氮法需用 30~50mL(半微量法)或 500mL(常量法)硅玻璃或硼玻璃制成的硬质茄形烧瓶,具体装置如图 8-1 所示。

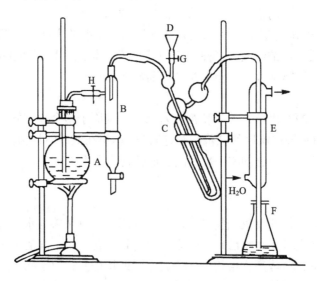

图 8-1　凯氏定氮蒸馏装置

A. 1000mL 圆底烧瓶；B. 安全瓶；C. 连有氮气球的蒸馏瓶；D. 漏斗；E. 直形冷凝管；F. 100mL 锥形瓶；G、H. 橡皮管夹

(ii) 消解剂：为使有机药物中的氮定量转化，必须使有机结构破坏完全，但长时间受热可导致铵盐分解。因此，常在硫酸中加入硫酸钾或无水硫酸钠提高硫酸沸点，以升高消解温度，也可防止硫酸在加热过程中过早地分解为三氧化硫而损失；同时加入催化剂加快消解速度，以缩短消解时间。常用的催化剂有汞盐、硒粉、铜盐、二氧化锰等，其中汞或汞盐催化作用最强，但汞盐易与氨生成硫酸铵汞配位化合物$[Hg(NH_3)_2]SO_4$，其中的氨不易被碱游离，且当样品中有卤素存在时，卤素可与汞结合生成难解离的卤化汞(HgX_2)而失去催化作用。硫酸铜因廉价易得，且无挥发性，毒性低，最常用作本法的催化剂。

(iii) 操作法：第一法(常量法)。取供试品适量(相当于含氮量25～30mg)，精密称定，供试品如为固体或半固体，可用滤纸称取，并连同滤纸置于干燥的500mL凯氏烧瓶中；然后依次加入硫酸钾(或无水硫酸钠)10g和硫酸铜粉末0.5g，再沿瓶壁缓缓加硫酸20mL；凯氏烧瓶口放一小漏斗并使凯氏烧瓶成45°斜置，用直火缓缓加热，使溶液的温度保持在沸点以下，等泡沸停止，加强热至沸腾，待溶液成澄明的绿色后，除另有规定外，继续加热30min，放冷。沿瓶壁缓缓加水250mL，振摇使混合，放冷后，加40%氢氧化钠溶液75mL，注意使其沿瓶壁流至瓶底，自成一液层，加锌粒数粒，用氮气球将凯氏烧瓶与冷凝管连接；另取2%硼酸溶液50mL，置于500mL锥形瓶中，加甲基红-溴甲酚绿混合指示液10滴；将冷凝管的下端插入硼酸溶液的液面下，轻轻摆动凯氏烧瓶，使溶液混合均匀，加热蒸馏，至接收液的总体积约为250mL时，将冷凝管尖端提出液面，使水蒸气冲洗约1min，用水淋洗尖端后停止蒸馏；馏出液用硫酸滴定液(0.05mol/L)滴定至溶液由蓝绿色变为灰紫色，并将滴定的结果用空白试验校正。每1mL硫酸滴定液(0.05mol/L)相当于1.401mg氮。

第二法(半微量法)。蒸馏装置如图8-1所示。

连接蒸馏装置，烧瓶中加水适量与甲基红指示液数滴，加稀硫酸使其呈酸性，加玻璃珠或沸石数粒，从漏斗加水约50mL，关闭橡皮管夹G，开放冷凝水，煮沸烧瓶中的水，当水蒸气从冷凝管尖端冷凝而出时，移去火源，关闭橡皮管夹H，使蒸馏瓶中的水反抽到安全瓶，打开橡皮管夹G，放出安全瓶中的水，关闭安全瓶及橡皮管夹G，将冷凝管尖端插入约50mL水中，使水自冷凝管尖端反抽至蒸馏瓶，再抽至安全瓶，如上法放去。如此将仪器内部洗涤2～3次。

取供试品适量(相当于含氮量1.0～2.0mg)，精密称定，置于干燥的30～50mL凯氏烧瓶中，加硫酸钾(或无水硫酸钠)0.3g与30%硫酸铜溶液5滴，再沿瓶壁滴加硫酸2.0mL；在凯氏烧瓶口放一小漏斗，并使烧瓶成45°斜置，用小火缓缓加热使溶液保持在沸点以下，等泡沸停止，逐步加大火力，沸腾至溶液成澄明的绿色后，除另有规定外，继续加热10min，放冷，加水2mL。

取2%硼酸溶液10mL，置于100mL锥形瓶中，加甲基红-溴甲酚绿混合指示液5滴，将冷凝管尖端插入液面下。然后，将凯氏烧瓶中内容物经由漏斗转入蒸馏瓶中，用水少量淋洗凯氏烧瓶及漏斗数次，再加入40%氢氧化钠溶液10mL，用少量水再洗漏斗数次，关闭橡皮管夹G，加热烧瓶进行水蒸气蒸馏，至硼酸液开始由酒红色变为蓝绿色时，继续蒸馏约10min，将冷凝管尖端提出液面，使水蒸气继续冲洗约1min，用水淋洗尖端后停止蒸馏。馏出液用硫酸滴定液(0.005mol/L)滴定至溶液由蓝绿色变为灰紫色，并将滴定的结果用空白(空白和供试品所得馏出液的容积应基本相同，70～75mL)试验校正。每1mL硫酸滴定液(0.005mol/L)相当于0.1401mg氮。

取用的供试品如在 0.1g 以上时，应适当增加硫酸的用量，使消解作用完全，并相应地增加 40%氢氧化钠溶液的用量。

第三法(定氮仪法)。本法适用于常量及半微量法测定含氮化合物中氮的含量。半自动定氮仪由消化仪和自动蒸馏仪组成；全自动定氮仪由消化仪、自动蒸馏仪和滴定仪组成。供试品的含氮量参考第一法或第二法，称取样品置于消化管中，依次加入适量硫酸钾、硫酸铜和硫酸，把消化管放入消化仪中，按照仪器说明书的方法开始消解[通常为 150℃，5min(去除水分)；350℃，5min(接近硫酸沸点)；400℃，60～80min]至溶液呈澄明的绿色，再继续消化 10min，取出，冷却。将配制好的碱液、吸收液和适宜的滴定液分别置于自动蒸馏仪相应的瓶中，按照仪器说明书的要求将已冷却的消化管装入正确位置，关上安全门，连接水源，设定加入试剂的量、时间、清洗条件及其他仪器参数等。如果为全自动定氮仪，即开始自动蒸馏和滴定；如果为半自动定氮仪，则取馏出液参照第一法或第二法滴定，测定氮的含量。

注意事项：

a. 蒸馏前应蒸洗蒸馏瓶 15min 以上。

b. 硫酸滴定液 (0.005mol/L) 的配制：精密量取硫酸滴定液 (0.05mol/L) 100mL，置于 1000mL 容量瓶中，加水稀释至刻度，摇匀。

c. 样品应是均匀的。固体样品应预先研细混匀，液体样品应振摇或搅拌均匀。

d. 样品放入定氮瓶内时，不要黏附在瓶颈上。如果黏附可用少量水冲下，以免被检品消解化不完全，结果偏低。

e. 消化时如不容易成透明溶液，可将定氮瓶放冷后，慢慢加入 30%过氧化氢 2～3mL，促使其氧化。

f. 在整个消化过程中，不要用强火。保持缓和的沸腾，使火力集中在凯氏烧瓶底部，以免附在壁上的蛋白质在无硫酸存在的情况下分解，使氮有损失。

g. 如果硫酸缺少，过多的硫酸钾会引起氨的损失，这样会形成硫酸氢钾，而不与氨作用。因此，当硫酸过多地被消耗或样品中脂肪含量过高时，要增加硫酸的量。

h. 氨是否完全蒸馏出来，可用 pH 试纸检验馏出液是否为碱性。

i. 以硼酸为氨吸收液，可省去标定碱液的操作，且硼酸的体积要求并不严格，操作比较简便。

j. 向蒸馏瓶中加入浓碱时，往往出现褐色沉淀物，这是由于分解促进碱与加入的硫酸铜反应生成氢氧化铜，经加热后又分解生成氧化铜沉淀。有时铜离子与氨作用，生成深蓝色的 $[Cu(NH_3)_4]^{2+}$。

《中国药典》(2015 年版)主要应用本法测定蛋白质含量(通则 0731 第一法)及含有氨基或酰胺结构的药物含量。对于以偶氮或肼等结构存在的含氮药物，因在消解过程中易于生成氮气而损失，需在消解前加锌粉还原后再依法处理；而杂环中的氮，因不易断键而难以消解，可用氢碘酸或红磷还原为氢化杂环后再进行消解。对于含氮量较高(超过 10%)的样品，可在消解液中加入少量多碳化合物如蔗糖、淀粉等作为还原剂，以利于氮转变为氨。

酸破坏法除了以上三种试剂组合的方式之外，还有硝酸-硫酸-高氯酸法、硫酸-过氧化氢法、硫酸-高锰酸钾法等，其目的都是增加氧化剂。硫酸加氧化剂，加热，使有机物破坏分解完全，破坏后，金属在溶液中均以高价态(如砷酸)存在。酸法破坏所用的仪器一般为硅玻璃或硼玻璃制成的凯氏烧瓶；所用试剂及蒸馏水均不应含有被测金属离子或干扰测定的其他金属离子；由于整个操作过程所用酸量高于样品数倍，所以必须按相同条件进行空白试验校正；操作时应在通风橱内进行。

关于样品的取用量，应视被测含金属有机药物中所含金属元素的量和破坏后所用测定方法而定。一般来说，金属元素含量为 10～100μg 时，取样量为 10g；如果测定方法灵敏度较高，取样量可相应减少。对于生物样品，一般血样 10～15mL 或尿样 50mL。

2) 碱破坏法

碱破坏法是以金属氧化物、氢氧化物或盐等作为分解剂的有机破坏法。将适量含待分析元素的有机药物与分解剂混合均匀后置于瓷坩埚或镍坩埚、铂坩埚中，先小火加热，使样品完全炭化，然后放入高温炉中灼烧，经高温炽灼灰化，使有机结构分解而待分析元素转化为可溶性无机盐。本法采用高温炽灼破坏有机结构，因此也称干法或高温炽灼法。本法适用于可生成阴离子的特征元素，如卤素、硫、磷等元素的分解，主要用于含卤素或含硫药物鉴别时的样品制备，也用于含磷药物含量测定时的样品制备。根据药物结构分解难易及待分析元素的不同，常使用无水碳酸钠、硝酸镁、氢氧化钙或氧化锌等作为辅助分解剂。

注意事项：

(1)加热或灼烧时，应控制温度在 420℃以下，以防止某些被测金属化合物挥发。

(2)灰化完全与否直接影响测定结果的准确性。如果欲检查灰化是否完全，可将灰分放冷后，加入稍过量的稀盐酸-水(1:3)或硝酸-水(1:3)的混合液，振摇，注意观察溶液是否呈色或是否存在有机物不溶成分。若呈色或有不溶有机物，可于水浴上将溶液蒸干，并用小火炭化后，再进行灼烧。

(3)经本法破坏后，所得灰分往往不易溶解，但此时切勿弃去。

3) 氧瓶燃烧法

氧瓶燃烧法是将分子中含有卤素或硫等元素的有机药物放入充满氧气的密闭燃烧瓶中进行燃烧，使有机结构部分完全分解为二氧化碳和水，而待分析元素根据电负性的不同转化为不同价态的氧化物或无氧酸，被吸收于适当的吸收液中(多以酸根离子形式存在)，以供待分析元素的鉴别、定量检查和含量测定使用。本法是快速分解有机物的简单方法，它不需要复杂设备，就能使有机化合物中的待测元素定量分解成离子型。本法被各国药典收载，主要应用于含卤素或硫元素的有机药物定量分析的样品制备。《中国药典》(2015 年版)以同名收载于第四部的通则 0703，基本方法如下：

(1)仪器装置：燃烧瓶为 500mL、1000mL 或 2000mL 磨口、硬质玻璃锥形瓶，瓶塞应严密、空心，底部熔封铂丝一根(直径为 1mm)，铂丝下端做成网状或螺旋状，长度约为瓶身长度的 2/3，如图 8-2 (a)所示。

燃烧瓶容积大小的选择主要取决于被燃烧分解样品量的多少。一般取样量(10～20mg)使用 500mL 燃烧瓶，加大样品量(200mg)时可选用 1000mL 或 2000mL 燃烧瓶。使用燃烧瓶前，应检查瓶塞是否严密。

(2)操作：按各药品项下的规定，精密称取供试品(如为固体，应研细)，除另有规定外，置于无灰滤纸[图 8-2 (b)]中心，按图 8-2 (b)虚线折叠后[图 8-2 (c)]，固定于铂丝下端的网内或螺旋处，使尾部露出。如果为液体供试品，可在透明胶纸和滤纸做成的纸袋中称样，方法为将透明胶纸剪成规定的大小和形状[图 8-2 (d)]，中部贴一约 16mm×6mm 的无灰滤纸条，并于其突出部分贴 6mm×35mm 的无灰滤纸条[图 8-2 (e)]，将胶纸对折，紧粘住底部及另一边，并使上口敞开[图 8-2(f)]；精密称定质量，用滴管将供试品从上口滴在无灰滤纸条上，立即捏紧粘住上口，精密称定质量，两次质量之差即为供试品质量，将含有供试品的纸袋固定于铂丝下端的网内或螺旋处，使尾部露出。另外，在燃烧瓶内按各药品项下的规定加入吸收液，并将瓶口用水湿润，小心急速通入氧气约 1min(通气管应接近液面，使瓶内空气排尽)，立即用表面皿覆盖瓶口，移至他处；点燃包有供试品的滤纸尾部，迅速放入燃烧瓶中，按紧瓶塞，用少量水封闭瓶口，待燃烧完毕(应无黑色碎片)，充分振摇，使生成的烟雾完全吸入吸收液中，放置 15min，用少量水冲洗瓶塞及铂丝，合并洗液及吸收液。与上述方法相同另做空白试验。然后按各药品项下规定的方法进行检查或测定。

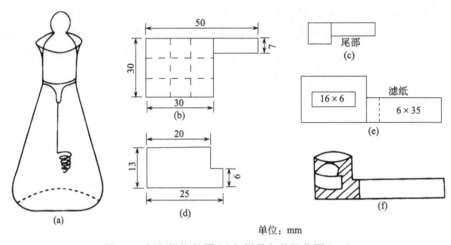

单位：mm

图 8-2　氧瓶燃烧装置(a)与样品包装操作图(b~f)

(3)吸收液的选择：吸收液可使样品经燃烧分解所产生的各种价态的卤素定量地被吸收并使其转变为一定的便于测定的价态，以适应所选择的分析方法，根据被测物质的种类及所用分析方法选择合适的吸收液。

《中国药典》(2015 年版)用于卤素、硫、硒等的鉴别、检查及含量测定的吸收液多数是水或水与氢氧化钠的混合液，少数是水-氢氧化钠-浓过氧化氢的混合液或硝酸溶液(1→30)。例如，含氟药物中有机氟元素的鉴别或含氟量的定量分析一般选用茜素氟蓝比色法，使用本法进行有机破坏时，含氟药物的燃烧产物为单一的氟化氢，可选用水作为吸收液；含氯的药物的燃烧产物为单一的氯化氢，其在水中的溶解度较低，需用水-氢氧化钠溶液作为吸收液；采用银量法测定含溴药物时，分解产生的溴化氢可被氧气氧化成单质溴，因此其燃烧产物为单质溴与溴化氢的混合物，可在水-氢氧化钠溶液混合吸收液中加入还原剂二氧化硫饱和溶液，将单质溴还原为溴负离子。含碘药物的燃烧产物主要为单质碘，还有少量的五价碘(HIO_3)、一价碘(HIO)和微量的碘离子(HI)，当使用硝酸银滴定法测定含量时，可用水-氢氧化钠溶液-二氧化硫饱和溶液作为吸收液，使不同价态的碘均转变为碘离子(NaI)。其中的二氧化硫具有还原性，可在碱性条件下将单质碘及碘酸根与次碘酸根还原为单一价态的碘离子(I^-)；若使用间接碘量法测定时，可以水-氢氧化钠溶液为吸收液，则多价态的燃烧产物在吸收液中转化为碘酸钠与碘化钠，可用溴在乙酸溶液中将碘化氢氧化为碘酸，再用甲酸还原并通空气除净剩余的溴后，加碘化钾，与碘酸定量反应生成单质碘，最后用硫代硫酸钠滴定液滴定生成的碘。含硫药物的燃烧产物主要为三氧化硫，并含有少量的二氧化硫，可使用浓过氧化氢溶液与水的混合液作为吸收液，燃烧产物经吸收后转变为硫酸与少量的亚硫酸，其中的亚硫酸经过氧化氢氧化为硫酸，加入盐酸溶液并煮沸除去剩余的过氧化氢后，加入氯化钡试液生成硫酸钡，以重量法测定含量；或在适当 pH 的溶液中用乙二胺四乙酸二钠滴定剩余的钡离子；或用高效液相色谱法蒸发光散射检测器测定硫酸含量。

(4)注意事项：①氧气要充足，确保燃烧完全，燃烧产生的烟雾应完全被吸收液吸收；②注意防爆，为了保证安全，操作中可戴防护面罩；③一般情况下，由于取样量很少，燃烧又在瞬间即可完成，因此如果按规定方法操作，几乎没有爆破危险；④操作过程中，应将燃烧瓶洗涤干净，不得残留有机溶剂，也不能用有机润滑剂涂抹瓶塞；⑤燃烧中产生的热气往往使塞子被顶动，因此点燃后，必须立即用手按紧瓶塞，直到火焰熄灭为止；⑥测定氟化物时应用石英燃烧瓶，因为含氟有机药物燃烧后生成的氟化氧气体可腐蚀玻璃，同时与玻璃中的硼反应生成硼氟化物(如 BF_3)，其在水溶液中仅部分解离成氟离子而使氟的测定结果偏低。

除上述方法外，近年来出现不少新技术和新方法，如微波消解、自动化固相萃取、固相微萃取、液相微萃取、微透析、超临界流体萃取和分子印迹固相萃取等。

三、预处理方法的选择

样品预处理方法的选择一般根据分析方法的特点、分析目的要求、样品的结构与性质及样品的组成来确定。分析方法的应用在一定程度上取决于分析目的，所以分析目的在一定程度上决定了分析样品的预处理方法。分析目的一般包括鉴别试验、杂质与组分或元素的检查、主成分的定量测定，以及药物稳定性试验方法的建立。

1. 根据分析目的和分析方法选择

1)鉴别试验

鉴别试验是对化学原料药或药物制剂主成分与其标签名称一致性的确认过程。鉴别试验对样品的总体要求是"干净"，所以样品预处理方法的重点是干扰的排除。鉴别试验一般应用化学反应法、光谱分析法或色谱分析法，各方法对样品的要求有所不同。

(1)化学反应法。①具有特征基团药物，如含有游离芳伯氨基的盐酸普鲁卡因可直接溶于稀盐酸(必要时缓缓煮沸使其溶解)后采用重氮化-偶合显色法鉴别芳香第一胺(ChP2015 通则 0301)，也可直接溶于水后在稀硝酸酸性条件下滴加硝酸银试液生成白色凝乳状的氯化银沉淀来鉴别氯化物(ChP2015 通则 0301)；②具有潜在特征基团或元素的药物，如含有乙酰化芳伯氨基对乙酰氨基酚可采用水解后的重氮化-偶合法鉴别，含卤素药物的有机卤化物鉴别，如地塞米松磷酸钠应显有机氟化物的鉴别反应(ChP2015 通则 0301)：经氧瓶燃烧法有机破坏后采用茜素氟蓝比色法鉴别。

(2)光谱分析法。常用于鉴别的光谱分析法有紫外-可见分光光度法与红外分光光度法。采用光谱分析法进行鉴别时，通常无需对分析样品进行制备，但对多晶形药物或制剂中药物采用红外分光光度法鉴别时，需进行样品的预处理，以消除影响。例如，ChP2015 收载的双氯芬酸钠及其肠溶片的鉴别均采用紫外-可见分光光度法：取本品或细粉(片剂)，加水溶解并稀释制成每 1mL 含 20μg 的溶液，过滤(片剂)，参照紫外-可见分光光度法(通则 0401)测定，在 276nm 的波长处有最大吸收。布洛芬原料药的鉴别(ChP2015)：原料药直接制备红外光吸收图谱，并与对照的图谱(光谱集 943 图)比较，应一致。布洛芬片剂鉴别方法如下：取本品 5 片，研细，加丙酮 20mL 使布洛芬溶解，过滤，取滤液挥干，真空干燥后测定。本品的红外光吸收图谱应与对照的图谱(光谱集 943 图)一致。

（3）色谱分析法。用于鉴别的色谱分析法主要是薄层色谱法和高效液相色谱法，在分析之前均无需进行样品的前处理。例如，硫酸庆大霉素的鉴别(ChP2015)如下：取本品与硫酸庆大霉素标准品，分别加水制成每 1mL 中含 2.5mg 的溶液，参照薄层色谱法(通则 0502)试验，依法展开、显色，供试品溶液所显主斑点数、位置和颜色应与标准品溶液主斑点数、位置和颜色相同。

2）检查

检查通常为限度试验或定量分析。相对于主药被检查的组分通常为微量或痕量组分，所以在检查过程中应避免被检查组分量的改变。对于不同的检查目标，样品预处理方法不同。

（1）杂质的检查。供杂质检查的样品一般尽量保持原始状态，通常不对样品进行过多的处理操作，以避免杂质种类或量的增加。例如，高效液相色谱法检查原料药的有关物质，一般采用流动相(梯度洗脱模式时为其初始比例)直接溶解法制备样品，以避免溶剂系统的干扰。但对于单一或有限数量的特定杂质检查，也可采用适当的方法，如柱前化学衍生化法处理样品，以提高对该特定杂质的方法灵敏度。

（2）特征元素的检查。当检查的目标物在样品处理过程中不会发生量的显著改变时，可以采用化学分解或有机破坏的方法制备样品。例如，有机药物分子结构中卤族元素的定量检查，可采用碱破坏(高温炽灼)法或氧瓶燃烧法(ChP2015 通则 0703)制备样品。但当采用高温炽灼法制备样品时，则应注意样品制备过程的定量完成。

3）定量测定

主药的含量或制剂溶出量的测定为常量定量分析，样品的预处理方法通常与分析目标及选用的分析方法的特性相关。

（1）对于原料药的定量分析，主要选用滴定分析法，如酸碱滴定法(包括非水溶液滴定法)、氧化还原滴定法、配位滴定法等，一般采用直接溶解法制备样品。少数含量测定的目标物为药物分子结构中的特征元素，如卤素含量的测定更多采用有机破坏法制备样品，但要求选用的方法具有良好的回收和可重复性，如氧瓶燃烧法。

（2）药物制剂的含量测定通常选用高效液相色谱法，样品制备方法也大多选用溶剂直接溶解法。少数选用气相色谱法测定的药物，可能需要对药物结构进行修饰，即采用化学衍生化法制备样品。

（3）药物制剂的溶出量测定通常选用紫外分光光度法，吸取溶出液适量，立即用适当的微孔滤膜过滤，自取样至过滤应在 30s 内完成，取续滤液，直接或经稀释后测定。少数无紫外吸收的药物可考虑进行紫外衍生化处理后测定。

4）药物稳定性试验

药物稳定性试验的目的在于探索药物的内在稳定性及其影响因素，重点在于药物的降解产物及其降解途径的监测与分析，要求分析方法能够分离、检测所有可能的降解产物。因此，在分析方法的建立与评价过程中，常采用强制降解的方法(包括热分解、酸分解、碱分解、氧化分解及光分解)制备样品，并要求对强制降解样品的分析结果能够满足物料平衡的原则，即降解前后的色谱峰面积归一化总和不变。为保持物料平衡，一般控制药物的降解率为 5%～10%，以防因过度降解出现难以检测的降解碎片，导致物料不平衡。

常用的破坏处理方法是将药物固体和(或)其适宜的溶液置于比加速和影响因素试验更

为剧烈的条件下进行破坏(表 8-3),生成降解产物。这样既可以满足考察稳定性指示分析法适用性的需要,又可以建立药物的分降解行为与途径,鉴定可能的降解产物,并获得药物的内在稳定性特征,从而为预测药物在储藏过程中可能出现的降解产物,以及药物的生产制备工艺、制剂处方工艺、包装与储藏等条件的优化与建立提供参考。

表 8-3 破坏性试验与条件

破坏处理类型	条件	时间
酸水解	样品浓度 1mg/mL,0.1 或至 1mol/L 盐酸,室温或更高	1~7 天
碱水解	样品浓度 1mg/mL,0.1 或至 1mol/L 氢氧化钠,室温或更高	1~7 天
热水解	水溶液,70℃	1~7 天
氧化分解	0.3%~3.0%过氧化氢,室温,避光	1~7 天
热分解	70℃或以上	最长 2 周
湿热降解	70℃/相对湿度 75%	最长 2 周
光分解	荧光或紫外光	最长 2 周

破坏处理时,需同时制备空白溶剂或辅料、平行破坏处理的空白溶剂或辅料、未经破坏处理的样品、平行破坏处理的单组分样品,以便识别和鉴定降解产物及其来源。对于具有手性、多晶形或顺反异构的药物,还需特别考察破坏处理过程中的手性、晶形或异构的转化。

2. 根据药物的结构、性质及组成选择

由于化学原料药中无基质干扰,在常规分析中大多直接将样品溶解于适当溶剂中,或稀释至适当的浓度即可。除对特征基团或元素(如有机结合的卤素)分析外,一般无需对样品采取过多的处理步骤。

化学药物制剂中存在的附加剂常干扰主药的分析,样品制备方法的选用着重考虑的是处方组成中干扰组分的排除。通常,固体制剂(如片剂)制成溶液后需过滤,以除去不溶性的附加剂;半固体与液体制剂常需采用提取分离法处理样品,如软膏剂、口服溶液、注射剂等常采用溶剂提取或固相萃取等方法处理供试品溶液,以除去软膏基质、高浓度糖类或其他干扰分析方法的附加成分。

中药材及其制剂中的指标成分含量通常为微量,常需采用提取与分离浓缩的方法处理。生物制品的分析方法与化学药物或中药之间存在显著差异,尤其体内样品中的药物浓度常为 μg/mL(g)~ng/mL(g)或更低的痕量水平,属于痕量分析,同时由于生物基质的干扰,除分析方法通常采用高专属、高灵敏、高通量的分析方法外,测定有机药物时,生物样品常采用蛋白沉淀、溶剂或固相萃取、化学衍生化等方法制备样品;测定微量元素时,生物样品常采用有机破坏,如酸消解法进行预处理。

练 习 题

1. 简述凯氏定氮法的原理并说明所加各种试剂的作用。
2. 说明氧瓶燃烧法装置和吸收液的作用。
3. 简述如何选择样品预处理方法。

第九章 药物的鉴别

药物鉴别是药品质量检验工作中的首项任务，只有在药物鉴别无误的情况下，进行药物的杂质检查、含量测定等分析才有意义。

第一节 药物鉴别的目的

药物鉴别的主要目的就是判断药物的真伪，有时通过鉴别也能检查药物的纯度。判断药物的真伪是保证药品安全、有效的前提条件；药物的鉴别试验是根据药物的分子结构、理化性质或组织结构，采用物理、化学或生物学方法判断药物的真伪。《中国药典》和世界各国药典所收载的药品项下的鉴别试验方法均为用来证实储藏在有标签容器中的药物是否为其所标示的药物，而不是对未知物进行定性分析。这些试验方法虽有一定的专属性，但不足以确证其结构，因此不能鉴别未知物。例如，《中国药典》(2015 年版)凡例中对药物鉴别的定义为：鉴别项下规定的试验方法，是根据反映该药品某些物理、化学或生物学等特性所进行的药物鉴别试验，不完全代表对该药品化学结构的确证。而化学药物的结构确证不同于上述的药物鉴别试验，其主要任务是确认所制备原料药的结构是否正确，适用于未知化合物的鉴别或目标对象的结构确认。

第二节 鉴别试验的项目

药物质量标准中鉴别项下规定的试验方法仅适用于鉴别药物的真伪；对于原料药(含中药饮片)，还应结合性状项下的外观或物理常数进行确认。

一、性状

药物的性状反映药物特有的物理性质，一般包括外观、溶解度和物理常数等。

1. 外观

外观是对药品的色泽和外表感观的规定，包括药品的聚集状态、晶形及色、臭、味等性质。例如，《中国药典》(2015 年版)对阿司匹林的性状描述为"本品为白色结晶或结晶形粉末；无臭或微带醋酸臭，味微酸；遇湿气即缓缓水解"；对阿司匹林肠溶片的性状描述为"本品为肠溶包衣片，除去包衣后显白色"。

2. 溶解度

溶解度是药品的一种物质性质，在一定程度上反映了药品的纯度、晶形或粒度，也可供精制或制备溶液时参考。《中国药典》(2015 年版)采用"极易溶解、易溶、溶解、略溶、微溶、极微溶解、几乎不溶或不溶"等名词术语来描述药品在不同溶剂中的溶解度。例如，阿司匹林的溶解度描述为"本品在乙醇中易溶，在三氯甲烷或乙醚中溶解，在水或无水乙醚中微溶；在氢氧化钠溶液或碳酸钠溶液中溶解，但同时分解"。

溶解度的试验方法：除另有规定外，称取研成细粉的供试品或量取液体供试品，于 25℃±2℃一定容量的溶剂中，每隔 5min 强力振摇 30s；观察 30min 内的溶解情况，如无目视可见的溶质颗粒或液滴时，即视为完全溶解。

3. 物理常数

物理常数是评价药物质量的主要指标之一，其测定结果不仅对药品具有鉴别的意义，也可反映药品的纯度。《中国药典》（2015 年版）中收载的物理常数包括相对密度、馏程、熔点、凝点、比旋度、折光率、黏度、吸收系数、碘值、皂化值和酸值等。在药品标准中规定的物理常数是根据符合临床用药要求的供试品测定结果制定的。测定时应严格按照现行版药典中规定的方法和要求进行测定（详见第十二章第一节）。

二、一般鉴别试验

一般鉴别试验是依据某一类药物的化学结构或理化性质的特征，通过化学反应来鉴别药物的真伪。对无机药物是依据其组成的阴离子和阳离子的特性反应；对有机药物则大多采用药物的官能团反应。因此，一般鉴别试验只能证实是某一类药物，而不能证实是哪一种药物。

《中国药典》（2015 年版）第四部通则"0301 一般鉴别试验"所包括的项目有：丙二酰脲类、托烷生物碱类、芳香第一胺类、有机氟化物、无机金属盐类（钠盐、钾盐、锂盐、铵盐、镁盐、钙盐、钡盐、铁盐、铝盐、锌盐、铜盐、银盐、汞盐、铋盐、锑盐、亚锡盐）、有机酸盐（水杨酸盐、枸橼酸盐、乳酸盐、苯甲酸盐、酒石酸盐）、无机酸盐（亚硫酸盐或亚硫酸氢盐、硫酸盐、硝酸盐、硼酸盐、碳酸盐与碳酸氢盐、乙酸盐、磷酸盐、氯化物、溴化物、碘化物）。现以几个典型的无机离子及有机物官能团为例来阐明鉴别试验原理。

1. 有机氟化物

取供试品约 7mg，参照氧瓶燃烧法（通则 0703）进行有机破坏，以水 20mL 与 0.01mol/L 氢氧化钠溶液 6.5mL 为吸收液，待燃烧完毕后，充分振摇；取吸收液 2mL，加茜素氟蓝试液 0.5mL，再加 12%乙酸钠的稀乙酸溶液 0.2mL，用水稀释至 4mL，加硝酸亚铈试液 0.5mL，即显蓝紫色；同时做空白对照试验。

反应原理：有机氟化物经氧瓶燃烧破坏，被碱性溶液吸收成为无机氟化物，与茜素氟蓝、硝酸亚铈在 pH 4.3 溶液中形成蓝紫色配合物。反应式如下：

2. 有机酸盐

1）水杨酸盐

（1）取供试品的稀溶液，加三氯化铁试液1滴，即显紫色。

反应原理：本品在中性或弱酸性条件下，与氯化铁试液生成配位化合物，在中性时显红色，弱酸性时呈紫色。

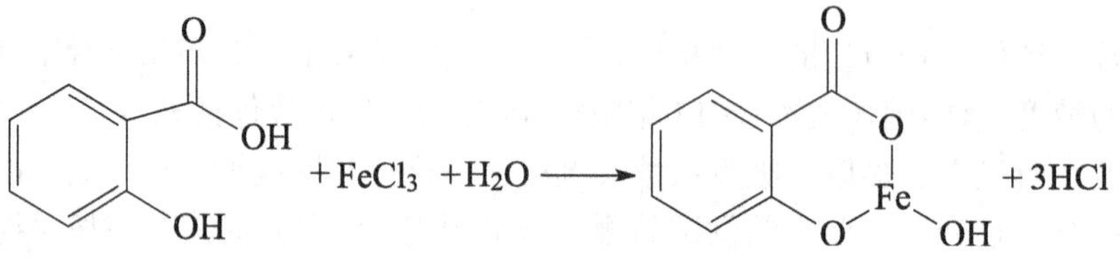

（2）取供试品溶液，加稀盐酸，即析出白色水杨酸沉淀；分离，沉淀在乙酸铵试液中溶解。

方法原理：水杨酸不溶于水，因此供试液加酸即析出游离水杨酸。由于水杨酸的酸性（$K_a=1.06\times10^{-3}$，25℃）大于乙酸的酸性（$K_a=1.85\times10^{-5}$，25℃），因此能与乙酸铵作用释放出乙酸，而本身形成铵盐溶解。

2）酒石酸盐

鉴别方法：取供试品的中性溶液，置于洁净的试管中，加氨制硝酸银试液数滴，置于水浴中加热，银即游离并附在试管的内壁形成银镜。

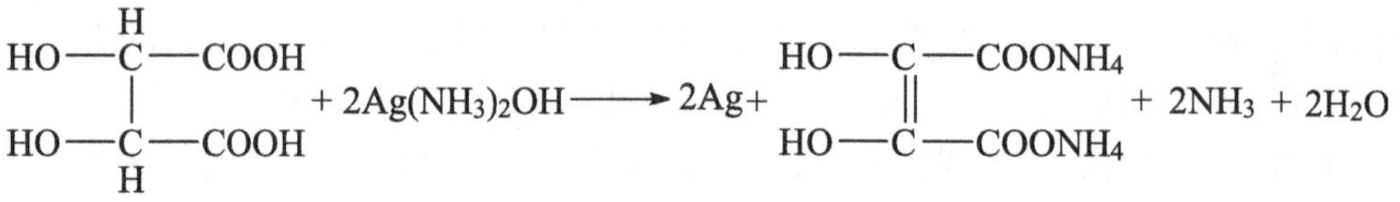

3. 芳香第一胺

鉴别方法：取供试品约50mg，加稀盐酸1mL，必要时缓缓煮沸使其溶解，放冷，加0.1mol/L亚硝酸钠溶液数滴，加入与0.1mL mol/L 亚硝酸钠溶液等体积的1mol/L 脲溶液，振摇1min，滴加碱性 β-萘酚试液数滴，视供试品不同，生成由粉红到猩红色沉淀。

反应原理：

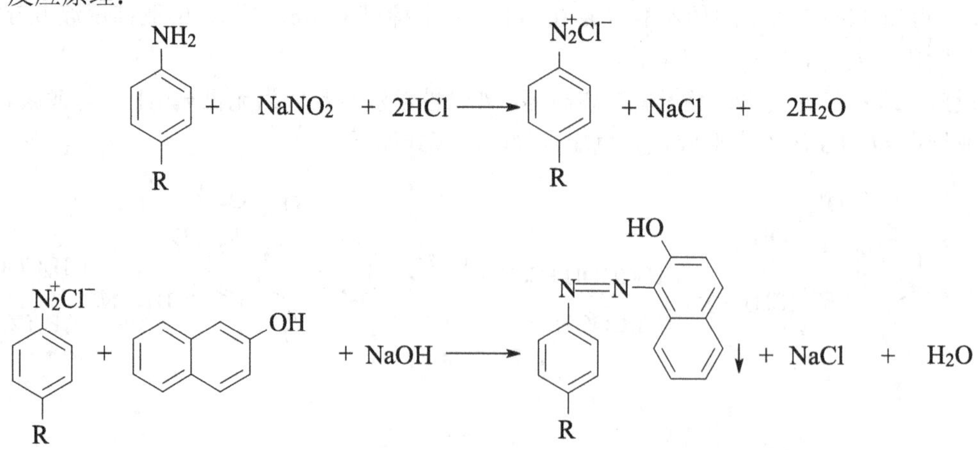

4. 托烷生物碱类

鉴别方法：取供试品约 10mg，加发烟硝酸 5 滴，置于水浴上蒸干，得黄色的残渣，放冷，加乙醇 2～3 滴湿润，加固体氢氧化钾一小粒，即显深紫色。

反应原理：托烷生物碱类均具有莨菪酸结构，可发生 Vitali 反应，水解后生成莨菪酸，经发烟硝酸加热处理，转变为三硝基衍生物，再与氢氧化钾醇溶液作用，转变成醌型产物而显深紫色。后马托品水解产物没有莨菪酸，不能发生此反应，可以此作为区别。

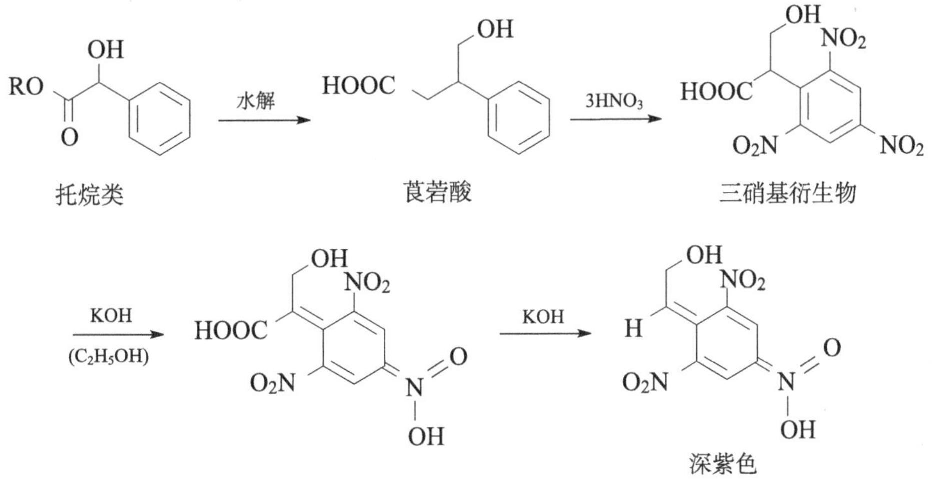

5. 无机金属盐

1）钠盐、钾盐、钙盐、钡盐的焰色反应

鉴别方法：取铂丝，用盐酸湿润后，蘸取供试品，在无色火焰中燃烧，火焰即显各离子的特征颜色。钠离子火焰显鲜黄色；钾离子火焰显紫色；钙离子火焰显砖红色；钡离子火焰显黄绿色，通过绿色玻璃透视，火焰显蓝色。

测定原理：钠的火焰光谱的主要谱线有 589.0nm、589.6nm，显黄色。钾的火焰光谱的主要谱线有 766.49nm、769.90nm 等，由于人眼在此波长附近敏感度较差，因此显紫色。但有少量的钠盐混存时，须隔蓝色玻璃透视，才能辨认。钙的火焰光谱的主要谱线有 622nm、554nm、442.67nm、602nm，其中 622nm 的谱线最强，显砖红色。钡的火焰光谱在可见光区有 533.56nm、513nm、488nm 这几条主要谱线，其中以 533.56nm 波长的谱线最强。

2）铵盐

鉴别方法：取供试品，加过量的氢氧化钠试液后，加热，即分解，产生氨臭；用水湿润的红色石蕊试纸能使其变蓝色，并能使硝酸亚汞试液湿润的滤纸显黑色。

反应原理：

$$NH_4^+ + OH^- \longrightarrow NH_3\uparrow + H_2O$$

$$Hg_2Cl_2 + 2NH_3 \longrightarrow Hg(黑) + Hg(NH_2)Cl + NH_4Cl$$

6. 无机酸根

1)氯化物

(1)取供试品溶液,加入稀硝酸呈酸性后,滴加硝酸银试液,即生成白色凝乳状沉淀;分离,将沉淀加入氨试液中即溶解,再加入稀硝酸酸化后,沉淀又生成。例如,供试品为生物碱或其他有机碱的盐酸盐,必须先加入氨试液使其呈碱性,将析出的沉淀过滤除去,取滤液进行试验。

(2)取供试品少量,置于试管中,加入等量的二氧化锰,混匀,加入硫酸湿润,缓缓加热,即产生氯气,能使湿润的碘化钾-淀粉试纸显蓝色。

2)硫酸盐

(1)取供试品溶液,滴加氯化钡试液,即生成白色沉淀;分离,沉淀在盐酸或硝酸中均不溶解。

(2)取供试品溶液,滴加乙酸铅试液,即生成白色沉淀;分离,沉淀在乙酸铵试液或氢氧化钠试液中溶解。

(3)取供试品溶液,加入盐酸,不生成白色沉淀(与硫代硫酸盐区别)。

3)硝酸盐

(1)取供试品溶液,置于试管中,加入等量的硫酸,小心混合,冷却后,沿管壁加入硫酸亚铁试液,至出现两液层,接界面显棕色。

(2)取供试品溶液,加入硫酸与铜丝(或铜屑),加热,即产生红棕色的蒸气。

(3)取供试品溶液,滴加高锰酸钾试液,紫色不应褪去(与亚硝酸盐区别)。

三、专属鉴别试验

药物的专属鉴别试验是证实某一种药物的依据,它是根据每种药物化学结构的差异及其所引起的物理化学特性不同,选用某些特有的灵敏的定性反应鉴别药物的真伪。例如,巴比妥类药物含有丙二酰脲母核,主要的区别在于 5,5-位取代基和 2-位取代基不同:苯巴比妥含有苯环,司可巴比妥含有双键,硫喷妥钠含有硫原子,可根据这些取代基的性质,采用各自的专属反应进行鉴别。

总之,一般鉴别试验是以某一类别药物的共同化学结构为依据,根据其相同的物理化学性质进行药物真伪的鉴别,以区别不同类别的药物。而专属鉴别试验则是在一般鉴别试验的基础上,利用各种药物的化学结构差异来鉴别药物,以区别同类药物或具有相同化学结构部分的各个药物单体,达到最终确证药物真伪的目的。

第三节　鉴别试验方法

药物的鉴别方法要求专属性强,耐用性好,灵敏度高,操作简便、快速等。对于化学药物,常用的鉴别方法有化学鉴别法、光谱鉴别法、色谱鉴别法和生物学鉴别法。对于中药材及其提取物和制剂,常用的鉴别方法还有显微鉴别法、指纹图谱和特征图谱鉴别法。

一、化学鉴别法

化学鉴别法是根据药物与化学试剂在一定条件下发生化学反应所产生的颜色、沉淀、气体、荧光等现象或对生成物的熔点进行测定等鉴别药物真伪的方法。对化学反应的要求是反应迅速、现象明显,不要求反应完全。

1. 呈色或褪色反应

呈色或褪色反应是在供试品溶液中加入适当的试剂,在一定条件下生成易于观察的有色产物或使试剂褪色的反应。例如,含酚羟基化合物的三氯化铁反应,含芳伯氨基化合物的重氮化-偶合反应,羧酸衍生物的异羟肟酸铁反应;很多药物与无机酸(如浓硫酸)发生的呈色反应;司可巴比妥钠使碘试液褪色的反应等。呈色或褪色反应操作简便,结果便于观察,应用广泛。

2. 沉淀反应

沉淀反应是在供试品溶液中加入适当的试剂,在一定条件下生成易于观察的沉淀的鉴别反应。例如,巴比妥类药物与铜盐、银盐生成沉淀的反应,二氢吡啶类药物与氯化汞生成沉淀的反应等。

3. 气体生成反应

大多数胺(铵)类药物、酰脲类药物及某些酰胺类药物可经强碱处理后,加热产生氨气;乙酸酯类药物经硫酸水解后,加入乙醇可产生乙酸乙酯的香味,这些反应均可用于药物的鉴别。

4. 荧光反应

在适当的溶剂中,药物本身在可见光下发射荧光或药物与适当试剂反应后发射荧光,可用于药物的鉴别。例如,硫酸奎宁的稀硫酸溶液显蓝色荧光;氯普噻吨加硝酸后用水稀释,在紫外灯下显绿色荧光;维生素 B_1 的硫色素反应等。

5. 制备衍生物测定熔点

某些药物熔点过高、对热不稳定或熔点不敏锐,可加入试剂使药物与试剂反应生成衍生物再测定熔点进行鉴别。该法操作烦琐、费时,应用较少。

二、光谱鉴别法

1. 紫外光谱鉴别法

多数有机药物分子中含有能吸收紫外-可见光的基团而显示特征吸收光谱,可作为鉴别的依据,但因吸收光谱较为简单,曲线形状变化不大,用作鉴别的专属性远不如红外光谱。常用的方法有以下几种:

(1)规定最大吸收波长,或同时测定最小吸收波长。例如,盐酸多西环素的紫外鉴别:

取本品适量，加入甲醇溶解并稀释制成每 1mL 中含 20μg 的溶液，按照紫外-可见分光光度法测定（通则 0401），在 269nm 和 354nm 的波长处有最大吸收，在 234nm 和 296nm 的波长处有最小吸收。

(2) 规定一定浓度的供试液最大吸收波长处的吸收度。例如，盐酸布比卡因的紫外鉴别：取本品适量，精密称定，按干燥品计算，加入 0.01mol/L 盐酸溶液溶解并定量稀释，制成每 1mL 中约含 0.40mg 的溶液，在 263nm 与 271nm 的波长处有最大吸收；其吸光度分别为 0.53～0.58 与 0.43～0.48。

(3) 规定吸收波长和吸光系数法。例如，盐酸氨溴索的性状项中的吸光系数：取本品适量，精密称定，加 0.01mol/L 盐酸溶液定量稀释制成每 1mL 中约含 25μg 的溶液，在 244nm 的波长处测定吸光度，比吸光系数（$E_{1cm}^{1\%}$）为 233～247。

(4) 规定吸收波长和吸光度比值法。例如，地蒽酚的紫外鉴别：取含量测定项下的溶液，于 240～400nm 的波长范围内测定吸光度，在 257nm、289nm 与 356nm 的波长处有最大吸收。在 257nm 与 289nm 处的吸光度比值应为 1.06～1.10；在 356nm 与 289nm 处的吸光度比值应为 0.90～0.94。该例中不仅规定了测定波长范围，还规定了两个波长处的吸光度比值，提高方法的专属性，又因为是同一溶液两个波长处的吸光度比值，所以测定液的浓度不必严格要求。

(5) 经化学处理后，测定其反应产物的吸收光谱特性。例如，萘普生钠的紫外鉴别：取本品约 0.25g，加入水 10mL 溶解后，加稀盐酸数滴，即发生白色沉淀，过滤，沉淀物用水洗涤至中性，在 105℃干燥 1h，取细粉约 30mg，加入甲醇制成每 1mL 中含 30μg 的溶液，参照紫外-可见分光光度法（通则 0401），在 262nm、271nm、317nm 与 331nm 的波长处有最大吸收。

当一个药物多个吸收峰的峰值相差较大时，采用单一浓度不易观察到全部吸收峰，可采用两种浓度的供试液分别测定其最大吸收波长。例如，氯贝丁酯的紫外鉴别：取本品加入无水乙醇制成每 1mL 中含 0.10mg 的溶液 1 与每 1mL 中含 10μg 的溶液 2，溶液 2 在 226nm 的波长处有最大吸收；溶液 1 在 280nm 与 288nm 的波长处有最大吸收。

以上方法可以单个应用，也可几个结合起来使用，以提高方法的专属性。

2. 红外光谱鉴别法

红外光谱法是一种专属性很强、应用较广（固体、液体、气体样品）的鉴别方法，主要用于组分单一、结构明确的原料药，特别适合于用其他方法不易区分的同类药物，如磺胺类、甾体激素类和半合成抗生素类药品。

采用红外光谱鉴别药物时《中国药典》（2015 年版）采用标准图谱对照法，ChP2015 收载的光谱图是用分辨率为 2cm^{-1} 条件绘制，基线一般控制在 90%透光率以上，供试品取样量一般控制在使其最强吸收峰透光率在 10%以下。ChP2015 收载的药品红外光谱图的波数范围为 4000～400cm^{-1}。

1) 仪器及其校正

可使用傅里叶变换红外光谱仪或色散型红外分光光度计。用聚苯乙烯薄膜（厚度约为 0.04mm）校正仪器，绘制其光谱图，用 3027cm^{-1}、2851cm^{-1}、1601cm^{-1}、1028cm^{-1}、907cm^{-1} 处的吸收峰对仪器的波数进行校正。傅里叶变换红外光谱仪在 $3000cm^{-1}$ 附近的波数误差应不大于 $\pm 5cm^{-1}$，在 $1000cm^{-1}$ 附近的波数误差应不大于 $\pm 1cm^{-1}$。

用聚苯乙烯薄膜校正时，仪器的分辨率要求在 $3110\sim 2850cm^{-1}$ 能清晰地分辨出 7 个峰，峰 $2851cm^{-1}$ 与谷 $2870cm^{-1}$ 之间的分辨深度不小于 18% 透光率，峰 $1583cm^{-1}$ 与谷 $1589cm^{-1}$ 之间的分辨深度不小于 12% 透光率。仪器的标称分辨率，除另有规定外，应不低于 $2cm^{-1}$。

2) 供试品的制备及测定

(1) 压片法：取供试品约 1mg，置于玛瑙研钵中，加入干燥的溴化钾或氯化钾细粉约 200mg，充分研磨混匀，移置于直径为 13mm 的压模中(也可采用其他直径的压模制片，样品与分散剂的用量可相应调整以制得浓度合适的片)，铺布均匀，抽真空约 2min 后，加压至 0.8～1GPa，保持 2～5min，除去真空，取出制成的供试片，目视检查应均匀透明，无明显颗粒。

将供试片置于仪器的样品光路中，并扣除用同法制成的空白溴化钾或氯化钾片的背景，绘制光谱图。要求空白片的光谱图的基线应大于 75% 透光率；除在 $3440cm^{-1}$ 及 $1630cm^{-1}$ 附近因残留或附着水而呈现一定的吸收峰外，其他区域不应出现大于基线 3% 透光率的吸收谱带。

(2) 糊法：取供试品约 5mg，置于玛瑙研钵中，滴加少量液状石蜡或其他适宜的液体，制成均匀的糊状物，取适量(重约 150mg)夹于两个溴化钾片之间，作为供试片；用溴化钾约 300mg 制成空白片作为背景补偿，绘制光谱图。也可用其他适宜的盐片夹持糊状物。

(3) 膜法：参照上述糊法，将液体供试品铺展于溴化钾片或其他适宜的盐片中，进行光谱测定。若供试品为高分子聚合物，可先制成厚度适宜的薄膜，然后置于样品光路中测定。

(4) 溶液法：将供试品溶于适宜的溶剂中，制成浓度为 1%～10% 的溶液，置于厚度为 0.1～0.5mm 的液体池中绘制光谱图，并以相同厚度装有同一溶剂的液体池作为背景补偿。

对于吸收特别强烈或不透明表面上的覆盖物等供试品，可采用衰减全反射、漫反射和发射等红外光谱方法。对于极微量或需微区分析的供试品，可采用显微红外光谱方法测定。

3) 原料药鉴别

原料药鉴别，除另有规定外，应按照国家药典委员会编订的《药品红外光谱集》各卷收载的各光谱图所规定的方法制备样品。具体操作技术参见《药品红外光谱集》的说明。

采用固体制样技术时，最常见的问题是多晶现象，固体样品的晶形不同，其红外光谱往往也会产生差异。当供试品的实测光谱与《药品红外光谱集》所收载的标准光谱不一致时，在排除各种可能影响光谱的外在或人为因素后，应按药品光谱图中备注的方法或各品种正文中规定的方法进行预处理，再绘制光谱，进行比对。

如果未规定该品供药用的晶形或预处理方法，则可使用对照品，并采用适当的溶剂对供试品与对照品在相同的条件下同时进行重结晶，然后依法绘制光谱并比对。

如果已规定特定的药用晶形，则应采用相应晶形的对照品依法比对。当采用固体制样技术不能满足鉴别需要时，可改用溶液法测定光谱后进行比对。

4) 制剂的鉴别

《中国药典》(2015 年版)也收载了制剂的红外光谱鉴别法。与原料药的红外光谱鉴别法相比，制剂的鉴别一般需采取提取分离，经适当干燥后再压片绘制图谱。提取时应选择适宜的溶剂，以尽可能减少辅料的干扰，并力求避免可能导致的晶形转变。

制剂红外光谱鉴别存在如下 4 种可能：

(1)辅料无干扰，待测成分的晶形不变化，此时直接用有机溶剂提取主成分后与原料药的标准光谱进行比对。

目前 ChP2015 二部有红外光谱鉴别的制剂品种多采用此种方法,如布洛芬片(丙酮提取)、甲苯磺丁脲片(丙酮提取)、环磷酰胺片(乙醚提取)、氯氮平片(三氯甲烷提取)、盐酸四环素片(热乙醇提取)、螺内酯片剂(三氯甲烷提取)、螺内酯胶囊(三氯甲烷提取)、硫酸特布他林气雾剂(三氯甲烷提取)。

(2)辅料无干扰,但待测成分的晶形有变化,此种情况可用对照品经同法处理后的光谱比对。

例如,盐酸赛庚啶片的红外光谱鉴别:取本品细粉适量(约相当于无水盐酸赛庚啶 20mg),置于分液漏斗中,加入水 10mL 和 0.1mol/L 氢氧化钠溶液 2.5mL,振摇使盐酸赛庚啶溶解,加入二氯甲烷 10mL 振摇提取,静置使其分层,二氯甲烷层经铺有脱脂棉与无水硫酸钠的滤器过滤,滤液蒸发至干,取残渣,依法测定(通则 0402)。本品的红外吸收图谱应与盐酸赛庚啶对照品同法制备的图谱一致。

(3)待测成分的晶形不变化,而辅料存在不同程度的干扰,此时可参照原料药的标准光谱,在指纹区内选择 3～5 个不受辅料干扰的待测成分的特征谱带,以这些谱带的位置(波数值)作为鉴别的依据。鉴别时,实测谱带的波数误差应小于规定值的 0.5%。

例如,依替膦酸二钠片的红外光谱鉴别:取本品细粉适量(约相当于依替膦酸二钠 0.2g),加入水 10mL,振摇使依替膦酸二钠溶解,过滤,滤液加热浓缩,放冷,有结晶析出,取结晶体在 105℃干燥 3h,参照红外分光光度法(通则 0402)测定,在 $898cm^{-1}$、$811cm^{-1}$、$644cm^{-1}$、$543cm^{-1}$ 和 $463cm^{-1}$ 处有特征吸收。

(4)若待测成分的晶形有变化,辅料也存在干扰,此种情况一般不宜采用红外光谱鉴别。

5)注意事项

(1)采用压片法时,影响图谱形状的因素较多,使用标准光谱集对照时,应注意供试片的制备条件对图谱形状及各谱带的相对吸收强度可能产生的影响。压片时,若样品如盐酸盐与溴化钾之间不发生离子交换反应,则采用溴化钾作为制片基质。否则,样品盐酸盐制片时必须使用氯化钾基质。

(2)各种型号的仪器性能不同,供试品制备时研磨程度的差异或吸水程度不同等因素均会影响光谱的形状。因此,进行光谱比对时,应考虑各种因素可能造成的影响。如果有二氧化碳和水汽等的大气干扰,必要时应采取适当措施(如采用干燥氮气吹扫)予以改善。

(3)仪器间分辨率的差异及不同的操作条件(如狭缝程序、扫描速度等)可能影响药品图谱的判断。为便于图谱的比对,光谱集收载了聚苯乙烯薄膜的图谱。在比对所测药品的图谱与光谱集所收载的药品的图谱时,宜首先在测定药品所用的仪器上录制聚苯乙烯薄膜的图谱,并与光谱集收载的聚苯乙烯薄膜的图谱加以比较,进行仪器校正。

(4)本法对于存在多晶现象而又无可重复转晶方法的药物不适用。多组分原料药鉴别不能采用全光谱比对,有时可选择主要成分的若干个特征谱带进行比对,用于组成相对稳定的多组分原料药的鉴别。

(5)在 ChP2015 中各品种项下规定"应与对照的图谱(光谱集××图)一致",是指《药品红外光谱集》第一卷(1995 年版)、第二卷(2000 年版)、第三卷(2005 年版)、第四卷(2010年版)和第五卷(2015 年版)的图谱。同一化合物的图谱若在不同卷上均有收载时,则以后卷所收的图谱为准。

3. 近红外光谱法

近红外光谱法(near infrared spectrometry，NIR)是通过测定被测物质在近红外光谱区 750～2500nm(12800～4000cm^{-1})的特征光谱并利用适宜的化学计量学方法提取相关信息后，对被测物质进行定性、定量分析的一种分析技术。近红外分光光度法具有快速、准确、对样品无破坏的检测性，不仅可用于"离线"供试品的检验，还能直接对"在线"样品进行检测，可广泛地应用于药品的理化分析。应用近红外光谱法对药物进行定性分析首先要建立参考谱库，然后进行数据预处理和数据评估，最后对数据库的专属性和耐用性进行验证。其定性分析方法的建立通常可按以下程序进行：选择适宜的代表性样品，建立定性分析模型；采用数学方法进行图谱预处理和降维处理；将样品的性质与光谱的变化相关联，采用模式识别的方法建立定性分析模型；使用一些与谱库中的物质在化学结构上相近的化合物，对模型进行专属性验证，另外需对方法的重现性进行验证。

4. 原子吸收法

原子吸收法是利用原子蒸气可以吸收由该元素作为阴极的空心阴极灯发出的特征谱线的特性，根据供试溶液在特征谱线处的最大吸收和特征谱线的强度减弱程度进行定性、定量分析。例如，USP38 中氯化锌注射液的鉴别：按氯化锌注射液含量测定项下的方法配制对照液和供试液，以水为空白进行原子吸收测定，在锌的发射波长 213.8nm 处应有最大吸收。

5. 核磁共振法

核磁共振法是利用原子核的物理性质，采用当代先进的电子和计算机技术研究各种分子物理和化学结构的方法。近年来核磁共振仪在灵敏度、分辨率、动态范围等方面不断提高，核磁共振法在药学中的应用范围日益广泛。核磁共振技术已在 BP 和 USP 中用于药物的鉴别。ChP2015 四部通则已列入该方法，在新药的研制中，如药物结构确证，更是重要的定性分析方法之一，必要时也可用于定量分析。有关核磁共振法的基本原理及结构解析方法参见有关有机波谱分析教材。

6. 质谱鉴别法

质谱法是将被测物质离子化后，在高真空状态下按离子的质荷比大小分离，从而实现物质成分和结构分析的方法。质谱图通过离子谱峰及相互关系，提供与分子结构有关的信息。质谱信息是物质的固有特性之一，不同的物质除一些异构体外，均有不同的质谱信息，因此利用这一性质可进行定性分析。如果一个中性分子丢失或得到一个电子，则分子离子的质荷比与该分子质量数相同，使用高分辨率质谱可得到离子的精确质量数，然后计算出该化合物的分子式。质谱法广泛应用于药物的定性鉴别和定量测定。质谱法常用的鉴别方式为：用准分子离子峰确认化合物，进行二级质谱扫描，推断结构化合物断裂机制，确定碎片离子的合理性，并结合其他相关信息，推测化合物分子结构。

7. X射线衍射法

X射线粉末衍射(X-ray powder diffraction)用于结晶物质鉴别和纯度检查，X射线单晶衍射(X-ray single-crystal diffraction)主要用于相对分子质量和晶体结构的测定。结晶物质的鉴别可通过比较供试品与已知物质的X射线粉末衍射图完成。各种射线的衍射角(2θ)、相对强度和面间距是进行鉴别的依据。

三、色谱鉴别法

色谱法是根据药物分子结构不同，其吸附或分配等性质也不同，不同物质在不同色谱条件下产生各自的特征色谱行为[比移值(R_f)或保留时间]进行鉴别的方法。采用在相同的条件下与对照品(或经确证的已知药品)进行色谱分离，并进行比较，根据两者保留行为和检测结果是否一致来验证药品的真伪。色谱鉴别法操作较费时，一般在检查或含量测定项下已采用色谱法的情况下，采用此法鉴别。常用的方法有薄层色谱鉴别法、高效液相色谱鉴别法和气相色谱鉴别法。

1. 薄层色谱鉴别法

《中国药典》(2015年版)对薄层色谱鉴别法在斑点的颜色、位置与斑点大小方面作出了明确要求：①按各品种项下规定的方法，制备供试品溶液和对照标准溶液，在同一薄层板上点样、展开与检视，供试品色谱图中所显斑点或荧光的位置和颜色应与标准物质色谱图的斑点或荧光一致；②必要时化学药品可采用供试品溶液与标准溶液混合点样、展开，与标准物质相对应的斑点应为单一、紧密斑点；③选用与供试品化学结构相似药物对照品或杂质对照品，两者的比移值应不同(如芬布芬与酮洛芬、地塞米松磷酸钠与泼尼松龙磷酸钠、醋酸氢化可的松与醋酸可的松等)，若将上述两种溶液等体积混合，应显示两个清晰分离的斑点。以上测定方法如图9-1所示。

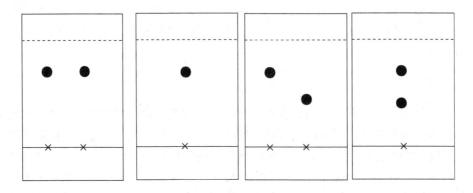

图9-1　薄层色谱鉴别示意图

阿莫西林的TLC鉴别：取本品与阿莫西林对照品各约0.125g，分别加入4.6%碳酸氢钠溶液溶解并稀释制成每1mL中约含10mg的溶液，作为供试品溶液与对照品溶液；另外取阿莫西林对照品和头孢唑林对照品各适量，加4.6%碳酸氢钠溶液溶解并稀释制成每1mL中分别约含10mg和5mg的溶液作为系统适用性溶液。参照薄层色谱法(通则0502)试验，吸取上

述三种溶液各 2μL，分别点于同一硅胶 GF254 薄层板上，以乙酸乙酯-丙酮-冰醋酸-水
(5:2:2:1)为展开剂，展开，晾干，置紫外光灯 254nm 下检视。系统适用性溶液应显两个清
晰分离的斑点。供试品溶液所显主斑点的位置和颜色应与对照品溶液主斑点的位置和颜色
相同。

由于受到薄层板质量、边缘效应等因素的影响，实际操作中有时会遇到同一物质在同一
块薄层板上的比移值不一致的情况。操作中可增加将供试品溶液与对照品溶液等量混合，点
样后出现单一斑点作为鉴别依据。

单独使用薄层色谱鉴别时，需要进行色谱系统适应性试验，对斑点的比移值和分离效能
进行考察。必要时进行灵敏度考察。

1)比移值

比移值(R_f)是指基线至展开斑点中心的距离与基线至展开剂前沿的距离的比值。

$$R_f = \frac{基线至展开斑点中心的距离}{基线至展开剂前沿的距离}$$

除另有规定外，比移值应为 0.2～0.8。

2)分离度

鉴别时，供试品与标准物质色谱中的斑点均应清晰分离。分离度(或称分离效能)R 的计
算公式为

$$R = 2(d_2 - d_1)/(W_1 + W_2)$$

式中，d_2 为相邻两峰中后一峰与原点的距离；d_1 为相邻两峰中前一峰与原点的距离；W_1 和
W_2 分别为相邻两峰各自的峰宽。

除另有规定外，分离度应大于 1.0。

3)检出限

检出限是指供试品溶液中被测物质能被检出的最低浓度或量。一般采用已知浓度的供试
品溶液或对照标准溶液与稀释若干倍的自身对照标准溶液，在规定的色谱条件下，在同一薄
层板上点样、展开、检视，后者显示出清晰可辨斑点的浓度或量作为检出限。

薄层色谱法除色谱行为外，还可将斑点颜色作为鉴别依据，由以上两个因素把握供试品
与对照品的同一性，简便易行，是很好的鉴别方法。

2. 高效液相色谱和气相色谱鉴别法

一般规定按供试品含量测定项下的色谱条件进行试验。要求供试品和对照品色谱峰的保
留时间一致；含量测定方法为内标法时，也可要求供试品溶液和对照品溶液色谱图中药物峰
的保留时间与内标物峰的保留时间比值一致。

采用上述方法进行鉴别时应注意，色谱系统的稳定性要好，同一物质不同时间进样的保
留时间重现性必须有保证。在实际操作中，由于条件不明原因的微小变化，有时存在同一物
质在表面完全相同的色谱系统中保留时间不一致的情况，尤其梯度洗脱时此种现象更为常见。
而 ChP2015 对保留时间的一致性未予具体规定，此时可增加将供试品溶液与对照品溶液等量
混合，进样后出现单一色谱峰作为鉴别依据。

四、生物学鉴别法

生物学鉴别法就是利用药效学和分子生物学等有关技术鉴定药物品质的一种方法，主要用于抗生素、生化药物及中药的鉴别，通常分为生物效应鉴别法和基因鉴别法两大类。按照鉴定的目的和对象不同，也可分为生物免疫鉴别法、细胞生物学鉴别法、生物效价测定法、纯指标测定法、DNA 遗传标记鉴别法、mRNA 差异显示鉴别法等。

生物学鉴别法往往用于效价测定的同时也可用于定性鉴别。

生物免疫鉴别技术主要是利用不同种动物药都含有各自的特异性蛋白质，具有免疫特异性来进行分析。本法可用于亲缘关系比较接近的动物药之间的鉴别与分析。例如，采用对流免疫电泳法及琼脂免疫扩散法可准确地对虎、豹、猞猁、猫、牛和猪等骨骼进行检测。又如，采用斑点酶联免疫分析技术，对牡蛎制剂中牡蛎精粉进行鉴别。

随着分子生物技术的迅速发展，DNA 分子标记技术已越来越多地应用于中药材的鉴别研究，并且具有准确性高、重复性好的特点。它是指通过比较药材间 DNA 分子遗传多样性差异来鉴别药材基源、确定学名的方法。适用于采用性状、显微、理化及色谱鉴别等方法难以鉴定的样品的鉴别，如同属多基源物种、动物药等的鉴别。

五、显微鉴别法

显微鉴别法主要用于中药及其制剂的鉴别，通常采用显微镜对药材(饮片)切片、粉末、解离组织或表面制片，以及含饮片粉末的制剂中饮片的组织、细胞或内含物等特征进行鉴别。鉴别时选择有代表性的供试品，根据各品种鉴别项的规定制片，制剂根据不同剂型适当处理后制片。图 9-2 是人参(根)横切面组织的显微鉴别图：木栓层为数列细胞，栓内层窄；韧皮部外侧有裂隙，内侧薄壁细胞排列较紧密，有树脂道散在，内含黄色分泌物；形成层成环；木质部射线宽广，导管单个散在或数个相聚，断续排列成放射状，导管旁偶有非木化的纤维；薄壁细胞含有草酸钙簇晶。图 9-3 是人参(根)粉末的显微鉴别图：粉末呈淡黄色。树脂道碎片易见，含黄色块状分泌物。草酸钙簇晶直径 $20\sim68\mu m$，棱角锐尖。木栓细胞表面呈类方形或多角形，壁细波状弯曲。网纹导管和梯纹导管直径 $10\sim56\mu m$ 的淀粉粒很多，单粒呈类球形、半圆形或不规则多角形，直径 $4\sim20\mu m$，脐点呈点状或裂缝状；复粒由 $2\sim6$ 分粒组成。

随着扫描电子显微镜的广泛应用，显微鉴定的水平有了进一步提高，而且药材不需制作切片和染色即可直接进行表面或断面的观察，获得更细微的三维结构特征。

六、指纹图谱和特征图谱鉴别法

中药指纹图谱是指中药样品经适当处理后，采取一定的分析技术和方法得到能够标示其化学、生物学或其他特性共有峰的图谱。特征图谱通常是指主要有效成分特征峰的谱图，而指纹图谱除了主要有效成分的特征峰外，还包括更多内容，更具有专一性。指纹图谱和特征图谱建立的目的是通过对所得到能够体现中药整体特性的图谱识别，提供一种能够比较全面地控制中药质量的方法，从化学物质基础的角度保证中药制剂的稳定性和可靠性，其具体实践是采用指纹图谱模式，将中药内在物质特性转化为常规数据信息，用于中药鉴别和质量评价。中药指纹图谱按照测试样品来源可以分为中药材、饮片、提取物或中间体、成方制剂指纹图谱，其中中药材、饮片及中间体指纹图谱主要用于生产的内部控制、质量调整及质量相关性考察。

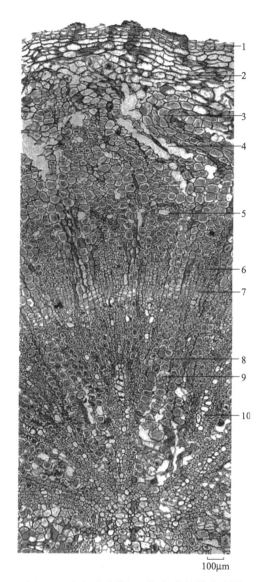

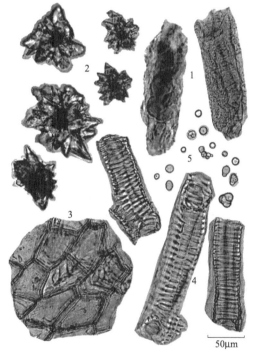

图 9-2　人参(根)横切面组织的显微鉴别图

1. 木栓层；2. 栓内层；3. 韧皮射线；4. 裂隙；5. 树脂道；
6. 韧皮部；7. 形成层；8. 木射线；9. 草酸钙簇晶；10. 木质部

图 9-3　人参(根)粉末的显微鉴别图

1. 树脂道碎片；2. 草酸钙簇晶淀粉粒；3. 木栓细胞；
4. 导管；5. 淀粉粒

　　中药指纹图谱按照获取方式可以分为色谱、光谱及其他分析手段，其中色谱方法是中药指纹图谱建立的首选和主要方式。

　　示例　《中国药典》(2015 年版)第一部注射用双黄连(冻干)指纹图谱鉴别：取本品 5 支的内容物，混匀，取 10mg，精密称定，置于 10mL 容量瓶中，加 50%甲醇 8mL，超声处理(功率 250W，频率 33kHz)20min 使其溶解，放冷，加 50%甲醇至刻度，摇匀，作为供试品溶液。取绿原酸对照品适量，精密称定，加 50%甲醇制成每 1mL 含 40μg 的溶液，作为对照品溶液。参照高效液相色谱法(通则 0512)测定，以十八烷基硅烷键合硅胶为填充剂，YMC-Pack ODS-A 色谱柱(柱长为 150mm，内径为 4.6mm)；以甲醇为流动相 A，以 0.25% 冰醋酸为流动相 B，按表 9-1 中的规定进行梯度洗脱；检测波长为 350nm；柱温为 30℃；流速为 1mL/min。理论塔板数按绿原酸峰计算应不低于 6000。

表 9-1　注射用双黄连(冻干)高效液相色谱流动相梯度洗脱条件

时间/min	流动相 A/%	流动相 B/%
0～15	15→35	85→65
15～20	35	65
20～50	35→100	65→0

分别精密吸取对照品溶液与供试品溶液各 10μL，注入液相色谱仪，记录 60min 内的色谱图。供试品色谱图应与对照指纹图谱基本一致，有相对应的 7 个特征峰。按中药色谱指纹图谱相似度评价系统，除溶剂峰和 7 号峰外，供试品指纹图谱与对照指纹图谱经相似度计算，相似度不得低于 0.90。图 9-4 是注射用双黄连(冻干)对照指纹图谱。

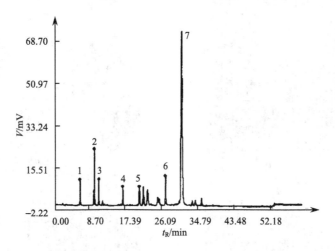

图 9-4　注射用双黄连(冻干)对照指纹图谱

第四节　鉴别试验条件

鉴别试验的目的是判断药物的真伪，其依据是采用的化学反应或物理特性的特征变化。而要使特征变化明显、易于觉察，鉴别试验必须在规定条件下完成，否则将影响结果的判断。影响鉴别反应的因素主要有被测物浓度、试剂的用量、溶液的温度、pH、反应时间和干扰物质等。

一、溶液的浓度

在鉴别试验中加入的各种试剂一般是过量的，溶液的浓度主要是指被鉴别药物的浓度。鉴别试验多采用观察沉淀、颜色或测定各种光学参数(λ_{max}、λ_{min}、A、$E_{1cm}^{1\%}$)的变化来判定结果，药物的浓度直接影响上述参数的变化，必须严格依药典规定。

二、溶液的温度

温度对化学反应的影响很大，一般温度每升高 10℃，可使反应速率增加 2～4 倍。但温度的升高也可使某些生成物分解，导致颜色变浅，甚至观察不到阳性结果。

三、溶液的酸碱度

许多鉴别反应都需要在一定酸碱度的条件下才能进行。溶液酸碱度的作用在于能使各反应物有足够的浓度处于反应活化状态，使反应生成物处于稳定和易于观测的状态。

四、反应的时间

有机化合物的化学反应与无机化合物的化学反应不同，一般反应速率较慢，达到预期试验结果需要较长时间。这是因为有机化合物是以共价键相结合，化学反应能否进行依赖于旧键断裂和新键形成的难易，这些价键的更替需要一定的反应时间和条件。同时，在化学反应过程中有时存在许多中间阶段，甚至需要加入催化剂才能启动反应，因此鉴别反应完成需要一定时间。

练 习 题

一、最佳选择题

1. 在药品质量标准中，药品的外观、臭、味等内容归属的项目是（　　）

A. 性状　　　　　B. 一般鉴别　　　C. 专属鉴别　　　D. 检查　　　　E. 含量测定

2. 取供试品少量，置于试管中，加入等量的二氧化锰，混匀，加入硫酸湿润，缓缓加热，即产生氯气，能使湿润的碘化钾-淀粉试纸显蓝色。下列物质可用上述试验鉴别的是（　　）

A. 托烷生物碱类　　　　　　B. 酒石酸盐　　　　　　　　C. 氯化物

D. 硫酸盐　　　　　　　　　E. 有机氟化物

3. 药物鉴别的目的是（　　）

A. 判断药物的纯度　　　　　B. 确证未知药物　　　　　　C. 判断药物的均一性

D. 判断已知药物的真伪　　　E. 评价药物的含量

二、配伍选择题

以下各类药物的鉴别试验是

1. 水杨酸盐类（　　）

2. 托烷生物碱类（　　）

A. 取供试品的稀溶液，加入三氯化铁试液 1 滴，即显紫色

B. 取供试品约 10mg，加入发烟硝酸 5 滴，置于水浴上蒸干，得到黄色的残渣，放冷，加入乙醇 2～3 滴湿润，加入固体氢氧化钾一小粒，即显深紫色

C. 取铂丝，用盐酸湿润后，蘸取供试品，在无色火焰中燃烧，火焰显鲜黄色

D. 取供试品，加入过量氢氧化钠试液后，加热即分解，产生氨臭；遇湿润的红色石蕊试纸，能使其变蓝色，并能使硝酸亚汞试液湿润的滤纸显黑色

E. 取供试品溶液，滴加氯化钡试液，即生成白色沉淀；分离，沉淀。在盐酸或硝酸中均不溶解

可以用来描述下列光谱鉴别法的是

3. 紫外光谱鉴别法（　　）

4. 红外光谱鉴别法（　　）

5. 质谱鉴别法（　　）

A. 吸收光谱较为简单，曲线形状变化不大，用作鉴别的专属性远不如红外光谱

B. 供试品制备时研磨程度的差异或吸水程度不同等原因，均会影响光谱的形状

C. 测定被测物质在 750～2500nm（12 800～4000cm⁻¹）光谱区的特征光谱，并利用适宜的化学计量学方法提取相关信息对被测物质进行定性、定量分析

D. 利用原子蒸气可以吸收由该元素作为阴极的空心阴极灯发出的特征谱线特征及供试溶液在特征谱线处的最大吸收和特征谱线的强度减弱程度进行定性、定量分析

E. 用准分子离子峰确认化合物，进行二级谱扫描，推断结构化合物断裂机制，确定碎片离子的合理性

三、多项选择题

1. 芳香第一胺类药物鉴别试验使用的试剂有（　　）

A. 稀盐酸　　　　B. 稀乙酸　　　　C. 亚硝酸钠　　　D. β-萘酚　　　　E. 硝酸银

2. 下列关于质谱鉴别法的说法中，正确的有（　　）

A. 将被测物质离子化后，在高真空状态下按离子的质荷比（m/z）大小分离

B. 使用高分辨率质谱可得到离子的精确质量数，然后计算出该化合物的分子式

C. 分子离子的各种化学键发生断裂后形成碎片离子，由此可推断其裂解方式，得到相应的结构信息

D. 鉴定化合物结构的重要参数有化学位移 δ、峰面积、偶合常数、弛豫时间

E. 利用原子蒸气可以吸收由该元素作为阴极的空心阴极灯发出的特征谱线的特性，根据供试溶液在特征谱线处的最大吸收和特征谱线的强度减弱程度进行定性、定量分析

3. 用于鉴别硝酸盐的试剂有（　　）

A. 硫酸　　　　B. 乙酸铅　　　　C. 硫酸亚铁　　　D. 铜丝　　　　E. 高锰酸钾

四、简答题

1. 简述药物分析中常用的鉴别方法。

2. 简述影响鉴别试验的条件。

第十章 药物的杂质检查

杂质检查是药品标准中检查项下的一项重要内容。药品在临床使用中产生的不良反应除了与药品本身的药理活性有关外，有时也与药品中存在的杂质有直接关系。因此，必须对药物中的杂质进行检查和限度控制，以保证药品质量和临床用药安全有效。

第一节 药物的杂质与限量

一、药物的纯度与杂质

药物的纯度是指药物的纯净程度。《中国药典》将任何影响药品纯度的物质均称为杂质，是指药物中无治疗作用，或者影响药物的稳定性和疗效，甚至损害人们健康的物质。例如，青霉素在生产中可能引入过敏性杂质，可导致过敏性休克，甚至造成心力衰竭死亡。杂质增多会使药物含量或效价降低、毒副作用增加、物理常数及外观性状等发生变化。因此，药物的纯度需要从药物的外观性状、理化常数、杂质检查和含量测定等各方面作为一个有机联系的整体来综合评定。杂质检查是评价药物纯度的一个重要方面，药物的纯度检查也常称为杂质检查。

人们对药物纯度的认识是随着科学的进步、分离检测技术的提高、生产工艺的改进及对杂质生物学特性的深入研究不断发展和完善的，对药物中杂质的种类、杂质检查项目、检测手段和限度要求等规定也不是一成不变的，对药物的纯度要求是不断提高的。例如，盐酸罂粟碱中杂质检查：《中国药典》(1985 年版)采用目视比色法检查盐酸罂粟碱中的吗啡；后来发现在提取盐酸罂粟碱的过程中除了混有吗啡外，还有其他生物碱如可待因等；进一步对合成的盐酸罂粟碱中的杂质进行研究，采用薄层色谱法和红外光谱法进行分析，发现还含有一种未知的碱性物质；《中国药典》(1990 年版)将检查吗啡改为检查有关物质，检查方法改为薄层色谱法；自《中国药典》(2010 年版)起有关物质的检查方法改成了高效液相色谱法，进一步提高了检测方法的专属性和灵敏度。

化学试剂的纯度与临床用药物的纯度具有本质的不同，不能互相混淆。药物的纯度主要从对用药安全性、有效性及对药物稳定性的影响等方面考虑。化学试剂是从杂质可能引起的化学变化对其使用的影响及化学试剂的使用范围和目的来限定杂质限量，并不考虑杂质对生物体的生理作用及毒副作用。例如，化学试剂规格的硫酸钡不一定有针对"可溶性钡盐"的检查项目，而药用规格的硫酸钡要进行"酸溶性钡盐"等杂质检查，因为药用规格的硫酸钡如果存在"可(酸)溶性钡盐"，则会导致"钡盐中毒"的医疗事故。所以，化学试剂不能代替药物使用。

二、杂质的来源

药品质量标准中的杂质是指在按照经国家有关药品监督管理部门依法审查批准的规定

工艺和规定原辅料生产的药品中，由其生产工艺或原辅料带入的杂质，或在储藏过程中产生的杂质。

1. 生产过程引入

原料药在合成或半合成过程中，未完全反应的起始原料、反应的中间体、反应副产物和降解产物，以及参与反应的试剂溶剂和催化剂等，如果经过精制仍然未能从原料药产品中除去，则它们均为生产过程中引入的杂质。例如，双氯非那胺在合成工艺中可能因原料未反应完全而引入邻二氯苯，还可能因二氯磺酰氯氨分解产生氯化铵，如果未洗净而引入氯化物。

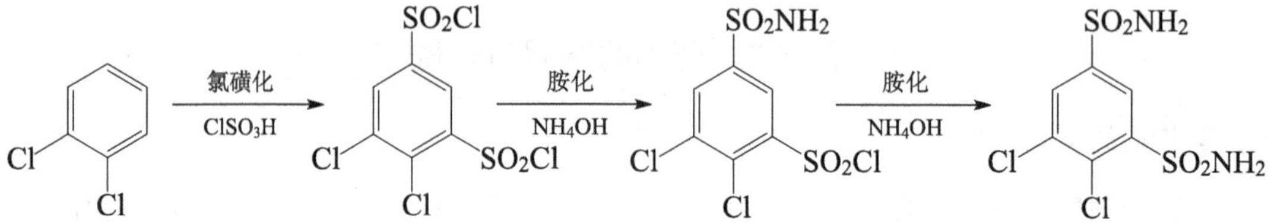

从植物原料中提取分离药物时，由于植物中常含有与药物结构、性质相近的物质，很难完全分离除去，可能引入产品中。例如，用阿片提取吗啡，有可能引入罂粟碱及阿片中其他生物碱。

制剂生产过程中引入的杂质则主要来源于原料药及辅料中自身含有的杂质、原料药的降解杂质，以及在制剂生产工艺过程中原料药与辅料相互作用(因原-辅料相容性的因素)而产生的杂质。

药物在制成制剂的过程中可能产生新的杂质。例如，葡萄糖在高温或弱酸性条件下可脱水产生5-羟甲基糠醛，因此制成葡萄糖注射液后需进行5-羟甲基糠醛的限量检查。盐酸普鲁卡因注射液中需要检查对氨基苯甲酸，是因为高温灭菌过程中，盐酸普鲁卡因易于水解产生对氨基苯甲酸。

药物中还可能存在一些无效、低效异构体或晶形，也属于杂质范畴。例如，肾上腺素为左旋体，其右旋体的升压作用仅为左旋体的1/12；盐酸普萘洛尔左旋体的β受体阻断作用比右旋体大60倍；棕榈氯霉素存在多晶形现象，其中B晶形易被酯酶水解而吸收，为有效晶形，而A晶形不易被酯酶水解，活性很低。

另外，生产过程中，由于使用金属器皿、装置及其他不耐酸、碱的金属工具，产品中可能引入砷盐，以及铅、铁、铜等重金属杂质。

2. 储藏过程引入

药物在储藏过程中，受环境相关因素如温度、湿度、日光、空气的影响或在微生物的作用下，可能发生水解、氧化、异构化、晶形转变、聚合、潮解和发霉等变化而产生杂质，这些均为储藏过程中引入的杂质。

水解反应是药物容易发生的一种变质反应，酯、内酯、酰胺、环酰胺及苷类药物在水分存在下均容易水解。例如，阿司匹林分子中有酯键，可水解生成水杨酸和乙酸。具有酚羟基、巯基、亚硝基、醛基及长链共轭双键等结构的药物在空气中容易被氧化，可使这些药物降效、失效、变色甚至产生毒性。例如，麻醉剂乙醚在日光、空气及水分的作用下易氧化分解为醛及有毒的过氧化物；维生素 C 有强还原性，在储藏期间易氧化变色。

有的杂质既可以由生产引入，又会因储藏产生。例如，对氨基酚既是对乙酰氨基酚合成过程中的中间体，又是储藏过程中酰胺键水解产生的分解产物。

需要说明的是，《中国药典》中药品质量标准中的杂质不包括变更生产工艺或变更原辅料而产生的新的杂质，也不包括掺入或污染的外来物质。药品生产企业变更生产工艺或原辅料，并由此引入新的杂质应对原质量标准进行修订，均要依法向有关药品监督管理部门申报批准。药品中不得掺入污染药品或其组分以外的外来物质。对于假劣药品，必要时应根据各具体情况，采用非法定分析方法予以检测。

三、杂质的分类

1. 按其来源分类

按其来源分类，药物中杂质可分为一般杂质和特殊杂质。

(1)一般杂质：是指在自然界中分布较广泛，在多种药物的生产和储藏过程中容易引入的杂质，如氯化物、硫酸盐、重金属、砷盐、铁盐、铵盐等。

(2)特殊杂质：是指在特定药物的生产和储藏过程中引入的杂质，也常称为有关物质。这类杂质随药物的不同而不同，包括化学反应的起始原料、中间体、聚合物、副产物和降解产物等，如阿司匹林在生产和储藏过程中引入的水杨酸。

2. 按其毒性分类

按其毒性分类，药物中杂质可分为毒性杂质和信号杂质。

(1)毒性杂质：如重金属、砷盐。

(2)信号杂质：如氯化物、硫酸盐等。一般无毒，但其含量的多少可反映药物纯度和生产工艺或生产过程问题。如果药物中信号杂质含量过多，提示该药的生产工艺或生产控制有问题。

3. 按杂质化学类别和特性分类

按杂质化学类别和特性分类，药物中杂质可分为无机杂质、有机杂质、有机挥发性杂质。

(1)无机杂质：大多属于一般杂质，主要来源于生产过程中涉及的无机物质。

(2)有机杂质：主要包括合成中未反应完的原料、中间体、副产物、降解产物等，也即有关物质。有机杂质分为特定杂质和非特定杂质，特定杂质是指在质量标准中分别规定了明确的限度，并单独进行控制的杂质，如阿司匹林中检查的游离水杨酸和有关物质均属于特定杂质；非特定杂质是指在质量标准中未单独列出，而仅采用一个通用的限度进行控制的一系列杂质，其在药品中出现的种类与概率并不固定，如阿司匹林中检查的易炭化物属于非特定杂质。

(3)有机挥发性杂质：是指在原料药或辅料的生产中，以及在制剂制备过程中使用但在工艺过程中未能完全去除的有机溶剂。

四、杂质限量

1. 杂质限量的定义

药物的纯度是相对的，完全除去药物的杂质，既不可能也没有必要。在保证药物使用的安全性、不影响药物的疗效和药物质量可控性的前提下，综合考虑药物生产的可行性与产品的稳定性，通常均允许药物中含有一定量的杂质。

药物中所含杂质的最大允许量称为杂质限量，通常用百分之几或百万分之几(parts per million，ppm)表示。

$$杂质限量 = \frac{杂质最大允许量}{供试品量} \times 100\%$$

2. 杂质限量控制方式

依据杂质控制方式不同，药物的杂质检查可分为两类：杂质限度检查和杂质定量测定。

1) 杂质限度检查

杂质限度检查不要求测定杂质的含量，而只检查其是否超过规定限量。按操作方法不同，又可分为对照法、比较法和灵敏度法。

(1) 对照法：是指取一定量的被检杂质标准溶液和一定量供试品溶液，在相同条件下处理，比较反应结果，以确定杂质含量是否超过限量。由于供试品(S)中所含杂质的最大允许量可以通过杂质标准溶液的浓度(c)和体积(V)的乘积表达，所以杂质限量(L)的计算为

$$L = \frac{c \times V}{S} \times 100\%$$

采用该法必须注意平行原则，即供试品溶液和对照溶液应在完全相同的条件下反应，如加入的试剂、反应的温度、放置的时间等均应相同，这样检查结果才有可比性。

(2) 比较法：是指测定供试品或被检杂质的某特征数值与规定的限量值(如某波长处的吸光度、消耗标准溶液的体积等)进行比较。该法不需要对照品。例如，维生素 B_2 中检查感光黄素，利用维生素 B_2 几乎不溶于三氯甲烷而感光黄素溶于三氯甲烷的性质，用无乙醇三氯甲烷提取供试品中的感光黄素，在 440nm 波长处测定三氯甲烷液的吸光度，规定吸光度不得超过 0.016。又如，维生素 E 中检查生育酚，利用生育酚易被氧化的性质，采用硫酸铈滴定液(0.01mol/L)滴定供试品，规定消耗的硫酸铈滴定液不得超过 1.0mL。

(3) 灵敏度法：是指在供试品溶液中加入一定量的试剂，在一定反应条件下，不得有正反应出现，从而判断供试品中所含杂质是否符合限量规定。该法也无需用对照品。例如，乳酸中枸橼酸、草酸、磷酸或酒石酸的检查：取本品 0.5g，加入水适量至 5mL，混匀，用氨试液调至微碱性，加入氯化钙试液 1mL，置于水浴中加热 5min，不得产生浑浊。

2) 杂质定量测定

杂质定量测定即采用规定方法测定杂质的含量，测得值不得超过规定限量。常采用色谱法，尤其是高效液相色谱法(具体方法在本章第二节详细介绍)，也可采用滴定分析法。例如，硫酸亚铁中高铁盐的检查：取本品 5.0g，精密称定，置于 250mL 碘瓶中，加入盐酸 10mL 与新沸的冷水 100mL 的混合溶液，振摇使其溶解，加入碘化钾 3g，密塞，摇匀，在暗处放置

5min，立即用硫代硫酸钠滴定液(0.1mol/L)滴定，至近终点时，加淀粉指示液 0.5mL，继续滴定至蓝色消失，并将滴定的结果用空白试验校正。每 1mL 硫代硫酸钠滴定液(0.1mol/L)相当于 5.585mg 的 Fe。本品含高铁盐不得超过 0.5%。

3. 杂质限量计算

杂质限量计算是杂质研究的一项主要内容，不同杂质检查方法的限量计算也不同，但都遵循杂质限量的定义。

示例 1 《中国药典》(2015 年版)异戊巴比妥中氯化物的检查：取本品约 0.30g，加入水 30mL，煮沸 2min，放冷，过滤，自滤器上添加水适量使滤液至 50mL，摇匀，分取 25mL，再加入稀硝酸 10mL；溶液如果不澄清，应过滤；置于 50mL 纳氏比色管中，加入水至约 40mL，摇匀，即得供试品溶液。另取该品种项下规定的标准氯化钠溶液(10μg Cl/mL)7.0mL，置于 50mL 纳氏比色管中，加入稀硝酸 10mL，加入水至 40mL，摇匀，即得对照溶液。于供试品溶液与对照溶液中分别加入硝酸银试液 1.0mL，用水稀释成 50mL，摇匀，在暗处放置 5min，同置于黑色背景下，从比色管上方向下观察、比较，求氯化物的限量。

$$L = \frac{c \times V}{S} \times 100\% = \frac{10 \times 10^{-6} \times 7.0}{0.30 \times \frac{25}{50}} \times 100\% = 0.047\%$$

示例 2 《中国药典》(2015 年版)谷氨酸钠中重金属的检查：取本品 1.0g，加入水 23mL 溶解后，加入乙酸盐缓冲液(pH 3.5)2mL，依法检查(通则 0821 第一法)，与标准铅溶液(10μg Pb/mL)所呈颜色相比较，不得更深。已知重金属限量为百万分之十，求算应取标准铅溶液多少毫升。

$$V = \frac{L \times S}{c} \times 100\% = \frac{10 \times 10^{-6} \times 1.0}{10 \times 10^{-6}} = 1.0(\text{mL})$$

示例 3 《中国药典》(2015 年版)肾上腺素中酮体的检查：取本品 0.20g，置于 100mL 容量瓶中，加入盐酸溶液(9→2000)溶解并稀释至刻度，摇匀，在 310nm 处测定吸光度不得超过 0.05。已知酮体的 $E_{1cm}^{1\%}$ 为 435，求酮体的限量。

$$c_{\text{酮体}} = \frac{A}{E_{1cm}^{1\%}} \times \frac{1}{100} = \frac{0.05}{435} \times \frac{1}{100} = 1.15 \times 10^{-6}(\text{g/mL})$$

$$c_{\text{样品}} = \frac{0.2}{100} = 2.0 \times 10^{-3}(\text{g/mL})$$

$$L = \frac{c_{\text{酮体}}}{c_{\text{样品}}} = \frac{1.15 \times 10^{-6}}{2.0 \times 10^{-3}} \times 100\% = 0.06\%$$

示例 4 《中国药典》(2015 年版)卡比马唑片(规格：5mg)中甲巯咪唑的检查：取本品 20 片，研细，加入三氯甲烷适量，研磨使卡比马唑溶解，过滤，用三氯甲烷洗涤滤器，合并滤液与洗液，置于 10mL 容量瓶中，用三氯甲烷稀释至刻度，摇匀，作为供试品溶液；另取甲巯咪唑对照品，加入三氯甲烷制成每 1mL 中含 100μg 的溶液，作为对照品溶液，分别吸取上述两溶液各 10μL，分别点于同一硅胶 G 薄层板上，以三氯甲烷-丙酮(4:1)为展开剂，展开后，晾干，喷稀碘化铋钾试液使其显色。供试品溶液如果显示与对照品相应的杂质斑点，其颜色与对照品主斑点比较，不得更深。求杂质的限量。

$$c_{样品} = \frac{5 \times 20 \times 1000}{10} = 10\,000\,(\mu g/mL)$$

$$L = \frac{c_{杂质}}{c_{样品}} \times 100\% = \frac{100}{10\,000} \times 100\% = 1.0\%$$

第二节 杂质检查方法

无论是药物中的杂质限度检查还是定量测定，无论是一般杂质检查还是特殊杂质检查，都是利用药物和杂质的物理性质或化学性质的差异来进行杂质检查。依据所利用性质差异不同，即方法原理不同，常用杂质检查方法包括：化学方法、色谱方法、光谱方法和物理方法等。

一、化学方法

当药物中杂质与药物的化学性质相差较大时，可选择合适的试剂，使其与杂质发生化学反应，产生颜色、沉淀或气体，从而检查杂质的限量。化学检查法对一般杂质和特殊杂质都适用，而且在限度检查除了对杂质进行半定量检查外，还可采用滴定法和重量法对杂质进行定量测定。

1. 显色反应检查法

(1)当杂质与试剂产生颜色时，采用比色法控制杂质的限量，多为目视比色。例如，《中国药典》(2015 年版)中盐酸普萘洛尔中游离萘酚的检查：取本品 20mg，加入乙醇与 10% 氢氧化钠溶液各 2mL，振摇使溶解，加入重氮苯磺酸试液 1mL，摇匀，放置 3min；如显色，与 α-萘酚的乙醇溶液(每 1mL 中含 α-萘酚 20μg)0.30mL 用同一方法制成的对照液比较，不得更深(0.03%)。

(2)利用待检杂质与试剂特有的显色反应，采用灵敏度法控制杂质的限量。例如，《中国药典》(2015 年版)贝诺酯中对氨基酚的检查：取本品 1.0g，加入甲醇溶液(1→2)20mL，搅匀，加入碱性亚硝基铁氰化钠试液 1mL，摇匀，放置 30min，不得显蓝绿色。

2. 沉淀反应检查法

当杂质与试剂产生沉淀时，采用比浊法控制杂质的限量。例如，《中国药典》(2015 年版)盐酸肼屈嗪中游离肼的检查：取本品 0.10g，加入水 5mL 与水杨醛的乙醇溶液(1→20)0.1mL，1min 内不得出现浑浊。

采用重量法测定杂质的量。例如，《中国药典》(2015 年版)鱼石脂中无机硫的检查：取本品约 2g，精密称定，置于 250mL 烧杯中，加入水 100mL 溶解后(必要时加热使其溶解)，加入 10%氯化铜溶液 20mL，搅匀，煮沸，放冷，加入氨试液 5mL，搅匀，过滤，滤液移入 200mL 容量瓶中，沉淀用水洗涤数次，洗液与滤液合并，加入水至刻度，摇匀；精密量取 100mL，煮沸，加入盐酸中和后，再加入盐酸 1mL，并缓缓加入氯化钡试液 10mL，置于水浴上加热 30min，放冷，用无灰滤纸过滤，沉淀用温水分次洗涤，至洗液不再显氯化物的反应，干燥并炽灼至恒量，残渣质量经用空白试验校正后，与 0.1374 相乘，即得供试量中含有无机硫的质量，不得超过总硫量的 20.0%。

3. 生成气体检查法

当杂质与试剂反应产生气体时，采用相应的气体检查法控制杂质的限量。例如，《中国药典》(2015 年版)对氨基水杨酸钠中硫化物的检查：取本品 0.50g，加入水 5mL 溶解后，加入碘化钾试液 5mL 与锌粒 2g，再加入 1.6%氯化亚锡的盐酸溶液 5mL，依法检查(通则 0803)，置于导气管中不装乙酸铅棉花的古蔡氏检砷装置，以乙酸铅试纸替换溴化汞试纸，80～90℃水浴加热 10min 后，将生成的硫斑与标准硫斑比较不得更深，则符合规定(0.001%)。

4. 滴定法

滴定剂只与杂质反应，以一定浓度的滴定液滴定药物中的杂质，可以定量测定杂质的含量。例如，依地酸钙钠中依地酸二钠的检查：取本品 5.00g，精密称定，置于锥形瓶中，加入水 250mL 溶解，加入氨-氯化铵缓冲液(pH 10.0)5mL，加入铬黑 T 指示剂少许。用锌滴定液(0.05mol/L)滴定，至溶液由纯蓝色变成紫色。消耗锌滴定液(0.05mol/L)不得超过 3.0mL(1.0%)。

二、色谱方法

药物中的有关物质主要是在生产过程中引入的起始原料、中间体、副产物、聚合物，以及储藏过程中的降解产物等。它们的化学结构通常与药物类似或具有渊源关系，难以采用化学方法和光谱方法对其进行检查。色谱法检查药物杂质是依据药物与杂质的吸附或分配性质差异，有效地将药物和有关物质分离并进行检测，是检查有关物质的首选方法。

1. 薄层色谱法

薄层色谱法用于药物中杂质的检查，具有设备简单、操作简便、分离速度快、灵敏度和分辨率较高等优点。常用的方法有：杂质对照品法、供试品溶液的自身稀释对照法、两法并用法及对照药物法。

1) 杂质对照品法

(1) 方法：根据杂质限量，取供试品溶液和一定浓度的杂质对照品溶液，分别点样于同一薄层板上，展开，斑点定位。供试品溶液除主斑点外的其他斑点与相应的杂质对照品溶液或系列浓度杂质对照品溶液的相应主斑点进行比较，判断药物中杂质限量是否合格。

(2) 适用范围：适用于已知杂质并能制备杂质对照品的情况，用来检查供试品中与其相同的杂质。但有时也用于有关物质检查，适用于其他杂质未知或没有对照品，但斑点颜色与该杂质相同的情况。若各杂质限量不同，可配制系列浓度的杂质对照品溶液作为对照进行比较。

采用薄层色谱法检查药物中的杂质时，为了确保药物与杂质有良好的分离，常需确认色谱系统的分离效能。可将杂质对照品用供试品的自身稀释对照溶液溶解制成混合对照溶液，也可将杂质对照品用待测组分的对照品溶液溶解制成混合对照溶液，混合对照溶液点样展开后的色谱图中，应显示两个清晰分离的斑点。

示例　羟基脲中脲的检查：取本品 0.10g，精密称定，置于 5mL 容量瓶中，加入水溶解并稀释至刻度，摇匀，作为供试品溶液；另取脲对照品 5.0mg，精密称定，置于 50mL 容量瓶中，加入水溶解并稀释至刻度，摇匀，作为对照品溶液；另取本品与脲各 5mg，置于同一 50mL 容量瓶中，加入水溶解并稀释至刻度，摇匀，作为系统适用性溶液。参照薄层色谱法(通则 0502)试验，吸取上述三种溶液各 10μL，分别点于同一硅胶 G 薄层板上，取溶剂[吡啶-水-乙酸乙酯(2:2:10)]，振摇，静置使其分层，取上层液为展开剂，展开，取出，晾干，喷对二甲氨基苯甲醛的盐酸溶液(取对二甲氨基苯甲醛，加 1mol/L 盐酸溶液溶解并稀释制成每 1mL 中含 10mg 的溶液)，在 90℃干燥 1~2min，系统适用性溶液应显两个清晰的斑点，供试品溶液如显杂质斑点，与对照品溶液所显的主斑点比较，不得更深(0.5%)。

2) 供试品溶液的自身稀释对照法

(1) 方法：先配制一定浓度的供试品溶液，然后将供试品溶液按限量要求稀释至一定浓度作为对照溶液，将供试品溶液和对照溶液分别点样于同一薄层板上，展开，斑点定位。供试品溶液所显杂质斑点与自身稀释对照溶液或系列浓度自身稀释对照溶液的相应主斑点比较，不得更深。

(2) 适用范围：适用于杂质的结构不确定；或者虽然杂质结构已知，但是没有杂质对照品的情况。该法仅限于杂质斑点的颜色与主成分斑点颜色相同或相近的情况下使用。还可采用杂质对照品或主成分的梯度浓度溶液比对，对杂质斑点进行半定量评估。

示例 《中国药典》(2015 年版)盐酸马普替林中有关物质的检查：以甲醇为溶剂，配制供试品溶液的浓度为 20mg/mL；分别精密量取适量，用甲醇稀释制成浓度分别为 0.2mg/mL、0.1mg/mL、0.05mg/mL 的溶液作为对照溶液(1)、(2)、(3)。吸取上述 4 种溶液各 15μL，分别点样在同一硅胶 G 薄层板(预先用三氯甲烷展开，并在 100℃干燥 30min)上，以异丁醇-乙酸乙酯-2mol/mL 氢氧化铵溶液(6:3:1)为展开剂(层析缸中同时放置浓氨水杯与展开剂，预平衡 1h)，展开，晾干，再置于浓盐酸蒸气中熏 30min，置于紫外光灯(254nm)下照射 10min 后，在紫外光灯(365nm)下检视。供试品溶液如显杂质斑点，不得多于 2 个，其颜色与对照溶液(1)、(2)、(3)所显的主斑点比较，杂质总量不得超过 1.0%。

3) 两法并用法

当药物中存在多个杂质时，若已知杂质有对照品，则采用杂质对照品法检查；若共存的未知杂质或没有对照品的杂质，则可同时采用供试品溶液的自身稀释对照法检查。

示例 《中国药典》(2015 年版)盐酸黄酮哌酯有关物质的检查：取本品，加溶剂[三氯甲烷-甲醇(1:1)]溶解并稀释制成每 1mL 中含 20mg 的溶液，作为供试品溶液；精密量取适量，加入上述溶剂定量稀释制成每 1mL 中含 0.1mg 的溶液，作为对照溶液；另取 3-甲基黄酮-8-羧酸(杂质Ⅰ)对照品，精密称定，加入上述溶剂溶解并定量稀释制成每 1mL 中含 0.10 mg 的溶液，作为对照品溶液。按照薄层色谱法(通则 0502)试验，吸取上述 3 种溶液各 10μL，分别点于同一硅胶 GF$_{254}$ 薄层板上，以环己烷-乙酸乙酯-甲醇-二乙胺(8:2:2:1)为展开剂，展开，晾干，置于紫外光灯(254nm)下检视，供试品溶液如显杂质斑点，不得多于 2 个，其中在与对照品溶液相同位置上所显杂质斑点的颜色与对照品溶液的主斑点比较，不得更深，另一杂质斑点颜色与对照溶液的主斑点比较，不得更深。

4) 对照药物法

当无合适的杂质对照品，或者供试品显示的杂质斑点颜色与主成分斑点颜色有差异，难以判断限量时，可采用与供试品相同的药物作为对照。对照药物中所含待检杂质需符合限量要求，且稳定性好。

示例 《中国药典》(2015 年版)马来酸麦角新碱中有关物质的检查：取马来酸麦角新碱供试品，以乙醇-浓氨水(9∶1)为溶剂，配制浓度分别为 5mg/mL 和 0.2mg/mL 的供试品溶液(1)和(2)；同时取马来酸麦角新碱对照品，配制成浓度为 5mg/mL 的对照品溶液。吸取上述 3 种溶液各 10μL，分别点于同一硅胶薄层板上，以三氯甲烷-甲醇-水(25∶8∶1)为展开剂，展开，晾干，置于紫外光灯(365nm)下检视。供试品溶液(1)主斑点的位置和颜色应与对照品溶液的主斑点相同，如显杂质斑点，其颜色与对照品溶液对应的杂质斑点比较，不得更深，并不得显对照品溶液以外的杂质斑点；供试品溶液(2)除主斑点外，不得显任何杂质斑点。

2. 高效液相色谱法

高效液相色谱法分离效能高、专属性强和检测灵敏性好，可以准确地测定各组分的峰面积，在杂质检查中的应用日益增多，有 4 种方法：外标法(杂质对照品法)、加校正因子的主成分自身对照测定法、不加校正因子的主成分自身对照法、面积归一化法。采用高效液相色谱法检查杂质时，应按各品种项下要求进行色谱系统适用性试验(ChP2015 通则 0512)，以保证仪器系统达到杂质检查要求。对于使用高效液相色谱法测定含量的药物，可采用同一色谱条件进行杂质检查。

1) 外标法(杂质对照品法)

(1) 方法：配制杂质对照品溶液和供试品溶液，分别取一定量注入色谱仪中，测定杂质对照品溶液和供试品溶液中杂质峰的响应，按外标法计算杂质的浓度。

$$c_x = c_R \frac{A_x}{A_R}$$

式中，c_x 为杂质的浓度；c_R 为对照品溶液的浓度；A_x 为供试品溶液的峰面积或峰高；A_R 为对照品溶液的峰面积或峰高。

(2) 适用范围：适用于有杂质对照品的情况。微量注射器不易精确控制进样量，当采用外标法测定时，以手动进样器定量环或自动进样器进样为宜。当杂质对照品不易获得时，该方法应用受到限制。

示例 《中国药典》(2015 年版)硫鸟嘌呤中有关物质：取本品，精密称定，加入 0.01mol/L 氢氧化钠溶液适量使其溶解，用流动相定量稀释制成每 1mL 中约含 0.4mg 的溶液，作为供试品溶液；精密量取 1mL，置于 100mL 容量瓶中，用流动相稀释至刻度，摇匀，作为对照溶液；另精密称取鸟嘌呤对照品，加入 0.01mol/L 氢氧化钠溶液溶解并定量稀释制成每 1mL 中约含 0.4mg 的溶液，精密量取 1mL，置于 100mL 容量瓶中，用流动相稀释至刻度，摇匀，作为对照品溶液。参照含量测定项下的色谱条件，精密量取供试品溶液、对照溶液与对照品溶液各 10μL，分别注入液相色谱仪，记录色谱图至主成分峰保留时间的 2 倍。供试品溶液的色谱图中如果有与对照品溶液主峰保留时间相同的色谱峰，按外标法以峰面积计算，不得超过 2.5%，其他杂质峰面积的和不得大于对照溶液主峰面积(1.0%)。

2) 加校正因子的主成分自身对照法

(1) 方法：将杂质对照品和药物对照品配制成一定浓度的测定杂质校正因子的溶液，进行色谱分离、分析后，按下列公式求出杂质相对于主成分的校正因子(f)：

$$f = \frac{A_s / c_s}{A_R / c_R}$$

式中，A_s 为药物对照品的峰面积；A_R 为杂质对照品的峰面积；c_s 为药物对照品的浓度；c_R 为杂质对照品的浓度。

也可精密称(量)取主成分对照品和杂质对照品适量，分别配制成不同浓度的溶液(覆盖有关物质的限度水平和可能的含量范围)，进样，记录色谱图，绘制主成分浓度和杂质浓度对其峰面积的回归曲线，以主成分回归直线斜率与杂质回归直线斜率之比计算校正因子。

杂质的校正因子和相对保留时间直接载入各品种质量标准中。在常规检验时，通常以主成分为参照，用相对保留时间定位，杂质的校正因子用于校正该杂质的实测峰面积。

测定杂质含量时，将供试品溶液稀释成与杂质限量相当的溶液作为对照溶液，进样，调节检测灵敏度(信噪比合格)或进样量(不得过载)，使对照溶液的主成分色谱峰的峰高约为满量程的 10%～25%或其峰面积满足杂质限量测定要求(通常含量低于 0.5%的杂质，其峰面积 RSD 应小于 10%；含量为 0.5%～2%的杂质，其峰面积 RSD 应小于 5%；含量小于 2%的杂质，其峰面积 RSD 应小于 2%)。然后取供试品溶液和对照溶液，分别进样，除另有规定外，供试品溶液的记录时间应为主成分色谱峰保留时间的 2 倍。测量供试品溶液色谱图中各杂质的峰面积，分别乘以相应的校正因子后，与对照溶液主成分的峰面积比较，计算杂质含量。

$$c_x = \frac{A_x}{A_s' / c_s'} \times f$$

式中，A_x 为供试品溶液杂质的峰面积；A_s' 为对照溶液药物主成分的峰面积；c_x 为杂质的浓度；c_s' 为对照溶液中药物主成分的浓度。

(2)适用范围：该法在方法建立时，需要有杂质对照品，在进行杂质检查时，可以不用杂质对照品。对于杂质结构已知、难以获取杂质的情况，制定质量标准时必须将杂质相对于药物的相对保留时间和杂质的校正因子一并载入各品种项下，便于在日常检验时杂质色谱峰的定位。这样既可以省去杂质对照品，又考虑到杂质与主成分响应因子的不同所引起的测定误差，准确度较好。

示例　《中国药典》(2015 年版)供注射用阿奇霉素中有关物质的检查：精密称取本品适量，加入稀释液[磷酸二氢铵溶液(称取磷酸二氢铵 1.73g，加入水溶解并稀释至 1000mL，用氨试液调节 pH 至 10.0±0.05)-甲醇-乙腈(7:7:6)]溶解并定量稀释制成每 1mL 中约含 10mg 的溶液，作为供试品溶液；精密量取 1mL，置于 200mL 容量瓶中，用上述稀释液稀释至刻度，摇匀，作为对照溶液。参照高效液相色谱法(通则 0512)测定，用十八烷基硅烷键合硅胶为填充剂；流动相 A 为磷酸盐缓冲液(取 0.05mol/L 磷酸氢二钾溶液，用 20%的磷酸溶液调节 pH 至 8.2)-乙腈(45:55)，流动相 B 为甲醇，柱温为 30℃(必要时适当调整)；按表 10-1 进行线性梯度洗脱；流速为 1.0mL/min，检测波长为 210nm。取杂质 S 和杂质 A 对照品适量，加入上述稀释液溶解并稀释制成每 1mL 中各约含 0.05mg 的溶液，作为杂质 S 和杂质 A 对照品溶液；另取阿奇霉素系统适用性对照品(含杂质 R、杂质 Q、杂质 J、杂质 I、杂质 H、阿奇霉素和杂质 B)适量，加入上述对照品溶液溶解并稀释制成每 1mL 中约含 10mg 的溶液，作为系统适用性溶液；精密量取对照溶液 10mL，置于 50mL 容量瓶中，用稀释液稀释至刻度，摇匀，作为灵敏度溶液，取系统适用性溶液和灵敏度溶液各 50μL，分别注入液相色谱仪，灵敏度溶液主成分峰峰高的信噪比应大于 10，系统适用性溶液色谱图中各峰之间的分离度均应大于 1.2，阿奇霉素峰的保留时间应为 30～40min。精密量取供试品溶液和对照溶液各 50μL，分别注入液相色谱仪，记录色谱图。供试品溶液色谱图中如果有杂质峰，杂质 B 峰面积不得大于对照溶液主峰面积的 2 倍(1.0%)，杂质 R、杂质 Q、杂质 J、杂质 I、杂质 S、杂质 A 和杂质 H 按校正后的峰面积计算(分别乘以校正因子 0.5、0.4、0.7、1.6、0.4、1.4、0.1)均不得大于对照溶液主峰面积(0.5%)，其他单个杂质峰面积不得大于对照溶液主峰面积(0.5%)，各杂质的峰面积计算和按校正后的峰面积计算不得大于对照溶液主峰面积的 4 倍(2.0%)。

表 10-1 阿奇霉素中有关物质检查的流动相线性梯度

时间/min	流动相 A/%	流动相 B/%	时间/min	流动相 A/%	流动相 B/%
0	75	25	65	75	25
35	95	5	71	75	25
64	95	5			

3)不加校正因子的主成分自身对照法

(1)方法：将供试品溶液稀释成与杂质限量相当的溶液作为对照溶液，调节检测灵敏度后，取供试品溶液和对照溶液，分别进样，除另有规定外，供试品溶液的记录时间至少应为主成分色谱峰保留时间的 2 倍以上，测量供试品溶液色谱中各杂质的峰面积，并与对照溶液主成分的峰面积比较，计算杂质含量。

(2)适用范围：该方法适用于无杂质对照品，杂质含量较小且杂质结构与主成分相似，即杂质与主成分的校正因子基本相同的情况下适用。当已知杂质相对于对主成分的相对响应因子为 0.9～1.1 时，可以用本法计算含量；超过 1.1 时，宜采用加校正因子的主成分自身对照法或对照品对照法计算含量。

示例 《中国药典》(2015 年版)利巴韦林中有关物质的检查：采用 SCX 柱高效液相色谱法，以水(用稀硫酸调节 pH 至 2.5±0.1 的水溶液)为流动相，检测波长为 207nm，理论塔板数按利巴韦林峰计算不低于 2000。取本品，加入流动相溶解并定量稀释制成浓度为 0.4mg/mL 和 2μg/mL 的溶液，分别作为供试品溶液和对照溶液；取对照溶液 20μL 注入液相色谱仪，调节检测灵敏度，使主成分色谱峰的峰高约为满量程的 25%；再精密量取供试品溶液和对照溶液各 20μL，分别注入液相色谱仪，记录色谱图至主峰保留时间的 2 倍。供试品溶液的色谱图中如果有杂质峰，则单个杂质的峰面积不得大于对照溶液主峰面积的 0.5 倍(0.25%)，各杂质峰面积的和不得大于对照溶液主峰面积的 2 倍(1.0%)。

4)面积归一化法

(1)方法：取供试品溶液适量，注入液相色谱仪，记录色谱图。测量各峰的面积和色谱图中除溶剂峰以外的总色谱峰面积，计算各杂质峰面积占总峰面积的百分数，应不得超过限量。

(2)适用范围：通常只适用于供试品中结构相似、相对含量较高且限度范围较宽的杂质含量的粗略考察，如异构体相对含量的检查。

该法简便快捷，但在杂质结构与主成分结构相差较大时可能会有较大的定量误差。因此，药典对本法的使用作了明确的限定，除另有规定外，一般不宜用于微量杂质的检查。

示例　《中国药典》(2015 年版)维生素 K_1 中顺式异构体的检查：取本品约 20mg，精密称定，置于 50mL 量瓶中，加入流动相溶解并稀释至刻度，摇匀，精密量取 5mL 与内标溶液(取苯甲酸胆甾酯约 37.5mg，置于 25mL 容量瓶中，用流动相溶解并稀释至刻度，摇匀，即得内标溶液)1mL，置于 10mL 容量瓶中，用流动相稀释至刻度，摇匀，作为供试品溶液，按高效液相色谱法，用硅胶为填充剂，以石油醚(60~90℃)-正戊醇(2000:2.5)为流动相，检测波长为 254nm，取供试品溶液 10μL 注入液相色谱仪，记录色谱图；另取维生素 K_1 对照品，同法测定。按峰面积归一化法计算，顺式异构体的含量不得超过 21.0%。

3. 气相色谱法

气相色谱法用于测定药物中挥发性特殊杂质，特别是药物中的残留溶剂的检查。除了与高效液相色谱法相同的杂质检查方法外，气相色谱法检查药物杂质还有"标准溶液加入法"：精密称(量)取某个杂质对照品适量，配制成适当浓度的对照品溶液，取一定量，精密加入供试品溶液中，根据外标法或内标法测定杂质含量，再扣除加入的对照品溶液含量，即得供试品溶液中某个杂质含量。

也可按以下方法进行计算，加入对照品溶液前后校正因子应相同，即

$$\frac{A_{is}}{A_x} = \frac{c_x + \Delta c_x}{c_x} \quad c_x = \frac{\Delta c_x}{(A_{is}/A_x)-1}$$

式中，c_x 为供试品中组分 x 的浓度；Δc_x 为所加入的已知浓度的待测组分对照品的浓度；A_{is} 为加入对照品后组分 x 的峰面积；A_x 为供试品中组分 x 的峰面积。

由于气相色谱法的进样量一般仅数微升，为减小进样误差，尤其当采用手工进样时，留针时间和室温等对进样量也有影响，因此采用内标法定量为宜；当采用自动进样器时，进样重复性提高，在保证分析误差的前提下，也可采用外标法定量。当采用顶空进样时，由于供试品和对照品处于不完全相同的基质中，因此可采用标准溶液加入法，以消除基质效应的影响；当标准溶液加入法与其他定量方法结果不一致时，应以标准加入法结果为准。

4. 毛细管电泳法

毛细管电泳法可以用于多肽、酶类等药物中杂质的检查。检查方法与高效液相色谱法相同。

三、光谱方法

光谱方法是依据药物和药物中的杂质对光的选择吸收性质差异进行杂质的限度检查。

1. 紫外-可见分光光度法

(1)利用药物与杂质的紫外-可见吸收特征的差异进行检查。如果药物在杂质的最大吸收波长处没有吸收，则可在此波长处测定样品溶液的吸光度，通过控制样品溶液的吸光度或透光率来控制杂质的含量。

示例　《中国药典》(2015 年版)地蒽酚中二羟基蒽醌的检查：取本品，加入三氯甲烷制成每 1mL 中约含 0.10mg 的溶液，参照紫外-可见分光光度法(ChP2015 通则 0401)，在 432nm

的波长处测定吸光度，不得超过 0.12（相当于二羟基蒽醌的含量不得超过 2.0%）。方法原理是二羟基蒽醌是地蒽酚制备的原料和氧化分解产物，其三氯甲烷溶液在 432nm 处有最大吸收，而地蒽酚在该波长处几乎无吸收（图 10-1）。

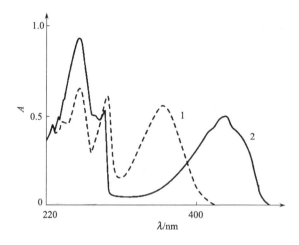

图 10-1　二羟基蒽醌和地蒽酚的紫外-可见吸收光谱图

1. 地蒽酚的三氯甲烷溶液（10μg/mL）；2. 二羟基蒽醌的三氯甲烷溶液（0.9μg/mL）

（2）利用杂质与试剂特有的呈色反应，供试品在一定条件下的吸光度不得超过一定值或不得比对照溶液相同条件下呈色更深。

示例　《中国药典》（2015 年版）双水杨酯中游离水杨酸的检查：取本品 1.0g，加入三氯甲烷 20mL 使其溶解，作为供试品溶液；另取水杨酸约 25mg，精密称定，置于 100mL 容量瓶中，加入三氯甲烷溶解并稀释至刻度，摇匀，精密量取 20mL，作为对照溶液。分别将上述两种溶液置于分液漏斗中，各用硝酸铁溶液[取硝酸铁 1g，加硝酸溶液（0.1→100）溶解，并稀释至 1000mL]提取 4 次，每次 20mL，分取硝酸铁溶液，过滤，置于 100mL 量瓶中，并用硝酸铁溶液稀释至刻度，摇匀。按紫外-可见分光光度法（通则 0401），在 530nm 的波长处分别测定吸光度。供试品溶液的吸光度不得大于对照溶液的吸光度。

2. 红外光谱法

某些多晶形药物由于晶形状态的不同，一些化学分子间非共价键作用的键长、键角等发生不同程度的变化，从而导致红外吸收光谱中某些特征峰的频率、峰形和强度出现特征的差异。利用红外光谱法对这些差异进行定量测定，可以检查药物中特定的晶形杂质（低效、无效，或影响质量与稳定性），方法简便，结果可靠。

示例　《中国药典》（2015 年版）甲苯咪唑杂质 A 晶形的红外光谱法检查控制：甲苯咪唑有三种晶形，其中 C 晶形为有效晶形，A 晶形为无效晶形。在 640cm^{-1} 处，A 晶形有强吸收，C 晶形吸收很弱；而在 662cm^{-1} 处，A 晶形的吸收很弱，C 晶形却有较强吸收。当供试品中含有杂质 A 晶形时，在上述两波数处的吸光度比值将发生改变。因此，采用红外光谱法可以对甲苯咪唑中杂质 A 晶形的限量进行检查测定与控制。

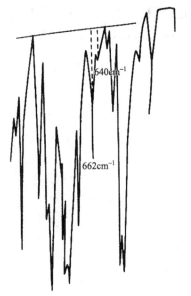

图 10-2　甲苯咪唑中 A 晶形红外
吸收光谱的检查图谱

《中国药典》(2015 年版)采用供试品与对照品同法操作、供试品的吸光度比值应小于对照品比值的方法，控制 A 晶形的含量。检查方法为：取供试品与含 A 晶形为 10%的甲苯咪唑对照品各约 25mg，分别用液体石蜡法测定 803～620cm^{-1} 处的红外吸收光谱(通则 0402)。在约 620cm^{-1} 和 803cm^{-1} 波数处的最小吸收峰间连接一基线，再在约 640cm^{-1} 和 662cm^{-1} 波数处的最大吸收峰之顶处作垂线与基线相交，用基线吸光度法求出相应吸收峰的吸光度，供试品在约 640cm^{-1} 和 662cm^{-1} 波数处吸光度之比不得大于含 A 晶形为 10%的甲苯咪唑对照品在该波数处的吸光度之比(图 10-2)。

3. 原子吸收光谱法

原子吸收光谱法是一种灵敏度很高的测定方法，广泛用于微量金属元素的分析。在药物杂质检查中，主要是用于药物中重金属杂质的检查。方法是取供试品，按各品种项下的规定制备供试品溶液；另取等量的供试品，加入限度量的待测元素溶液，制成对照品溶液。参照上述标准曲线法操作，设对照品溶液的读数为 a，供试品溶液的读数为 b，b 值应小于 $(a-b)$。

四、其他分析方法

1. 酸碱度检查法

药物中的碱性或酸性杂质检查时，可以利用药物与杂质之间的酸碱性差异，采用酸碱滴定法、指示剂法或 pH 测定法进行检查。

1)酸碱滴定法

在一定指示剂下，用酸或碱滴定供试品溶液中的碱性或酸性杂质，以消耗酸或碱滴定液的体积(mL)作为限度指标。例如，己酸羟孕酮中酸度检查：取本品 0.20g，加入中性无水乙醇(对溴麝香草酚蓝指示液显中性)25mL 溶解后，立即加入溴麝香草酚蓝指示液数滴并用氢氧化钠滴定液(0.02mol/L)滴定至显微蓝色，消耗氢氧化钠滴定液(0.02mol/L)不得超过 0.50mL。

2)指示剂法

将一定量指示剂的变色 pH 范围作为供试品溶液中酸碱性杂质的限度指标。例如，苯巴比妥中酸度检查：取本品 0.20g，加水 10mL，煮沸搅拌 1min，放冷，过滤，取滤液 5mL，加入甲基橙指示剂 1 滴，不得显红色。苯基丙二酰脲分子中 5-位碳原子上的氢受相邻二羧基的影响，酸性较苯巴比妥强，能使甲基橙指示剂显红色，因此以其水溶液中加入甲基橙指示剂不得显红色来控制该杂质。

3)pH 测定法

用电位法测定供试品溶液的 pH，衡量其酸碱性杂质是否符合限量规定。

2. 物理性状检查法

根据药物与杂质在物理性状上的不同，如臭味和挥发性的差异、颜色的差异、溶解行为的差异、旋光性的差异进行检查。

1) 利用臭味的差异

药物中如存在具有特殊气味的杂质，可根据气味判断该杂质的存在。乙醚由乙醇缩合制备，而乙醇用淀粉发酵制备时，可能引入某些沸点高的副产物，如正丙醇、异丁醇、戊醇、异戊醇及杂油醇；如不精制，它们即使被缩合，挥发性仍较弱，从而产生异臭。因此，麻醉乙醚中有异臭检查项：取供试品 10mL，置于瓷蒸发皿中，使其自然挥发，挥发完毕后，不得有异臭。

2) 利用挥发性的差异

利用药物与杂质的挥发性差异，可对挥发性药物中的不挥发性杂质进行检查。例如，在对樟脑(合成)中不挥发物的检查时，对药物挥发后遗留的残渣称定质量，可控制不挥发性杂质：取供试品 2.0g，在 100℃加热使樟脑全部挥发并干燥至恒量；遗留残渣不得超过 1mg。

3) 利用颜色的差异

某些药物自身无色，但从生产中引入了有色的有关物质，或其分解产物有颜色。采用检查供试品溶液颜色的方法，可以控制药物中有色杂质的量。例如，盐酸胺碘酮中游离碘的检查：取本品 0.5g，加入水 10mL，振摇 30s，放置 5min，过滤，滤液加入稀硫酸 1mL 与三氯甲烷 2mL，振摇，三氯甲烷层不得显色。游离碘是由于盐酸胺碘酮的合成反应中未反应完全或氧化分解而引入，它溶于三氯甲烷中即显紫红色。

4) 利用溶解行为的差异

有的药物可溶于水、有机溶剂、酸或碱溶液中，而其杂质不溶；或者杂质可溶而药物不溶。例如，吡哌酸中碱性溶液的澄清度检查：取本品 0.5g，加入氢氧化钠试液 10mL 溶解后，溶液应澄清(通则 0902)。吡哌酸在碱溶液中易溶，而其可能存在的杂质双吡哌酸甲酯(Ⅰ)及吡哌酸酯(Ⅱ)均为碱不溶物。选用氢氧化钠作为溶剂，控制供试品溶液的澄清度，可以限制(Ⅰ)、(Ⅱ)的量。由于(Ⅰ)、(Ⅱ)长时间处于氢氧化钠试液中，因分解而溶解，因此进行此项检查时，要求观察迅速。

5) 利用旋光性的差异

手性药物均有特征的比旋度(或旋光度)数值。通过旋光度测定可以反映药物的纯度，或限定光学异构体杂质的含量。例如，《中国药典》(2015 年版)规定黄体酮在乙醇中的比旋度：取本品，精密称定，加入乙醇溶解并定量稀释制成每 1mL 中约含 10mg 的溶液，在 25℃时，依法测定(通则 0621)，旋光度为+186°～+198°。若供试品的测定值不在此范围，则表明其光学纯度不符合要求。这是因为黄体酮及其生产中间体(乙酸双烯醇酮、乙酸妊娠烯醇酮及妊娠烯醇酮)在乙醇中的旋光度差异很大，若供试品中所含的这些杂质超过限量，则测得的旋光度将偏离规定范围。

若药物本身没有旋光性，而其杂质有，则可以通过限定药物溶液的旋光度来控制相应杂质的量。例如，硫酸阿托品中莨菪碱的检查：取本品，按干燥品计算，加入水溶解并制成每 1mL 中含 50mg 的溶液，依法测定(通则 0621)，旋光度不得超过-0.40°。

第三节 一般杂质检查

《中国药典》(2015 年版)第四部通则"0800 限量检查法"中规定了氯化物、硫酸盐、铁盐、重金属、砷盐、干燥失重、水分、炽灼残渣、易炭化物、残留溶剂等多种一般杂质检查项目。本节介绍这些检查项目的原理、方法和注意事项。

一、氯化物检查法

1. 原理

氯化物在硝酸酸性条件下与硝酸银反应,生成氯化银胶体微粒而显白色浑浊,与一定量的标准氯化钠溶液在相同条件下产生的氯化银浑浊程度进行比浊,判定供试品中氯化物是否符合限量规定。

$$Cl^- + Ag^+ \longrightarrow AgCl\downarrow(白)$$

2. 方法

除另有规定外,取各品种项下规定量的供试品,加入水溶解至 25mL(溶液如显碱性,可滴加硝酸使其呈中性),再加入稀硝酸 10mL;溶液如不澄清,应过滤;置于 50mL 纳氏比色管中,加入水至约 40mL,摇匀,即得供试品溶液。另取各药品项下规定量的标准氯化钠溶液,置于 50mL 纳氏比色管中,加入稀硝酸 10mL,加入水至 40mL,摇匀,即得对照溶液。于供试品溶液与对照溶液中,分别加入硝酸银试液 1.0mL,用水稀释至 50mL,摇匀,在暗处放置 5min,同置于黑色背景上,从比色管上方向下观察,比较,即得。

3. 注意事项

(1)标准氯化钠溶液(10μg Cl/mL)为氯化钠水溶液。为便于比较,使氯化物所显浑浊度梯度明显,氯化物浓度以 50mL 中含 50~80μg 的 Cl 为宜。

(2)硝酸酸度以 50mL 供试品溶液中含稀硝酸 10mL 为宜,可避免弱酸银盐如碳酸银、磷酸银及氧化银沉淀的干扰,且可加速氯化银沉淀的生成并产生较好的乳浊。

(3)溶液不澄清,需用滤纸过滤,滤纸可预先用含有硝酸的水洗净后使用,避免滤纸中含有氯化物的干扰。

(4)供试品溶液如果带颜色,可采用内消色法消除干扰:除另有规定外,可取供试品溶液两份,分别置于 50mL 纳氏比色管中,一份中加硝酸银试液 1.0mL,摇匀,放置 10min,如显浑浊,可反复过滤,至滤液完全澄清,再加入规定量的标准氯化钠溶液与水适量至 50mL,摇匀,在暗处放置 5min,作为对照溶液;另一份中加硝酸银试液 1.0mL 与水适量至 50mL,摇匀,在暗处放置 5min,按上述方法与对照溶液比较,即得。

二、硫酸盐检查法

1. 原理

在稀盐酸酸性条件下，硫酸盐与氯化钡反应生成硫酸钡微粒显白色浑浊，与一定量标准硫酸钾溶液在相同条件下产生的硫酸钡浑浊程度进行比浊，判定供试品硫酸盐是否符合限量规定。

$$SO_4^{2-} + Ba^{2+} \longrightarrow BaSO_4 \downarrow（白）$$

2. 方法

除另有规定外，取各品种项下规定量的供试品，加入水溶解成约 40mL（溶液如显碱性，可滴加盐酸使其呈中性）；溶液如不澄清，应过滤；置于 50mL 纳氏比色管中，加入稀盐酸 2mL，摇匀，即得供试品溶液。另取该药品项下规定量的标准硫酸钾溶液，置于 50mL 纳氏比色管中，加入水至约 40mL，加入稀盐酸 2mL，摇匀，即得对照溶液。于供试品溶液与对照溶液中，分别加入 25%氯化钡溶液 5mL，用水稀释至 50mL，充分摇匀，放置 10min，同置于黑色背景上，从比色管上方向下观察，比较，即得。

3. 注意事项

(1) 标准硫酸钾溶液（100μg SO_4^{2-}/mL）为硫酸钾的水溶液。

(2) 溶液制备过程中需添加盐酸，以 50mL 溶液中含 2mL 稀盐酸为宜，目的是防止碳酸钡或磷酸钡等弱酸形成钡盐沉淀对比浊的影响。酸度过大可使硫酸钡溶解，降低检查灵敏度。

(3) 供试品溶液如带颜色，可采用内消色法消除：除另有规定外，可取供试品溶液两份，分别置于 50mL 纳氏比色管中，一份中加 25%氯化钡溶液 5mL，摇匀，放置 10min，如显浑浊，可反复过滤，至滤液完全澄清，再加入规定量的标准硫酸钾溶液与水适量至 50mL，摇匀，放置 10min，作为对照溶液；另一份中加 25%氯化钡溶液 5mL 与水适量至 50mL，摇匀，放置 10min，按上述方法与对照溶液比较，即得。

(4) 如果药物在水中不易溶解，可加入适量的与水互溶的有机溶剂将药物溶解，使被包裹的待检查杂质释放后，再依法检查。

三、铁盐检查法

微量铁盐的存在可能会加速药物的氧化和降解，因此要控制铁盐的限量。检查方法有两种：硫氰酸盐法和巯基乙酸法，虽然后者的灵敏度较高，但试剂臭味浓重，易造成环境污染。《中国药典》（2015 年版）采用硫氰酸盐法。

1. 原理

铁盐在盐酸酸性溶液中与硫氰酸盐作用生成红色可溶性的硫氰酸铁配离子，与一定量标准铁溶液用同法处理后进行比色。

$$Fe^{3+} + 6SCN^- \longrightarrow \left[Fe(SCN)_6\right]^{3-}$$

2. 方法

除另有规定外，取各品种项下规定量的供试品，加入水溶解至 25mL，置于 50mL 纳氏比色管中，加入稀盐酸 4mL 与过硫酸铵 50mg，用水稀释至 35mL 后，加入 30%硫氰酸铵溶液 3mL，再加入水适量稀释至 50mL，摇匀；如显色，立即与标准铁溶液一定量制成的对照溶液(取该品种项下规定量的标准铁溶液，置于 50mL 纳氏比色管中，加入水至 25mL，加入稀盐酸 4mL 与过硫酸铵 50mg，用水稀释至 35mL，加 30%硫氰酸铵溶液 3mL，再加入水适量稀释至 50mL，摇匀)比较，即得。

3. 注意事项

(1)标准铁溶液(10μg Fe/mL)：用硫酸铁铵[$FeNH_4(SO_4)_2 \cdot 12H_2O$]配制标准铁溶液，并加入硫酸防止铁盐水解，便于保存。

(2)采用分光光度法时，应使溶液的吸光度与浓度呈良好的线性关系，50mL 溶液中含 Fe^{3+} 5～90μg 为宜，而目视比色时为使溶液的色泽梯度明显，易于区别，50mL 溶液中含 Fe^{3+} 10～50μg 为宜。

(3)在盐酸酸性条件下反应，可防止 Fe^{3+} 的水解，以 50mL 溶液中含稀盐酸 4mL 为宜。

(4)为使供试品中 Fe^{2+} 氧化成 Fe^{3+}，同时防止光线使硫氰酸铁还原或分解褪色，可加入过硫酸铵氧化剂。

$$2Fe^{2+} + (NH_4)_2S_2O_8 \longrightarrow 2Fe^{3+} + (NH_4)_2SO_4 + SO_4^{2-}$$

(5)某些药物(如葡萄糖、糊精和硫酸镁等)在检查过程中需加硝酸处理，处理后残余的硝酸必须加热煮沸除去，防止硝酸中可能含亚硝酸，它能与硫氰酸根离子作用，生成红色亚硝酰硫氰化物，影响比色。

$$HNO_2 + SCN^- + H^+ \longrightarrow NO \cdot SCN + H_2O$$

(6)由于铁盐与硫氰酸根离子的反应为可逆反应，为提高生成的配离子的稳定性和反应的灵敏度，并消除因其他阴离子(Cl^-、PO_4^{3-}、SO_4^{2-}、枸橼酸根离子等)与铁盐形成配位化合物而引起的干扰，可加入过量的硫氰酸铵。

(7)若供试品溶液管与对照液管色调不一致，或所呈硫氰酸铁的颜色较浅不便比较时，可采用液液萃取法将硫氰酸铁配离子转移到正丁醇或异戊醇中，增加颜色深度，同时也排除上述酸根阴离子的影响。

(8)某些有机药物特别是具有环状结构的有机药物，在实验条件下不溶解或对检查有干扰，则需经炽灼破坏，使铁盐转变成氧化铁留于残渣中，处理后再依法检查。

四、重金属检查法

重金属(heavy metals)是指在规定实验条件下能与硫代乙酰胺或硫化钠作用显色的金属杂质，如银、铅、汞、铜、镉、铋、锑、锡、砷、锌、钴和镍等。重金属影响药物的稳定性及安全性。因在药品生产中遇到铅的机会较多，且铅易积蓄中毒，故作为重金属的代表，以铅的限量表示重金属限度。

如需对某种(些)特定金属离子或上述方法不能检测到的金属离子作限度要求，可采用专属性较强的原子吸收光谱法或具有一定专属性的经典比色法，如《中国药典》（2015 年版）已收载中药中镉、汞、铜等测定法（通则 2321）。

《中国药典》（2015 年版）第四部通则 0821 中规定了重金属检查的三种方法：硫代乙酰胺法、炽灼后的硫代乙酰胺法和硫化钠法。

1. 第一法：硫代乙酰胺法

本法适用于溶于水、稀酸或与水互溶有机溶剂，并且不含有可与金属离子强配位基团的药物。

1）原理

硫代乙酰胺在弱酸性（pH 3.5）条件下水解，产生硫化氢，与重金属离子生成黄色至棕黑色的硫化物混悬液，与一定量标准铅溶液经同法处理后所呈颜色比较，判定供试品中重金属是否符合限量规定。

$$CH_3CSNH_2 + H_2O \xrightarrow{pH\,3.5} CH_3CONH_2 + H_2S$$

$$Pb^{2+} + H_2S \longrightarrow PbS\downarrow + 2H^+$$

2）方法

除另有规定外，取 25mL 纳氏比色管三支，甲管（标准管）中加入标准铅溶液一定量与乙酸盐缓冲液（pH 3.5）2mL 后，加入水或各品种项下规定的溶剂稀释至 25mL；乙管（供试品管）中加入按各品种项下规定的方法制成的供试品溶液 25mL；丙管（标准加样管）中加入与乙管相同质量的供试品，加入配制供试品溶液的溶剂适量使其溶解，再加入与甲管相同量的标准铅溶液与乙酸盐缓冲液（pH 3.5）2mL 后，用溶剂稀释至 25mL；然后在甲、乙、丙三管中分别加入硫代乙酰胺试液各 2mL，摇匀，放置 2min，同置白纸上，自上向下透视，当丙管中显出的颜色不浅于甲管时，乙管中显示的颜色与甲管比较，不得更深。如丙管中显出的颜色浅于甲管，应取样按第二法重新检查。

3）注意事项

（1）标准铅溶液（10μg Pb/mL）：用硝酸铅配制标准铅溶液时，加入硝酸防止铅盐水解，便于保存。适宜目视比色的浓度范围为每 27mL 溶液中含 10～20μg 的 Pb，相当于标准铅溶液 1～2mL。

（2）供试品溶液如带颜色，应在加入硫代乙酰胺试液前，在甲管中滴加少量稀焦糖溶液或其他无干扰的有色溶液，使其与乙管、丙管的颜色一致；然后加入硫代乙酰胺试液比色。如果按以上方法仍不能使各管颜色一致时，应按第二法检查。

（3）供试品如果含铁盐，在弱酸性溶液中就易氧化硫化氢析出硫，产生浑浊，影响重金属检查。这时，可先在各管中分别加入维生素 C 0.5～1.0g，使铁离子还原为亚铁离子后，再按上述方法检查。

（4）金属离子与硫化氢的呈色受溶液 pH 影响较大。酸度增大，重金属离子与硫化氢呈色变浅，甚至不显色，因此供试品用强酸溶解时，或在处理过程中用了强酸，在加入硫代乙酰胺试液前，应先加入氨水至溶液对酚酞指示液显中性；pH 过大，金属离子易水解，加入 pH 3.5 乙酸盐缓冲液调节溶液的酸度，使 pH 为 3.0～3.5，硫化铅沉淀较完全。

（5）配制供试品溶液时，如使用的盐酸超过 1mL，氨试液超过 2mL，或加入其他试剂进行处理时，为避免标准管的基质差异，应当进行平行处理：除另有规定外，甲管溶液应取同样同量的试剂置于瓷皿中蒸干后，加入乙酸盐缓冲液(pH 3.5)2mL 与水 15mL，微热溶解后，移置于纳氏比色管中，加入标准铅溶液一定量，再用水或各品种项下规定的溶剂稀释至 25mL。

2. 第二法：炽灼后的硫代乙酰胺法

本法适用于难溶于水、稀酸或与水互溶有机溶剂的有机药物，以及含有可与金属离子强配位基团的芳环、杂环药物。

1) 原理

重金属可能会与含有强配位基团的芳环、杂环药物形成牢固的价键作用，影响直接溶样检查；或者供试品不溶解，可能包裹重金属，需先将供试品炽灼破坏为重金属的氧化物残渣，并加入硝酸进一步破坏，蒸干。加入盐酸转化为易溶于水的氯化物，再按第一法进行检查。

2) 方法

除另有规定外，当需改用第二法检查时，取各品种项下规定量的供试品，按炽灼残渣检查法(ChP2015 通则 0841)进行炽灼处理，然后取遗留的残渣；或直接取炽灼残渣项下遗留的残渣；如供试品为溶液，则取各品种项下规定量的溶液，蒸发至干，再按上述方法处理后取遗留的残渣；加入硝酸 0.5mL，蒸干，至氧化氮蒸气除尽后(或取供试品一定量，缓缓炽灼至完全炭化，放冷，加入硫酸 0.5~1mL，使其恰湿润，用低温加热至硫酸除尽后，加入硝酸 0.5mL，蒸干，至氧化氮蒸气除尽后，放冷，在 500~600℃ 炽灼使其完全灰化)，放冷，加入盐酸 2mL，置于水浴上蒸干后加水 15mL，滴加氨试液至对酚酞指示液显微粉红色，再加入乙酸盐缓冲液(pH 3.5)2mL，微热溶解后，移置于纳氏比色管中，加入水稀释至 25mL 作为乙管(供试品管)；另取配制供试品溶液的试剂，置于瓷皿中蒸干后，加入乙酸盐缓冲液(pH3.5)2mL 与水 15mL，微热溶解后，移置于纳氏比包管中，加入标准铅溶液一定量，再用水稀释至 25mL，作为甲管(标准管)；再在甲、乙两管中分别加硫代乙酰胺试液各 2mL，摇匀，放置 2min，同置于白纸上，自上向下透视，乙管中显出的颜色与甲管比较，不得更深。

3) 注意事项

(1) 炽灼残渣处理过程中，温度越高，重金属损失越多。例如，铅在 700℃ 经 6h 炽灼，回收率仅为 32%。因此，炽灼温度对重金属的检查结果影响较大。炽灼残渣用于重金属检查时，炽灼处理中，既应控制炽灼温度在 500~600℃，同时也应控制炽灼时间。

(2) 炽灼残渣加硝酸加热处理后，必须蒸干，除尽氧化氮，否则亚硝酸可氧化硫化氢析出硫，影响比色。

(3) 为了消除盐酸或其他试剂中夹杂重金属的影响，在配制供试品溶液时，如使用盐酸超过 1mL(或与盐酸 1mL 相当的稀盐酸)，使用氨试液超过 2mL，以及用硫酸与硝酸进行有机破坏或其他试剂处理时，除另有规定外，甲管(标准管)应取同样同量试剂置于瓷皿中蒸干后，依法检查。

(4) 含钠盐或氟的有机药物在炽灼时能腐蚀瓷坩埚而引入重金属，应改用铂坩埚或硬质玻璃蒸发皿。

示例　《中国药典》(2015 年版)乳酸钠溶液中重金属的检查：取本品适量(约相当于乳酸钠 2.0g)，置于石英坩埚或铂坩埚中，依法检查(ChP2015 通则 0821 第二法)，含重金属不得超过百万分之十。

因乳酸根对重金属离子有配位掩蔽作用,不宜采用第一法检查,故采用第二法检查;因本品是碱金属盐,所以规定用铂或石英坩埚,进行炽灼处理后,进行检查。

3. 第三法:硫化钠法

本法适用于溶于碱性水溶液而难溶于稀酸或在稀酸中生成沉淀的药物。

1)原理

在碱性介质中,以硫化钠为沉淀剂,使铅离子生成硫化铅微粒的混悬液,与一定量标准铅溶液经同法处理后所呈颜色比较,判定供试品中重金属是否符合限量规定。

$$Pb^{2+} + S^{2-} \longrightarrow PbS\downarrow$$

2)方法

除另有规定外,取供试品适量,加入氢氧化钠试液 5mL 与水 20mL 溶解后,置于纳氏比色管中,加入硫化钠试液 5 滴,摇匀,与一定量的标准铅溶液同法处理后的颜色比较,不得更深。

3)注意事项

(1)硫化钠试液对玻璃有一定的腐蚀性,且久置后会产生絮状物,应临用新制。

(2)上述方法中使用的硫化钠试液或硫代乙酰胺试液也可用新制的饱和硫化氢水溶液替代硫化氢应现配现用,否则易被氧化析出硫,产生浑浊,影响重金属检查。饱和硫化氢水溶液的制法:用硫化铁细粒与稀盐酸作用产生的硫化氢气体经导气管引入纯净水中被吸收,即得饱和硫化氢水溶液。

五、砷盐检查法

砷盐为毒性杂质,多由药物生产过程所使用的无机试剂引入,多种药物必须严格控制砷盐限量。《中国药典》(2015 年版)第四部通则 0822 砷盐检查法采用古蔡氏法和二乙基二硫代氨基甲酸银法两种重金属检查法。含锑药物采用了白田道夫(Betterdorff)法,并未收载在通则中。

1. 第一法:古蔡氏法

1)原理

金属锌与酸作用产生新生态的氢,与药物中微量砷盐反应生成具有挥发性的砷化氢,遇溴化汞试纸产生黄色至棕色的砷斑,可用于砷盐的检查。与一定量标准砷溶液所生成的标准砷斑比较,可判定供试品中砷盐是否符合限量规定。

$$As^{3+} + 3Zn + 3H^+ \longrightarrow 3Zn^{2+} + AsH_3\uparrow$$

$$AsO_3^{3-} + 3Zn + 9H^+ \longrightarrow 3Zn^{2+} + 3H_2O + AsH_3\uparrow$$

$$AsH_3 + 3HgBr_2 \longrightarrow 3HBr + As(HgBr)_3(黄)$$

$$2As(HgBr)_3 + AsH_3 \longrightarrow 3AsH(HgBr)_2(棕)$$

$$3AsH(HgBr)_2 + AsH_3 \longrightarrow 6HBr + 2As_2Hg_3(黑)$$

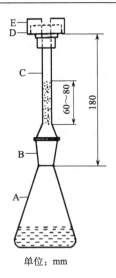

单位：mm

图 10-3　古蔡氏法砷盐检查仪器装置

A. 100mL 标准磨口锥形瓶；B. 中空的标准磨口塞
（上连导气管 C）；C. 导气管（外径 8.0mm,
内径 6.0mm）,全长约 180mm;

D. 具孔的有机玻璃旋塞，其上部为圆形平面，
中央有一圆孔，孔径与导气管 C 的内径一致，
其下部孔径与导气管 C 的外径相适应，
将导气管 C 的顶端套入旋塞下部孔内，
并使管壁与旋塞的圆孔相吻合，黏合固定；

E. 中央具有圆孔（孔径 6.0mm）的有机
玻璃旋塞盖，与 D 紧密吻合

2）方法

古蔡氏法仪器装置如图 10-3 所示。测定时，在导气管中装入乙酸铅棉花 60mg（装管高度为 60～80mm）,将一片溴化汞试纸放在旋塞的顶端平面上（试纸大小以能覆盖孔径而不露出平面外为宜）,盖上旋塞盖并旋紧，即得。

标准砷斑的制备：精密量取标准砷溶液 2mL,置于锥形瓶中，加入盐酸 5mL 与水 21mL,再加入碘化钾试液 5mL 与酸性氯化亚锡试液 5 滴，在室温放置 10min 后，加入无砷锌粒 2g,立即将参照上法装妥的导气管密塞于锥形瓶上，并将锥形瓶置于 25～40℃水浴中，反应 45min,取出溴化汞试纸，即得。

若供试品需经有机破坏后再进行检砷，则标准砷斑制备时，应取标准砷溶液代替供试品，参照该品种项下规定的方法同法处理后，依法制备标准砷斑。

检查法（样品砷斑的制备）：取按各品种项下规定方法制成的供试品溶液，置于锥形瓶中，参照标准砷斑的制备，自"再加入碘化钾试液 5mL"起，依法操作。将生成的砷斑与标准砷斑比较，不得更深。

3）注意事项

（1）标准砷溶样的制备（1μg As/mL）：用三氧化二砷配制储备液，临用前用稀硫酸定量稀释配制。为避免砷斑颜色过深或过浅，影响砷斑比色的准确性，药典大多采用 2mL 标准砷溶液（相当于 2μg 的 As）制备标准砷斑，所得砷斑清晰。

（2）碘化钾及氯化亚锡的催化作用：五价砷在酸性溶液中也能被金属锌还原为砷化氢，但生成砷化氢的速度较三价砷慢。因此，在反应液中加入碘化钾及氯化亚锡将五价砷还原为三价砷，碘化钾被氧化生成的碘又可被氯化亚锡还原为碘离子，后者与反应中产生的锌离子能形成稳定的配位离子，有利于生成砷化氢的反应不断进行。

$$AsO_4^{3-} + 2I^- + 2H^+ \longrightarrow AsO_3^{3-} + I_2 + H_2O$$

$$AsO_4^{3-} + Sn^{2+} + 2H^+ \longrightarrow AsO_3^{3-} + Sn^{4+} + H_2O$$

$$I_2 + Sn^{2+} \longrightarrow 2I^- + Sn^{4+}$$

$$4I^- + Zn^{2+} \longrightarrow \left[ZnI_4 \right]^{2-}$$

氯化亚锡又可与锌作用，在锌粒表面形成锌锡齐，起去极化作用，从而使氢气均匀而连续地产生。

锑化氢也能与溴化汞试纸作用生成锑斑，干扰砷斑的检查。氯化亚锡与碘化钾还可抑制锑化氢的生成，在规定试验条件下，100μg 锑的存在也不至于干扰砷斑的测定。

（3）乙酸铅棉花的作用：锌粒及供试品中可能含有少量硫化物，在酸性液中能产生硫化氢气体，与溴化汞作用生成硫化汞的色斑也干扰砷斑试验结果。用乙酸铅棉花吸收硫化氢，可消除其干扰。

为了消除硫化氢的干扰，又使砷化氢以适宜的速度通过，乙酸铅棉花用量约 60mg，并控制乙酸铅棉花的制作松紧度，装管高度以 60~80mm 为宜，即使 100μg 硫存在也不干扰测定。

乙酸铅棉花的制作：取脱脂棉 1.0g，浸入乙酸铅试液与水的等体积混合液 12mL 中，湿透后，挤压除去过多的溶液，并使其疏松，在 100℃以下干燥后，储于玻璃塞瓶中备用。

（4）仪器与试剂要求：所用仪器和试液等参照本法检查，均不应生成砷斑，或最多生成仅可辨认的斑痕。

溴化汞试纸与砷化氢作用较氯化汞试纸灵敏，但所呈砷斑不够稳定，在反应中应保持干燥及避光，并立即与标准砷斑比较。

本法所用锌粒应无砷，以能通过一号筛的细粒为宜，如使用的锌粒较大时，用量应酌情增加，反应时间也应延长为 1h。

（5）含硫药物的预处理：供试品若为硫化物、亚硫酸盐、硫代硫酸盐等，在酸性溶液中生成硫化氢或二氧化硫气体，与溴化汞试纸作用生成黑色硫化汞或金属汞，干扰砷斑检查。供试品应先预先加硝酸湿法消化处理，使硫化物氧化成硫酸盐，可消除干扰。

（6）因砷在环状结构的有机药物分子中可能以共价键结合，需预先进行有机破坏，以防检出结果偏低或难以检出。常用的有机破坏方法有碱破坏法和酸破坏法。环状结构的有机酸碱金属盐，如苯甲酸钠、对氨基水杨酸钠，用石灰法不能破坏完全，需用无水碳酸钠进行碱熔破坏。此外，也有用硝酸镁乙醇溶液进行灼烧破坏分解有机物，使砷生成非挥发性砷酸镁 $[Mg_3(AsO_4)_2]$，残渣质轻，加入盐酸后易于溶解。该法操作简便，易于灰化；用于有机药物破坏后，砷能定量回收；但操作中需注意充分灰化，使硝酸镁完全分解为氧化镁。若有硝酸盐或亚硝酸盐残留，则在酸性液中会生成硝酸或亚硝酸，影响砷化氢的生成。

2. 第二法：二乙基二硫代氨基甲酸银法

1）原理

金属锌与酸作用产生新生态的氢，与药物中微量砷盐反应生成具有挥发性的砷化氢，还原二乙基二硫代氨基甲酸银，产生红色胶态银，用目视比色法或在 510nm 波长处测定吸光度，并与相同条件下制备的标准对照进行比较，不仅可用于砷盐的限量检查，还可用作微量砷盐的含量测定。

二乙基二硫代氨基甲酸银（silver diethyldithiocarbamate，Ag-DDC）的结构为

$$\begin{array}{c} C_2H_5 \\ \diagdown \\ N-C \\ \diagup \\ C_2H_5 \end{array} \begin{array}{c} S \\ \diagup\diagdown \\ \rightarrow Ag \\ \diagdown\diagup \\ S \end{array}$$

砷化氢与 Ag-DDC 的反应式如下：

$$AsH_3 + 6Ag\text{-}DDC + 3N(C_2H_5)_3 \longrightarrow As(DDC)_3 + 6Ag + 3DDC\text{-}H \cdot N(C_2H_5)_3$$

2) 方法

Ag-DDC 检砷装置如图 10-4 所示。测试时，向导气管中装入乙酸铅棉花 60mg（装管高度约 80mm），并于平底玻璃管中精密加入二乙基二硫代氨基甲酸银试液 5mL。

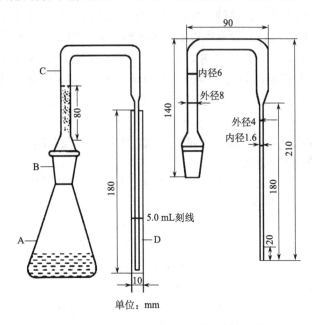

单位：mm

图 10-4　二乙基二硫代氨基甲酸银法检砷装置

A. 100mL 标准磨口锥形瓶；B. 中空的标准磨口塞（上连导气管 C）；C. 导气管（B 端外径为 8mm，内径为 6mm；另一端长为 180mm，外径为 4mm，内径为 1.6mm，尖端内径为 1mm）；D. 平底玻璃管（长为 180mm，内径为 10mm，于 5.0mL 处有一个刻度）

标准砷对照液的制备：精密量取标准砷溶液 2mL，置于锥形瓶中，加入盐酸 5mL 与水 21mL，再加入碘化钾试液 5mL 与酸性氯化亚锡试液 5 滴，在室温放置 10min 后，加入无砷锌粒 2g，立即将导气管与锥形瓶密塞，使生成的砷化氢气体导入平底玻璃管中，并将锥形瓶置于 25～40℃水浴中反应 45min，取出平底玻璃管，添加三氯甲烷至刻度，混匀，即得。若供试品需经有机破坏后再进行检砷，则应取标准砷溶液代替供试品，参照各品种项下规定的方法同法处理后，依法制备标准砷对照液。

检查法参照各品种项下规定方法制成的供试品溶液，置于锥形瓶中，参照标准砷对照液的制备，自"再加入碘化钾试液 5mL"起，依法操作。将所得溶液与标准砷对照液同置于白色背景上，从平底玻璃管上方向下观察、比较，所得溶液的颜色不得比标准砷对照液更深。必要时，可将所得溶液转移至 1cm 吸收池中，按紫外-可见分光光度法（通则 0401）在 510nm 波长处以二乙基二硫代氨基甲酸银试液作空白，测定吸光度，与标准砷对照液按同法测得的吸光度比较，即得。

3) 注意事项

本法所得胶体银溶液的稳定性较好，2h 内测定的吸光度稳定，重现性好，不仅可用于砷盐的限量检查，还可用于 1～10μg 微量砷盐的定量测定。而古蔡氏法通常仅适用于限量为 2μg 的砷检查。

3. 其他方法

1) 白田道夫法

方法原理是氯化亚锡在盐酸中将砷盐还原成棕褐色的胶态砷，与一定量标准砷溶液用同法处理后的颜色比较，可控制供试品中的砷含量。

$$2As^{3+}+3SnCl_2+6HCl \longrightarrow 2As\downarrow+3SnCl_4+6H^+$$

此法的反应灵敏度以 As_2O_3 计为 20μg。加入少量的氯化汞，能提高反应灵敏度达 2μg/10mL。本法适用于对含锑的药物砷盐检查法，如葡萄糖酸锑钠。因为用古蔡氏法检查砷时，锑盐也可被还原为锑化氢，与溴化汞试纸作用，产生灰色锑斑，干扰砷斑的检出。

$$SbH_3+HgBr_2 \longrightarrow SbH_2(HgBr)+HBr$$

2) 次磷酸法

次磷酸法的原理是在盐酸酸性溶液中，次磷酸将砷盐还原为棕色的游离砷，与一定量的标准砷溶液用同法处理后所显颜色比较，可控制药物中的砷限量。该法用于硫化物、亚硫酸盐及含锑药物等的砷盐检查时不产生干扰，但灵敏度比古蔡氏法低。

六、干燥失重测定法

药物中若含有较多的水分，不仅使药物的含量降低，还会引起药物的水解或霉变，使药物变质失效。因此，需进行药物的干燥失重(loss on drying)测定。

干燥失重是指药物在规定的条件下经干燥后所减失的量，以所占取样量的百分数表示。干燥失重主要检查药物中的水分及其他挥发性物质。

干燥失重测定法主要有三种类型：常压恒温干燥法、减压干燥法或恒温减压干燥法、干燥剂干燥法。

1. 常压恒温干燥法

本法适用于受热较稳定的药物，如《中国药典》(2015 年版)中的对乙酰氨基酚、维生素 B_1、硝苯地平等均采用此法测定。

1) 方法

取供试品，混合均匀(如为较大的结晶，应先迅速捣碎使其成 2mm 以下的小粒)，取约 1g 或各品种项下规定的质量，置于与供试品相同条件下干燥至恒量的扁形称量瓶中，精密称定，除另有规定外，在 105℃干燥至恒量。由减失的质量和取样量计算供试品的干燥失重。

$$干燥失重=(减失的质量／取样量)\times100\%$$

2) 注意事项

(1) 供试品干燥时，应平铺在扁形称量瓶中，厚度不可超过 5mm，如为疏松物质，厚度不可超过 10mm。放入烘箱或干燥器进行干燥时，应将瓶盖取下，置于称量瓶旁，或将瓶盖半开进行干燥；取出时，必须将称量瓶盖好。置烘箱内干燥的供试品，应在干燥后取出置于干燥器中放冷，然后称定质量。

(2) 某些药物中含有较大量的水分，或熔点又较低，如直接在 105℃干燥，供试品易熔化，表面结成一层薄膜，使水分不易继续挥发。供试品如未达规定的干燥温度即熔化时，除另有规定外，应先将供试品在低于熔化温度 5～10℃下干燥至大部分水分除去后，再按规定条件干燥。

例如，硫代硫酸钠含 5 分子结晶水，理论含水量达 36.3%，在 48.2℃以上即出现熔化现象，不便于直接高温加热干燥失重检查。《中国药典》(2015 年版)硫代硫酸钠的干燥失重检查规定(渐次升高温度干燥法)：先在 40～50℃预干燥，使结晶水缓缓失去，渐次升高温度至 105℃并干燥至恒量，减失质量应为 32.0%～37.0%。

(3)高温干燥法：含有较多结晶水的药物在 105℃不易除去结晶水，或结晶与吸附溶剂不易失去时，可提高干燥温度。例如，枸橼酸钠分子中含 2 个结晶水，在 180℃下干燥；硫酸吗啡分子中含 5 个结晶水，在 145℃下干燥 1h。

(4)某些易吸湿或受热发生相变而达不到恒量的药物，可采用一定温度下，干燥一定时间所减失的质量代表干燥失重。例如，右旋糖酐 20 极易吸湿，经多次干燥，仍不易恒量，空气湿度较大时，恒量更为困难。《中国药典》(2015 年版)规定在 105℃干燥 6h 后，减失质量不得超过 5.0%。

(5)干燥失重的量应恒量，《中国药典》(2015 年版)凡例规定供试品连续两次干燥或炽灼后称量的差异在 0.3mg 以下即达到恒量，干燥至恒量的第二次及以后各次称量均应在规定的条件下继续干燥 1h 后进行。

2. 减压干燥法或恒温减压干燥法

本法适用于熔点低或受热分解的供试品，应当采用减压干燥器(通常为室温)或恒温减压干燥器(温度应按各品种项下的规定设置。生物制品应先将供试品于较低的温度下干燥至大部分水分除去后，再按规定条件干燥。生物制品除另有规定外，温度为 60℃)。除另有规定外，压力应在 2.67kPa(20mmHg) 以下。

干燥器中常用的干燥剂为五氧化二磷、无水氯化钙或硅胶；恒温减压干燥器中常用的干燥剂为五氧化二磷。应及时更换干燥剂，使其保持在有效状态。有时也可不用干燥剂。例如，阿司匹林受热易分解，干燥失重检查：取本品，置于五氧化二磷为干燥剂的干燥器中，在 60℃减压干燥至恒量，减失质量不得超过 0.5%。

3. 干燥剂干燥法

本法适用于受热分解或易升华的供试品。常用的干燥剂有硅胶、硫酸和五氧化二磷等。硅胶的吸水力次于五氧化二磷。

1)方法

将供试品置于干燥器中，利用干燥器内的干燥剂吸收水分，干燥至恒量。

2)注意事项

使用五氧化二磷时，需将干燥剂铺于培养皿中，置于干燥器内。若发现干燥剂表层结块、出现液滴，应将表层刮去，或另加新的五氧化二磷再使用。弃去的五氧化二磷不可倒入水中，应进行无害化(或埋入土中)处理。

使用硫酸时，应将硫酸盛于培养皿或烧杯中，不能直接倾入干燥器；搬动干燥器时，应注意勿使硫酸溅出；用过的硫酸经加热除水后可重复利用。除水的方法是：将含水硫酸置于烧杯中加热至冒白烟，保持在 100℃左右约 30min，即可。

试验用硅胶为变色硅胶，其中加有氯化钴。无水氯化钴呈蓝色，随吸收水分量的增加，颜色逐渐由蓝色经蓝紫、紫红转变为粉红色而指示硅胶干燥剂失效，于 105℃下干燥后又可恢复为无水物。因此，变色硅胶具有使用方便、价廉、无腐蚀性且可重复使用的特点，为常用的干燥剂。

七、水分测定法

药物中的水分包括结合水和吸附水。《中国药典》(2015 年版)收载水分测定方法除费休氏法之外，还可以根据供试品的特点，选用烘干法、减压干燥法、甲苯法、热重法或气相色谱法进行测定。

1. 费休氏法

费休氏法是基于滴定分析法定量测定物质中的水分总量，适用于大多数药物中水分的准确测定，但无法区分药物中水分的形态是结晶水或吸附水；药物中水分的形态可以利用热分析法进行识别。有关费休氏法的原理、方法及注意事项见第七章第二节相关内容。

2. 甲苯法

本法适用于含挥发性成分的药物，化学药物和中药材及其制剂均适用。

1) 原理

利用水可与甲苯在 69.3℃共沸蒸出，收集馏出液，待分层后由刻度管测定出所含水分的量。

2) 方法

甲苯法仪器装置如图 10-5 所示，使用前全部仪器应清洁，并置于烘箱中烘干。取供试品适量(相当于含水量 1～4mL)，精密称定，置于烧瓶中，加入甲苯约 200mL，必要时加入干燥、洁净的无釉小瓷片数片或玻璃珠数粒，连接仪器，自冷凝管顶端加入甲苯至充满测定管的狭细部分。将烧瓶置于电热套中或用其他适宜方法缓缓加热，待甲苯开始沸腾时，调节温度，使其每秒馏出 2 滴。待水分完全馏出，即测定管刻度部分的水量不再增加时，将冷凝管内部先用甲苯冲洗，再用饱蘸甲苯的长刷或其他适宜方法，将管壁上附着的甲苯推下，继续蒸馏 5min，放冷至室温，拆卸装置，如有水黏附在测定管的管壁上，可用蘸甲苯的铜丝推下，放置使水分与甲苯完全分离(可加亚甲蓝粉末少量，使水染成蓝色，以便分离观察)。检读水量，并计算成供试品的含水量(%)。

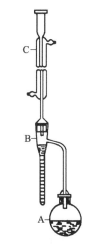

图 10-5 甲苯法测定水分仪器装置

A. 500mL 短颈网底烧瓶；B. 水分测定管；
C. 直形冷凝管，外管长 40cm

3) 注意事项

(1)测定用的甲苯需先加入少量水充分振摇后放置，将水层分离弃去，经蒸馏后使用。

(2)中药测定用的供试品，一般先破碎成直径不超过 3mm 的颗粒或碎片；直径和长度在 3mm 以下的可不破碎。

3. 气相色谱法

气相色谱法测定水分简便、灵敏、专属，无论样品是否具有挥发性成分，含水量是常量还是微量，均不影响测定。

1) 原理

用直径为 0.18～0.25mm 的二乙烯苯-乙基乙烯苯型高分子多孔小球作为载体，或采用极性与其相适应的毛细管柱，柱温为 140～150℃，用热导检测器检测。用外标法计算供试品中的含水量。

2) 方法

对照溶液的制备：取纯化水约 0.2g，精密称定，置于 25mL 容量瓶中，加入无水乙醇至刻度，摇匀，即得。

供试品溶液的制备：取供试品适量(含水量约 0.2g)，剪碎或研细，精密称定，置于具塞锥形瓶中，精密加入无水乙醇 50mL，密塞，混匀，超声处理 20min，放置 12h，再超声处理 20min，密塞放置，待澄清后倾取上清液，即得。

测定法：取无水乙醇、对照溶液及供试品溶液各 1～5μL，注入气相色谱仪，测定，即得。

3) 注意事项

(1) 配制对照溶液与供试品溶液时必须用新开启的同一瓶无水乙醇。

(2) 系统适用性试验：取无水乙醇 1～5μL，参照气相色谱法(通则 0521)测定，应符合下列要求：①理论塔板数按水峰计算应大于 1000，按乙醇峰计算应大于 150；②水和乙醇两峰的分离度应大于 2；③用无水乙醇进样 5 次，水峰面积的相对标准偏差不得大于 3.0%。

(3) 用外标法计算供试品中的含水量时，应扣除无水乙醇中的含水量，方法如下：

对照溶液中实际加入的水的峰面积=对照溶液中总水峰面积-K×对照溶液中乙醇峰面积

供试品中水的峰面积=供试品溶液中总水峰面积-K×供试品溶液中乙醇峰面积

式中，K 计算方法为

$$K = \frac{\text{无水乙醇中水峰面积}}{\text{无水乙醇中乙醇峰面积}}$$

八、炽灼残渣检查法

1. 方法

取供试品 1.0～2.0 g 或各品种项下规定的质量，置于已炽灼至恒量的坩埚(若供试品分子结构中含有碱金属或氟元素，则应使用铂坩埚)中，精密称定，缓缓炽灼至完全炭化，放冷；除另有规定外，加入硫酸 0.5～1mL 使其湿润，低温加热至硫酸蒸气除尽后，在 700～800℃炽灼至完全灰化，移置于干燥器内，放冷，精密称定后，再在 700～800℃炽灼至恒量，即得。

$$炽灼残渣 = \frac{残渣及坩埚重-空坩埚重}{供试品重} \times 100\%$$

2. 注意事项

(1)应根据炽灼残渣限量和称量误差决定供试品的取用量。样品量过多，炭化和灰化时间太长；样品量过少，称量误差增大。一般应使炽灼残渣量为 1～2mg，残渣限量一般为 0.1%～0.2%。限量为 1%以上，取样量可在 1g 以下；限量为 0.1%，取样量约 1g；限量为 0.05%，取样量约 2g。

(2)为了避免供试品在炭化时骤然膨胀而逸出，可采用将坩埚斜置方式，缓缓加热，直至完全灰化不产生烟雾。在进行高温炉内炽灼操作前，务必蒸发除尽硫酸，以免硫酸蒸气腐蚀炉膛，造成漏电事故。除尽硫酸蒸气，应低温加热，以防由于温度过高供试品飞溅，从而影响测定的结果。

(3)通常使用瓷坩埚。含氟的药物对瓷坩埚有腐蚀，应采用铂坩埚。瓷坩埚编号可采用蓝墨水与氯化铁溶液的混合液涂写，烘烤、恒量后使用。

(4)如需将炽灼残渣留作重金属检查，则炽灼温度必须控制在 500～600℃，因铅等重金属高温下易挥发。

(5)炽灼至恒量的第二次及以后各次称量均应在规定的条件下继续炽灼 30min 后进行。

九、易炭化物检查法

药物中存在的遇硫酸易炭化或易氧化而呈色的微量有机杂质称为易炭化物。这类杂质多为未知结构的化合物，用硫酸呈色的方法可以简便地控制它们的含量。《中国药典》(2015 年版)采用目视比色法。

1. 方法

取内径一致的比色管两支，甲管中加各品种项下规定的对照溶液 5mL，乙管中加硫酸[含 H_2SO_4 94.5%～95.5%(g/g)]5mL 后，分次缓缓加入规定量的供试品，振摇使其溶解。除另有规定外，静置 15min 后，将甲、乙两管同置于白色背景前，平视观察，乙管中所显颜色不得较甲管更深。

示例 《中国药典》(2015 年版)阿司匹林中易炭化物的检查：取本品 0.5g，依法检查(通则 0842)，与对照液(取比色用氯化钴液 0.25mL、比色用重铬酸钾液 0.25mL、比色用硫酸铜液 0.40mL，加水至 5mL)比较，不得更深。

2. 注意事项

(1)供试品如为固体，应先研成细粉。如需加热才能溶解时，可取供试品与硫酸混合均匀，加热溶解后，放冷，再移置于比色管中。

(2)比色用对照液主要有三类：①《中国药典》(2015 年版)第十部通则"0901 溶液颜色检查法"项下的不同色调色号的标准比色液；②由比色用氯化钴液、比色用重铬酸钾液和比色用硫酸铜液按规定方法配制成的对照液；③高锰酸钾液。

十、残留溶剂检查法

药品中的残留溶剂是指在原料药、辅料或制剂生产的过程中使用的，但在工艺中未能完全除去的有机溶剂。《中国药典》(2015 年版)中残留溶剂的控制与人用药品注册技术规范的 ICH 的要求一致。按有机溶剂的毒性程度分为四类:第一类毒性较大的有机溶剂,具有致癌性,并对环境有害,应避免使用;第二类具有一定可逆毒性的有机溶剂,对动物有非基因毒性致癌性,或不可逆的神经或致畸等毒性,应限制使用;第三类低毒有机溶剂,对人的健康危险性较小;第四类尚无足够毒理学资料的其他有机溶剂。表 10-2 是《中国药典》(2015 年版)列出的药品中常见的残留溶剂及限度,除另有规定外,第一、第二、第三类溶剂的残留限度应符合表 10-2 中的规定;对其他溶剂,应根据生产工艺的特点,制定相应的限度,使其符合产品规范、药品生产质量管理规范(GMP)或其他基本的质量要求。

表 10-2　药品中常见的残留溶剂及限度

溶剂名称	限度/%	溶剂名称	限度/%	溶剂名称	限度/%
第一类溶剂		甲基环己酮	0.118	正庚烷	0.5
(应该避免使用)		N-甲基吡咯烷酮	0.053	乙酸异丙酯	0.5
苯	0.0002	硝基甲烷	0.005	乙酸异丁酯	0.5
四氯化碳	0.0004	吡啶	0.02	乙酸甲酯	0.5
1,2-二氯乙烷	0.0005	四氢噻吩	0.016	3-甲基-1-丁醇	0.5
1,1-二氯乙烯	0.0008	四氢化萘	0.01	丁酮	0.5
1,1,1-三氯乙烷	0.15	四氢呋喃	0.072	甲基异丁基酮	0.5
第二类溶剂		甲苯	0.089	异丁醇	0.5
(应该限制使用)		1,1,2-三氯乙烯	0.008	正戊烷	0.5
乙腈	0.041	二甲苯 [1]	0.217	正戊醇	0.5
氯苯	0.136	第三类溶剂		正丙醇	0.5
三氯甲烷	0.006	(GMP 或其他质控要求限制使用)		异丙醇	0.5
环己烷	0.388	乙酸	0.5	异丙醇	0.5
1,2-二氯乙烯	0.187	丙酮	0.5	乙酸丙酯	0.5
二氯甲烷	0.06	甲氧基苯	0.5	第四类溶剂 [2]	
1,2-二甲氧基乙烷	0.01	正丁醇	0.5	(尚无足够毒理学资料)	
N,N-二甲基乙酰胺	0.109	仲丁醇	0.5	1,1-二乙氧基丙烷	
N,N-二甲基甲酰胺	0.088	乙酸丁酯	0.5	1,1-二甲氧基丙烷	
1,4-二氧六环	0.038	叔丁基甲基醚	0.5	2,2-二甲氧基丙烷	
2-乙氧基乙醇	0.016	异丙基苯	0.5	异辛烷	
乙二醇	0.062	二甲亚砜	0.5	异丙醚	
甲酰胺	0.022	乙醇	0.5	甲基异丙基醚	
正己烷	0.029	乙酸乙酯	0.5	甲基四氢呋喃	
甲醇	0.30	乙醚	0.5	石油醚	
2-甲氧基乙醇	0.005	甲酸乙酯	0.5	三氯乙酸	
甲基丁基酮	0.005	甲酸	0.5	三氟乙酸	

1)通常含有 60%间二甲苯、14%对二甲苯、9%邻二甲苯和 17%乙苯。

2)药品生产企业在使用时应提供该类溶剂在制剂中残留水平的合理性论证报告。

1. 方法

残留溶剂的测定按《中国药典》(2015 年版)规定采用气相色谱法(通则 0521)。

1) 色谱柱

(1)毛细管柱。以下是常用不同类型的毛细管柱,除另有规定外,极性相近的同类色谱柱之间可以互换使用。

(i)非极性色谱柱固定液为 100%的二甲基聚硅氧烷的毛细管柱。

(ii)极性色谱柱固定液为聚乙二醇(PEG-20M)的毛细管柱。

(iii)中极性色谱柱固定液为(35%)二苯基-(65%)甲基聚硅氧烷、(50%)二苯基-(50%)二甲基聚硅氧烷、(35%)二苯基-(65%)二甲基聚硅氧烷、(14%)氰丙基苯基-(86%)二甲基聚硅氧烷、(6%)氰丙基苯基-(94%)二甲基聚硅氧烷的毛细管柱等。

(iv)弱极性色谱柱固定液为(5%)苯基-(95%)甲基聚硅氧烷、(5%)二苯基-(95%)二甲基硅氧烷共聚物的毛细管柱等。

(2)填充柱以直径为 0.18～0.25mm 的二乙烯苯-乙基乙烯苯型高分子多孔小球或其他适宜的填料作为固定相。

2) 系统适用性试验

(1)柱效要求用待测物的色谱峰计算,毛细管柱的理论塔板数一般不低于 5000;填充柱的理论塔板数一般不低于 1000。

(2)分离度要求待测物色谱峰与其相邻色谱峰的分离度应大于 1.5。

(3)进样精密度要求以内标法测定时,对照品溶液连续进样 5 次,所得待测物与内标物峰面积之比的相对标准偏差(RSD)应不大于 5%;若以外标法测定,所得待测物峰面积的 RSD 应不大于 10%。

3) 供试品溶液的制备

(1)采用顶空进样,除另有规定外,精密称取供试品 0.1～1g;溶解样品的溶剂根据供试品和残留溶剂的溶解度,选择适宜且不干扰测定的溶剂,通常以水为溶剂,对于非水溶性药物,可采用 N,N-二甲基甲酰胺、二甲基亚砜或其他适宜溶剂;样品浓度根据各品种项下残留溶剂的限度规定配制,其大小应满足系统定量测定的需要。

(2)当采用溶液直接进样时,精密称取供试品适量,用水或合适的有机溶剂使其溶解;供试品溶液浓度根据各品种项下残留溶剂的限度规定配制,其大小应满足系统定量测定的需要。

4) 对照品溶液的制备

精密称取各品种项下规定检查的有机溶剂适量,采用与制备供试品溶液相同的方法和溶剂制备对照品溶液;如用水作溶剂,应先将待测有机溶剂溶解在 50%二甲基亚砜或 N,N-二甲基甲酰胺溶液中,再用水逐步稀释。若为限度检查,根据残留溶剂的限度规定确定对照品溶液的浓度;若为定量测定,为保证定量结果的准确性,应根据供试品中残留溶剂的实际残留量确定对照品溶液的浓度;通常对照品溶液色谱峰面积不宜超过供试品溶液中对应的残留溶剂色谱峰面积的 2 倍。必要时,应重新调整供试品溶液或对照品溶液的浓度。

5) 测定方法

测定方法是取对照品溶液和供试品溶液,分别连续进样 2～3 次,测定待测峰的峰面积。

根据待检查溶剂的数量多少及性质，常选用以下三种分析模式。

(1)第一法：毛细管柱顶空进样等温法。当需要检查有机溶剂的数量不多，且极性差异较小时，可采用此法。色谱条件：柱温一般为 40～100℃；常以氮气为载气，流速为 1.0～2.0mL/min；以水为溶剂时顶空瓶平衡温度为 70～85℃，顶空瓶平衡时间为 30～60min；进样口温度为 200℃；如采用氢火焰离子化检测器(FID)，温度为 250℃。测定方法是取对照品溶液和供试品溶液，分别连续进样不少于 2 次，测定待测峰的峰面积。

(2)第二法：毛细管柱顶空进样系统程序升温法。当需要检查的有机溶剂数量较多，且极性差异较大时，可采用此法。色谱条件：柱温一般先在 40℃维持 8min，再以 8℃/min 的升温速率升至 120℃，维持 10min；以氮气为载气，流速为 2.0mL/min；以水为溶剂时顶空瓶平衡温度为 70～85℃，顶空瓶平衡时间为 30～60min；进样口温度为 200℃；如采用氢火焰离子化检测器，进样口温度为 250℃。具体到某个品种的残留溶剂检查时，可根据该品种项下残留溶剂的组成调整升温程序。测定方法是取对照品溶液和供试品溶液，分别连续进样不少于 2 次，测定待测峰的峰面积。

(3)第三法：溶液直接进样法。可采用填充柱，也可采用适宜极性的毛细管柱。

6)计算方法

(1)限度检查。除另有规定外，按各品种项下规定的供试品溶液浓度测定。以内标法测定时，供试品溶液所得被测溶剂峰面积与内标峰面积之比不得大于对照品溶液的相应比值。以外标法测定时，供试品溶液所得被测溶剂峰面积不得大于对照品溶液的相应峰面积。

(2)定量测定。按内标法或外标法计算各残留溶剂的量。

2. 注意事项

(1)除另有规定外，顶空条件的选择：

(i)应根据供试品中残留溶剂的沸点选择顶空平衡温度。对沸点较高的残留溶剂，通常选择较高的平衡温度；但此时应兼顾供试品的热分解特性，尽量避免供试品产生的挥发性热分解产物对测定的干扰，一般应低于溶解供试品所用溶剂的沸点10℃以下，能满足检测灵敏度即可。

(ii)顶空平衡时间一般为 30～45min，以保证供试品溶液的气、液两相有足够的时间达到平衡。顶空平衡时间通常不宜过长，如超过 60min，可能引起顶空瓶的气密性变差，导致定量准确性的降低。

(iii)对照品溶液与供试品溶液必须使用相同的顶空条件。

(iv)对于沸点过高的溶剂，如甲酰胺、2-甲氧基乙醇、2-乙氧基乙醇、乙二醇、N-甲基吡咯烷酮等，用顶空进样测定的灵敏度不如直接进样，一般不宜用顶空进样方式测定。

(2)当采用顶空进样时，供试品与对照品处于不完全相同的基质中，因此应考虑气-液平衡过程中供试品溶液与对照品溶液组成差异对顶空气-液平衡的影响。由于标准加入法可以消除供试品溶液基质与对照品溶液基质不同所致的基质效应的影响，因此通常采用标准加入法验证定量方法的准确性；当标准加入法与其他定量方法的结果不一致时，应以标准加入法的结果为准。

(3)当测定的残留溶剂超出限度，但未能确定供试品中是否有未知杂质或其挥发性热降解物对测定有干扰作用时，应通过试验排除干扰作用的存在。对第一类干扰作用，通常采用在另一种极性不同的色谱柱系统中对相同供试品再进行测定，比较不同色谱系统中测定结果的方法。若两者结果一致，则可以排除测定中有共出峰的干扰；若两者结果不一致，则表明测定中有共出峰的干扰。对第二类干扰作用，通常要通过测定已知不含该溶剂的对照样品来加以判断。

(4)普通气相色谱仪中的不锈钢管路、进样器的衬管等对有机胺等含氮碱性化合物具有较强的吸附作用，致使其检出灵敏度降低，应采用惰性的硅钢材料或镍钢材料管路；采用溶液直接进样法测定时，供试品溶液应不呈酸性，以免待测物与酸反应后不易气化。通常采用弱极性的色谱柱或其填料预先经碱处理过的色谱柱分析含氮碱性化合物，如果采用胺分析专用柱进行分析，效果更好。对不宜采用气相色谱法测定的含氮碱性化合物，如 N-甲基吡咯烷酮等，可采用其他方法如离子色谱法等测定。

(5)由于不同的实验室在测定同一供试品时可能采用了不同的实验方法，当测定结果处于合格与不合格边缘时，以采用内标法或标准加入法为准。

十一、澄清度检查法

澄清度是对药品在规定溶剂中的不溶性杂质进行检查，在一定程度上可以反映药品的质量和生产工艺水平。澄清度是注射用原料药纯度的重要控制指标。各品种项下规定的"澄清"，是指供试品溶液的澄清度与所用溶剂相同，或不超过 0.5 号浊度标准液的浊度，"几乎澄清"，是指供试品溶液的浊度介于 0.5 号至 1 号浊度标准液的浊度之间。除另有规定外，应采用第一法进行检测。

1. 原理

当药物溶液中存在分散的细微颗粒时，光通过溶液时，细微颗粒可引起光的散射，散射光的强度就与溶液的浊度成正比。检查方法是将药品溶液与规定的浊度标准液相比较。

2. 方法

除另有规定外，按各品种项下规定的浓度要求，在室温条件下将用水稀释至一定浓度的供试品溶液与等量的浊度标准液分别置于配对的内径 15～16mm、平底、具塞、无色透明、中性硬质玻璃制成的比浊玻璃管中。在浊度标准液制备 5min 后，在暗室内垂直同置于伞棚灯下，照度为 1000lx，从水平方向观察、比较。除另有规定外，供试品溶解后应立即检视。

浊度标准储备液的制备：称取于 105℃干燥至恒量的硫酸肼 1.00g，置于 100mL 容量瓶中，加入水适量使溶解，必要时可在 40℃的水浴中温热溶解，并用水稀释至刻度，摇匀，放置 4～6h；取此溶液与等容量的 10%乌洛托品溶液混合，摇匀，于 25℃避光静置 24h，即得。该溶液置于冷处避光保存，可在 2 个月内使用，用前摇匀。

浊度标准原液的制备：取浊度标准储备液 15.0mL，置于 1000mL 容量瓶中，加入水稀释至刻度，摇匀，取适量，置于 1cm 吸收池中，参照紫外-可见分光光度法(通则 0401)，在 550nm 的波长处测定，其吸光度应为 0.12～0.15。该溶液应在 48h 内使用，用前摇匀。

浊度标准液的制备：取浊度标准原液与水按表 10-3 配制，即得。浊度标准液应在临用时制备，使用前充分摇匀。

表 10-3　不同级号浊度标准液的制备

级号	0.5	1	2	3	4
浊度标准原液/mL	2.50	5.00	10.0	30.0	50.0
水/mL	97.50	95.0	90.0	70.0	50.0

3. 注意事项

(1) 第一法无法准确判定两者的澄清度差异时，改用浊度仪进行测定，并以其测定结果进行判定。

(2) 光线和温度对混悬液的形成有影响。在阳光直射下形成的混悬液的浊度较低；在自然光或荧光灯下形成的混悬液的浊度相近，在暗处形成的混悬液的浊度最高。浊度标准储备液的制备：低温（-1℃）时反应不能进行，不产生沉淀，而温度较高时形成的混悬液的浊度稍低，因此规定在 25℃ 避光静置 24h 制备浊度标准储备液。

(3) 多数药物的澄清度检查以水为溶剂，但也有用酸、碱或有机溶剂（如乙醇、甲醇、丙酮）作溶剂的。例如，非洛地平在水中几乎不溶，在甲醇、乙醇中易溶，其澄清度的检查以甲醇为溶剂。有机酸的碱金属盐类药物强调用"新沸过的冷水"，因为水中若溶有二氧化碳，将影响溶液的澄清度；当检查后的溶液还需供"酸度"检查用时，也应强调用"新沸过的冷水"。

十二、溶液颜色检查法

药物溶液的颜色是否正常也反映药物的纯度。药物溶液颜色检查法是将药物用水或适宜的其他溶剂制成一定浓度的溶液，并将该溶液的颜色与规定的标准比色液比较。

1. 方法

《中国药典》（2015 年版）第四部通则 0901 规定了三种药物溶液颜色检查的方法。

第一法（目视比色法）：将规定浓度的药物溶液的颜色与规定色调和色号的标准比色液的颜色进行目视比较。根据颜色的深浅判断检查的结果：规定不得更深。

第二法（吸光度比较法）：通过控制规定浓度的药物溶液在规定波长处的吸光度检查药物溶液的颜色。规定：吸光度不得超过规定限度值。

第三法（色差计法）：色差计法是使用具备透射测量功能的测色色差计直接测定溶液的透射三刺激值，对其颜色进行定量表述和分析的方法。供试品溶液与标准比色液之间的颜色差异可以通过分别比较它们与水之间的色差值（ΔE）来测定，也可以通过直接比较它们之间的色差值来测定。限度规定：供试品溶液与水的色差值应不超过标准比色液与水的色差值。用仪器方法测定颜色，不但能够精确、定量地测定颜色和色差，而且比目测法客观，且不随时间、地点、人员变化而发生变化。

标准比色液是由三基色的"比色用重铬酸钾液（0.800mg $K_2Cr_2O_7$/mL，黄色）"、"比色用硫酸铜液（62.4mg $CuSO_4 \cdot 5H_2O$/mL，蓝色）"和"比色用氯化钴液（59.5mg $CoCl_2 \cdot 6H_2O$/mL，红色）"，按照一定比例与水混合制得不同色调（绿黄色、黄绿色、黄色、橙黄色、橙红色和棕红色）标准储备液，再取 0.25、0.50、1.0、1.5、…、10mL 等不同的递增体积，分别加入水稀释至 10mL，从而制得各色调的色号为 0.5、1、2、3、…、10 的标准比色液。

2. 注意事项

（1）各品种项下规定的"无色"，是指供试品溶液的颜色相同于水或所用溶剂；"几乎无色"，是指供试品溶液的颜色不深于相应色调 0.5 号标准比色液。

（2）供试品管呈现的颜色与对照管的颜色深浅非常接近或色调不完全一致，目视观察无法辨别两者的深浅时，应改用第三法（色差计法）测定，并将其测定结果作为判定依据。

练 习 题

一、最佳选择题

1. 下列属于信号杂质的是（　　）

A. 砷盐　　　B. 硫酸盐　　　C. 铅　　　　D. 氰化物　　　E. 汞

2. 药物中无效或低效晶形的检查可以采用的方法是（　　）

A. 高效液相色谱法　　　　　B. 红外分光光度法　　　　　C. 紫外-可见分光光度法

D. 原子吸收光谱法　　　　　E. 气相色谱法

3. 原子吸收光谱法检查药物中金属杂质时，通常采用的方法是（　　）

A. 内标法　　　　　　　　　　　　　　　B. 外标法

C. 加校正因子的主成分自身对照法　　　　D. 标准加入法

E. 不加校正因子的主成分自身对照法

4. 氯化物检查法中，适宜的酸度是（　　）

A. 50mL 中加 2mL 稀硝酸　　　　B. 50mL 中加 5mL 稀硝酸

C. 50mL 中加 10mL 稀硝酸　　　D. 50mL 中加 5mL 硝酸

E. 50mL 中加 10mL 硝酸

5. 氯化物检查法中，用以解决供试品溶液带颜色对测定干扰的方法是（　　）

A. 活性炭脱色法　　　　　B. 有机溶剂提取后检查法　　　　C. 内消色法

D. 标准液比色法　　　　　E. 改用他法

6. 采用硫氰酸盐法检查铁盐时，若供试液管与对照液管所呈硫氰酸铁的颜色较浅不便比较时，可采取的措施是（　　）

A. 内消色法　　　　　　　B. 外消色法　　　　　　　C. 标准液比色法

D. 正丁醇提取后比色法　　E. 改用他法

7. 下列试液中，用作《中国药典》重金属检查法中的显色剂的是（　　）

A. 硫酸铁铵试液　　　　　B. 硫化钠试液　　　　　C. 氰化钾试液

D. 重铬酸钾试液　　　　　E. 硫酸铜试液

8. 硫代乙酰胺法检查重金属时，受溶液 pH 影响较大，适合的 pH 是（　　）

A. 11.5　　　B. 9.5　　　C. 7.5　　　D. 3.5　　　E. 1.5

9. 采用硫代乙酰胺法检查重金属时，供试品如有色，需在加硫代乙酰胺前在对照溶液管中加入的是（　　）

A. 过氧化氢溶液　　　　　B. 稀焦糖溶液　　　　　C. 盐酸羟胺溶液

D. 抗坏血酸　　　　　　　E. 过硫酸铵

10. 采用硫代乙酰胺法检查重金属时，供试品如有微量铁盐存在，需加入的是（　　）

A. 碘试液　　　　　　　　B. 重铬酸钾溶液　　　　　C. 高锰酸钾溶液

D. 抗坏血酸　　　　　　　　　　　　E. 过硫酸铵

11. 采用炽灼后硫代乙酰胺法检查重金属时，应控制的炽灼温度范围是（　　）

A. 500~600℃　　　　　　　　B. 600~700℃　　　　　　　　C. 700~800℃

D. 800~900℃　　　　　　　　E. 900~1000℃

12. 《中国药典》古蔡氏法检查砷盐，加入碘化钾的主要作用是（　　）

A. 将五价砷还原为砷化氢　　　B. 将三价砷还原为砷化氢　　　C. 将五价砷还原为三价砷

D. 将氯化锡还原为氯化亚锡　　　E. 将硫还原为硫化氢

13. 在古蔡氏检砷法中，加入乙酸铅棉花的目的是（　　）

A. 除去硫化氢的影响　　　　　B. 防止瓶内飞沫溅出　　　　　C. 使砷化氢气体上升速度稳定

D. 使溴化汞试纸呈色均匀　　　E. 将五价砷还原为砷化氢

14. 《中国药典》中收载的残留溶剂检查法是（　　）

A. HPLC 法　　　B. TLC 法　　　C. GC 法　　　　D. TGA 法　　　E. DSC 法

15. GC 法测定三氯甲烷的残留量，为得到较高的灵敏度，宜采用的检测器是（　　）

A. UV　　　　　B. DAD　　　　C. FID　　　　D. ECD　　　　E. NPD

16. 下列方法中，用于药物中光学异构体杂质检查的是（　　）

A. 紫外-可见分光光度法　　　　B. 红外分光光度法　　　　　　C. 原子吸收光谱法

D. 手性高效液相色谱法　　　　　E. 薄层色谱法

二、配伍选择题

下列杂质的命名依据是

1. 肾上腺素中的"酮体"（　　）

2. 易炭化物（　　）

3. 山梨醇中的"还原糖"（　　）

A. 以某类杂质作为项目名称　　　　B. 以杂质的特性作为项目名称

C. 以杂质的化学名作为项目名称　　D. 根据检测方法选用项目名称

E. 以杂质和药物的化学性质区别作为项目名称

下列杂质的检查所用到的试剂是

4. 铁盐（　　）

5. 硫酸盐（　　）

6. 氯化物（　　）

7. 砷盐（　　）

A. 硝酸银试液　　　　　　　　　B. 硫代乙酰胺试液

C. 氯化钡试液　　　　　　　　　D. 盐酸、锌粒　　　　　　　E. 硫氰酸铵试液

下列项目检查的杂质是

8. 易炭化物（　　）

9. 炽灼残渣（　　）

A. 遇硫酸易炭化或易氧化呈色的微量有机杂质　　　　　　　　B. 有色杂质

C. 易氧化呈色的无机杂质　　　　　　　　　　　　　　　　　D. 水分及其他挥发性杂质

E. 有机药物或挥发性无机药物中非挥发性无机杂质

三、多项选择题

1. 药物中杂质限量的表示方法有（　　）

A. 百分之几　　B. 千分之几　　　C. 万分之几　　　D. 十万分之几　　E. 百万分之几

2. 采用硫氰酸盐法检查铁盐时，加入过硫酸铵的作用有（　　）

A. 将供试品中二价铁离子氧化成三价铁离子　　　　B. 防止光线使硫氰酸铁还原

C. 防止三价铁离子水解　　　　　　　　　　　　　D. 防止硫氰酸铁分解褪色

E. 使溶液色泽梯度明显，易于区别

3. 盐酸氟奋乃静中重金属的检查可以采用的容器有（　　）

A. 瓷坩埚　　B. 铝坩埚　　　C. 铂坩埚　　　D. 石英坩埚　　E. 瓷蒸发皿

4. 《中国药典》收载的测定药物中水分的方法有（　　）

A. 热重分析法　　　　　　　B. 费休氏法　　　　　　　　C. 差热分析法

D. 示差扫描量热法　　　　　E. 甲苯法

5. 《中国药典》采用费休氏法测定药物中的水分，到达指示终点的方法有（　　）

A. 溶液自身颜色变化　　　　B. 加入淀粉指示液　　　　　C. 加入酚酞指示液

D. 永停滴定法　　　　　　　E. 加入结晶紫指示液

6. 《中国药典》中采用气相色谱法测定残留溶剂，可以采用的测定方法有（　　）

A. 毛细管柱顶空进样等温法　　　B. 毛细管柱顶空进样程序升温法

C. 溶液直接进样法　　　　　　　D. 填充柱顶空进样等温法

E. 填充柱顶空进样程序升温法

四、简答题

1. 药用规格与化学试剂规格有何不同？

2. 杂质的来源途径有哪些？杂质包括哪些种类？

3. 简述薄层色谱法用于杂质限量检查的几种方法。

4. 简述高效液相色谱法用于杂质检测的几种方法及其适用条件。

5. 检查重金属时其限度以何种金属的限度表示？原因是什么？《中国药典》（2015 年版）收载了几种检查方法？分别适用于哪些药物中的重金属检查？

6. 砷盐检查的方法有哪些？每种方法的原理是什么？

7. 简述药物中有机杂质鉴定的方法。

五、计算题

1. 维生素 C 中重金属的检查：取本品 1.0g，加入水溶解至 25mL，要求重金属的含量不超过百万分之十，应量取标准铅溶液（10μg Pb/mL）多少毫升？

2. 《中国药典》（2015 年版）中双水杨酯中游离水杨酸检查：取本品 1.00g，加入三氯甲烷 20mL 使其溶解，作为供试品溶液；另取水杨酸约 25mg，精密称定，置于 100mL 容量瓶中，加入三氯甲烷溶解并稀释至刻度，摇匀，精密量取 20mL，作为对照溶液。分别将上述两种溶液置于分液漏斗中，各用硝酸铁溶液［取硝酸铁 1g，加硝酸溶液（0.1→100）溶解，并稀释至 1000mL］提取 4 次，每次 20mL，分取硝酸铁溶液，过滤，置于 100mL 容量瓶中，并用硝酸铁溶液稀释至刻度，摇匀。参照紫外-可见分光光度法（通则 0401），在 530nm 的波长处分别测定吸光度。供试品溶液的吸光度不得大于对照溶液的吸光度。计算游离水杨酸的限量。

3. 氨苯砜中检查"有关物质"采用薄层色谱法：取本品，精密称定，加入甲醇适量制成 10mg/mL 的溶液，作为供试品溶液。取供试品溶液适量加入甲醇稀释制成 20μg/mL 的溶液，作为对照溶液。取上述两种溶液各 10μL 点于同一块薄层板上，展开。供试品溶液如显杂质斑点，与对照溶液的主斑点比较，颜色不得更深。计算样品中"有关物质"的限量。

第十一章　药物定量分析与药物分析方法的验证

药物的含量是评价药物质量的重要指标之一，是药品(原料及制剂)中所含特定成分的绝对质量占药品总质量的分数。药物的含量测定是运用化学、物理化学或生物化学的方法和技术，测定药物中主要有效成分的含量。凡是能用理化方法测定药物含量的，称为"含量测定"；凡是只能以生物学方法(包括生物检定和微生物检定)或酶学方法测定药物效价的，称为"效价测定"。原料药的含量测定结果用含量百分数表示，制剂含量一般用占标示量的百分数表示。本章主要介绍基于化学或物理化学原理的"含量测定"。

无论采用何种方法对药物进行鉴别、检查和含量测定，为确保其分析结果的可靠性，要求分析方法应准确、稳定、耐用。因此，需要对所建立的分析方法进行方法学验证。验证内容包括：准确度、精密度、专属性、检测限、定量限、线性、范围和耐用性。

第一节　定量分析方法的分类与特点

《中国药典》(2015年版)各品种的含量测定和定量检查项及通则中收载的用于药物含量、溶出或释放量测定的定量分析方法主要包括滴定分析法、光谱分析法、色谱分析法等。

一、滴定分析法

滴定分析法也称容量分析法，它是建立在化学反应平衡基础上，用标准溶液进行滴定，以测定物质含量的一类分析方法。进行分析时，将已知准确浓度的溶液(标准溶液)由滴定管滴加到被测药物的溶液中，待滴定液与被测药物反应完全(通过适当方法指示)，然后根据所消耗滴定液的浓度、体积，按化学计量关系计算出被测药物的含量。滴定中滴加的标准溶液与待测组分恰好反应完全时标准溶液的体积称为化学计量点(理论终点)，而指示剂发生颜色变化或检测设备的电流/电压变化的转变点对应标准溶液的体积称为滴定终点(实际终点)。实际操作中，滴定终点与化学计量点不可能完全一致，它们之间往往存在误差，该误差称为滴定误差，滴定误差是滴定分析的主要误差来源之一。为了减少滴定误差，就需要选择合适的指示方法，使滴定终点尽可能与滴定反应的化学计量点接近。

1. 滴定分析法的特点和适用范围

1)滴定分析法的特点

(1)本法所用仪器价廉易得，操作简单，测定快速。

(2)方法耐用性高，测定的试验条件受环境因素影响小。

(3)测定结果准确，一般其相对误差在0.2%以内。

(4)方法的专属性差，对结构相近的有关物质或其他干扰成分缺乏选择性，一般适用于含量较高的试样的分析。

2）滴定分析法的适用范围

由于滴定分析法具有上述特点，被广泛应用于化学原料药物的含量测定，而较少应用于药物制剂的含量测定。

2.　滴定分析法的有关计算

1）滴定度

滴定度是指每毫升规定浓度的滴定液相当于被测药物的质量，《中国药典》规定用毫克（mg）表示。例如，用碘量法测定维生素 C 的含量时，《中国药典》规定：每 1mL 碘滴定液（0.05mol/L）相当于 8.806mg 的 $C_6H_8O_6$（维生素 C）。滴定度以 T 表示，量纲为 mg/mL。

2）滴定度的计算

在滴定分析中，被测药物分子（A）与滴定剂（滴定液中的标准物质单元，B）之间按一定比例的物质的量（mol）进行反应，反应可表示为

$$aA + bB \longrightarrow cC + dD$$

当反应完全时，被测药物的质量（W_A）与滴定剂的质量（W_B）之间的关系为 $\dfrac{W_A / M_A}{W_B / M_B} = \dfrac{a}{b}$，被测药物的质量可由式（11-1）计算：

$$W_A = \frac{W_B}{M_B} \times \frac{a}{b} \times M_A = n_B \times \frac{a}{b} \times M_A = c_B \times V_B \times \frac{a}{b} \times M_A \tag{11-1}$$

式中，a 与 b 分别为被测药物与滴定剂进行反应的最简物质的量（mol）；M_A 与 M_B 分别为被测药物与滴定剂的摩尔质量（g/mol）；n_B 为被测药物消耗的滴定剂的物质的量（mol）；c_B 为滴定液的物质的量浓度（mol/L）；V_B 为被测药物消耗的滴定液的体积（mL）。

根据滴定度定义，当滴定液的体积 $V_B=1$mL 时，对应被测药物的质量 $W_A=T$，滴定度计算公式为

$$T = c_B \times \frac{a}{b} \times M_A \tag{11-2}$$

T 是滴定液浓度的一种特殊表示形式，在《中国药典》收载的滴定分析法中均给出了滴定度值。应注意的是，不同被测药物的摩尔质量及与滴定剂反应的物质的量比不同，同一滴定液对不同被测药物的滴定度是不同的。根据供试品的称取量（W）、滴定液的消耗体积（V_B）和滴定度（T），即可计算出被测药物的含量。

在药物检验工作中，实际使用的滴定液的物质的量浓度与《中国药典》中规定的物质的量浓度不一定恰好一致，应将《中国药典》中规定的滴定度（T）乘以校正因数（F），换算成实际使用的滴定液的滴定度（$T'=T \times F$）后，再将 T' 与滴定液的消耗体积（V_B）相乘计算被测药物的含量。

校正因数 F 的计算公式为

$$F = \frac{滴定液实际浓度}{滴定液规定浓度}$$

3）含量计算

用滴定分析法测定药物的含量时，滴定方式有两种，即直接滴定法和间接滴定法。其测

定结果的计算方法分述如下。

(1)直接滴定法：本法是用滴定液直接滴定被测药物，则被测药物的含量计算公式如下：

$$含量 = \frac{V \times T \times F}{W} \times 100\%$$ (11-3)

(2)间接滴定法：当直接滴定反应速率较慢或滴定缺乏合适指示剂等情况时，可采用间接滴定法，包括生成物滴定法和剩余量滴定法。

(i)生成物滴定法：是指被测药物与化合物 A 作用，定量生成化合物 B，再用滴定液滴定化合物 B。该法的含量计算方法与直接滴定法相同，只是在计算滴定度时需考虑被测药物与化合物 B 及化合物 B 与滴定剂三者之间的化学计量关系(物质的量比)。

(ii)剩余量滴定法：也称回滴定法，本法是先加入定量过量的第一滴定液(A)，使其与被测药物定量反应，待反应完全后，再用第二滴定液(B)回滴定反应后剩余的滴定液 A。含量计算公式如下：

$$含量 = \frac{\left(V_B^0 - V_B^S\right) \times T_A \times F_B}{W} \times 100\%$$ (11-4)

式中，V_B^0 为空白试验时消耗滴定液 B 的体积(mL)；V_B^S 为样品测定时消耗滴定液 B 的体积(mL)；F_B 为滴定液 B 的校正因数；T_A 为滴定液 A 对被测药物的滴定度；W 为供试品的称取量(mg)。

示例　《中国药典》(2015 年版)司可巴比妥钠($C_{12}H_{17}N_2NaO_3$，相对分子质量 260.27)的含量测定：取本品约 0.1g，精密称定，置于 250mL 碘瓶中，加入水 10mL，振摇使其溶解，精密加溴滴定液(0.05mol/L)25mL，再加入盐酸 5mL，立即密塞并振摇 1min，在暗处放置 15min 后，注意微开瓶塞，加入碘化钾试液 10mL，立即密塞，摇匀后，用硫代硫酸钠滴定液(0.1mol/L)滴定，至近终点时，加淀粉指示液，继续滴定至蓝色消失，并将滴定的结果用空白试验校正。滴定反应式如下：

$$C_{12}H_{17}N_2NaO_3 + Br_2 \longrightarrow C_{12}H_{17}N_2NaO_3Br_2$$

$$Br_2 + 2KI \longrightarrow 2KBr + I_2$$

$$I_2 + 2Na_2S_2O_3 \longrightarrow 2NaI + Na_2S_4O_6$$

例 11-1　供试品的称取量 W=0.1031g；硫代硫酸钠滴定液(0.1mol/L)校正因数 F=1.009；供试品滴定消耗硫代硫酸钠滴定液 15.62mL；空白试验消耗硫代硫酸钠滴定液 23.42mL。计算：溴滴定液(0.05mol/L)的滴定度和司可巴比妥钠含量。

解
$$T_{Br_2} = c_B \times \frac{a}{b} \times M_A = 0.05 \times \frac{1}{1} \times 260.27 = 13.01 (mg/mL)$$

$$含量 = \frac{\left(V^0 - V^S\right)_{Na_2S_2O_3} \times F_{Na_2S_2O_3} \times T_{Br_2}}{W} \times 100\% = \frac{(23.42 - 15.62) \times 1.009 \times 13.01}{0.1031 \times 1000} \times 100\% = 99.3\%$$

二、光谱分析法

当物质与辐射能作用时，其内部发生能级之间的跃迁，由此而产生的辐射能强度随波长(或频率、波数)的变化所得的图谱称为光谱。利用物质的光谱进行定性、定量和结构分析的方法称为光谱分析法，简称光谱法。吸收光谱法、发射光谱法和散射光谱法是光谱法的三种基本类型。药物的含量测定通常是根据待测物质的光谱特征，选择该物质在特定波长处或一定波长范围内的吸光度或发光强度，对其进行定量分析，该方法常称为分光光度法。《中国药典》收载了紫外-可见分光光度法、红外分光光度法、原子吸收光谱法、荧光分光光度法和火焰光度法等光谱分析法。本章主要讨论紫外-可见分光光度法和荧光分光光度法。

1. 紫外-可见分光光度法

紫外-可见分光光度法是基于物质分子对紫外光区(190～400nm)和可见光区(400～780nm)的单色光辐射的吸收特性建立的光谱分析方法。在药物的含量测定时，通常在待测物质最大吸收波长处测量一定浓度样品溶液的吸光度，并与一定浓度的对照溶液的吸光度进行比较或采用吸光系数法求算出样品溶液的浓度。

1)定量依据(朗伯-比尔定律)

单色光辐射穿过被测物质溶液时，在一定的浓度范围内被该物质吸收的量与该物质的浓度和液层的厚度(光路长度)成正比，其关系式可以用朗伯-比尔定律描述，公式如下：

$$A = \lg \frac{1}{T} = Ecl \tag{11-5}$$

式中，A 为吸光度；T 为透光率；E 为吸光系数；c 为溶液浓度(%, g/mL)；l 为液层厚度(cm)。

在药物分析中，E 通常采用比吸光系数($E_{1cm}^{1\%}$)表示，其物理意义为：当液层厚度为 1cm、溶液浓度为 1%(每 100mL 中含 1g 被测药物)时的吸光度。在一定条件下，物质的吸光系数是恒定的，且与入射光的强度、吸收池的厚度及样品的浓度无关。物质对光的选择性吸收波长，以及相应的吸光系数可作为物理常数来表征该物质。

2)方法的特点与适用范围

(1)仪器价格低廉、操作简单，易于普及。

(2)灵敏度较高，可达 $10^{-7}\sim10^{-4}$g/mL，适用于低浓度试样的分析。

(3)准确度较高，相对误差不大于 2%，适用于对测定结果的准确度有较高要求的试样的分析。

(4)专属性较差，本法通常不受一般杂质的干扰，但对结构相近的有关物质缺乏选择性。

由于紫外-可见分光光度法具有以上特点，因此本法较少应用于原料药的含量测定，可用于药物制剂的含量测定，但更多应用于药物制剂的定量检查，如片剂的溶出度或含量均匀度检查。

3)仪器的校正和检定

(1)波长：由于环境因素对机械部分的影响，仪器的波长经常会略有变动。因此，除应定期对所用仪器进行全面校正检定外，还应于测定前校正测定波长。常用汞灯中的较强谱线237.83nm、253.65nm、275.28nm、296.73nm、313.16nm、334.15nm、365.02nm、404.66nm、435.83nm、546.07nm 与 576.96nm，或用仪器中氘灯的 486.02nm 与 656.10nm 谱线进行校正；钬玻璃在波长 279.4nm、287.5nm、333.7nm、360.9nm、418.5nm、460.0nm、484.5nm、536.2nm和 637.5nm 处有尖锐吸收峰，也可用作波长校正，但因来源不同或随时间的推移会有微小的变化，使用时应注意；近年来，常使用高氯酸钬溶液校正双光束仪器，以 10%高氯酸溶液为溶剂，配制含氧化钬(Ho$_2$O$_3$)4%的溶液，该溶液的吸收峰波长为 241.13nm、278.10nm、287.18nm、333.44nm、345.47nm、361.31nm、416.28nm、 451.30nm、485.29nm、536.64nm

和 640.52nm。仪器波长的允许误差为：紫外光区±1nm，500nm 附近±2nm。

(2)吸光度的准确度：可用重铬酸钾的硫酸溶液检定。取在 120℃干燥至恒量的基准重铬酸钾约 60mg，精密称定，用 0.005mol/L 硫酸溶液溶解并稀释至 1000mL，在规定的波长处测定并计算其吸光系数，并与规定的吸光系数比较，应符合表 11-1 中的规定。

表 11-1　准确度的检查波长与吸光系数

波长/nm	235(最小)	257(最大)	313(最小)	350(最大)
比吸光系数($E_{1cm}^{1\%}$)的规定值	124.5	144.0	48.6	106.6
比吸光系数($E_{1cm}^{1\%}$)的规定许可范围	123.0～126.0	142.8～146.2	47.0～50.3	105.5～108.5

(3)杂散光的检查：可按表 11-2 所列的试剂和浓度配制成水溶液，置于 1cm 石英吸收池中，分别在 220nm 和 340nm 处测定透光率，二者的透光率都应小于 0.8%。

表 11-2　杂散光的检查波长与透光率

试剂	浓度/(%, g/mL)	测定用波长/nm	透光率/%
碘化钠	1.00	220	<0.8
亚硝酸钠	5.00	340	<0.8

4)对溶剂的要求

含有杂原子的有机试剂通常具有很强的末端吸收。因此，当作溶剂使用时，它们的使用范围均不能小于截止使用波长。例如，甲醇、乙醇的截止使用波长为 205nm。另外，当溶剂不纯时，也可能增加干扰吸收。因此，在测定供试品之前，应先检查所用的溶剂在供试品所用的波长附近是否符合要求，即将溶剂置于 1cm 石英吸收池中，以空气为空白(空白光路中不放置任何物质)测定其吸光度。溶剂和吸收池的吸光度在 220～240nm 不得超过 0.40；在241～250nm 不得超过 0.20；在 251～300nm 不得超过 0.10；在 300nm 以上时不得超过 0.05。

5)含量测定方法

除另有规定外，测定时应以制备供试品溶液的同批溶剂为空白对照，采用 1cm 的石英吸收池，在规定的吸收峰波长±2nm 以内测试几个点的吸光度，或由仪器在规定波长附近自动扫描测定，以核对供试品的吸收峰波长位置是否正确。除另有规定外，吸收峰波长应在该品种项下规定的波长±2nm 以内，并以吸光度最大的波长作为测定波长。一般供试品溶液的吸光度读数应以 0.3～0.7 为宜。仪器的狭缝宽度宜小于供试品吸收带的半高宽度的 1/10，否则测得的吸光度会偏低；狭缝宽度的选择应以减小狭缝宽度时供试品的吸光度不再增大为准。由于吸收池和溶剂本身可能有空白吸收，因此测定供试品的吸光度后应减去空白读数，或由仪器自动扣除空白读数后再计算含量。

当溶液的 pH 对测定结果有影响时，应将供试品溶液的 pH 和对照品溶液的 pH 调成一致。

用于含量测定的方法一般有以下 4 种：

(1)对照品比较法。按各品种项下的方法，分别制备供试品溶液和对照品溶液，对照品溶液中的被测成分的浓度 c_R 应与供试品溶液中被测成分的浓度 c_X 相当，差异控制在±10%，所用溶剂也应完全一致，在规定的波长测定供试品溶液和对照品溶液的吸光度后，按式(11-6)

计算供试品中被测溶液的浓度。

$$c_\mathrm{x} = \frac{A_\mathrm{x} \times c_\mathrm{R}}{A_\mathrm{R}} \tag{11-6}$$

式中，c_x 为供试品溶液的浓度；A_x 为供试品溶液的吸光度；c_R 为对照品溶液的浓度；A_R 为对照品溶液的吸光度。

原料药含量的计算公式如下：

$$含量 = \frac{c_\mathrm{x} \times D}{W} \times 100\% \tag{11-7}$$

式中，D 为稀释体积；W 为供试品取样量；其他符号的意义同上。其中稀释体积 D 应根据供试品溶液的浓度要求或制备过程计算。

固体制剂含量相当于标示量的百分数可按式(11-8)计算。

$$标示量 = \frac{c_\mathrm{x} \times D \times \overline{W}}{W \times B} \times 100\% \tag{11-8}$$

式中，$\overline{W}$ 为单位制剂的平均质量(如片剂)或装量(如胶囊剂、注射用无菌粉末)；B 为制剂的标示量，即规格；其他符号的意义同上。

示例　《中国药典》(2015 年版)氯氮卓片的含量测定：取本品 20 片(规格 10mg)，精密称定，研细，精密称取适量(约相当于氯氮卓 30mg)，置于 100mL 容量瓶中，加盐酸溶液(9→1000)70mL，充分振摇使氯氮卓溶解，用盐酸溶液(9→1000)稀释至刻度，摇匀，过滤，精密量取续滤液 5mL，置于 100mL 容量瓶中，用盐酸溶液(9→1000)稀释至刻度，摇匀，参照紫外-可见分光光度法(通则 0401)，在 308nm 的波长处测定吸光度；另取氯氮卓对照品，精密称定，加入盐酸溶液(9→1000)溶解并稀释制成每 1mL 中约含 15μg 的溶液，同法测定。

例 11-2　取本品 20 片，称定 1.7320g，研细，精密称取 0.2546g，按上述方法操作，测定吸光度为 0.460；测定对照品溶液的吸光度为 0.479，求该片剂中氯氮卓的含量。

解　
$$标示量 = \frac{c_\mathrm{x} \times D \times \overline{W}}{W \times B} \times 100\% = \frac{\dfrac{A_\mathrm{x}}{A_\mathrm{R}} \times c_\mathrm{R} \times D \times \overline{W}}{W \times B} \times 100\%$$

$$= \frac{\dfrac{0.460}{0.479} \times 15 \times 10^{-3} \times 100 \times \dfrac{100}{5} \times \dfrac{1.7320}{20}}{0.2546 \times 10} \times 100\% = 98.0\%$$

(2)吸光系数法。按各品种项下的方法制备供试品溶液，在规定的波长处测定其吸光度，再以该品种在规定条件下的比吸光系数 $E_{1\mathrm{cm}}^{1\%}$ 计算含量。供试品溶液浓度按式(11-9)计算。

$$c_\mathrm{x} = \frac{A_\mathrm{x}}{E_{1\mathrm{cm}}^{1\%} \times 100} \tag{11-9}$$

式中，c_x 为供试品溶液的浓度 (g/mL)；A_x 为供试品溶液的吸光度；$E_{1\mathrm{cm}}^{1\%}$ 为供试品中被测物质的比吸光系数；100 为浓度换算因数(将 g/100mL 换算成 g/mL)。

液体制剂含量按式(11-10)计算。

$$标示量 = \frac{A_\mathrm{x} \times D \times \overline{V} \times 1000}{E_{1\mathrm{cm}}^{1\%} \times 100 \times V \times B} \times 100\% \tag{11-10}$$

式中，A 为测得的吸光度；D 为供试品溶液的稀释体积；$\overline{V}$ 为注射液装量(mL)；V 为供试品取样量(mL)；B 为注射液标示量；1000 为单位换算因数(1g=1000mg)。

片剂等固体制剂含量按式(11-11)计算。

$$标示量 = \frac{A_x \times D \times \overline{W} \times 1000}{E_{1cm}^{1\%} \times 100 \times W \times B} \times 100\% \tag{11-11}$$

式中，$\overline{W}$ 为平均片重(g)；W 为供试品取样量(g)；B 为标示量(mg)；其他符号的意义同上。

示例　《中国药典》(2015 年版)盐酸氯丙嗪注射液(规格：2mL，50mg)的含量测定：精密量取本品适量(约相当于盐酸氯丙嗪 50mg)，置于 200mL 容量瓶中，用盐酸溶液(9→1000)稀释至刻度，摇匀；精密量取 2mL，置于 100mL 容量瓶中，用盐酸溶液(9→1000)稀释至刻度，摇匀，在 254nm 的波长处测定吸光度，按 $C_{17}H_{18}ClN_2S·HCl$ 的比吸光系数($E_{1cm}^{1\%}$)为 915 计算，即得。

例 11-3　精密量取本品 2mL，按上述方法操作，测定吸光度为 0.446，求该注射液盐酸氯丙嗪的含量。

解　$标示量 = \dfrac{A_x \times D \times \overline{V} \times 1000}{E_{1cm}^{1\%} \times 100 \times V \times B} \times 100\% = \dfrac{0.446 \times 100 \times \frac{200}{2} \times 2 \times 1000}{915 \times 100 \times 2 \times 50} \times 100\% = 97.5\%$

(3)计算分光光度法。计算分光光度法是将分光光度法测得的吸光度进行适当的数学处理，以计算供试品中被测组分含量的方法，常用的有双波长分光光度法、导数光谱法等。使用计算分光光度法时，应按各品种项下规定的方法进行；当吸光度处在吸收曲线的陡然上升或下降的部位测定时，波长的微小变化可能对测定结果造成显著影响，因此对照品和供试品的测试条件应尽可能一致。计算分光光度法一般不宜用于含量测定。

(4)比色法。供试品本身在紫外-可见光区没有强吸收，或在紫外光区虽有吸收，但为了避免干扰或提高灵敏度，可加入适当的显色剂，使反应产物的最大吸收移至可见光区后测定，这种测定方法称为比色法。

用比色法测定时，由于显色时影响显色深浅的因素较多，应取供试品与对照品或标准品同时操作。除另有规定外，比色法所用的空白是指用同体积的溶剂代替对照品或供试品溶液，然后依次加入等量的相应试剂，并经同法处理。在规定的波长处测定对照品和供试品溶液的吸光度后，按上述(1)法计算供试品浓度与含量。

当吸光度和浓度关系不呈良好线性关系时，应取数份梯度量的对照品溶液，用溶剂补充至同一体积，显色后测定各份溶液的吸光度，然后以吸光度与相应的浓度绘制标准曲线或用最小二乘法计算回归方程，再根据供试品的吸光度在标准曲线上查得其相应的浓度或用回归方程求得供试品溶液的浓度，并求出其含量。

2. 荧光分光光度法

某些物质受紫外光或可见光照射激发后能发射出比激发光波长较长的荧光。当激发光强度、波长、所用溶剂及温度等条件固定时，物质在一定浓度范围内，其发射光强度与溶液中该物质的浓度成正比，可以用于该物质的含量测定。

1)方法特点与适用范围

(1)荧光分光光度法的灵敏度可达 $10^{-9}g/mL$，一般比紫外-可见分光光度法更高。

(2)荧光分光光度法灵敏度高，干扰因素也多，因此必须做空白试验。

(3)当溶液中荧光物质的浓度太高时，溶液会发生荧光"自熄灭"现象，并且在液面附近的溶液会吸收激发光，发射光(荧光)强度下降，导致荧光强度与浓度不成正比。因此，荧光分光光度法应在低浓度溶液中进行。

由于能产生荧光的物质数量不多，本法在药物分析中的应用较少。但如果采用荧光衍生化试剂，常使无荧光或弱荧光物质得到强荧光产物，可提高分析方法的灵敏度和选择性。例如，维生素 B$_1$ 及其制剂的含量可采用硫色素荧光法测定。

2) 测定方法与含量计算

由于不易测定绝对荧光强度，通常荧光分光光度法是在一定条件下测定对照品溶液荧光强度与其浓度的线性关系。当线性关系良好时，可在每次测定前，用一定浓度的对照品溶液校正仪器的灵敏度；然后在相同的条件下，分别读取对照品溶液及其试剂空白的荧光强度与供试品溶液及其试剂空白的荧光强度，用式(11-12)计算供试品浓度。

$$c_x = \frac{R_x - R_{xb}}{R_r - R_{rb}} \times c_r \tag{11-12}$$

式中，c_x 为供试品溶液的浓度；c_r 为对照品溶液的浓度；R_x 为供试品溶液的荧光强度；R_{xb} 为供试品溶液试剂空白的荧光强度；R_r 为对照品溶液的荧光强度；R_{rb} 为对照品溶液试剂空白的荧光强度。

荧光分光光度法中浓度与荧光强度的线性范围较窄，因此 $(R_x - R_{xb})/(R_r - R_{rb})$ 应控制在 0.5～2 为宜，如果超过该范围，应在调节溶液浓度后再测。当浓度与荧光强度明显偏离线性时，应改用工作曲线法计算。

对易被光分解或弛豫时间较长的品种，为使仪器灵敏度定标准确，避免因激发光多次照射而影响荧光强度，可选择一种激发光和发射光波长与供试品近似而对光稳定的物质配成适当浓度的溶液，作为基准溶液。例如，蓝色荧光可用硫酸奎宁的稀硫酸溶液，黄绿色荧光可用荧光素钠水溶液，红色荧光可用罗丹明 B 水溶液等。在测定供试品溶液时选择适当的基准溶液代替对照品溶液校正仪器的灵敏度。

3) 干扰的排除

荧光分光光度法干扰因素较多，使用本法测定含量时需注意排除由以下因素产生的干扰：

(1) 溶剂不纯会使测定结果产生较大误差。除在测定样品时必须做空白试验外，在测定样品之前应检查空白溶剂的荧光强度，必要时应用磨口玻璃蒸馏器蒸馏后再使用。

(2) 溶液中的悬浮物对光有散射作用。必要时应用垂熔玻璃滤器过滤或使用离心法除去。

(3) 溶液中的溶氧有降低荧光作用，必要时可在测定之前通入惰性气体除氧。

(4) 溶液的 pH 对荧光强度有显著影响。测定时还应注意调节溶液的 pH。

(5) 实验中所使用的玻璃量器及样品池等均应保持高度的洁净。必要时可使用无机清洁液处理，如先用重铬酸钾硫酸溶液(习惯称"洗液")浸泡后再用水洗涤。

(6) 温度对荧光强度有较大的影响，测定时应注意控制温度一致。

三、色谱分析法

色谱分析法是依据混合物中各组分色谱行为的差异，达到组分分离后，再逐一对各组分进行分析的方法。本章仅概述高效液相色谱法和气相色谱法在药物含量测定中的应用。

1. 高效液相色谱法

高效液相色谱法是采用高压输液泵将规定的流动相泵入装有固定相的色谱柱，对供试品进行分离测定的色谱方法。注入的供试品由流动相载入色谱柱内，各组分在柱内被分离，并进入检测器，由积分仪或数据处理系统记录或处理色谱信号。

1) 方法特点与适用范围

(1) 根据检测器(紫外-可见分光光度检测器、荧光检测器、电化学检测器、质谱检测器等)的不同，高效液相色谱法的最低检出浓度可达 $10^{-12} \sim 10^{-9}$g/mL，具有灵敏度高的特点。

(2) 高效液相色谱法可有效地将被测组分与其他成分分离，实现对被测组分的选择性检测，具有较高的专属性。

(3) 高效液相色谱法通常可在 10~20min 完成药物的定量分析，或在 30min 内完成药物复方制剂中的多组分同时定量测定，也可在 60min 内完成药物中有关物质的分离与同时定量，具有高效能与高速度的特点。

由于高效液相色谱法具有以上特点，因此被广泛应用于药物及其制剂中的有关物质检查。本法是药物制剂尤其是复方制剂含量测定的首选方法，也应用于部分原料药的含量测定。

2) 定量方法

高效液相色谱法用于药物含量测定时常用内标法和外标法两种方法，可根据供试品或仪器的具体情况以峰面积或峰高定量计算，目前大多以峰面积计算。

(1) 内标法。按各品种项下的规定，精密称(量)取药物对照品和内标物质，分别制成溶液，各精密量取适量，混合制成校正因子测定用的对照溶液。取一定量对照溶液注入仪器，记录色谱图。分别测量药物对照品和内标物质的色谱峰面积或峰高，按式(11-13)计算校正因子。

$$f = \frac{A_s / c_s}{A_R / c_R} \qquad\qquad (11\text{-}13)$$

式中，A_s 为内标物质的峰面积(或峰高)；A_R 为药物对照品的峰面积(或峰高)；c_s 为内标物质的浓度；c_R 为药物对照品的浓度。

再取各品种项下含有内标物质的供试品溶液，进样，记录色谱图，测量供试品中被测物质和内标物质色谱峰的峰面积或峰高，按式(11-14)计算含量。

$$c_x = f \times \frac{A_x}{A_s' / c_s'} \qquad\qquad (11\text{-}14)$$

式中：A_x 为供试品中被测药物的峰面积(或峰高)；c_x 为供试品的浓度；f 为校正因子；A_s' 和 c_s' 分别为内标物质的峰面积(或峰高)和浓度。

采用内标法定量分析，可消除因供试品预处理及进样体积误差对结果的影响。

(2) 外标法。按各品种项下的规定，精密称(量)取对照品和供试品，制成对照品溶液和供试品溶液，分别精密取一定量溶液，进样，记录色谱图。根据对照品溶液和供试品溶液色谱图中被测物质的峰面积(或峰高)，按式(11-15)计算含量。

$$c_x = c_R \times \frac{A_x}{A_R} \qquad (11-15)$$

式中，各符号意义同上。

外标法简便，但要求进样量准确及操作条件稳定，应以手动进样器定量环或自动进样器进样为宜。

示例　《中国药典》(2015 年版)甲硝唑片的含量测定：参照高效液相色谱法(通则 0512)测定。色谱条件与系统适用性试验：用十八烷基硅烷键合硅胶为填充剂；以甲醇-水(20:80)为流动相；检测波长为 320nm。理论塔板数按甲硝唑峰计算不低于 2000。

测定法：取本品 20 片，精密称定，研细，精密称取细粉适量(约相当于甲硝唑 0.25g)，置于 50mL 容量瓶中，加入 50%甲醇适量，振摇使甲硝唑溶解，用 50%甲醇稀释至刻度，摇匀，过滤，精密量取续滤液 5mL，置于 100mL 容量瓶中，用流动相稀释至刻度，摇匀，作为供试品溶液，精密量取 10μL，注入液相色谱仪，记录色谱图；另取甲硝唑对照品适量，精密称定，加入流动相溶解并定量稀释制成每 1mL 中约含 0.25mg 的溶液，同法测定。按外标法以峰面积计算，即得。

例 11-4　甲硝唑片规格 0.2g/片，取本品 20 片，精密称定 5.1078g，研细，精密称取细粉 0.3083g，精密称取甲硝唑对照品 0.012 24g，按上述方法操作，得供试品溶液中的甲硝唑色谱峰面积为 7645，对照品溶液的色谱峰面积为 7685，求甲硝唑的含量。

解　标示量 $= \dfrac{c_R \times \dfrac{A_x}{A_R} \times D \times \bar{W}}{W \times B} \times 100\% = \dfrac{\dfrac{0.012\,24 \times 1000}{50} \times \dfrac{7645}{7685} \times 100 \times \dfrac{50}{5} \times \dfrac{5.1078}{20}}{0.3083 \times 0.2 \times 1000} \times 100\% = 100.8\%$

式中，c_R、A_R、A_x 的意义同上；c_R 单位为 mg/mL；D 为供试品溶液的稀释体积因数；W 为供试品取样量(g 或 mg)；$\bar{W}$ 为平均片重(单位同 W)；B 为制剂的标示量，即规格。

3)系统适用性试验

色谱系统的适用性试验通常包括理论塔板数、分离度、灵敏度、拖尾因子和重复性 5 个参数。

(1)色谱柱的理论塔板数(n)：用于评价色谱柱的分离效能。由于不同物质在同一色谱柱上的色谱行为不同，采用理论塔板数作为衡量柱效能的指标时，应指明测定物质，一般为待测物质或内标物质的理论塔板数。

试验方法为：在规定的色谱条件下，注入供试品溶液或各品种项下规定的内标物质溶液，记录色谱图，量出供试品主成分或内标物质峰的保留时间(t_R)和峰宽(W)或半高峰宽($W_{h/2}$)，色谱柱的理论塔板数按式(11-16)或式(11-17)计算。

$$n = 16\left(\frac{t_R}{W}\right)^2 \qquad (11-16)$$

$$n = 5.54\left(\frac{t_R}{W_{h/2}}\right)^2 \qquad (11-17)$$

式中，各参数如图 11-1 所示，其数值可用时间或长度计(下同)，但应取相同单位。

(2)分离度(R)：用于评价待测物质与被分离物质之间的分离程度，是衡量色谱系统分离效能的关键指标。可通过测定待测物质与已知杂质的分离度，也可以通过测定待测物质与某

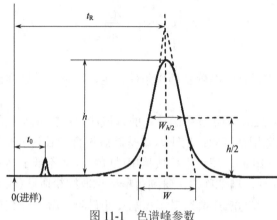

图 11-1 色谱峰参数

一指标性成分(内标物质或其他难分离物质)的分离度,或将供试品或对照品用适当的方法降解,通过测定待测物质与某一降解产物的分离度,对色谱系统进行评价与调整。

除另有规定外,药物含量测定时要求待测物质峰与相邻色谱峰之间的分离度应大于1.5。分离度的计算公式见式(11-18)或式(11-19)。

$$R = \frac{2 \times (t_{R2} - t_{R2})}{W_1 + W_2} \tag{11-18}$$

$$R = \frac{2 \times (t_{R2} - t_{R1})}{1.70 \times (W_{1,h/2} + W_{2,h/2})} \tag{11-19}$$

式中,t_{R2} 为相邻两峰中后一峰的保留时间;t_{R1} 为相邻两峰中前一峰的保留时间;W_1、W_2、$W_{1,h/2}$、$W_{2,h/2}$ 分别为此相邻两峰的峰宽及半高峰宽(图 11-2)。

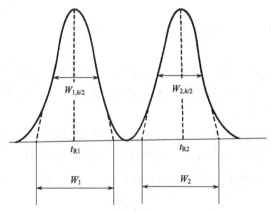

图 11-2 色谱分离度计算示意图

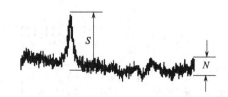

图 11-3 色谱信号与噪声示意图

当对测定结果有异议时,色谱柱的理论塔板数(n)和分离度(R)均以峰宽(W)的计算结果为准。

(3)灵敏度:用于评价色谱系统检测微量物质的能力,通常以信噪比(S/N,图 11-3)表示。对一系列不同浓度的供试品或对照品溶液测定信噪比。定量测定时,信噪比应不小于10。系统适用性试验中可以设置灵敏度试验溶液评价色谱系统的检测能力。

（4）拖尾因子（T）：用于评价色谱峰的对称性。拖尾因子计算公式如下：

$$T = \frac{W_{0.05h}}{2d_1} \qquad (11\text{-}20)$$

式中，$W_{0.05h}$ 为 5%峰高处的峰宽；d_1 为峰顶在 5%峰高处横坐标平行线的投影点至峰前沿与此平行线交点的距离（图 11-4）。以峰高作定量参数时，除另有规定外，T 值应为 0.95～1.05。

以峰面积作定量参数时，一般的峰拖尾或前伸不会影响峰面积的积分，但严重拖尾会影响基线和色谱峰起止的判断和峰面积积分的准确性，此时应在品种正文项下对拖尾因子作出规定。例如，《中国药典》采用高效液相色谱法测定头孢西丁钠的含量，按外标法以头孢西丁峰面积计算，规定在确定的色谱条件下头孢西丁峰拖尾因子应不大于 1.8。

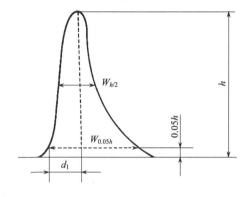

图 11-4　色谱峰拖尾因子计算示意图

（5）重复性：用于评价色谱系统连续进样时响应值的重复性能。采用外标法时，通常取各品种项下的对照品溶液，连续进样 5 次，除另有规定外，其峰面积测量值的 RSD 应不大于 2.0%；采用内标法时，通常制备相当于 80%、100%和 120%的对照品溶液，加入规定量的内标溶液，制成 3 种不同浓度的溶液，分别至少进样 2 次，计算平均校正因子，其 RSD 应不大于 2.0%。

按药品质量标准对药物进行含量测定时，应按各品种正文项下要求对色谱系统进行适用性试验，即用规定的对照品溶液或系统适用性试验溶液在规定的色谱系统进行试验，必要时可对色谱系统进行适当的调整，以符合要求。品种正文项下规定的色谱条件，除填充剂种类、流动相组分、检测器类型不得改变外，其余如色谱柱内径与长度、填充剂粒径、流动相流速、流动相组分比例、柱温、进样量、检测器灵敏度等均可适当改变，以达到系统适用性试验的要求。调整流动相组分比例时，当小比例组分的比例 $X \leqslant 33\%$ 时，允许变动范围为 $0.7X\sim1.3X$；当 $X > 33\%$ 时，允许变动范围为 $X\text{--}10\%\sim X\text{+}10\%$。

2. 气相色谱法

气相色谱法是采用气体为流动相（载气）流经装有固定相的色谱柱进行分离测定的色谱方法。物质或其衍生物气化后，被载气带入色谱柱进行分离，各组分先后进入检测器，用数据处理系统记录色谱信号。

1）方法特点与适用范围

气相色谱法与高效液相色谱法的方法特点和测定方法基本相同，但本法的应用受到被测物质的理化特性限制，仅适用于能够气化的物质的分析。所以，本法主要应用于具有挥发性或其衍生物具有挥发性的药物及其相关物质的分析，在《中国药典》（2015 年版）中被广泛应用于残留溶剂测定法，也应用于水分测定法、酒剂或酊剂中甲醇量检查法等相关杂质的检查和维生素 E 等部分脂溶性较强的药物及其制剂的含量测定等。

2）定量方法

测定方法除高效液相色谱法项下的内标法与外标法外，还可采用标准溶液加入法，方法如下：精密称（量）取被测组分对照品适量，制成适当浓度的对照品溶液，取一定量，精密加入供试品溶液中，根据外标法或内标法测定被测组分含量，再扣除加入的被测组分对照品的量，即得供试品中被测组分的含量。

由于加入对照品溶液前后校正因子应相同，被测物质的浓度可按式（11-21）计算。

$$\frac{A_{is}}{A_x} = \frac{c_x + \Delta c_x}{c_x}$$

$$c_x = \frac{\Delta c_x}{(A_{is} / A_x) - 1} \tag{11-21}$$

式中，c_x 为供试品中组分 x 的浓度；Δc_x 为所加入的已知浓度的待测组分对照品的浓度；A_{is} 为加入对照品后组分 x 的峰面积；A_x 为供试品中组分 x 的峰面积。

气相色谱法的进样量一般仅数微升，而且留针时间和室温等对进样量也有影响，当采用手动进样时，以采用内标法定量为宜；当采用自动进样器进样时，由于进样重复性的提高，在保证分析误差的前提下，也可采用外标法定量。当采用顶空进样时，可采用标准溶液加入法，消除因供试品和对照品处于不完全相同基质的影响；当标准溶液加入法与其他定量方法结果不一致时，应以标准溶液加入法结果为准。

3）系统适用性试验

除另有规定外，应参照高效液相色谱法［《中国药典》（2015 年版）通则 0512］项下的规定。

第二节　药物分析方法的验证内容

药物分析结果的可靠性与分析方法自身的有效性紧密相关。为了保证分析方法所得结果的准确、可靠，要根据分析的对象和目的，对分析方法进行科学的评价。近年来，各国药典均收载了药品质量标准分析方法验证的有关内容，药品质量标准的分析方法均需按照有关的要求进行验证，以确保方法的有效性。《中国药典》（2015 年版）第四部指导原则"9101 药品质量标准分析方法验证指导"指出：药品质量标准分析方法验证的目的是证明采用的方法适合于检验的要求。在建立药品质量标准时，分析方法需经验证；在药品生产工艺变更，制剂的组分变更，或对原分析方法进行修订时，也需要对质量标准的分析方法进行验证。

药品质量标准中需证的项目有：鉴别试验、杂质检查、原料或制剂中有效成分的含量测定、制剂中其他成分（如防腐剂等）的测定及药物溶出度、释放度检查中其溶出量的测定方法等。

药物分析方法验证指标有：准确度、精密度（包括重复性、中间精密度、重现性和数据要求）、专属性、检测限、定量限、线性、范围和耐用性。

一、准确度

准确度是指采用该方法测定的结果与真实值或参考值接近的程度，一般用回收率（%）表示。准确度应在规定的范围内测定。

1. 化学药含量测定方法的准确度

(1)原料药采用对照品进行测定，或用本法所得结果与已知准确度的另一个方法测定的结果进行比较。

$$回收率 = \frac{测定量}{加入量} \times 100\%$$

(2)制剂可在处方量空白辅料中加入已知量被测物对照品进行测定。如不能得到制剂辅料的全部组分，可向待测制剂中加入已知量的被测物对照品进行测定，或用所建立方法的测定结果与已知准确度的另一种方法测定结果进行比较。准确度也可由所测定的精密度、线性和专属性推算出来。

2. 化学药杂质定量测定的准确度

可向原料药或制剂处方量空白辅料中加入已知量杂质进行测定。如不能得到杂质或降解产物对照品，可用所建立方法测定的结果与另一成熟的方法进行比较，如药典标准方法或经过验证的方法。在不能测得杂质或降解产物的校正因子或不能测得对主成分的相对校正因子的情况下，可用不加校正因子的主成分自身对照法计算杂质含量。应明确表明单个杂质和杂质总量相当于主成分的质量比(%)或面积比(%)。

3. 校正因子的准确度

对色谱方法而言，绝对(或定量)校正因子是指单位面积的色谱峰代表的待测物质的量。待测物质与所选定的参照物质的绝对校正因子之比即为相对校正因子。相对校正因子计算法常应用于化学药有关物质的测定、中药材及其复方制剂中多指标成分的测定。校正因子的表示方法很多，色谱定量分析中的校正因子是指气相色谱法和高效液相色谱法中的相对质量校正因子。

相对校正因子可采用替代物(对照品)和被替代物(待测物)标准曲线斜率比值进行比较获得；采用紫外检测器时，可将替代物(对照品)和被替代物(待测物)在规定波长和溶剂条件下的吸光系数比值进行比较，计算获得。

4. 数据要求

在规定范围内，取同一浓度(相当于 100%浓度水平)的供试品，用至少测定 6 份样品的结果进行评价；或设计 3 种不同浓度，每种浓度分别制备 3 份供试品溶液进行测定，用 9 份样品的测定结果进行评价。对于化学药，一般中间浓度加入量与所取供试品中待测定成分量之比控制在 1:1 左右，建议高、中、低浓度对照品加入量与所取供试品中待测定成分量之比分别控制在 1.2:1、1:1、0.8:1 左右，应报告已知加入量的回收率(%)，或测定结果平均值与真实值之差及其相对标准偏差或置信区间(置信度一般为 95%)；对于中药，一般中间浓度加入量与所取供试品中待测定成分量之比控制在 1:1 左右，建议高、中、低浓度对照品加入量与所取供试品中待测定成分量之比分别控制在 1.5:1、1:1、0.5:1 左右，应报告供试品取样量、供试品中含有量、对照品加入量、测定结果和回收率(%)计算值，以及回收率(%)的相对标准偏差(RSD)或置信区间。对于校正因子，应报告测定方法、测定结果和 RSD。样品中待测定成分含量和回收率限度关系可参考表 11-3。在基质复杂、组分含量低于 0.01%及多成分等分析中，回收率限度可适当放宽。

表 11-3　样品中待测定成分含量和回收率限度

待测定成分含量	回收率限度/%	待测定成分含量	回收率限度/%
100%	98~101	0.01%	85~110
10%	95~102	10μg/g (ppm)	80~115
1%	92~105	1μg/g (ppm)	75~120
0.1%	90~108	10μg/kg (ppb)	70~125

二、精密度

精密度是指在规定的条件下，同一份均匀供试品经多次取样测定所得结果之间的接近程度。精密度一般用偏差、标准偏差或相对标准偏差表示。在相同条件下，由同一个分析人员测定所得结果的精密度称为重复性；在同一个实验室，不同时间由不同分析人员用不同设备测定结果之间的精密度称为中间精密度；在不同实验室，由不同分析人员测定结果之间的精密度称为重现性。

含量测定和杂质的定量测定应考察方法的精密度。

1. 重复性

在规定范围内，取同一浓度(相当于 100%浓度水平)的供试品，用至少测定 6 份的结果进行评价；或设计 3 种不同浓度，每种浓度分别制备 3 份供试品溶液进行测定，用 9 份样品的测定结果进行评价。采用 9 份测定结果进行评价时，对于化学药，一般中间浓度加入量与所取供试品中待测定成分量之比控制在 1:1 左右，建议高、中、低浓度对照品加入量与所取供试品中待测定成分量之比分别控制在 1.2:1、1:1、0.8:1 左右；对于中药，一般中间浓度加入量与所取供试品中待测定成分量之比控制在 1:1 左右，建议高、中、低浓度对照品加入量与所取供试品中待测定成分量之比分别控制在 1.5:1、1:1、0.5:1 左右。

2. 中间精密度

考察随机变动因素，如不同日期、不同分析人员、不同仪器对精密度的影响，应设计方案进行中间精密度试验。

3. 重现性

国家药品质量标准采用的分析方法应进行重现性试验，如通过不同实验室检验获得重现性结果。协同检验的目的、过程和重现性结果均应记载在起草说明中。应注意重现性试验用样品质量的一致性及储藏运输中的环境对该一致性的影响，以免影响重现性结果。

4. 数据要求

均应报告偏差、标准偏差、相对标准偏差或置信区间。样品中待测定成分含量和精密度可接受范围参考表 11-4。在基质复杂、组分含量低于 0.01% 及多成分等分析中，精密度接受范围可适当放宽。

表 11-4　样品中待测定成分含量和精密度相对标准偏差可接受范围

待测定成分含量	重复性 RSD/%	重现性 RSD/%	待测定成分含量	重复性 RSD/%	重现性 RSD/%
100%	1	2	0.01%	4	8
10%	1.5	3	10μg/g(ppm)	6	11
1%	2	4	1μg/g(ppm)	8	16
0.1%	3	6	10μg/kg(ppb)	15	32

三、专属性

专属性是指在其他成分如杂质、降解产物、辅料等存在下，采用的分析方法能正确测定被测物的能力。鉴别反应、杂质检查和含量测定方法均应考察其专属性。若方法专属性不强，应采用多种不同原理的方法予以补充。

1. 鉴别反应

应能区分可能共存的物质或结构相似化合物。不含被测成分的供试品，以及结构相似或组分中的有关化合物均应呈阴性反应。

2. 含量测定和杂质检查

采用色谱法和其他分离方法，应附代表性图谱，以说明方法的专属性，并应标明各成分在图中的位置，色谱法中的分离度应符合要求。

在杂质对照品可获得的情况下，对于含量测定，试样中可加入杂质或辅料，考察测定结果是否受干扰，并可与未加杂质或辅料的试样比较测定结果；对于杂质检查，也可向试样中加入一定量的杂质，考察各成分包括杂质之间能否得到分离。

在杂质或降解产物不能获得的情况下，可将含有杂质或降解产物的试样进行测定，与另一个经验证了的方法或药典方法比较结果。也可用强光照射、高温、高湿、酸(碱)水解或氧化等方法进行加速破坏，以研究可能存在的降解产物和降解途径对含量测定和杂质检查的影响。含量测定应对比两种方法的结果，杂质检查应对比检出的杂质个数，必要时可采用光电二极管阵列检测和质谱检测，进行峰纯度检查。

四、检测限

检测限(detection limit)是指试样中被测物能被检测出的最低量。药品的鉴别试验和杂质检查方法均应通过测试确定方法的检测限。检测限仅作为限度试验指标和定性鉴别的依据，没有定量意义。常用的方法如下。

1. 直观法

用已知浓度的被测物试验出能被可靠地检测出的最低浓度或量。本法适用于可用目视法直接评价结果的分析方法，通常为非仪器分析法，如鉴别试验的显色法、杂质检查的薄层色谱法等。图11-5显示某药物的杂质检查法的检测限为0.1μg或10μg/mL（点样10μL）。

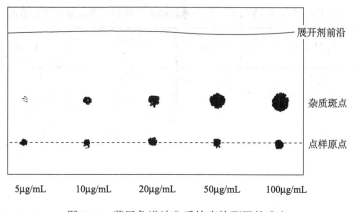

图 11-5 薄层色谱法杂质检查检测限的确定

2. 信噪比法

用于能显示基线噪声的分析方法，即把已知低浓度试样测出的信号与空白样品测出的信号进行比较，计算出能被可靠地检测出的被测物质最低浓度或量。一般以信噪比为 3:1 或 2:1 时相应浓度或注入仪器的量确定检测限。

3. 基于响应值标准偏差和标准曲线斜率法

按照式(11-22)计算。

$$检测限 = 3.0 \times \delta / S \tag{11-22}$$

式中，δ 为响应值的偏差；S 为标准曲线的斜率。δ 可以通过下列方法测得：①测定空白值的标准偏差；②用标准曲线的剩余标准偏差或截距的标准偏差代替。

4. 数据要求

上述计算方法获得的检测限数据必须用含量相近的样品进行验证，应附测定图谱，说明试验过程和检测限结果。

五、定量限

定量限（quantification limit）是指试样中被测物能被定量测定的最低量，其测定结果应符合准确度和精密度要求。对微量或痕量药物分析、定量测定药物杂质和降解产物时，应确定方法的定量限。常用的方法如下。

1. 直观法

用已知浓度的被测物，试验出能被可靠地定量测定的最低浓度或量。

2. 信噪比法

用于能显示基线噪声的分析方法，即把已知低浓度试样测出的信号与空白样品测出的信号进行比较，计算出能被可靠地定量的被测物质的最低浓度或量。一般以信噪比为 10:1 时相应浓度或注入仪器的量确定定量限。

3. 基于响应值标准偏差和标准曲线斜率法

按照式(11-23)计算。

$$定量限 = 10 \times \delta / S \tag{11-23}$$

式中，δ 为响应值的偏差；S 为标准曲线的斜率。δ 可以通过下列方法测得：①测定空白值的标准偏差；②用标准曲线的剩余标准偏差或截距的标准偏差代替。

4. 数据要求

上述计算方法获得的定量限数据必须用含量相近的样品进行验证，应附测定图谱，说明测试过程和定量限结果，包括准确度和精密度验证数据。

六、线性

线性是指在设计的范围内，测定响应值与试样中被测物浓度成比例关系的程度。应在规定的范围内测定线性关系。可用同一对照品储备液经精密稀释，或分别精密称取对照品，制备一系列对照品溶液的方法进行测定，至少制备 5 份不同浓度的对照品溶液。以测得的响应信号对被测物的浓度作图，观察是否呈线性，再用最小二乘法进行线性回归。必要时，响应信号可经数学转换，再进行线性回归计算。或者可采用描述浓度-响应关系的非线性模型。

数据要求：应列出回归方程、相关系数和线性图(或其他数学模型)。

七、范围

范围是指分析方法能达到一定精密度、准确度和线性要求时的高低限浓度或量的区间。范围应根据分析方法的具体应用及其线性、准确度、精密度结果和要求确定：①原料药和制剂含量测定，范围一般为测定浓度的 80%～120%；②制剂含量均匀度检查，范围一般为测定浓度的 70%～130%，特殊剂型如气雾剂和喷雾剂，范围可适当放宽；③溶出度或释放度中的溶出量测定，范围一般为限度的 ±30%，如规定了限度范围，则应为下限的–20% 至上限的+20%；④杂质检查，范围应根据初步实际测定数据，拟定为规定限度的 ±20%，如果含量测定与杂质检查同时进行，用峰面积归一化法进行计算，则线性范围应为杂质规定限度的–20% 至含量限度或上限的+20%；⑤对于有毒的、具有特殊功效或药理作用的成分，其验证范围应大于被限定含量的区间；⑥校正因子测定时，范围一般应根据其应用对象的测定范围确定。

八、耐用性

耐用性是指在测定条件有小的变动时，测定结果不受影响的承受程度，为所建立的方法用于日常检验提供依据。开始研究分析方法时，就应考虑其耐用性。如果测定条件要求苛刻，则应在方法中写明，并注明可以接受变动的范围，可以先采用均匀设计确定主要影响因素，再通过单因素分析等确定变动范围。

典型的变动因素有：被测溶液的稳定性、样品的提取次数、时间等。高效液相色谱法中典型的变动因素有：流动相的组成和 pH、不同品牌或不同批号的同类型色谱柱、柱温、流速等。气相色谱法的变动因素有：不同品牌或批号的色谱柱、固定相、不同类型的担体、载气流速、柱温、进样口和检测器温度等。经试验，测定条件小的变动应能满足系统适用性试验要求，以确保方法的可靠性。

第三节　药物分析方法的验证设计

第二节所述药物分析方法的验证的八项内容，并非每一种分析方法均需进行完整验证。设计药物分析方法的验证实验时，验证内容的选择应依据分析的对象和分析的目的，试验方案的设计应系统、合理，验证过程应规范、严谨，验证的结果应足以证明采用的分析方法适合于相应的分析要求。同时，方法验证的各项内容之间存在相互关联性，验证应注重整体性和系统性。例如，对于鉴别项目需验证方法的专属性，而一般情况下一种分析方法不太可能完全鉴别被分析物质，此时采用两种或两种以上分析方法可加强鉴别项目的整体专属性。又如，原料药含量测定采用滴定分析法时，通常方法的专属性难以满足要求，但若在杂质检查时采用了专属性较强的色谱分析法，则仍可以认为整体质量标准分析方法具有足够的专属性。表 11-5 中列出的分析项目和相应的验证指标可供参考。

表 11-5　分析项目与验证指标

验证内容		分析项目				
		鉴别实验	杂质检查		含量测定及	校正因子
			定量	限度	溶出度测定	
准确度		−	+	−	+	+
精密度	重复性	−	+	−	+	+
	中间精密度	−	+[1]	−	+[1]	+
专属性[2]		+	+	+	+	+
检测限		+	−[3]	+	−	−
定量限		−	+	−	−	+
线性		−	+	−	+	+
范围		−	+	−	+	+
耐用性		+	+	+	+	+

1)已有重现性验证，不需验证中间精密度。

2)如一种方法不够专属，可用其他分析方法予以补充。

3)视具体情况予以验证。

药物分析方法验证内容的选择原则总结如下：

(1)非定量分析项目，如鉴别试验和杂质的限度检查法，一般需要验证方法的专属性、检测限和耐用性三项内容。

(2)定量分析常量或半微量分析项目，如含量测定、元素含量检查、制剂含量均匀度与溶出度或释放度测定等，除作为方法灵敏度指标的检测限和定量限外，其余六项内容均需验证。

(3)定量分析微量或痕量分析项目，如杂质的定量测定，除检测限视情况而定外，其余七项内容均需验证，即在定量分析方法验证的基础上增加定量限，以确保方法可准确测定微量或痕量组分的含量。

一、鉴别试验的专属性验证

示例　复方吡拉西坦片剂中维生素 B_2 鉴别方法的建立。

复方吡拉西坦片剂由吡拉西坦、脑蛋白水解物、谷氨酸、硫酸软骨素、维生素 B_1、维生素 B_2、维生素 B_6 和维生素 E 等 8 种药物加适量辅料制成。在建立该片剂中的各个药物鉴别方法时，要考虑是否有干扰存在。如何验证鉴别方法的专属性？在设计复方制剂鉴别方法时，应首先了解各组分的理化性质、各原料药物及单方制剂的鉴别方法，经分析比较不同鉴别试验的专属性，选取其中一种方法进行预试验，并通过阳性对照试验和阴性对照(空白)试验，研究是否存在干扰。阳性对照试验是以含被测组分的原料药或纯品样品所做的试验；阴性对照(空白)试验是以不含被测物的空白复方制剂作空白试验。

方法设计：参考《中国药典》(2015 年版)收载的维生素 B_2 的鉴别试验(1)项下方法(取本品约 1mg，加入水 100mL 溶解后，溶液在透射光下显淡黄绿色并有强烈的黄绿色荧光；分成两份：一份中加无机酸或碱溶液，荧光即消失；另一份中加连二亚硫酸钠结晶少许，摇匀后，黄色即消退，荧光也消失)，以维生素 B_2 原料药为阳性对照，另外取本品及以处方中其他药物和辅料制备的空白复方制剂作为阴性对照样品，同法试验。

试验方法：取本品 10 片，置于研钵中，加水 50mL，充分研磨，过滤，滤液作为供试液；另取维生素 B_2 原料适量，加水溶解，作为对照液。取对照液和供试液各 6mL，观察颜色与荧光，两者均显淡黄绿色，并有强烈的黄绿色荧光；各分成 3 份，一份加稀硫酸溶液，一份加氢氧化钠试液，另一份加连二亚硫酸钠结晶少许，摇匀后观察现象。结果在连二亚硫酸钠溶液中维生素 B_2 对照液和本品滤液均是黄色消退，荧光也消失。在氢氧化钠溶液中，两者荧光均消失。但在酸性溶液中，两者出现了不同结果，维生素 B_2 对照液黄绿色荧光消失，但本品滤液却出现蓝色荧光，与原料药的鉴别结果不一致，表明片剂中其他成分在酸性条件下有荧光干扰。通过对处方中各个组分逐一进行阴性对照试验，发现脑蛋白水解物的水溶液显蓝色荧光，而其他成分均无此现象。

讨论：通过阳性对照试验和阴性对照试验，观察酸性和碱性条件下的荧光变化，发现了脑蛋白水解物对维生素 B_2 鉴别的干扰。根据试验结果对维生素 B_2 的药典鉴别方法进行改进，同时考察酸性和碱性条件下荧光消退结果，可同时鉴别维生素 B_2 和脑蛋白水解物：以加酸后出现蓝色荧光来鉴别脑蛋白水解物；以加碱后荧光消失，以及加连二亚硫酸钠后溶液的黄色和荧光均消失来鉴别维生素 B_2。

二、杂质检查方法验证

示例　阿司匹林游离水杨酸与有关物质检查：采用反相高效液相色谱法（RP-HPLC）测定，属于杂质的定量测定范畴，需验证除检测限以外的所有内容，包括准确度、精密度、专属性、定量限、线性、范围、耐用性等。各项内容验证方法与要求如下。

1. 专属性

通过分离测定已知杂质与未知杂质（中间体及合成粗品）及强制降解产物考察方法的专属性。

（1）空白溶剂与已知杂质的分离：取阿司匹林、水杨酸适量，用 1%冰醋酸的甲醇溶液（方法规定的溶剂）溶解并稀释制成阿司匹林（主成分）与水杨酸（已知杂质）溶液及其混合溶液。其中，阿司匹林浓度为 10mg/mL（供试品溶液），水杨酸浓度高于其限度（0.1%），如 0.05mg/mL（相当于阿司匹林的 0.5%）。分别取空白溶剂（1%冰醋酸的甲醇溶液）及各溶液进样，在确定的色谱条件下试验。要求阿司匹林峰与水杨酸峰之间能够获得基线分离，溶剂对各峰无干扰，见图 11-6。

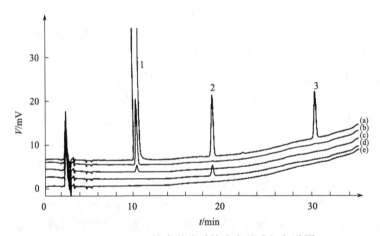

图 11-6　阿司匹林有关物质检查高效液相色谱图

(a)阿司匹林供试品(10mg/mL)；(b) 0.5%自身对照品(50μg/mL)；(c) 0.05%自身对照品(灵敏度试验 5μg/mL)；

(d)水杨酸对照品(10μg/mL)；(e)空白

1. 阿司匹林；2. 水杨酸；3. 乙酰水杨酰水杨酸

（2）未知杂质的分离：取合成粗品或精制母液，用方法规定的溶剂溶解或稀释制成阿司匹林浓度为 10mg/mL 的供试品溶液，在确定的色谱条件下试验。要求各主要工艺杂质之间及与阿司匹林之间均能够获得基线分离；同时要求各色谱峰（扣除溶剂峰）面积和与未经强制降解的阿司匹林主峰面积相当即保持物料平衡，以评价方法检出杂质的能力。

（3）强制降解产物的分离：取阿司匹林适量，按表 8-3 条件处理一定时间后，用方法规定的溶剂溶解并稀释制成阿司匹林浓度为 10mg/mL 的强制降解溶液，在确定的色谱条件下试验。要求各主要降解产物之间及主要降解产物与阿司匹林之间均能够获得基线分离；同时要求各色谱峰（扣除溶剂峰）面积和与未经降解处理的阿司匹林主峰面积相当即保持物料平衡，以评价方法检出未知杂质的能力。

2. 定量限

水杨酸与有关物质(未知杂质)的限度均为0.1%，相应浓度为10μg/mL。制备低于该限度(10μg/mL)的不同浓度的水杨酸与阿司匹林溶液，进样分析，以信噪比(S/N)为10时的相应浓度作为定量限(图11-6)，当进样10μL时，水杨酸的最低定量限约为1μg/mL。但该最低定量限必须使用水杨酸含量相近(约为0.01%)的样品测定其准确度与精密度，应符合要求。其中回收率应为85%~110%，RSD应不大于4%。

3. 线性与范围

如以定量限浓度的10倍，即10μg/mL作为水杨酸对照品溶液，则以水杨酸限度为0.1%计算，应制成10mg/mL阿司匹林供试品溶液。分别进样分析，阿司匹林色谱峰应未出现严重超载现象；按水杨酸峰计算，理论塔板数、分离度及拖尾因子均应符合规定的要求，则水杨酸对照溶液浓度设计合理。据此，拟定水杨酸对照品溶液浓度的范围为8~12μg/mL，并可适当拓宽，如制成4μg/mL、8μg/mL、10μg/mL、12μg/mL、16μg/mL、20μg/mL系列水杨酸标准溶液，确定峰面积与浓度的线性模型，应符合要求。

4. 准确度与精密度

取阿司匹林对照品9份，每份0.1g，分别置于10mL容量瓶中，分别精密加入0.1mg/mL的水杨酸对照品溶液0.8mL、1.0mL和1.2mL(相当于水杨酸限度的80%、100%和120%)各3份，用规定溶剂溶解并稀释至刻度，参照拟定方法测定。根据水杨酸峰面积，按外标法计算水杨酸含量，扣除本底值(当本底值高于定量限时)，根据加入量计算回收率(即为准确度)、RSD(即为重复性)。另外，由不同人员于不同时间使用不同仪器同法测定，测得RSD即为中间精密度。准确度的可接受范围为90%~108%，RSD应不大于3%(含量在0.1%水平)。

5. 耐用性

取含水杨酸的阿司匹林溶液，以及阿司匹林合成粗品与降解产物溶液，于不同的色谱条件下进样分析，确定各色谱条件的允许变动范围。可改变的色谱条件及其最大变动范围如下。

(1)色谱柱：不同品牌或不同批号的ODS色谱柱，柱温为10~30℃。

(2)流动相：流动相中乙腈、四氢呋喃、冰醋酸和水的比例分别为14%~26%、3.5%~6.5%、3.5%~6.5%和60%~80%；流动相的流速为0.8~1.2mL/min。

(3)稳定性：取各溶液，分别于不同时间(如8h或24h)内分时进样，测量各色谱峰面积，计算各杂质色谱峰于不同时间记录的色谱中面积的精密度(RSD)及与初始时(0时)峰面积的偏差(准确度)，应符合要求。

在上述各条件下阿司匹林与水杨酸及其他工艺杂质或降解产物之间的分离度应符合要求；同时，同一溶液中的水杨酸在不同条件下的测定值的准确度和精密度应符合要求。如有哪项条件的变动对结果有显著影响，则应在标准中规定该条件的允许变动范围。

三、含量测定方法验证

示例 阿司匹林含量测定采用酸碱滴定法。方法的建立与验证内容如下。

1．滴定曲线与终点指示

取阿司匹林对照品，参照拟定方法滴定。使用电位滴定法记录滴定曲线，并同时记录滴定溶液颜色的变化。根据滴定突跃及其范围、相应指示剂的颜色变化区间确定终点指示方法。

2．线性与范围

含量测定的范围应为 80%～120%，线性关系考察应包括规定的范围区间，如 50%～150%。可精密称取阿司匹林对照品，如 0.2g、0.3g、0.4g、0.5g 和 0.6g（分别相当于规定称样量的 50%、75%、100%、125%和 150%），参照拟定方法测定。考察滴定液消耗体积与称样量的线性关系。

3．准确度与精密度

根据含量测定要求的范围，取规定称样量的 80%、100%和 120%，即分别为 0.32g、0.40g 和 0.48g 的阿司匹林对照品各 3 份，精密称定，参照拟定方法测定。根据由滴定反应、氢氧化钠滴定液浓度(0.1mol/L)及阿司匹林摩尔质量确定的滴定度(18.02mg/mL)和滴定液浓度校正因子，计算各份样品的滴定结果、9 份的平均含量及相对标准偏差(RSD)。其中，平均含量与对照品标示含量的比值即为准确度(回收率)，RSD 即为重复性。要求回收率为 98%～101%，RSD 不大于 1%。可由不同人员于不同时间使用不同电位滴定仪或自动滴定仪同法操作，验证中间精密度，要求同重复性。

4．耐用性

取阿司匹林对照品，参照拟定方法测定。通过改变溶剂(中性乙醇)、指示剂用量和样品溶解后放置不同时间测定，确定方法的耐用性。

练 习 题

一、最佳选择题

1. 紫外分光光度计的吸光度准确度的检定，《中国药典》规定(　　)

A. 使用重铬酸钾的硫酸溶液　　　B. 使用亚硝酸钠甲醇溶液　　　　C. 配制成 5%的浓度

D. 测定不同波长下的吸光系数　　E. 要求在 220nm 波长处透光率小于 0.8%

2. 反相色谱法流动相的最佳 pH 范围是(　　)

A. 0～2　　　　　B. 2～8　　　　　C. 8～10　　　　　D.10～12　　　　　E.12～14

3. 高效液相色谱法色谱峰拖尾因子(对称因子)的计算公式是(　　)

A. $n = 5.54(t_R / W_{h/2})^2$　　　　　B. $n = 5.54(t_R / W)^2$　　　　　C. $R = \dfrac{2(t_{R1} - t_{R2})}{W_1 + W_2}$

D. $R = \dfrac{2(t_{R1} - t_{R2})}{1.70(W_{1,h/2} + W_{2,h/2})}$　　　　　E. $T = \dfrac{W_{0.05h}}{2d_1}$

4. 气相色谱法最常用的检测器是(　　)

A. 蒸发光散射检测器　　　　　B. 二极管阵列检测器　　　　　C. 氢火焰离子化检测器

D. 电化学检测器　　　　　E. 电子捕获检测器

5. 在较短时间内,相同条件下,由同一分析人员连续测定所得结果的 RSD(%)称为(　　)

A. 重复性　　　　B. 中间精密度　　　C. 重现性　　　　D. 耐用性　　　　E. 稳定性

二、配伍选择题

下列色谱参数用于评价

1. 理论塔板数(　　)

2. 拖尾因子(　　)

3. 色谱峰面积或峰面积比值的 RSD(%)(　　)

A. 色谱柱的效能　　　　　　　B. 色谱系统的重复性　　　　　　C. 色谱峰的对称性

D. 方法的灵敏度　　　　　　　E. 方法的准确度

下列检验项目需要验证的内容是

4. 鉴别试验(　　)

5. 杂质限度检查(　　)

A. 检测限　　　B. 定量限　　　C. 准确度　　　D. 精密度　　　E. 线性

下列要求的限度为

6. 检测限要求信噪比(　　)

7. 定量限要求信噪比(　　)

8. 定量分析时要求色谱峰分离度应大于(　　)

9. 定量分析时色谱峰面积的重复性要求 RSD(%)不大于(　　)

A. 1　　　　　B. 1.5　　　　　C. 2.0　　　　　D. 3　　　　　E. 10

三、多项选择题

1. 下列关于滴定度的说法,正确的是(　　)

A. 滴定度是一种浓度形式,单位通常是 mg/mL

B. 滴定度是指每 1mL 规定浓度的滴定液所相当的被测物质的质量(通常用 mg 表示)

C. 若 a/b 为被测物与滴定剂反应的物质的量比,M_A 为被测物的摩尔质量,m_B 为滴定液的物质的量浓度,则滴定度 $T = m_B \times \dfrac{a}{b} \times M_A$

D. 滴定度是分光光度法计算浓度的参数

E. 滴定度可根据滴定反应及滴定液物质的量浓度与被测物摩尔质量求得

2. 紫外-可见分光光度法用于含量测定的方法有(　　)

A. 对照品比较法　　　　　　　B. 吸光系数法　　　　　　　　C. 标准曲线法

D. 灵敏度法　　　　　　　　　E. 计算分光光度法

3. 高效液相色谱法常用的检测器有(　　)

A. 紫外检测器　　　　　　　　B. 蒸发光散射检测器　　　　　C. 电化学检测器

D. 电子捕获检测器　　　　　　E. 质谱检测器

4. 药品质量标准分析方法验证的内容有(　　)

A. 准确度　　　B. 重复性　　　C. 专属性　　　D. 检测限　　　E. 耐用性

5. 下列分析方法准确度的说法,正确的是(　　)

A. 准确度是指用该方法测定的结果与真实值或参考值接近的程度

B. 准确度一般用回收率(%)表示

C. 可用本法所得的结果与已知准确度的另一方法测定的结果进行比较验证

D. 回收率 $= \dfrac{测得量}{加入量} \times 100\%$

四、简答题

1. 简述如何对紫外-可见分光光度计进行校正和检定。

2. 药物分析方法验证指标有哪些？药物分析方法验证指标的选择原则是什么？

3. 高效液相色谱系统的适用性试验有哪些参数？并对每个参数作简要说明。

五、计算题

1. 银量法测定苯巴比妥含量：精密称取本品 0.2055g，加入甲醇 40mL 使其溶解，再加入新制的 3%无水碳酸钠溶液 15mL，参照电位滴定法，用硝酸银滴定液(0.1mol/L)滴定，至终点消耗 8.36mL。已知每 1mL 硝酸银滴定液(0.1mol/L)相当于 23.22mg 的苯巴比妥，$F = 1.043$。求苯巴比妥的含量。

2. 对乙酰氨基酚($C_8H_9NO_2$)的含量测定：取本品 40mg，精密称定，置于 250mL 容量瓶中，加入 0.4%氢氧化钠溶液 50mL 溶解后，加水至刻度，摇匀，精密量取 5mL，置于 100mL 容量瓶中，加 0.4%氢氧化钠溶液 10mL，加水至刻度，摇匀，参照分光光度法，在 257nm 的波长处测定吸光度为 0.572，按 $C_8H_9NO_2$ 的比吸光系数为 715 计算，求其含量。

3. 用反相高效液相色谱法测定样品中芦丁的含量，选对氨基苯甲酸为内标。方法如下：准确配制浓度为 1mg/mL 的芦丁对照溶液和对氨基苯甲酸对照溶液，精密量取芦丁对照溶液 6.00mL 置于 25mL 容量瓶中，同时加入内标溶液 2mL，定容。进样量 10μL，三次进样得芦丁色谱峰面积与内标色谱峰面积比的平均值为 7.16。精密称取样品 0.2070g，溶解，定容于 100mL 容量瓶中。精密量取 10mL 置于 25mL 容量瓶中，同时加入 2mL 内标溶液，定容。进样量 10μL，三次进样得芦丁色谱峰面积与内标色谱峰面积比的平均值为 5.10。计算样品中芦丁的含量。

第十二章　药品质量研究与药品质量标准的制定

药品质量研究是药品质量标准制定的基础。制定药品质量标准时必须坚持科学性、先进性、规范性和权威性的原则。药品质量标准主要由检测项目、分析方法和限度三方面内容组成。

第一节　药品质量研究的内容

在药物的研发过程中，只有对药品质量进行深入、系统的分析研究，才能制定出科学、合理、可行的质量标准并不断修订和完善，以控制药品的质量，保证其在有效期内安全有效。药品的质量既与其结构、性质和内在稳定性的特征有关，也受其生产工艺过程、储藏运输条件等的影响。因此，药品质量研究的内容就是对药物自身的理化及生物学特性进行分析，对来源、处方、生产工艺、储藏运输条件等影响药物杂质和纯度的因素进行考察，从而确立药物的性状特征，真伪鉴别方法，纯度、安全性、有效性和含量(效价)等的检查或测定项目与指标，根据药品稳定性考察结果，确定药品适宜的储藏条件和有效期。

原料药和制剂质量研究的侧重点略有不同。原料药的质量研究在确证化学结构或组分的基础上进行，更注重自身的理化与生物学特性、稳定性、杂质与纯度控制。制剂的质量研究在原料药研究的基础上进行，结合制剂处方工艺，更注重安全性、有效性、均一性和稳定性。

一、原料药的结构确证

药物结构确证一般采用有机波谱分析法。常用的分析方法有：元素分析(必要时采用高分辨质谱)、紫外-可见吸收光谱(UV-Vis)、红外吸收光谱(IR)、核磁共振谱(NMR)和质谱(MS)等。

手性药物还应采用其他有效的方法进行进一步研究，获取对映体的绝对构型等信息。常用的方法有比旋度测定、手性柱色谱(chiral HPLC 和 chiral GC)、X 射线单晶衍射，以及旋光色散(ORD)或圆二色谱(CD)等。其中 X 射线单晶衍射能直接提供绝对构型信息。

对于多晶形药物，应对其在不同结晶条件(溶剂、温度、结晶速度等)下的晶形进行深入研究，明确规定药品的有效晶形。药物晶形测定方法通常有 X 射线粉末衍射(XRPD)、红外吸收光谱、熔点、热分析[TA，包括示差扫描量热法(DSC)、热重法(TG)]、偏光显微镜法等。药物的不同晶形可采用 X 射线粉末衍射直接区分。

二、药物的命名

药品中文名称必须按照《中国药品通用名称》(China approved drug names，CADN)收载的名称及其命名原则命名。《中国药典》收载的药品中文名称均为法定名称。药品英文名称除另有规定外，均采用国际非专利药名(international nonproprietary names for pharmaceutical substances，INN)。

1. 药物命名的主要原则

(1)药品名称应科学、明确、简短；词干已确定的译名应尽量采用，使同类药品能体现系统性。

根据中文表述的习惯，药品中文名称大多以 4 个左右的汉字命名为宜，如头孢他啶（ceftazidime）、环丙沙星（ciprofloxacin）、硝苯地平（nifedipine）和普鲁卡因（procaine）等，其中头孢（cef-）、沙星（-oxacin）、地平（-dipine）和卡因（-caine）又分别是头孢菌素类抗生素、喹诺酮类合成抗菌药、二氢吡啶类钙通道阻滞药和卡因类局部麻醉药的词干。

(2)药品的命名应避免采用可能给患者以暗示的有关药理学、解剖学、生理学、病理学或治疗学的药品名称，并不得用代号命名。显然，药物对乙酰氨基酚（paracetamol，acetaminophen）不能再命名为扑热息痛，地西泮（diazepam）也不再命名为安定。

(3)没有 INN 名称的药物，可根据 INN 命名原则采用其他合适的英文名称。例如，喹诺酮类合成抗菌新药安妥沙星英文名称为 antofloxacin。

(4)对于沿用已久的药名，如必须改动，可列出其曾用名作为过渡。药品通用名不采用药品的商品名（包括外文名和中文名）。药品的通用名（包括 INN）及其专用词干的英文及中文译名也均不得作为商品名或用以组成商品名，用于商标注册。例如，阿司匹林（aspirin）曾用名为乙酰水杨酸（acetylsalicylic acid）；双嘧达莫（dipyridamole）曾用名为联嘧啶氨醇和双嘧哌胺醇等，商品名潘生丁（Persantin）。

2. 化学原料药的命名细则

(1)中文通用名尽量与英文名相对应。可采取音译、意译或音意合译，一般以音译为主。

(2)无机化学药品，如化学名常用且较简单，应采用化学名；如化学名不常用，可采用通俗名，如盐酸、硼砂。酸式盐以"氢"表示，如碳酸氢钠，不用"重"字；碱式盐避免用"次（sub-）"字，如碱式硝酸铋，不用"次硝酸铋"。

(3)有机化学药品，如化学名较短，可采用化学名，如苯甲酸；已习惯使用的通俗名，如符合药用情况可尽量采用，如糖精钠、甘油等。化学名较冗长者，可根据实际情况，采用下列方法命名。

(i)音译命名。音节少者，可全部音译，如 codeine 可待因；音节较多者，可采用简缩命名，如 amitriptyline 阿米替林。音译要注意顺口、易读，用字通俗文雅，字音间不得混淆，重音要译出。

(ii)意译（包括化学命名和化学基团简缩命名）或音、意结合命名。在音译发生障碍，如音节过多等情况下，可采用此法命名，如 chlorpromazine 氯丙嗪。

(iii)与酸成盐或酯类的药品，统一采取酸名列前，盐基（或碱基）列后，如 streptomycin sulfate 硫酸链霉素，hydrocortisone acetate 醋酸氢化可的松。与有机酸成盐的药名，一般可略去"酸"字，如 poldine metisulfate 译为甲硫泊尔定。英文词尾为"ate"的酯类药，可直接命名为"××"酯，如 fedrilate 非屈酯。与缩合基加合成酯类的药也可将××酯列后，如 cefcanel daloxate 头孢卡奈达酯。

(iv)季铵盐类药品，一般将氯、溴置于铵前，如 benzalkonium bromide 苯扎溴铵。除沿用已久者外，尽量不用氯化×××、溴化×××命名。

与有机酸组成的季铵类药名，酸名列于前，一般也略去"酸"字，如 amezinium metilsulfate 译为甲硫阿镁铵。

(4)对于光学异构体的命名，左旋或右旋，以左或右冠于通用名前，英文冠以 Levo 或 Dex。天然氨基酸或糖类不标出 L 构型或 D 构型。合成的 D 构型或消旋的氨基酸要标出；合成的 L 构型或消旋的糖类同样处理。

(5)对于特指的消旋体的命名，以消旋冠于通用名前，英文冠以 race- 。

(6)对于几何异构体的命名，顺式或反式，以顺或反冠于通用名前，英文冠以 cis 或 trans。

(7)生化药的英文名一般仍以 INN 为准；如 INN 未列入的，可参照中国生化协会审定的生化名词，并需结合药学的特点或常规使用名称拟定。例如，urokinase 尿激酶；Trypsin 胰蛋白酶；adenosine triphosphate 译为三磷腺苷，不译为腺苷三磷酸。

生长素类药根据其来源和药学特点等，采用音、意结合拟定中文译名，如 somatorelin 生长释素，somavubove 牛亮氨生长素，somenopor 猪诺生长素。

(8)单克隆抗体和白细胞介素类药，采用音、意结合简缩命名，如 dorlimomab aritox 阿托度单抗，biciromab 比西单抗，teceleukin 替西白介素。

(9)放射性药品在药品名称中的核素后，加直角方括号注明核素符号及其质量数，如碘 [131I] 化钠。

(10)化学结构已确定的天然药物提取物，其外文名是根据其属种来源命名者，中文名可结合其属种名称命名，如 artemisinin 青蒿素，penicillamine 青霉胺；外文名不结合物种来源命名者，中文名可采用音译，如 morphine 吗啡，amikacin 阿米卡星。化学结构不完全清楚者，可根据其来源或功能简缩命名，如 bacitracin 杆菌肽。

配糖体缀合词根采用以"苷"取代过去的"甙"命名，以便与化学命名相一致。

3. 化学药物制剂的命名细则

(1)药品制剂的命名，原料药名称列前，剂型名列后，如 indometacin capsules 吲哚美辛胶囊，ondansetron hydrochloride injection 盐酸昂丹司琼注射液。对于注射用粉针剂，原则上命名为注射用×××，如注射用氨苄西林钠。

(2)药品制剂名称中，说明用途或特点等的形容词宜列于药名之前，如 absorbable gelatin sponge 吸收性明胶海绵，ipratropium bromide solution for inhalation 吸入用异丙托溴铵溶液。

(3)复方制剂根据处方组成的不同情况可采用以下方法命名。

(i)两个组分的：原则上将两个药品名称并列，如头孢他啶舒巴坦钠注射液，也可采用缩字法命名，如酚咖片、氨酚待因片。

(ii)三个组分的：因为使用词干构成通用名称太长，原则上采用缩写法命名将每个组分选取一两个字，构成通用名称(不得使用词干)。若组分相同处方量不同，使用(量/量)或使用罗马数字Ⅰ、Ⅱ、Ⅲ等。

(iii)三个组分以上的：采用缩字法命名，使用复方，取两三个组分分别选取一两个字，构成通用名称。

(iv)对于由多种有效成分组成的复方制剂，难以简缩命名者，可采取药名结合品种数进行命名，如由 15 种氨基酸组成的注射剂可命名为复方氨基酸注射液(15AA)，若需突出其中含有支链氨基酸，则可命名为复方氨基酸注射液(15HBC)。对于组分相同但比例不同的氨基酸制剂可增列序号予以区别，如复方氨基酸注射液（15AA-1）。对含多种维生素或维生素与微量元素的复方制剂，可参照此项原则命名，如多种维生素片 multivitamin tablets（15）、多维元素片 multivitamin and elements tablets（10-11）。有效成分相同，处方量不同则加罗马字符区分，如多维元素片 Ⅱ（10-11）。

（v）对于胰岛素类制剂的命名，若为重组胰岛素应指明重组的氨基酸，如重组赖脯胰岛素；对于长、中效胰岛素，用精蛋白锌胰岛素混合注射液（速效比例 R）命名，如精蛋白锌重组赖脯胰岛素混合注射液（25R）。

中药和生物制品的名称和命名细则详见《中国药品通用名称》及命名原则。

三、药物的性状

药品的性状既是其内在特性的体现，又是其质量的重要表征。在性状研究中，应考察和记载药品的外观、臭、味、溶解度、物理常数及内在的稳定性特征等。

1. 外观与臭、味

外观是对药品的色泽和外表的感官规定。药品外观性状可因生产条件的不同而有差异，或因放置、储藏等环境因素影响而发生变化。

臭是指药品本身所固有的气味，药品如出现不应有的异臭，则表明其质量有问题，因此不包括因混有不应有的残留有机溶剂而带入的异臭。

具有特有味觉的药品，必须加以记述，如阿司匹林"味微酸"、盐酸氯丙嗪"味极苦"。但是，为保障分析检验者的安全，对于毒、剧、麻药物，则不作"味觉"的记述，如盐酸吗啡的一般性状描述"本品为白色、有丝光的针状结晶或结晶性粉末；无臭；遇光易变质"。

凡药品有引湿性、风化、遇光变色等与储藏条件有关的性质，应重点考察记述，并与储藏要求相呼应，以保障药品质量合格。药物的引湿性（与风化相反）是指在一定温度及湿度条件下该药物吸收水分的能力或程度的特性。药物引湿性试验供试品为符合药品标准药物，试验结果可作为选择适宜的药品包装和储藏条件的参考。试验方法参照现行版药典四部的指导原则9103"药物引湿性试验指导原则"进行。

2. 物理属性

1）溶解度

溶解度是在一定的温度、压力和溶剂条件下，一定量的饱和溶液中溶质的含量。药品的晶形不同、所含结晶溶剂不同、杂质及其含量不同、成盐状态的异常等情况，都会影响其溶解度行为。因此，通过药品溶解度的测定，或使用特定溶剂制成的溶液的澄清度与颜色等的检查，既观测了性状，又反映了质量。通常根据药物的性质，选择精制工艺或制备溶液等所需要的常用溶剂进行溶解度考察试验。常用的溶剂有水、乙醇、乙醚、三氯甲烷、无机酸和碱溶液等，避免使用有毒、昂贵或不常用的溶剂。药物溶解度测定的试验方法和近似溶解度表述的名词术语均必须按照现行版药典的规定。

2）物理常数

通过物理常数的测定，可对药品进行鉴别及纯度检查。物理常数是指药物固有的物理性质特征，因此应采用质量合格的精制品进行测定，明确说明精制方法和纯度，并列出实验数据。测定时应严格按照现行版药典中规定的方法和要求进行测定，并参考国内外现行版药典及其他文献的结果，以便设置合理的范围。常见物理常数测定的方法概述如下。

(1) 熔点：熔点是结晶物质在一定压力(除另有说明外，均为大气压)下被加热到一定温度，当其固、液两态的蒸气压达到平衡时，即从固态转变为液态所对应的温度。熔点是多数固体有机药物的重要物理常数，大多数受热稳定的化合物都有固定的熔点，即在一定压力下，固、液两态之间的变化非常敏锐，自初熔至全熔的温度范围称为熔距，或称熔程、熔点范围，通常为 0.5～1.0℃。如果被测药物含有杂质，其熔点往往较其纯品低，且熔程较长。因此，可以根据熔点的变化和熔程的长短来检验药品的纯度。如果测得未知物质与某已知物质的熔点相同，再按不同比例混合，测定熔点，若无降低现象，两者即为同一物质；若熔点下降(少数情况会升高)，熔程显著增大，则两者是不同物质。因此，熔点测定是简单而可靠的药物鉴别方法。依照待测物质性质的不同，熔点测定分别有适用于易粉碎固体药品、不易粉碎固体药品、凡士林或其他类似物质的三种方法，具体测定方法参照现行版药典四部通则 0612 "熔点测定法"进行。药品标准中规定的熔程一般约为 4℃。合格供试品的熔点应在规定的熔程内，并且熔程一般不应超过 2℃。供试品初熔前的变化阶段越长，熔程越长，或与规定熔点差距越大，通常反映供试品的质量越差。

熔程测定需要初熔和全熔数据。供试品在毛细管内开始局部液化出现明显液滴时的温度作为初熔温度，全部液化时的温度作为全熔温度。熔融同时分解的供试品，在毛细管内开始局部液化或开始产生气泡作为初熔温度，固相消失全部液化或分解物开始膨胀上升时的温度为全熔温度。供试品受热后出现的发毛、收缩及软化等变化，以及上述过程后形成的软质柱状物尚无液滴出现时均不作初熔判断。

用毛细管测定熔点时，应注意测定条件对熔点测定的影响。①传温液：用不同的传温液测定药物熔点时，对某些供试品的结果可能不一致，必须按药典的规定选择传温液；②毛细管内径：毛细管内装入供试品的量对熔点的测定结果有影响，若内径过大，全熔温度偏高，因此毛细管的内径必须符合药典规定；③升温速率：升温速率一般为 1.0～1.5℃/min，若升温太快，如每分钟升温 3.0℃，熔点可偏低约 1.0℃；④温度计：温度计必须使用熔点测定用对照品校正，最好绘制校正曲线，否则会影响测定结果的准确性。熔点测定用的对照品通常有以下几种：香草醛 83℃，乙酰苯胺 116℃，非那西丁 136℃，磺胺 166℃，茴香酸 185℃，磺胺二甲嘧啶 200℃，双氰胺 210.5℃，糖精钠 229℃，咖啡因 237℃，酚酞 263℃。校正时，用待校温度计按规定方法测定选取的校正用对照品的熔点，温度计读数与对照品规定值之差即为校正值；在同一条件下测定供试品的熔点，将其读数经校正值校正后，即得实际熔点。

(2) 比旋度：分子结构中具有不对称的碳原子，并以单一对映体形式存在的有机化合物，它们的溶液对平面偏振光大多具有旋光作用，这些化合物称为光学活性化合物。

平面偏振光通过含有某些光学活性化合物的液体或溶液时，能引起旋光现象，使偏振光的平面向左或向右旋转。旋转的度数称为旋光度。在一定波长与温度下，偏振光透过每 1mL 中含有 1g 旋光性物质的溶液且光路长为 1dm 时，测得的旋光度称为比旋度。

空间上不能重叠、互为镜像关系的立体异构体称为对映体。手性物质的对映异构体之间，除了使平面偏振光发生偏转的程度相同而方向相反之外，在非手性环境中的理化性质相同。生物大分子如酶、生物受体等通常为手性物质，总是表现出对一种对映体的立体选择性。因此，对映体药物可在药理学与毒理学方面有差异。来源于自然界的物质，如氨基酸、蛋白质、生物碱、抗体、糖苷、糖等，大多以单一对映体的形式存在。外消旋体一般由等量的对映异构体构成，旋光度净值为零，其物理性质也可能与其对映体不同。因此，比旋度或旋光度可以用于鉴别或检查光学活性药品的纯杂程度，也可用于测定光学活性药品的含量。

除另有规定外，旋光度测定是用钠光谱的 D 线(589.3nm)，测定管长度为 1dm(如使用其他管长，应进行换算)，测定温度为 20℃±0.5℃(或各品种项下规定的温度)。使用读数至 0.01°，并经过检定的旋光计。旋光计的检定可用标准石英旋光管进行，读数误差应符合规定。旋光度测定一般应在溶液配制后 30min 内进行。

测定旋光度时，将测定管用供试液体或溶液冲洗数次，缓缓注入供试液体或溶液适量(注意勿产生气泡)，置于旋光计内检测读数，即得供试液的旋光度。使偏振光向右旋转者(顺时针方向)为右旋，以"+"符号表示；使偏振光向左旋转者(反时针方向)为左旋，以"−"符号表示。用同法读取旋光度 3 次，取 3 次的平均数，按照下列公式计算，即得供试品的比旋度。

$$对液体供试品 [\alpha]_D^t = \frac{\alpha}{ld} ；\quad 对固体供试品 [\alpha]_D^t = \frac{100\alpha}{lc}$$

式中，$[\alpha]$ 为比旋度；D 为钠光谱的 D 线；t 为测定时的温度(℃)；l 为测定管长度(dm)；α 为测得的旋光度；d 为液体的相对密度；c 为每 100mL 溶液中含有被测物质的质量(按干燥品或无水物计算，g)。

旋光度测定注意事项：

(i)每次测定前应以溶剂作空白校正，测定后再校正一次，以确定在测定时零点有无变动；如第二次校正时发现零点有变动(旋光度差值超过±0.01°)，则应重新测定旋光度。

(ii)配制溶液及测定时，均应调节温度至 20℃±0.5℃(或各品种项下规定的温度)。

(iii)供试的液体或固体物质的溶液应充分溶解，供试液应澄清。

(iv)当已知供试品具有外消旋作用或旋光转化现象，则应相应地采取措施，对样品制备的时间及将溶液装入旋光管的间隔测定时间进行规定。

(v)物质的比旋度与测定光源、测定波长、溶剂、浓度和温度等因素有关。因此，比旋度测定研究时应注意比较选择，表示物质的比旋度时应注明测定条件。最常用的光源是钠灯在可见光区的 D 线(589.3nm)，但也可使用较短的波长。例如，光电偏振计使用滤光片得到汞灯波长约为 578nm、546nm、436nm、405nm 或 365nm 处的最大透光率的单色光；通过波长优化，灵敏度更高，从而降低被测化合物的浓度。其他光源有带有适当滤光器的氙灯或卤钨灯。

(3)吸光系数：紫外-可见单色光(190~800nm)透过被测物质稀溶液时，在一定的浓度范围内该溶液的吸光度(A)与溶液的浓度(c)和液层的厚度(l)成正比，关系式如下：

$$A = Ecl$$

式中，E 为吸光系数，是与该物质的共轭特征相关的物理常数。《中国药典》采用的吸光系数为比吸光系数，用符号 $E_{1cm}^{1\%}$ 表示，其物理意义为：当溶液浓度[c 为 100mL 溶液中所含被测物质的质量(按干燥品或无水物计算，g)]为 1%(g/mL)、液层厚度(l)为 1cm 时的吸光度(A)。

比吸光系数 $E_{1cm}^{1\%}$ 作为物理常数，不仅可用于定性鉴别，还常被《中国药典》用作定量测定的依据，用于考察原料药的质量，也可用于制剂的溶出度和含量测定的计算。凡制剂的含量测定采用紫外-可见分光光度法 $E_{1cm}^{1\%}$ 值计算，而其原料药的含量测定因精密度的要求而采用其他方法的品种时，均应在原料药的性状项下增列吸光系数；制剂含量测定中的条件应与吸光系数项下的条件一致，否则必须另行测定相应条件下的吸光系数。

测定$E_{1cm}^{1\%}$值时供试品需精制，紫外-可见分光光度计必须参照药典通则[《中国药典》(2015年版)通则0401]项下的要求进行全面校正和检定合格。测定要求如下：

(i)仪器：选用5台不同的紫外-可见分光光度计。

(ii)溶剂：溶剂对供试品应有化学惰性，保证制备的溶液稳定。溶剂在选用的波长附近应符合透光限度要求，不得有干扰吸收峰；避免使用低沸点、易挥发的溶剂；水为常用溶剂，当溶液的pH不恒定，并影响药品的紫外吸收光谱特征时，可采用适宜的缓冲溶液、稀酸或稀碱溶液作为溶剂。

(iii)最大吸收波长：以配制供试品溶液的同批溶剂为空白，在规定的吸收峰波长±2nm范围扫描或测试吸光度，以核对供试品的吸收峰波长位置是否正确，并以吸光度最大的波长作为测定波长。

(iv)吸收池：吸收池应配对使用，并扣除溶剂空白，或由仪器自动扣除空白。

(v)供试品溶液：直接采用精制供试品进行精密定量试验，再按其干燥品或无水物计算。先定量配制高浓度的供试品溶液，再用同批溶剂定量稀释1倍制成低浓度的供试品溶液，并以同批溶剂为空白分别进行吸光度的精密测定。低、高浓度供试品溶液的吸光度应分别为0.3~0.4、0.6~0.8。

(vi)结果与分析：各供试品溶液应同时精密配制3份，并控制测定环境的温度(25℃±2℃)。同一台仪器测得的吸光系数相对偏差应不超过1.0%，所有仪器测得的吸光系数偏差应不超过1.5%，以平均值确定为供试品的吸光系数。用于定量测定的比吸光系数$E_{1cm}^{1\%}$值通常应大于100。在同一台仪器上，对多批供试品进行$E_{1cm}^{1\%}$值测定，统计分析确定$E_{1cm}^{1\%}$值的合理限度范围，一般在平均值的±5%以内。

(4)其他：液体药物还有相对密度、馏程、凝点、折光率和黏度等物理常数，脂肪与脂肪油还应测定酸值、皂化值、羟值、碘值等。这些物理常数均应参照药典通则相应的测定方法测定，可用于区别不同药物，检查某些药品的纯杂程度。

3)制剂的性状

制剂的性状应重点考察其外形、颜色和(或)内部(内容物)特征。制剂的性状可能因生产条件的正常波动而略有差异。只要这些差异不影响药品的质量，一般是允许的，并应在性状中有所体现。

四、药物的鉴别

鉴别是药品质量标准中的定性验证部分，是评价药品质量的重要依据之一。药物的鉴别是根据药物的物理、化学或生物学特性，采用专属可靠的方法，验证被检验药品与其标签名称的一致性，即证明已知药物真伪的试验。药物的鉴别不是对未知物质进行的定性鉴定或确证分析的试验。

药品鉴别试验的设计和建立，机制要明确，耐用性要好，并注意结构相似药物可能存在干扰和鉴别区分；原料药的鉴别试验常用的方法有化学反应法、色谱法和光谱法等。光学异构体药物的鉴别应具有专属性。对一些特殊品种，如果用以上三类方法尚不能鉴别时，可采用其他方法，如用X射线粉末衍射方法鉴别矿物药的不同晶形等。若已制订比旋度测定或立体异构体检查项，可不考虑鉴别方法的立体专属性。

制剂的鉴别试验通常尽可能采用与原料药相同的方法，但需注意：①由于多数制剂中均加有辅料，应排除制剂中辅料的干扰；②有些制剂的主药含量甚微，必须采用灵敏度高、专属性强、操作较简便的方法，如色谱法等。

因此，鉴别试验方法的选择应遵循以下基本原则：

(1) 要有一定的专属性、灵敏性和简便性。

(2) 尽可能采用药典已有收载的方法。

(3) 一般选用 2～4 种不同类型的方法，包括用于区分药物类别的一般鉴别试验和能够证实具体药物的专属鉴别试验，化学法与仪器法相结合，相互取长补短。

(4) 原料药应侧重于具有指纹性的光谱方法，制剂应侧重于抗干扰的专属性色谱方法。

五、药物的检查

药物的检查是针对药物的安全性、有效性、均一性与纯度四个方面的要求，要结合药物的生产工艺和供应过程中可能的变化，有的放矢，全面研究。

药物的安全性是指合格的药品在正常的用法和用量下，不应引起与用药目的无关和意外的严重不良反应。药品中存在的某些微量杂质可能对生物体产生特殊的生理作用，影响用药安全。体现药品安全性的主要指标包括：异常毒性、热原、细菌内毒素、升压物质、降压物质、无菌、微生物、过敏性等。对于注射给药的药品质量控制尤其重要，药品质量研究过程中应结合药物的自身特性，参照药典通则中规定的检查法，进行药品的安全性检查试验研究（这些指标大多采用生物检定法检查）、方法验证和适宜指标的设置。

药物的有效性是指在规定的适应证、用法和用量的条件下，能满足预防、治疗、诊断人的疾病，有目的地调节人的生理功能的要求。药品内在的有效性大多数情况下是以动物试验为基础，并最终以临床疗效来评价。药品的有效性是通过各种形式的药物制剂来实现，所以制剂的有效性检查通常显得更为重要。制剂的有效性可以通过药典通则中有关的检查项目进行控制，如片剂的崩解时限、栓剂的融变时限、贴剂黏附力等检查或测定，必须符合药典制剂通则的要求。

药物的均一性是指药物及其制剂按照批准的来源、处方、生产工艺、储藏运输条件等所生产的每一批次的产品都符合其质量标准的规定，满足用药的安全性和有效性要求。原料药物的均一性主要体现为产品的纯杂组成不变，程度可控，质量恒定。药物制剂的均一性则体现为各单位剂量之间的均匀程度，如片剂等固体制剂通过质量差异、含量均匀度、溶出度等检查均一性。

药品的纯度是指药品的纯净程度，任何影响药品纯度的物质均称为杂质。药品的纯度检查也就是杂质检查，是为了保证药品的质量，保障临床用药的安全和有效，对药品中所含的杂质进行检查和控制。

杂质的研究是药品研发的一项重要内容。研究过程中遵循以下原则：

(1) 针对性。对一般杂质的检查，应针对生产工艺和剂型的特点，尽可能考察有关项目；对特殊杂质或有关物质的研究，应针对药物的性质、生产工艺，确定杂质检查的数量及其限度；对毒性较大的杂质如砷、氰化物等应严格控制。

(2) 合理性。在新药质量标准的研究阶段，应尽可能全面考察各个项目，但在制定该药质量标准时应结合实际情况，合理确定检查项目。

(3)限度的适宜性。对杂质限度的确定应从安全有效的角度出发，标准太低不行；标准太高，生产上难以达到要求。应根据生产工艺水平、参考有关文献及各国药典，综合考虑确定一个比较合理的标准。

研究内容主要包括以下几方面。

1. 杂质检查项目的确定及命名原则

1)杂质检查项目的确定

在原料药及其制剂的生产过程中及储藏期间引入一般杂质，应根据具体药物或制剂的生产工艺与储藏过程制定相应的检查项目，并非《中国药典》规定的限量检查的所有项目。

药品研发过程中特殊杂质必须参照 ICH 等的指导原则对杂质进行系统研究，并对有关物质进行安全性评价，采用有效的方法进行分离分析和检测。对于含量在 0.1% 及以上的杂质，以及含量在 0.1% 以下的具有强烈生物作用的杂质或毒性杂质，予以定性或确证结构。对在稳定性试验中出现的降解产物，也应按上述要求进行研究。

通过有关物质的研究与鉴定，可以获得有关物质的结构信息，分析其形成机制，以便优化生产过程(原料药的合成工艺与精制纯化条件，制剂的处方、相容性和加工工艺)，尽量避免有关物质的形成；优化设置储藏条件，减少降解产物的产生，使它们的含量达到合理的限度水平要求。

即使是仿制药品，在其研制和生产过程中，也必须研究其杂质谱与原研药品的一致性。如出现新增杂质，应按上述 ICH 的基本要求进行全面研究，制订适宜的检查控制项目。

除降解产物和毒性杂质外，在原料中已经控制的杂质，在制剂中一般不再控制。制剂应重点考察制剂处方工艺和储藏过程中可能产生的降解杂质，并注意和排除辅料对杂质检查的干扰。

2)杂质检查项目的命名原则

杂质检查项下的项目名称应根据国家药典委员会编写的《国家药品标准工作手册》的要求进行规范。例如，有机杂质的项目名称可参考下列原则选用：

(1)检查对象明确为某一物质时，就以该杂质的化学名作为项目名称，如磷酸可待因中的吗啡，氯贝丁酯中的对氯酚，盐酸苯海索中的哌啶苯丙酮，盐酸林可霉素中的林可霉素 B 及胰蛋白酶中的糜蛋白酶等。如果该杂质的化学名太长，又无通用的简称，可参考螺内酯项下的巯基化合物、肾上腺素中的酮体、盐酸地芬尼多中的烯化合物等，选用相宜的项目名称。

(2)检查对象不能明确为某单一物质而又知为某一类物质时，则其项目名称可采用其他甾体、其他生物碱、其他氨基酸、还原糖、脂肪酸、芳香第一胺、含氯化合物、残留溶剂或有关物质等。

(3)未知杂质仅根据检测方法选用项目名称，如杂质吸光度、易氧化物、易炭化物、不挥发物、挥发性杂质等。

2. 杂质检查方法

杂质检查常用的方法包括化学方法、色谱方法、光谱方法和物理方法等，根据药物结构及杂质的不同采用不同的检测方法。检查方法应专属、灵敏、耐用，满足杂质限度检查的要求。有机杂质的检测方法多采用色谱法，特别是高效液相色谱法。为验证杂质分析方法的专属性，可根据原料药或制剂的生产工艺及储藏条件，以中间体、立体异构体、粗品、重结晶母液、经加速破坏性试验后的样品作为测试品进行系统适用性研究，考察产品中各杂质峰及主成分峰相互间的分离度是否符合要求。杂质检查分析方法建立应按相关要求进行方法验证，还要考虑方法的普遍适用性，所用的仪器和试剂应容易获得。

特殊杂质研究中，必要时应进行杂质的分离纯化制备或合成制备，以供进行安全性和质量研究。对确实无法获得的杂质和降解产物，应在药物质量研究资料和药物质量标准起草说明中写明理由。

药物中的特殊杂质包括特定杂质与非特定杂质的检查，主要是根据药物和杂质在物理和化学性质的差异来进行检查。例如，利用杂质在挥发性、臭、味、溶解性等方面与药物存在差异进行检查；利用不同晶形的化学键长、键角等的变化导致红外吸收光谱中特征峰强度的显著差异，采用红外分光光度法检查药物中低效或无效晶形。大多数药物中特殊杂质的检查首选具有分离分析能力的色谱法。薄层色谱法具有简便、快速、灵敏度较高且不需要特殊设备等优点，可用于多数药物中的特殊杂质检查；高效液相色谱法不仅分离效能高，还可以准确地测定各组分的峰面积或峰高，在药物杂质检查中的应用日益增多。

3. 杂质限度的设置

杂质限度的确定要合理，制订时应考虑以下因素：杂质及含一定限量杂质的药品的毒理学研究结果；给药途径；每日剂量(表 12-1)；治疗周期；给药人群；杂质药理学可能的研究结果；原料药的来源；在保证安全有效的前提下，药品生产企业对生产高质量药品所需成本和消费者对药品价格的承受力，还应考虑到生产的可行性及批与批之间的正常波动，以及药品本身的稳定性等。

表 12-1　原料药与制剂的杂质限度

药物	最大日剂量	报告限度[1]	鉴定限度[2]	质控限度[3]
原料药	≤2g	0.05%	0.10%或1.0mg	0.15%或1.0mg
	>2g	0.03%	0.05%	0.05%
制剂	≤1g	0.1%		
	>1g	0.05%		
	<1mg		1.0%或5μg	
	1~10mg		0.5%或20μg	
	>10mg~2g		0.2%或2mg	
	>2g		0.1%	
	<10mg			1.0%或50μg
	10~100mg			0.5%或200μg
	>100mg~2g			0.2%或3mg
	>2g			0.15%

1)报告限度超出此限度的杂质均应在检测报告中报告，并应报告具体的检测数据。
2)鉴定限度超出此限度的杂质均应进行定性分析，确定其化学结构。
3)质控限度质量标准中一般允许的杂质限度，如制订的限度高于此限度，则应有充分的依据。

六、含量测定

药品的含量测定是评价药品质量、保证药品疗效的重要手段。凡采用理化方法对药品中特定成分的绝对质量进行的测定称为含量测定。凡以生物学方法或酶化学方法对药品中特定成分以标准品为对照、采用量反应平行线测定法等进行的生物活性(效力)测定称为效价测定。

1. 含量测定方法选择原则

(1)应有针对性，适用于被分析药物的理化和生物学特点，满足其质量控制的要求。

对于化学原料药的含量测定，由于纯度较高，所含杂质较少，因此强调测定结果的准确性和重现性，通常要求方法具有更高的准确度和精密度，一般首选滴定分析法，同时可根据药物分子中所具有的官能团及其化学性质，选用不同的滴定分析方法，但应符合以下条件：①反应必须按一个方向完全进行；②反应要迅速，必要时可通过加热或加入催化剂等方法提高反应速率；③共存物不得干扰主要反应，或能采用适当方法消除；④确定等电点的方法要简单、灵敏；⑤标定滴定液时所用基准物质易得，并符合纯度高、组成恒定、性质稳定(标定时不发生副反应)等要求。但有些原料药中的有关物质有干扰，或原料药为多组分物质时，不适宜采用滴定分析法，可选用仪器分析方法，最常用的仪器分析法是高效液相色谱法。

对于药物制剂的含量测定，尤其是复方制剂由于其组分复杂，干扰物质多，且含量限度一般较宽，因此更加强调方法的灵敏度和专属性或选择性，首选采用具有分离能力的色谱分析法，但当辅料不干扰测定时，单方制剂的含量测定也可选用光谱分析法；而对于药物制剂的定量检查，如溶出度、含量均匀度检查中药物的溶出量或含量的测定，由于分析样本量较大且限度也较宽，在辅料不干扰测定时宜选用光谱分析法。测定中应尽量避免使用易挥发、有毒及价格昂贵的有机溶剂，宜用水、各种缓冲液、稀酸、稀碱溶液作溶剂。当制剂中主药含量很低或无较强的发色团，以及杂质影响紫外分光光度法测定时，可考虑选择显色较灵敏、专属性和稳定性较好的比色法或荧光分光光度法。

(2)方法应有依据，包括文献、理论及试验依据，使建立的方法符合质量分析规律。

若药物含量测定有多种方法，应选用参加反应的是药物分子活性部分，而不是次要的酸根或碱基部分，这样选择更符合药物质量分析规律的方法。例如，盐酸吗啡既可使用硝酸银滴定法测定氯化物，又可采用非水溶液滴定法测定吗啡，但其成盐工艺中有可能酸、碱配比不当，导致氯化物的测定结果并不能代表其活性成分有机碱的含量，而吗啡是药理活性部分，因此宜选择非水溶液滴定法测定盐酸吗啡的含量。

(3)尽量参考和采用药典收载的方法。

对于药物研发过程中的含量测定，应尽可能参考和采用药典收载的方法，针对性地选用测定原理不同的多种方法进行含量测定、方法学的比较研究，再择优纳入药品标准草案。而对于没有太多合适含量测定方法的药品，如疫苗类、血液制品类等，均应参照《中国药典》中有关生物制品的相关规定进行检定及试验。

2. 含量限度的制订

药品含量限度是指按规定的测定法测得药品应含"有效物质"的含量范围。药品含量限度的制订应在确保安全有效的前提下，根据主药的含量与剂型的特点、测定方法的效能和生产实际水平而定。限度要求太严，生产上难以实现；限度要求太松，药品质量无法保证。应本着既能保证药品质量与安全又能实现大生产的原则合理地确定。

七、储藏

药物的储藏要求是为保障药品在生产后至临床使用前的质量稳定，而对药品的储藏与保管所作出的基本要求。药品不同，其理化和稳定性特征也不同，受储藏和保管过程中的温度、湿度、光线、容器包装及封闭状态等的影响也存在差异。因此，对药品质量受这些因素的影响和变化规律应进行研究考察，为储藏要求提供依据，以避免或减缓药品在正常的储藏期限内的质量变化。

第二节　药品稳定性试验研究的分类和内容

药品稳定性试验的目的是考察药物在温度、湿度、光线等因素的影响下随时间变化的规律，为药品的生产、包装、储藏、运输条件提供科学依据，同时通过试验建立药品的有效期，以保障用药的安全有效。

一、稳定性试验的分类和对供试品的要求

1. 稳定性试验分类

稳定性试验研究具有阶段性特点，贯穿药品研究与开发的全过程，分为影响因素试验、加速试验与长期试验。

2. 稳定性试验对供试品的基本要求

(1)影响因素试验用 1 批供试品进行(原料药或制剂)，加速试验与长期试验要求用 3 批供试品进行。

(2)原料药供试品应是达到一定规模生产的产品，供试品量相当于制剂稳定性试验所要求的批量；原料药合成工艺路线、方法、步骤应与大生产一致。

(3)药物制剂供试品应是放大试验的产品，其处方和工艺与大生产一致。药物制剂，如片剂或胶囊剂，每批放大试验的规模，至少应为 10 000 片或粒。大体积包装的制剂，如静脉注射液等，每批放大规模的数量至少应为各项试验所需总量的 10 倍。特殊品种、特殊剂型所需数量根据具体情况另定。

(4)供试品的质量标准应与临床前研究、临床试验和规模生产所使用的供试品质量标准一致。

(5)加速试验与长期试验所用供试品的包装应与上市产品一致。原料药所用包装应采用模拟小桶，但所用材料与封装条件应与大桶一致。实验室规模的产品仅可用作辅助性稳定性预试验。

(6)由于放大试验比规模生产的数量小，因此药品注册申请人应在获得批准后，从放大试验转入规模生产时，对最初通过生产验证的 3 批规模生产的产品进行加速与长期稳定性试验。

二、稳定性试验的内容

原料药与制剂稳定性试验的内容和侧重点略有不同。原料药及主要剂型的稳定性重点考察项目见表 12-2。表中未列入的考察项目及剂型可根据剂型的特点合理设置。

表 12-2 原料药及制剂稳定性重点考察项目

剂型	稳定性试验重点考察项目
原料药	性状、熔点、含量、有关物质、吸湿性，以及根据品种性质选定的考察项目
片剂	性状、含量、有关物质、崩解时限或溶出度或释放度
胶囊剂	性状、含量、有关物质、崩解时限或溶出度或释放度、水分，软胶囊要检查内容物有无沉淀
注射剂	性状、含量、pH、可见异物、不溶性微粒、有关物质，应考察无菌
栓剂	性状、含量、融变时限、有关物质
软膏剂／糊剂／凝胶剂	性状、均匀性、含量、粒度、有关物质
乳膏剂、乳胶剂	性状、均匀性、含量、粒度、有关物质、分层现象
眼用制剂	如为溶液，应考察性状、可见异物、含量、pH、有关物质；如为混悬液，还应考察粒度、再分散性；洗眼剂，还应考察无菌；眼丸剂，应考察粒度与无菌
丸剂	性状、含量、有关物质、溶散时限
糖浆剂	性状、含量、澄清度、相对密度、有关物质、pH
口服溶液剂	性状、含量、澄清度、有关物质
口服乳剂	性状、含量、分层现象、有关物质
口服混悬剂	性状、含量、沉降体积比、再分散性、有关物质
散剂	性状、含量、粒度、外观均匀度、有关物质
气雾剂	揿送剂量均一性、微细粒子剂量、每瓶总揿次、喷出总量、喷射速率、有关物质
吸入制剂	递送剂量均一性、微细粒子剂量、有关物质
喷雾剂	每瓶总吸次、每喷喷量和主药含量、递送速率和总量、微细粒子剂量、有关物质
颗粒剂	性状、含量、粒度、溶化性或溶出度或释放度、有关物质
贴剂(透皮贴剂)	性状、含量、有关物质、释放度、黏附力
冲洗剂／洗剂／灌肠剂	性状、含量、有关物质、分层现象(乳状型)、分散性(混悬型)，冲洗剂应考察无菌
搽剂／涂剂／涂膜剂	性状、含量、有关物质、分层现象(乳状型)、分散性(混悬型)，涂膜剂还应考察成膜性
耳用制剂	性状、含量、有关物质，耳用散剂、喷雾剂与半固体制剂分别按相关剂型要求检查
鼻用制剂	性状、pH、含量、有关物质，鼻用散剂、喷雾剂与半固体制剂分别按相关剂型要求检查

注：有关物质(含降解产物及其他变化所生成的产物)应说明其生成产物的数目及量的变化，如有可能应说明有关物质中何者为原料中的中间体，何者为降解产物，稳定性试验重点考察降解产物。

1. 原料药稳定性试验的内容

1)影响因素试验

影响因素试验是将药品置于比加速试验更为剧烈的条件下进行的稳定性考察。其目的是探讨药物的固有稳定性，了解影响其稳定性的因素及可能的降解途径与降解产物，为制剂生产工艺、包装、储藏条件和建立降解产物分析方法提供科学依据。

供试品可以用 1 批原料药物进行，将供试品置于适宜的开口容器中(如称量瓶或培养皿)，摊成≤5mm 厚的薄层，疏松原料药摊成≤10mm 厚的薄层，进行以下试验。当试验结果发现降解产物有明显的变化，应考虑其潜在的危害性，必要时应对降解产物进行定性或定量分析。

(1) 高温试验：供试品开口置于适宜的洁净容器中，60℃温度下放置 10 天，于第 5 天和第 10 天取样，按稳定性重点考察项目进行检测。若供试品有明显变化（如含量低于规定限度），则在 40℃条件下同法进行试验。若 60℃无明显变化，不再进行 40℃试验。

(2) 高湿度试验：供试品开口置于恒湿密闭容器中，在 25℃分别于相对湿度 90%±5%条件下放置 10 天，于第 5 天和第 10 天取样，按稳定性重点考察项目要求检测，同时准确称量试验前后供试品的质量，以考察供试品的吸湿潮解性能。若吸湿增重 5%以上，则在相对湿度 75%±5%条件下，同法进行试验；若吸湿增重 5%以下，其他考察项目符合要求，则不再进行此项试验。恒湿条件可在密闭容器如干燥器下部放置饱和盐溶液，根据不同相对湿度的要求，可以选择 NaCl 饱和溶液（相对湿度 75%±1%，15.5～60℃）、KNO_3 饱和溶液（相对湿度 92.5%，25℃）。

(3) 强光照射试验：供试品开口放在装有日光灯的光照箱或其他适宜的光照装置内，于照度为 4500lx±500lx 条件下放置 10 天，于第 5 天和第 10 天取样，按稳定性重点考察项目进行检测，特别要注意供试品的外观变化。光照装置建议采用定型设备可调光照箱，也可用光橱，在箱中安装日光灯数支以达到规定照度。箱中供试品台高度可以调节，箱上方安装抽风机以排出可能产生的热量，箱上配有照度计，可随时监测箱内照度，光照箱应不受自然光的干扰，并保持照度恒定，同时防止尘埃进入光照箱内。

(4) 破坏试验：根据药物的性质必要时可设计破坏试验条件，探讨 pH 与氧及其他必要的条件对药物稳定性的影响，研究降解产物的分析方法，并对降解产物的性质进行必要的分析。

2) 加速试验

加速试验是将药物置于模拟极端气候条件下进行的稳定性考察。其目的是通过加速药物的化学或物理变化，探讨药物的稳定性，为制剂设计、包装、运输、储藏提供必要的依据。

供试品要求 3 批，按市售包装，在温度 40℃±2℃、相对湿度 75%±5%条件下放置 6 个月。所用加速试验设备应能控制温度±2℃，相对湿度±5%，设备内各部分的温度和湿度应该均匀，适合长期使用，并能对真实温度与湿度进行监测。试验期间，于第 1 个月、第 2 个月、第 3 个月、第 6 个月末分别取样一次，按稳定性重点考察项目检测。

在上述条件下，如 6 个月内供试品经检测不符合制订的质量标准限度要求，则应在中间条件下，即在温度 30℃±2℃、相对湿度 65%±5%的情况下（可用 Na_2CrO_4 饱和溶液，30℃，相对湿度 64.8%）进行加速试验，时间仍为 6 个月。

对温度特别敏感的药物，预计只能在冰箱（4～8℃）中保存，此种药物的加速试验可在温度 25℃±2℃、相对湿度 60%±10%条件下进行，时间为 6 个月。

3) 长期试验

长期试验是将药物置于接近实际储藏的条件下进行的稳定性考察。其目的是为制订药物的有效期提供依据。长期试验采用的温度为 25℃±2℃、相对湿度为 60%±10%，或温度 30℃±2℃、相对湿度 65%±5%，是根据国际气候带制定的。国际气候带见表 12-3。

表 12-3 国际气候带

气候带	计算数据			推算数据	
	温度 [1]/℃	MKT[2]/℃	RH/%	温度/℃	RH/%
Ⅰ 温带	20.0	20.0	42	21	45
Ⅱ 地中海气候、亚热带	21.6	22.0	52	25	60
Ⅲ 干热带	26.4	27.9	35	30	35
Ⅳ 湿热带	26.7	27.4	76	30	70

1）记录温度。

2）MKT 为平均动力学温度。

我国总体来说属于亚热带（部分地区属于湿热带），因此长期试验条件与 ICH 采用的条件基本一致。供试品 3 批，市售包装，在温度 25℃±2℃、相对湿度 60%±10% 条件下放置 12个月。考虑到我国南北方的气候差异，也可选择在温度 30℃±2℃、相对湿度 65%±5% 条件下放置 12 个月。每 3 个月取样一次，分别于 0 个月、3 个月、6 个月、9 个月、12 个月取样，按稳定性重点考察项目进行检测。12 个月以后，仍需继续考察，分别于 18 个月、24 个月、36 个月取样进行检测。将结果与 0 个月比较，以确定药物的有效期。

由于实验数据的分散性，一般应按 95% 可信限进行统计分析，得出合理的有效期。若 3批统计分析结果差别较小，则取其平均值为有效期；若差别较大，则取其最短的为有效期。如果数据表明，测定结果变化很小，说明药物是很稳定的，则不作统计分析。

对温度特别敏感的药物，长期试验可在温度 6℃±2℃ 条件下放置 12 个月，按上述时间要求进行检测，12 个月以后仍需按规定继续考察，制订在低温储藏条件下的有效期。

2. 药物制剂稳定性试验的内容

药物制剂稳定性试验研究应以原料药的性质和稳定性试验的结果为基础，如温度、湿度、光线对原料药稳定性的影响，并在处方筛选（原辅料相容性）、工艺设计、包装选择的过程中，根据主药与辅料的性质，参考原料药物的试验方法，进行影响因素试验、加速试验和长期试验。

1）影响因素试验

药物制剂进行影响因素试验的目的是考察制剂处方、生产工艺和包装条件的合理性。用1 批供试品进行试验。将供试品如片剂、胶囊剂、注射剂（注射用无菌粉末如为西林瓶装，不能打开瓶盖，以保持严封的完整性）除去外包装，置于适宜的开口容器中，进行高温试验、高湿度试验与强光照射试验。试验条件、方法和取样时间均与原料药物的影响因素试验相同。

对于一些特殊制剂还需要进行低温/冻融稳定性试验研究考察。难溶性药物的注射剂，考察冰冻后重新置于常温下的再溶解性能；凝胶等外用制剂，考察冰冻后复熔时凝胶体、流变学性质的保持能力；脂质体、纳米粒等新剂型，考察冰冻后产生的冰晶可能会刺破微球体脂质膜，破坏剂型结构，导致包封率下降，进而引发体内药动/药效行为等的不可预知的变化。

2）加速试验

药物制剂加速试验的目的是通过加速药物制剂的化学或物理变化，探讨药物制剂的稳定性，为处方设计、工艺改进、质量研究、包装改进、运输、储藏提供必要的依据。试验设备与原料药稳定性试验的要求相同。

供试品要求 3 批，按市售包装，在温度 40℃±2℃、相对湿度 75%±5%条件下放置 6 个月。在试验期间，于第 1 个月、第 2 个月、第 3 个月、第 6 个月末分别取样一次，按稳定性重点考察项目检测。

在上述条件下，如 6 个月内供试品经检测不符合制订的质量标准限度要求，则应在中间条件下，即在温度 30℃±2℃、相对湿度 65%±5%的情况下进行加速试验，时间仍为 6 个月。

溶液剂、混悬剂、乳剂、注射液等含有水性介质的制剂可不要求相对湿度。

对温度特别敏感的药物制剂，预计只能在冰箱(4～8℃)内保存使用，此类药物制剂的加速试验，可在温度 25℃±2℃、相对湿度 60%±10%条件下进行，时间为 6 个月。

乳剂、混悬剂、软膏剂、乳膏剂、糊剂、凝胶剂、眼膏剂、栓剂、气雾剂、泡腾片及泡腾颗粒宜直接在温度 30℃±2℃、相对湿度 65%±5%条件下进行试验，其他要求与上述相同。

对于包装在半透性容器中的药物制剂，如低密度聚乙烯制备的输液袋、塑料安瓿瓶、眼用制剂容器等，则应在温度 40℃±2℃、相对湿度 25%±5%条件下(可用 $CH_3COOK·1.5H_2O$ 饱和溶液)进行试验。

3) 长期试验

供试品 3 批，市售包装，进行长期试验，参照稳定性重点考察项目进行检测。试验条件、取样间隔、数据分析、有效期的建立等均与原料药物的长期试验相同。

对于包装在半透性容器中的药物制剂，则应在温度 25℃±2℃、相对湿度 40%±5%，或温度 30℃±2℃、相对湿度 35%±5%条件下进行试验。

4) 配伍稳定性试验

对于临床使用时需要临时配制成溶液再使用的药物制剂，还应考察配伍和使用过程中的稳定性，以防发生沉淀、分解变质等反应，为临床安全用药提供依据。

3. 稳定性试验结果的界定

药品稳定性试验过程中，质量的变化主要按照其药品标准，并结合稳定性重点考察项目的要求进行检测和评价。稳定性试验考察中，原料药的"显著变化"是指其质量检验的结果已经不能满足其药品标准规定限度的要求。制剂的"显著变化"定义为：①含量较它的初始值变化超过 5%，或用生物或免疫学方法检测效价时不符合标准限度；②任何降解产物超过了它的标准限度；③外观、物理特性和功能性检查(如颜色、相分离、重新混悬能力、结块、硬度、每次给药剂量)不符合相应药品标准的限度规定，但加速条件下有些物理特性的改变可以除外(如栓剂的软化、乳剂的熔化)；④pH 不符合标准限度；⑤12 个剂量单位的溶出度不符合标准限度。

三、稳定性试验分析方法与要求

适用于药物稳定性试验样品质量检测的分析方法称为稳定性指示分析法。稳定性指示分析法应能够不受降解产物、工艺杂质、赋形剂或其他潜在杂质的影响，能够准确测定药物中的活性成分，并能够定性和(或)定量地监测药物中的杂质(包括降解产物)，即能够准确检测出药物原料和制剂的质量随着稳定性试验考察因素的作用和时间的延长而可能出现的变化。常用的稳定性指示分析法主要是色谱分析法，如高效液相色谱法。

为了建立专属、适用的稳定性指示分析法，应对起始原料、中间体、粗品原料及将药物经过破坏(苛性)处理使主成分含量下降 5%～10%，而包含降解产物的样品分析，对主成分峰及需要逐一进行定量测定的所有特定杂质峰分别采用适宜的手段进行专属性确证，考察分离效能，确保所使用的方法满足药物中活性成分的专属与准确测定要求，满足有关物质的定性和(或)定量检查的要求。专属性确证常用的方法包括：色谱峰纯度 PDA 或 MS 鉴定的直接检查法；改变色谱条件或色谱系统，考察和比较色谱峰分离的间接检查法；添加杂质对照的验证检查法。对于复方制剂，则需要对各药效成分既分别又合并进行破坏处理。

第三节　药品质量标准的制定与起草说明

一、药品质量标准制定的原则

在全面、有针对性的质量研究基础上，充分考虑药物的安全性和有效性，以及生产、流通、使用各个环节的影响，确定控制产品质量的项目和限度，制定出合理、可行并能反映产品特征和质量变化情况的药品质量标准，以有效控制产品批间质量的一致性，保障生产工艺的稳定性。为此，在制定药品质量标准时必须坚持科学性、先进性、规范性和权威性的原则。

1. 科学性

药品质量标准适用于对合法生产的药品质量进行控制，保障药品安全有效质量可控。因此，药品质量标准制定首要的原则是确保药品质量标准的科学性。应充分考虑来源、生产、流通及使用等各个环节影响药品质量的因素，设置科学的检测项目，建立可靠的检测方法，规定合理的判断标准/限度。例如，在确保安全、有效和质量可控的前提下，要充分考虑使用的要求，针对不同剂型规定检测项目及确定合理的限度，一般来说，对外用药品要求稍松，对内服药品要求较严，对注射和麻醉用药的质量指标要求最高。随着科学技术的发展、认识的进步，还应及时修改和提高。

2. 先进性

药品质量标准应充分反映现阶段国内外药品质量控制的先进水平。坚持标准发展的国际化原则，注重新技术和新方法的应用，根据我国国情积极采用国际药品质量标准的先进方法，加快与国际接轨的步伐，促进我国药品质量标准特别是中药质量标准的国际化。同时要积极创新，提高我国药品质量标准中自主创新技术含量，使我国医药领域的自主创新技术通过标准快速转化为生产力，提高我国药品的国际竞争力。

3. 规范性

制定药品质量标准时，应按照国家药品监督管理部门颁布的法律、规范和指导原则的要求，做到药品质量标准的体例格式、文字术语、计量单位、数字符号及通用检测方法等统一规范。

4. 权威性

国家药品质量标准具有法律效力。应充分体现科学监管的理念，支持国家药品监督管理的科学发展需要。保护药品的正常生产、流通和使用，打击假冒伪劣，促进我国医药事业的健康发展。

总之，药品质量标准的研究与制定应着力解决制约药品质量与安全的突出问题，促进药品质量的提高；着力提高药品质量控制的水平，充分借鉴国际先进技术和经验，客观反映我国医药工业、临床用药及检验技术的水平；充分发挥保障药品质量与用药安全，维护人们健康的法律作用。

二、药品质量标准的制定

药品质量标准主要由检测项目、分析方法和限度三方面内容组成。分析方法应经过方法学验证，应符合"准确、灵敏、简便、快速"的原则。制定药品质量标准同时还应考虑原料药物及其制剂质量指标的关联性。

1. 药品质量指标项目确定的一般原则

质量指标项目的设置既要有通用性，又要有针对性(针对产品自身的特点)，并能灵敏地反映产品质量的变化情况。

1)化学原料药物药品标准中的项目

主要包括：药品名称(通用名、汉语拼音名、英文名)、化学结构式、分子式、相对分子质量、化学名、含量限度、性状、理化性质、鉴别、检查(纯度检查及与产品质量相关的检查项等)、含量(效价)测定、类别、储藏、制剂、有效期等项目。其中，检查项主要包括酸碱度(主要对盐类及可溶性原料药)、溶液的澄清度与颜色(主要对抗生素类或供注射用原料药)、一般杂质(氯化物、硫酸盐、重金属、炽灼残渣、砷盐等)、有关物质、残留溶剂、干燥失重或水分等。

其他项目可根据具体产品的理化性质和质量控制的特点设置。例如：①多晶形药物，如果试验结果显示不同晶形产品的生物活性不同，则需要考虑在质量标准中对晶形进行控制；②手性药物，需要考虑对异构体杂质进行控制，消旋体药物若已有单一异构体药物上市，应检查旋光度；③直接分装的无菌粉末，需考虑对原料药的无菌、细菌内毒素或热原、异常毒性、升压物质、降压物质等进行控制等。

2)化学药物制剂药品标准中的项目

主要包括：药品名称(通用名、汉语拼音名、英文名)、含量限度、性状、鉴别、检查(与制剂生产工艺有关的及与剂型相关的质量检查项等)、含量(效价)测定、类别、规格、储藏、有效期等项目。其中，口服固体制剂的检查项主要有：溶出度、释放度(缓释、控释及肠溶制剂)等；注射剂的检查项主要有：pH、溶液的澄清度与颜色、澄明度、有关物质、重金属(大体积注射液)、无菌、细菌内毒素或热原、注射用粉末或冻干品的干燥失重或水分等。

其他项目可根据具体制剂的生产工艺及其质量控制的特点设置。例如，脂质体在生产过程中需要用到限制性(如ICH规定的二类溶剂)的有机溶剂，则需考虑对其进行控制，另外还应根据脂质体的特点，设置载药量、包封率、泄漏率等检查项。

中药及生物药物的药品标准中的项目与化学药物既有相似性，更多的则是各自的特殊性，尤其是生物药物。详细内容见现行版《中国药典》。

2. 质量指标限度确定的一般原则

首先应基于对药品安全性和有效性的考虑，并应考虑分析方法的误差。在保证产品安全有效的前提下，可以考虑生产工艺的实际情况，以及兼顾流通和使用过程的影响。同时必须注意工业化生产规模产品与进行安全性、有效性研究样品质量的一致性。也就是说，实际生产产品的质量不能低于进行安全性和有效性试验样品的质量，否则要重新进行安全性和有效性的评价。

药品质量标准中需要确定指标限度的项目主要包括：主药的含量、与纯度有关的性状项（旋光度或比旋度、熔点等）、纯度检查项（影响产品安全性的项目：残留溶剂、一般杂质和有关物质等）和有关产品品质的项目（酸碱度、溶液的澄清度与颜色、口服固体制剂的溶出度/释放度等）等。应参照现行版《中国药典》对一些常规检查项的限度进行规定，如一般杂质（氯化物、硫酸盐、重金属、炽灼残渣、砷盐等）。有关产品品质项目的限度应尽量体现工艺的稳定性，并考虑测定方法的误差。对有关物质和残留溶剂限度的确定，则需要有试验和（或）文献依据，还应考虑给药途径、给药剂量和临床使用情况等，根据技术规范的要求制订。

对化学结构不清楚或尚未完全确定的杂质，因没有合适的理化方法，可采用现行版《中国药典》通则规定的一些方法对其进行控制。例如，异常毒性、细菌内毒素或热原、升压物质、降压物质检查等，限度应按照药典的规定及临床用药情况确定。

三、药品质量标准的格式与用语

药品质量标准的检测项目、分析方法和限度应按现行版《中国药典》的格式和用语进行规范，注意用词准确、语言简练、逻辑严谨，避免产生误解或歧义。

四、药品质量标准的起草说明

药品质量标准的起草说明是对药品质量指标的注释。起草说明依照药品质量标准中拟定的项目循序编写。应根据药品质量研究的结果、实测的数据、参考的标准和文献资料，详细论述药品质量标准中各项目设置的理由及其限度确定的依据，以及部分研究项目（包括成熟的、不成熟的、尚待完善的或失败的）不纳入药品质量标准的原因等。

起草说明也是对质量控制研究和药品质量标准制定工作的总结。包括：检测方法的选取，采用方法的原理、方法学验证，实际测定的结果及综合评价等。起草说明还是执行和修订药品质量标准的重要参考资料。

起草说明与其质量研究报告不同，也不能以综述性讨论代替。起草说明应包括下列内容（以化学药物为例）。

1. 药品名称

参照现行版《中国药典》的格式，先列出药品的中文通用名称，再列出英文名称。药品名称下方列出化学结构式，分子式与相对分子质量列于结构式的右下方。

对于化学结构明确且是单一有机化合物的药物，再列出中、英文化学名称及 CAS 编号。

英文名称首字母大写。然后，可列出曾用名，包括国内外沿用已久的通俗名称。一般不列入商品名和专利名。

2. 概况

不列标题，相当于注释的前言。简要说明药物的类别、主要的药理作用和临床适应证、体内吸收与代谢、药物不良反应，具有光学异构体的药物应说明构型与药效的关系；药物的研究开发的历程，如发现或发明人及年代、生产上市情况；国内外研究开发和有关知识产权的情况；质量控制水平、药典收载情况。

3. 制法(生产工艺)

扼要说明药物的来源与制法。用化学反应式表明合成的路线，或简明表述生产制备的工艺路线流程、成品的精制方法，以便了解生产中可能引入的杂质。如有采用不同的工艺路线或精制方法，应分别列出。在反应符号的上方标注化学反应的名称，下方用化学结构式或分子式标示加入的主要试剂。具体条件如反应温度、时间、试剂用量等不必详列。

4. 质量指标制订的理由

按拟定标准的项目内容，依次说明各项质量指标制订的理由，并提供产品质量研究测定的具体数据与典型图谱(如 UV、IR、TLC、HPLC)等，或不同来源产品的检验结果统计。在性状、鉴别、检查和含量测定中采用的方法，除非已被药典通则收载，否则都必须根据研究的结果和引用的文献，说明方法原理、操作中的注意事项，并提供方法学研究验证的报告。

(1)性状：性状项下的内容一般已经明确表达，不必再叙述。有关药物的稳定性状态，如发生分解、降解、失效等变化的条件、因素和程度，可结合试验研究结果加以说明。

(2)鉴别：鉴别方法应明确说明依据。化学鉴别法，可以采用化学反应式，结合文字扼要说明反应的原理、条件和现象。光谱和色谱鉴别法，应明确试验条件、影响因素，并附供试品和(或)对照品的典型图谱。

(3)检查：检查项目应侧重说明制订的依据和意义。对药品的有效性、安全性与生物活性的检查，应侧重说明方法的要点、操作注意事项与结果的正确判定等内容。有关物质的检查，应结合制备工艺路线与稳定性研究结果等加以说明，明确杂质的来源、检查方法的原理与条件；并以试验数据说明限度制订的合理性、检查方法的专属性和灵敏度的适用性。还应说明已经研究而未列入标准的检查项目和理由。一般杂质的检查，如果无特殊需要，可不说明。

(4)含量测定：含量测定应说明方法的原理、操作的注意事项、影响测定结果的因素。特别是反复处理操作，应逐步解释其原理和目的。对操作中易出现的异常现象和成功的经验要突出说明，并列出数据证明。对方法的专属性、准确度和精密度等的验证结果应进行说明，对方法的优缺点应略加评述，并对含量的计算方法和计算公式作必要的说明。

(5)储藏：储藏的规定应结合稳定性试验结果进行注释，并尽量用数据表达。同时确定药品的合理有效期限。

例如：

甲苯咪唑

Jiabenmizuo

Mebendazole

$C_{16}H_{13}N_3O_3$　295.30

本品为 5-苯甲酰基-2-苯并咪唑氨基甲酸甲酯，按干燥品计算，含 $C_{16}H_{13}N_3O_3$ 应为 98.0%～102.0%。

【性状】 本品为白色、类白色或微黄色结晶性粉末；无臭。

本品在丙酮或三氯甲烷中极微溶解，在水中不溶；在甲酸中易溶，在冰醋酸中略溶。

吸光系数　取本品约 50mg，精密称定，加甲酸 5mL 使其溶解，用异丙醇定量稀释制成每 1mL 约含 10μg 的溶液，按紫外-可见分光光度法(通则 0401)，在 312nm 的波长处测定吸光度，按干燥品计算比吸光系数($E_{1cm}^{1\%}$)为 485～505。

【鉴别】 (1)取吸光系数测定项下的溶液，按紫外-可见分光光度法(通则 0401)测定，在 312nm 的波长处有最大吸收。

(2)本品的红外光吸收图谱应与对照的图谱(光谱集 101 图)一致。

【检查】A 晶形　取本品与含 A 晶形为 10% 的甲苯咪唑对照品各约 25mg，分别加液状石蜡 0.3mL，研磨均匀，制成厚度约 0.15mm 的石蜡糊片，同时制作厚度相同的空白液状石蜡糊片作参比，按红外分光光度法(通则 0402)测定，并调节供试品与对照品在 803cm^{-1} 波数处的透光率为 90%～95%，分别记录 620～803cm^{-1} 波数处的红外光吸收图谱。在约 620cm^{-1} 和 803cm^{-1} 波数处的最小吸收峰间连接一基线，再在约 640cm^{-1} 和 662cm^{-1} 波数处的最大吸收峰的顶处作垂线与基线相交，用基线吸光度法求出相应吸收峰的吸光度，供试品在约 640cm^{-1} 与 662cm^{-1} 波数处吸光度之比不得大于含 A 晶形为 10%的甲苯咪唑对照品在该波数处的吸光度之比。

有关物质　取本品 50mg，置 10mL 量瓶中，加甲酸 2mL 溶解后，用丙酮稀释至刻度，摇匀，作为供试品溶液；精密量取适量，用丙酮分别定量稀释制成每 1mL 含 25μg 和 12.5μg 的溶液，作为对照溶液(1)和(2)。按照薄层色谱法(通则 0502)试验，吸取上述三种溶液各 10μg，分别点于同一硅胶 GF254 薄层板上，以三氯甲烷-甲醇-甲酸(90:5:5)为展开剂，展开，晾干，置紫外光灯(254nm)下检视。对照溶液(2)应显一个明显斑点，供试品溶液如显杂质斑点，与对照溶液(1)的主斑点比较，不得更深。

干燥失重　取本品，在 105℃干燥至恒量，减失质量不得超过 0.5%(通则 0831)。

炽灼残渣取本品 1.0g，依法检查(通则 0841)，遗留残渣不得超过 0.1%。

重金属　取炽灼残渣项下遗留的残渣，依法检查(通则 0821 第二法)，含重金属不得超过百万分之二十。

【含量测定】 取本品约 0.25g 精密称定，加甲醇 8mL 溶解后，加冰醋酸 40mL 与乙酐

5mL，按电位滴定法(通则 0701)，用高氯酸滴定液(0.1mol/L)滴定，并将滴定的结果用空白试验校正。每 1mL 高氯酸滴定液(0.1mol/L)相当于 29.58mg 的 $C_{16}H_{13}N_3O_3$。

【类别】 驱肠虫药。

【储藏】 密封保存。

【制剂】 (1)甲苯咪唑片；(2)复方甲苯咪唑片。

5. 与已有标准的对比

如果研究的药品为已有标准的品种，则应将拟定的标准与已有标准进行对比评价。明确说明项目指标取舍的理由、限度设定或调整的依据。拟定标准应体现出整体的先进性。

6. 其他内容

质量标准的起草说明应列出起草和复核单位及其对拟定标准的意见，包括标准中尚存在的问题及改进的建议，并列出主要参考文献。

五、药品质量标准制定的长期性

药品质量标准的制定是一项长期且不断完善的研究工作。药品的注册申请获得批准而生产后，其他的研究资料如药效、药理、毒理、临床等均已基本完成历史任务而存档备用，唯有药品质量标准将伴随产品"终身"。只要有药品的生产、销售和使用，就要有依据药品质量标准的药物分析检验控制和监督保障。

药品质量标准仅在某一历史阶段有效，而不是固定不变，随着科学技术和生产水平的不断发展与提高，如果原有的质量指标限度不能满足药品不断提高的质量控制水平和要求时，就可以修订某项指标，增删某些项目，补充新的内容，甚至可以改进一些检验技术，药品质量标准也将相应地完善。例如，头孢泊肟酯"有关物质"的检查 ChP2015 修订 ChP2010 标准中的等度 HPLC 条件为线性梯度 HPLC 系统，并使用同时经紫外强光照射和过氧化氢破坏处理的样品作为系统适应性溶液对色谱条件进行确认，明确规定了主要杂质峰的出峰顺序(相对保留)与分离度要求，显著地改善了头孢泊肟酯有关物质检查的可行性、科学性和准确性。

练 习 题

一、多项选择题

1. 原料药稳定性试验的内容一般包括(　　)

A. 影响因素试验　　　　B. 加速试验　　　　C. 长期试验

D. 干法破坏试验　　　　E. 湿法破坏试验

2. 《中国药典》规定"熔点"是指(　　)

A. 供试品在毛细管内收缩时的温度　　　　B. 固体全熔呈透明液体时的温度

C. 固体熔化时自初熔至全熔的一段温度　　　　D. 固体熔融同时分解的温度

E. 固体熔化成液体的温度

3. 关于制剂分析和原料分析，正确的说法是(　　)

A. 同一种药物，原料药可使用的分析方法，制剂不一定适合使用

B. 在对制剂进行分析时一般不需要对原料药的所有检查项目进行分析

C. 原料药与制剂的含量测定结果表示方法不同，前者用含量表示，后者一般用含量占标示量的百分数表示

D. 分析原料药要求方法的准确度比分析制剂可稍微低一些

E. 制剂分析和原料分析含量限度要求不同，一般来说对原料药要求比较严格，对制剂则要求宽一些

4. 药物稳定性试验时，影响因素试验对供试品批次的要求是( )

A. 1　　　　　B. 2　　　　　C. 3　　　　　D. 4　　　　　E. 5

5. 药物稳定性试验时，加速试验与长期试验对供试品批次的要求是( )

A. 1　　　　　B. 2　　　　　C. 3　　　　　D. 4　　　　　E. 5

二、简答题

1. 制定药品质量标准时选择鉴别试验方法的基本原则是什么？

2. 制定药品质量标准时如何选择药物含量测定方法？

3. 简述药物稳定性试验的内容。

4. 简述药品质量标准中药品名称的命名原则。

5. 简述药品质量标准制定的原则。

第十三章 化学药物的分析——巴比妥类药物的分析

原料药根据其来源分为化学合成药和天然化学药两大类。化学合成药按结构可分为无机合成药和有机合成药。无机合成药为无机化合物,如用于治疗胃及十二指肠溃疡的氢氧化铝等;有机合成药主要是由有机化工原料,经一系列有机化学反应而制得的药物(如阿司匹林、咖啡因等)。

原料药中有机合成药的品种、产量及产值所占比例最大,是化学原料药工业的主要支柱。一般来说,化学原料药纯度高、结构多样,在建立质量控制方法时,应充分考虑其结构特征、理化性质,并结合生产工艺建立性状、鉴别、检查和含量测定方法。本章以巴比妥类药物为代表介绍化学原料的分析方法,思路可为其他类化学原料药分析作参考。

第一节 巴比妥类药物的结构与性质

一、基本结构与典型药物

巴比妥类药物是以巴比妥酸(环状丙二酰脲)为母核的一类衍生物,其基本结构如下:

由于 5 位取代基 R^1 和 R^2 的不同,形成不同的巴比妥类药物,具有不同的理化性质。临床上常用的本类药物多为巴比妥酸的 5,5-二取代衍生物,或 C2 位氧被硫取代的硫代巴比妥酸的 5,5-二取代衍生物。《中国药典》(2015 年版)收载的本类药物有苯巴比妥及其钠盐、异戊巴比妥及其钠盐、司可巴比妥钠及注射用硫喷妥钠等。常见的巴比妥类药物及其结构列于表 13-1 中。

表 13-1 典型巴比妥类药物的化学结构

药物名称	R^1	R^2
巴比妥(barbital)	—C_2H_5	—C_2H_5
苯巴比妥(phenobarbital)	—C_2H_5	—C_6H_5
司可巴比妥(secobarbital)	—$CH_2CH=CH_2$	—$CH(CH_3)(CH_2)_2CH_3$
戊巴比妥(pentobarbital)	—C_2H_5	—$CH(CH_3)(CH_2)_2CH_3$
异戊巴比妥(amobarbital)	—C_2H_5	—$CH_2CH_2CH(CH_3)_2$
硫喷妥(thiopental)	—C_2H_5	—$CH(CH_3)(CH_2)_2CH_3$ C2 位氧被硫取代

巴比妥类药物的基本结构可分为两部分，一部分为母核巴比妥酸的环状丙二酰脲结构，此结构是巴比妥类药物的共同部分，决定巴比妥类药物的共性，可用于与其他类药物相区别；另一部分是取代基部分，即 R^1 和 R^2，根据取代基的不同，可以形成各种具体的巴比妥类药物，具有不同的理化性质，这些理化性质可用于各种巴比妥类药物之间的相互区别。

二、主要理化性质

巴比妥类药物通常为白色结晶或结晶性粉末；具有一定的熔点；在空气中稳定，加热多能升华。该类药物一般微溶或极微溶于水，易溶于乙醇等有机溶剂；其钠盐则易溶于水，而难溶于有机溶剂。六元环结构比较稳定，遇酸、氧化剂、还原剂时，一般情况下环不会破裂，但与碱液共沸时则水解开环，并产生氨气。

1. 弱酸性

巴比妥类药物的母核环状结构中含有 1,3-二酰亚胺基团，因而其分子能发生酮式-烯醇式互变异构，在水溶液中发生二级电离，呈弱酸性。

本类药物具有弱酸性(pK_a 7.3～8.4)，因此可与强碱反应生成水溶性的盐类，一般为钠盐。该盐的水溶液呈碱性，加入酸酸化后，则析出结晶性的游离巴比妥类药物，可用有机溶剂将其萃取出来。上述这些性质可以用于巴比妥类药物的分离、鉴别、检查和含量测定。

2. 水解反应

巴比妥类药物的分子结构中含有酰亚胺结构，与碱液共沸即水解，释放出氨气，可使红色石蕊试纸变蓝。此反应被用于鉴别异戊巴比妥和巴比妥。

3. 与重金属离子的反应

巴比妥类药物分子结构中含有丙二酰脲($-CONHCONHCO-$)或酰亚胺基团,在合适 pH

的溶液中，可与某些重金属离子如 Ag^+、Cu^{2+}、Co^{2+}、Hg^{2+} 等反应显色或产生有色沉淀。虽然这类化学反应的专属性不强，但仍常用于本类药物的鉴别和含量测定。

1) 与银盐的反应

巴比妥类药物分子结构中含有酰亚胺基团，在碳酸钠溶液中，生成钠盐而溶解，再与硝酸银溶液反应，首先生成可溶性的一银盐，加入过量的硝酸银溶液，则生成难溶性的二银盐白色沉淀。此反应可用于本类药物的鉴别和含量测定。

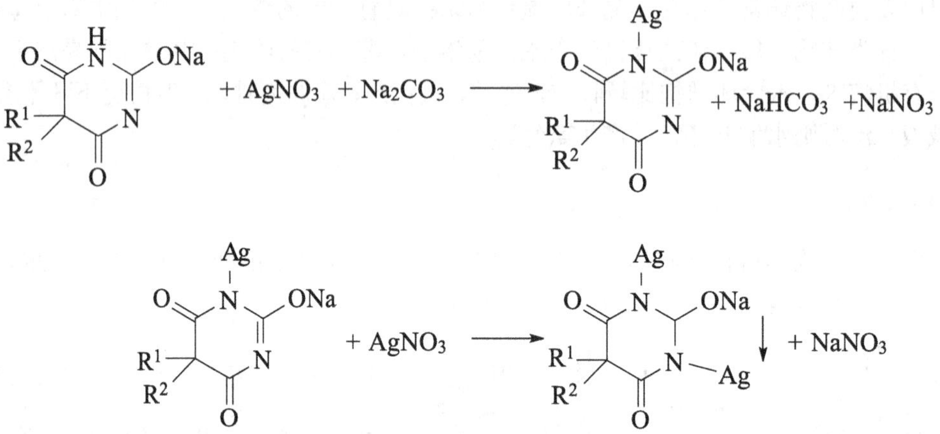

2) 与铜盐的反应

巴比妥类药物在吡啶溶液中生成的烯醇式异构体与铜吡啶试液反应，形成稳定的配位化合物，产生类似双缩脲的呈色反应。铜吡啶试液应临用新配：将硫酸铜 4g 溶于 90mL 水中，再加入吡啶 30mL，生成硫酰二吡啶合铜。巴比妥类药物与铜吡啶试液的反应机理为

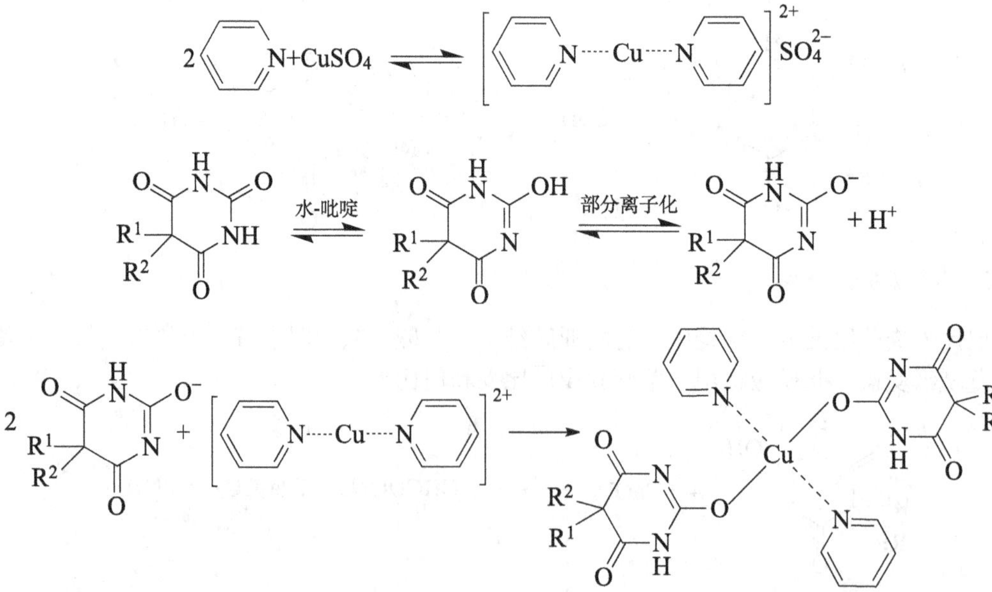

在此反应中，巴比妥类药物呈紫堇色或生成紫色沉淀，含硫巴比妥类药物则呈现绿色。在 pH 较高的溶液中，5,5-二取代基不同的巴比妥类药物与铜盐生成的紫色化合物在三氯甲烷

中的溶解度不同，5,5-二取代基的亲脂性越强，与铜盐生成的紫色化合物越易溶于三氯甲烷中。此反应可用于本类药物的鉴别，也可以用来区分巴比妥类和硫代巴比妥类药物。

3) 与钴盐的反应

巴比妥类药物在碱性溶液中可与钴盐反应，生成紫堇色配位化合物。反应在无水条件下比较灵敏，生成的有色产物也比较稳定。常用溶剂为无水甲醇或乙醇；碱以有机碱为好，一般采用异丙胺；钴盐为乙酸钴、硝酸钴或氯化钴。可用于本类药物的鉴别和含量测定。

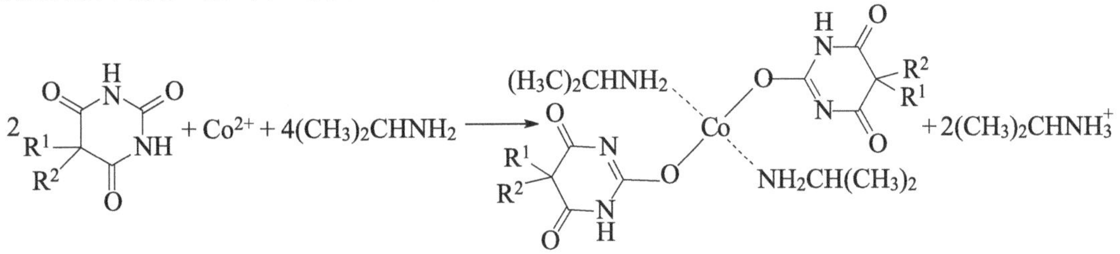

4) 与汞盐的反应

巴比妥类药物与硝酸汞或氯化汞溶液反应，可生成白色汞盐沉淀，此沉淀能在氨试液中溶解。反应式为

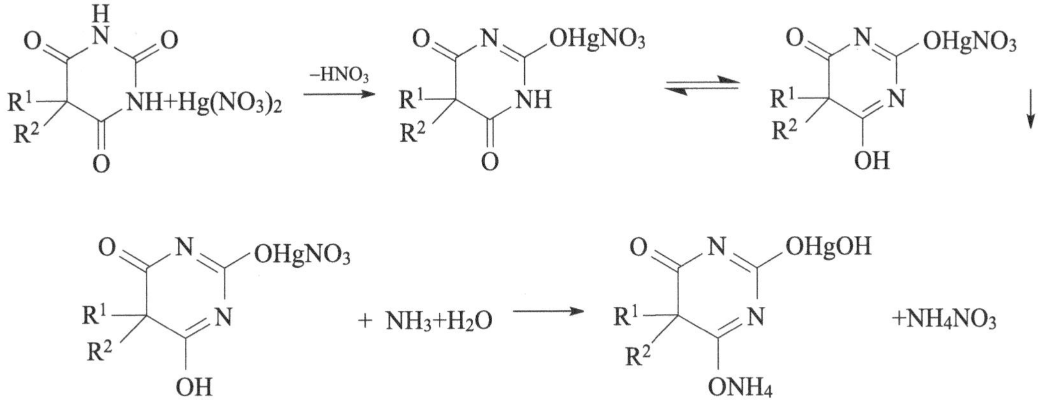

4. 与香草醛的反应

巴比妥类药物分子结构中，丙二酰脲基团中的氢比较活泼，可与香草醛(vanillin)在浓硫酸存在下发生缩合反应，生成棕红色产物。加入乙醇后，颜色先变为紫色，最后变为蓝色。

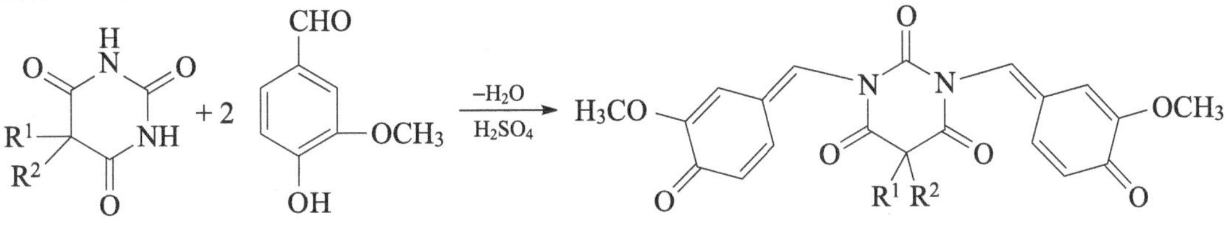

加入乙醇后，其反应产物可转变为

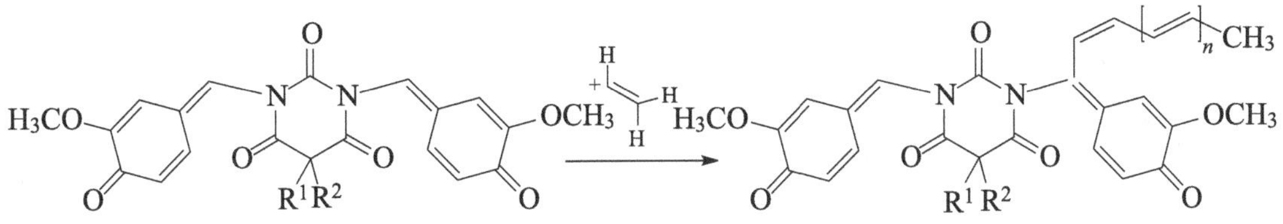

药 物 分 析

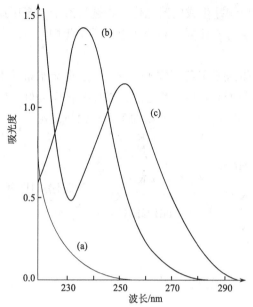

图 13-1 巴比妥类药物(2.5mg/100mL)的紫外吸收光谱

(a) 0.05mol/L H₂SO₄溶液(未电离)；
(b) pH 9.9 缓冲液(一级电离)；(c) 0.1mol/L NaOH
溶液，pH 13(二级电离)

消失，只存在 304nm 处的吸收峰。

5. 紫外吸收光谱特征

巴比妥类药物的紫外吸收光谱随其电离级数的不同发生显著变化，如图 13-1 所示。在酸性溶液中不电离，巴比妥类药物无共轭结构，因而无明显的紫外吸收；随着溶液碱性增强，在 pH 为 9.9 的溶液中，可发生一级电离，形成共轭体系结构，在 240nm 波长处出现最大吸收，在 pH 为 13 的强碱性溶液中，能发生二级电离，使共轭体系延长，导致最大吸收波红移至 255nm。

硫代巴比妥类药物的紫外吸收光谱则不同，无论是在酸性还是碱性溶液中均有较明显的紫外吸收。图 13-2 为硫喷妥的紫外吸收光谱：在盐酸溶液(0.1mol/L)中，两个吸收峰分别在 287nm 和 238nm；在氢氧化钠溶液(0.1mol/L)中，两个吸收峰分别移至 304nm 和 255nm。另外，在 pH 为 13 的强碱性溶液中，硫代巴比妥类药物在 255nm 处的吸收峰

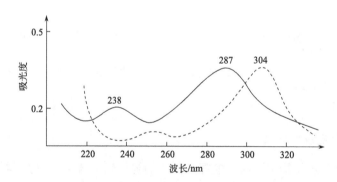

图 13-2 硫喷妥的紫外吸收光谱

—0.1mol/L HCl 溶液；---0.1mol/L NaOH 溶液

第二节 巴比妥类药物的鉴别

一、丙二酰脲类鉴别试验

丙二酰脲类反应是巴比妥类药物母核的反应，因而是本类药物共有的反应，属于一般鉴别试验，收载在《中国药典》(2015 年版)四部通则中"0301 一般鉴别试验"项下。丙二酰脲类的鉴别反应有银盐反应和铜盐反应。

1. 银盐反应

取供试品约 0.1g，加入碳酸钠试液 1mL 与水 10mL，振摇 2min，过滤，滤液中逐滴加入硝酸银试液，即生成白色沉淀，振摇，沉淀即溶解；继续滴加过量的硝酸银试液，沉淀不再溶解。

2. 铜盐反应

取供试品约 50mg，加入吡啶溶液(1→10)5mL，溶解后加入铜吡啶试液 1mL，即显紫色或生成紫色沉淀。

二、特征基团反应

利用每种巴比妥药物分子中特征基团反应的鉴别试验属于专属鉴别试验。

1. 利用硫元素的鉴别试验

硫代巴比妥类分子中含有硫元素，可在氢氧化钠溶液中与铅离子反应生成白色沉淀；加热后，沉淀转变为硫化铅。本试验可用于区别硫代巴比妥类与巴比妥类药物。

示例　《中国药典》(2015 年版)中注射用硫喷妥钠的鉴别：取本品约 0.2g，加入氢氧化钠试液 5mL 与乙酸铅试液 2mL，生成白色沉淀；加热后，沉淀变为黑色。

2. 利用不饱和取代基的鉴别试验

含有不饱和取代基的巴比妥类药物，《中国药典》(2015 年版)收载有司可巴比妥钠。因其分子结构中含有烯丙基，分子中的不饱和键可与碘、溴或高锰酸钾作用，发生加成反应或氧化反应，使碘、溴或高锰酸钾褪色，所以可用以下方法进行鉴别。

1) 与碘试液的反应

取本品 0.10g 加水 10mL 溶解后，加碘试液 2mL，所显棕黄色应在 5min 内消失。司可巴比妥钠与溴试液也可以发生加成反应，使溴试液褪色。

2) 与高锰酸钾的反应

司可巴妥钠分子中的不饱和取代基(烯丙基)具有还原性，可在碱性溶液中与高锰酸钾反应，将紫色的高锰酸钾还原为棕色的二氧化锰。反应式为

$$H_2C=HCH_2C\underset{\substack{|\\H}}{\overset{\substack{O\\\|\\}}{\bigcirc}}NH\underset{C_3H_7}{\overset{CH_3}{\bigcirc}}ONa+KMnO_4+H_2O \longrightarrow H_2C-HCH_2C\underset{\substack{OH\ OH}}{\bigcirc}NH\bigcirc ONa+MnO_2+KOH$$

3. 利用芳环取代基的鉴别试验

具有芳环取代基的巴比妥类药物《中国药典》(2015 年版)收载有苯巴比妥及其钠盐，可用以下方法鉴别。

1) 硝化反应

含有芳香取代基的巴比妥类药物与硝酸钾及硫酸共热，可发生硝基化反应，生成黄色的硝基化合物。反应式为

$$\underset{\substack{}}{\bigcirc}O+2KNO_3+H_2SO_4 \longrightarrow \underset{\substack{}}{\bigcirc}O+K_2SO_4+2H_2O$$

2) 与硫酸-亚硝酸钠的反应

苯巴比妥可与硫酸-亚硝酸钠反应，生成橙黄色产物，随即变为橙红色。本反应确切的机制尚不明了，原理可能为苯环上的亚硝基化反应。经试验，该反应对巴比妥不显色，可用于区别苯巴比妥和其他不含芳环取代基的巴比妥类药物。

示例　《中国药典》(2015 年版)中苯巴比妥的鉴别：①取本品约 10mg，加入硫酸 2 滴与亚硝酸钠约 5mg，混合，即显橙黄色，随即变为橙红色；②取本品约 50mg，置于试管中，加入甲醛试液 1mL，加热煮沸，冷却，沿管壁缓缓加硫酸 0.5mL，至出现两液层，置于水浴中加热，接界面显玫瑰红色。

三、特征熔点行为

熔点是一种物质在规定的测定方法下由固态转变为液态的温度。纯物质的熔点是一定的，可作为一项鉴别药物的物理常数，常用于药物的鉴别。

巴比妥类药物本身可直接用药典方法测定熔点。其钠盐可利用它易溶于水，酸化后析出相应的游离巴比妥母体，将沉淀过滤干燥后，测定熔点。也可以将本类药物制备成衍生物后，再测定衍生物的熔点。

示例　《中国药典》(2015 年版)中司可巴妥钠的熔点鉴别法：取本品 1g，加水 100mL溶解后，加入稀乙酸 5mL，强力搅拌，再加水 200mL，加热煮沸使其溶解成澄清溶液(液面无油状物)，放冷，静置待析出结晶，过滤，结晶在 70℃干燥后，依法测定[《中国药典》(2015年版)四部中通则 0612 第一法]，熔点约为 97℃。

四、吸收光谱特征

红外吸收光谱是一种有效而可靠的定性分析手段。《中国药典》(2015 年版)收载的巴比妥类药物几乎都采用红外光谱(标准图谱对照法)作为鉴别方法。

示例 《中国药典》(2015 年版)苯巴比妥鉴别：本品的红外吸收图谱应与对照的图谱(光谱集 227 图)一致。

<h2 style="text-align:center">第三节 巴比妥类药物特殊杂质检查</h2>

一、苯巴比妥特殊杂质检查

苯巴比妥的合成工艺如下：

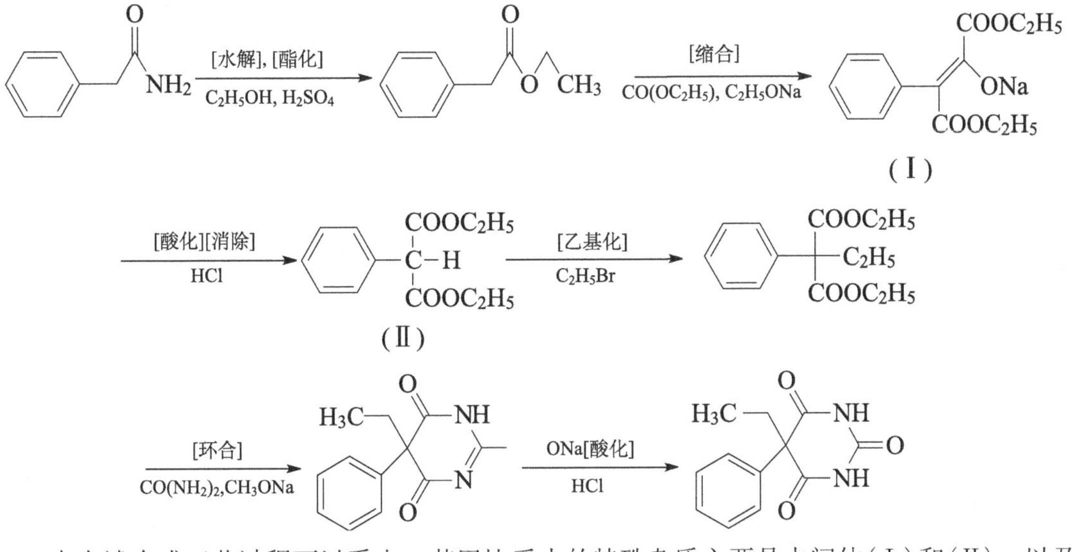

由上述合成工艺过程可以看出，苯巴比妥中的特殊杂质主要是中间体(Ⅰ)和(Ⅱ)，以及副反应产物，常通过检查酸度、乙醇溶液的澄清度及中性或碱性物质加以控制。《中国药典》(2015 年版)中还采用高效液相色谱法检查苯巴比妥的有关物质。

1. 酸度

酸度检查主要用于控制副产物苯基丙二酰脲。中间体(Ⅱ)的乙基化反应不完全时，会与尿素缩合，产生酸性较苯巴比妥强的副产物苯基丙二酰脲，能使甲基橙指示剂显红色，因此采用在一定量苯巴比妥供试品水溶液中加入甲基橙指示剂不得显红色的方法，控制酸性杂质的量。

示例 《中国药典》(2015 年版)苯巴比妥的酸度检查：取本品 0.20g，加水 10mL，煮沸搅拌 1min，放冷，过滤，取滤液 5mL，加甲基橙指示液 1 滴，不得显红色。

2. 乙醇溶液的澄清度

本项检查主要是控制苯巴比妥中的中间体(Ⅰ)杂质的量，利用其在乙醇溶液中溶解度小的性质进行检查。

示例 《中国药典》(2015 年版)苯巴比妥的乙醇溶液澄清度检查法:取供试品 1.0g,加乙醇 5mL,加热回流 3min,溶液应澄清。

3. 中性或碱性物质

这类杂质主要是指中间体(Ⅰ)的副产物 2-苯基丁酰胺、2-苯基丁酰脲或分解产物等杂质,不溶于氢氧化钠试液但溶于乙醚;而苯巴比妥具有酸性,溶于氢氧化钠试液,利用这些杂质与苯巴比妥在氢氧化钠试液和乙醚中的溶解度不同,采用提取重量法测定杂质含量。

示例 《中国药典》(2015 年版)中苯巴比妥的中性或碱性物质检查法:取本品 1.0g,置于分液漏斗中,加氢氧化钠试液 10mL 溶解后,加水 5mL 与乙醚 25mL,振摇 1min,分取醚层,用水振摇洗涤 3 次,每次 5mL,取醚液经干燥滤纸过滤,滤液置于 105℃恒量的蒸发皿中,蒸干,在 105℃干燥 1h,遗留残渣不得超过 3mg。

4. 有关物质

示例 《中国药典》(2015 年版)中苯巴比妥的有关物质采用高效液相色谱法检查:取本品,加入流动相溶解并稀释制成每 1mL 中含 1mg 的溶液,作为供试品溶液;精密量取 1mL,置于 200mL 容量瓶中,用流动相稀释至刻度,摇匀,作为对照溶液。用辛烷基硅烷键合硅胶为填充剂;以乙腈-水(25:75)为流动相,检测波长为 220nm;理论塔板数按苯巴比妥峰计算不低于 2500,苯巴比妥峰与相邻杂质峰的分离度应符合要求。取对照溶液 5μL 注入液相色谱仪,调节检测灵敏度,使主成分色谱峰的峰高约为满量程的 15%;精密量取供试品溶液与对照溶液各 5μL,分别注入液相色谱仪,记录色谱图至主成分峰保留时间的 3 倍,供试品溶液色谱图中如有杂质峰,单个杂质峰面积不得大于对照溶液主峰面积(0.5%),各杂质峰面积的和不得大于对照溶液主峰面积的 2 倍(1.0%)。

二、司可巴比妥钠特殊杂质检查

司可巴比妥钠的合成工艺如下:

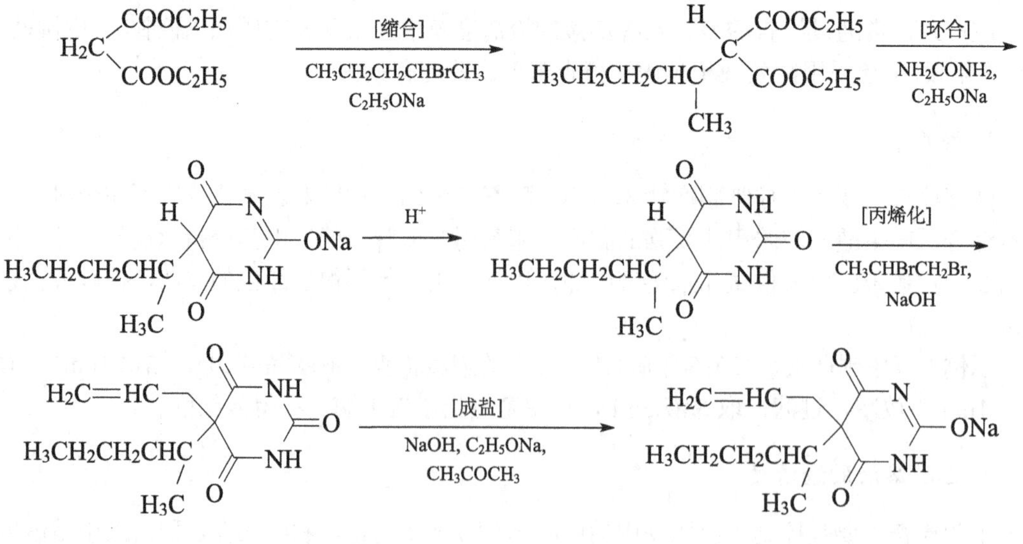

1. 溶液的澄清度

司可巴比妥钠在水中极易溶解，水溶液应该澄清，否则表明含有水不溶性杂质。司可巴比妥钠水溶液易与二氧化碳作用析出司可巴比妥，因此溶解样品的水应事先煮沸以除去二氧化碳。

示例 《中国药典》(2015 年版)中司可巴比妥钠的溶液澄清度检查：取本品 1.0g，加新沸过的冷水 10mL 溶解后，溶液应澄清。

2. 中性或碱性物质

此类杂质主要是指合成过程中产生的副产物，如酰脲、酰胺类物质。这类杂质不溶于氢氧化钠而溶于乙醚，可用乙醚提取后，称量，检查其限量。检查方法同苯巴比妥。

示例 《中国药典》(2015 年版)中司可巴比妥钠中性或碱性物质检查：取本品 1.0g，参照苯巴比妥检查项下"中性或碱性物质"方法检查，应符合规定。

第四节 巴比妥类药物含量测定

巴比妥类药物常用的含量测定方法有银量法、溴量法、酸碱滴定法、紫外分光光度法、提取重量法、高效液相色谱法、气相色谱法及电泳法等。

一、银量法

根据巴比妥类药物在适当的碱性溶液中可定量地与银离子反应形成盐的化学性质，可采用银量法进行本类药物及其制剂的含量测定。《中国药典》(2015 年版)采用银量法测定苯巴比妥及其钠盐、异戊巴比妥及其钠盐，以及其制剂的含量。

在滴定过程中，巴比妥类药物先与硝酸银反应生成可溶性的一银盐，当被测供试品完全反应形成一银盐后，继续用硝酸银滴定液滴定，稍过量的银离子就与巴比妥类药物形成难溶性的二银盐沉淀，使溶液变浑浊，以此指示滴定终点。

此法操作简便、专属性强，巴比妥类药物的分解产物或其他一些可能存在的杂质不与硝酸银反应。但二银盐沉淀具有一定的溶解度，它的形成受温度影响较大，在接近滴定终点时沉淀形成也滞后于终点，难以准确观察浑浊的出现；沉淀的乳光要在化学计量点以后才出现，因此测定结果偏高。

为了减少误差，曾用丙酮作为介质克服滴定过程中温度变化的影响和改善终点的观察，结果不能令人满意。《中国药典》(1985 年版)改用甲醇及 3%无水碳酸钠溶剂系统，采用银-玻璃电极系统电位法指示终点，使本法获得显著改善，继续为《中国药典》(2015 年版)所沿用。

无水碳酸钠溶液需临用新配，因为碳酸钠溶液久置后可吸收空气中二氧化碳，产生碳酸氢钠，使含量明显下降；银电极在临用前需用硝酸浸洗 1～2min，再用水淋洗干净后使用。

示例 《中国药典》(2015 年版)中异戊巴比妥的银量测定法：取本品约 0.2g，精密称定，加甲醇 40mL 使其溶解，再加入新制的 3%无水碳酸钠溶液 15mL，参照电位滴定法(通则 0701)，用硝酸银滴定液(0.1mol/L)滴定。每 1mL 硝酸银滴定液(0.1mol/L)相当于 22.63mg 的 $C_{11}H_{18}N_2O_3$。

二、溴量法

凡在 5 位取代基中含有不饱和双键的巴比妥类药物，其不饱和键可与溴定量地发生加成反应，因此可采用溴量法进行含量测定。《中国药典》(2015 年版)对司可巴比妥钠原料药及其胶囊的测定即采用此法。其测定原理可用下列反应式表示：

$$Br_2(剩余) + 2KI \longrightarrow 2KBr + I_2$$

$$I_2 + 2Na_2S_2O_3 \longrightarrow 2NaI + Na_2S_4O_6$$

示例　《中国药典》(2015 年版)中司可巴比妥钠的溴量测定法：取本品约 0.1g，精密称定，置于 250mL 碘瓶中，加入水 10mL，振摇使其溶解，精密加溴滴定液(0.05mol/L)25mL，再加入盐酸 5mL，立即密塞并振摇 1min，在暗处静置 15min 后，注意微开瓶塞，加入碘化钾试液 10mL，立即密塞，摇匀后，用硫代硫酸钠滴定液(0.1mol/L)滴定，临近终点时，加入淀粉指示液，继续滴定至蓝色消失，并将滴定的结果用空白试验校正。每 1mL 溴滴定液(0.05mol/L)相当于 13.01mg 的 $C_{12}H_{17}N_2NaO_3$。

本法操作简便、专属性强，针对结构中的双键特征，可与其他巴比妥类药物区别，不受干扰。

三、酸碱滴定法

巴比妥类药物呈弱酸性，可作为一元酸以标准碱液直接滴定。根据所用溶剂的不同，可分为以下三种滴定方法。

1. 在水-乙醇混合溶剂中的滴定

由于巴比妥类药物在水中的溶解度较小，生成的弱酸盐易于水解，影响滴定终点的观察，因此滴定时多在醇溶液或含水的醇溶液中进行。以麝香草酚酞为指示剂，滴定至淡蓝色为终点。

以异戊巴比妥的含量测定为例，其反应原理如下：

2. 在胶束水溶液中的滴定

在有机表面活性剂的胶束水溶液中，巴比妥类药物的解离平衡在表面活性剂胶束作用下发生变化，使其 pK_a 增大，酸性增强，因此巴比妥类药物的酸碱滴定终点突跃变大。常用的有机表面活性剂有：溴化十六烷基三甲基苄铵(cetyl trimethyl benzyl ammonium bromide,

CTMC)和氯化四癸基二甲基苄铵(tetradacyl dimethyl benzyl ammonium chloride, TDBA)。

测定方法：取巴比妥类药物适量，精密称定，加入表面活性剂水溶液(0.05mol/L)50mL溶解后，加 5%麝香草酚酞指示液 0.5mL，用氢氧化钠滴定液(0.1mol/L)进行滴定，可用指示剂法或电位法指示终点。

本法简便，优于在水-乙醇混合溶剂中的滴定法。

3. 非水溶液滴定法

巴比妥类药物可采用非水溶液滴定法测定含量，在碱性非水溶剂中其酸性增强，滴定终点较为明显，可获得比较满意的结果。测定时常用的溶剂有二甲基甲酰胺、甲醇、丙酮、三氯甲烷、无水乙醇、苯、吡啶、甲醇-苯(15:85)、乙醇-三氯甲烷(1:10)等；常用的滴定液有甲醇钾(钠)的甲醇或乙醇溶液、氢氧化四丁基铵的氯苯溶液等；常用的指示剂为麝香草酚蓝，也可用玻璃-甘汞电极以电位法指示终点。

四、紫外分光光度法

巴比妥类药物在酸性介质中几乎不电离，无明显的紫外吸收，但在碱性介质中电离为具有紫外吸收特征的结构，因此可采用紫外分光光度法测定其含量。本法专属性强、灵敏度高，被广泛应用于巴比妥类药物及其制剂的测定，以及固体制剂的溶出度和含量均匀度的检查，也常用于体内巴比妥类药物的检测。

1. 直接测定的紫外分光光度法

方法是将供试品溶解后，调节供试品溶液的 pH，选择其相应的 λ_{max} 处，直接测定对照品溶液和供试品溶液的吸光度，再计算药物的含量。

示例 《中国药典》(2015 年版)注射用硫喷妥钠的含量测定：取装量差异项下的内容物，混合均匀，精密称取适量(约相当于硫喷妥钠 0.25g)，置于 500mL 容量瓶中，加水使硫喷妥钠溶解并稀释至刻度，摇匀，精密量取适量，用 0.4%氢氧化钠溶液定量稀释制成每 1mL 中约含 5μg 的溶液，按紫外-可见分光光度法(通则 0401)，在 304nm 波长处测定吸光度；另取硫喷妥对照品，精密称定，用 0.4%氢氧化钠溶液溶解并定量稀释制成每 1mL 中约含 5μg 的溶液，同法测定。根据每支的平均装量计算。每 1mg 硫喷妥相当于 1.091mg 的 $C_{11}H_{17}N_2NaO_2S$。

供试品中硫喷妥钠的量按式(12-1)计算。

$$硫喷妥钠(mg) = 1.091 \times c_s \times (A_U / A_s) \times D \times 10^{-3} \tag{12-1}$$

式中，A_U 和 A_s 分别为供试品溶液和对照品溶液的吸光度；c_s 为对照品溶液的浓度(μg/mL)；1.091 为硫喷妥钠和硫喷妥的相对分子质量比值；D 为稀释倍数。

2. 提取分离后的紫外分光光度法

如果巴比妥类药物的供试品中有干扰物质存在，可采用提取分离的方法除去干扰物质后，再用紫外分光光度法测定。

根据巴比妥类药物具有弱酸性，在三氯甲烷等有机溶剂中易溶，而其钠盐在水中易溶的特点来进行。测定时，取巴比妥类药物适量并使其溶解，加入酸化后，用三氯甲烷提取巴比妥类药物，三氯甲烷提取液加 pH 为 7.2～7.5 的缓冲溶液(水 10～15mL，加入碳酸氢钠 1g，10%盐酸 3～4 滴)，振摇，分离弃去水相缓冲液层，再用氢氧化钠溶液(0.45mol/L)自三氯甲烷中提取巴比妥类药物，调节碱提取液的 pH，然后选择相应的吸收波长进行测定。

五、高效液相色谱法

巴比妥类药物也可用高效液相色谱法测定含量，尤其适用于复方制剂中巴比妥类药物的含量测定。

示例　《中国药典》(2015 年版)苯巴比妥片的含量采用高效液相色谱法测定色谱条件与系统适用性实验：用辛烷基硅烷键合硅胶为填充剂；以乙腈-水(30:70)为流动相；检测波长为 220nm。理论塔板数按苯巴比妥峰计算不低于 2000，苯巴比妥峰与相邻色谱峰间的分离度应符合要求。

测定方法：取本品 20 片，精密称定，研细，精密称取适量(约相当于苯巴比妥 30mg)，置于 50mL 容量瓶中，加流动相适量，超声 20min 使苯巴比妥溶解，放冷，用流动相稀释至刻度，摇匀，过滤，精密量取续滤液 1mL，置于 10mL 容量瓶中，用流动相稀释至刻度，摇匀，作为供试品溶液，精密量取 10μL 注入液相色谱仪，记录色谱图。另取苯巴比妥对照品，精密称定，加入流动相溶解并定量稀释制成每 1mL 中约含苯巴比妥 60μg 的溶液，同法测定，按外标法以峰面积计算，即得。

练 习 题

一、最佳选择题

1. 下列鉴别反应中，属于丙二酰脲类反应的是(　　)

A. 甲醛硫酸反应　　　　　　　B. 硫色素反应　　　　　　　　　C. 铜盐反应

D. 硫酸荧光反应　　　　　　　E. 戊烯二醛反应

2. 下列药物既可与铜吡啶试剂生成绿色配合物，又与铅盐生成白色沉淀的是(　　)

A. 巴比妥　　　　　　　　　　B. 异戊巴比妥　　　　　　　　　C. 硫喷妥钠

D. 环己烯巴比妥　　　　　　　E. 苯巴比妥

3. 下列反应中，用于苯巴比妥鉴别的是(　　)

A. 硫酸反应　　　　　　　　　B. 甲醛-硫酸反应　　　　　　　　C. 与碘液的反应

D. 二硝基氯苯反应　　　　　　E. 戊烯二醛反应

4. 下列金属盐中，一般不用于巴比妥药物鉴别的是(　　)

A. 铜盐　　　B. 银盐　　　C. 汞盐　　　D. 钴盐　　　E. 锌盐

5. 下列药物中，可在氢氧化钠碱性条件下与铅离子反应生成白色沉淀的是(　　)

A. 司可巴比妥　　B. 异戊巴比妥　　C. 硫喷妥钠　　　D. 戊巴比妥　　　E. 苯巴比妥

6. 巴比妥类药物是弱酸类药物的原因是(　　)

A. 在水中不溶解　　　　　　　B. 在有机溶剂中溶解　　　　　　C. 有一定的熔点

D. 在水溶液中发生二级电离　　E. 遇氧化剂或还原剂环状结构不会破裂

二、配伍选择题

下列巴比妥药物的鉴别反应是

1. 硫喷妥钠(　　)

2. 苯巴比妥（　　）

3. 司可巴比妥（　　）

A. 与甲醛–硫酸反应显玫瑰红色　　　　　　　　B. 能使溴试液褪色

C. 与亚硝基铁氰化钠反应显蓝紫色　　　　　　D. 与香草醛反应生成棕红色产物

E. 与铜吡啶试液反应显绿色

下列含量测定的终点指示方法是

4. 银量法测定苯巴比妥的含量（　　）

5. 溴量法测定司可巴比妥钠的含量（　　）

A. 电位滴定法　　　　　　　　　　　　　　　B. 淀粉指示剂

C. KI-淀粉指示剂　　　　　　　　　　　　　　D. 结晶紫指示剂

E. 永停滴定法

三、简答题

1. 简述巴比妥类药物的结构与理化性质的关系。

2. 简述巴比妥类药物与银盐、铜盐、钴盐及汞盐反应的原理和现象。

第十四章　药物制剂分析

为了更好地发挥药物的疗效，降低药物的毒性或副作用，便于使用、储藏和运输，将原料药经过一定生产工艺制成各种剂型。临床使用的药品均为药物制剂，因此控制药物制剂的质量非常重要。为检验药物制剂是否符合药品质量标准的规定，可利用化学、物理化学或生物学等方法对不同剂型的药物质量进行全面的分析也即药物制剂分析来评价。药物制剂分析是药物分析的重要组成部分。

第一节　药物制剂类型及其分析特点

一、药物制剂类型

《中国药典》(2015 年版)收载的剂型有片剂、注射剂、胶囊剂、颗粒剂、眼用制剂、鼻用制剂、栓剂、丸剂、软膏剂、乳膏剂、糊剂、喷雾剂、气雾剂、凝胶剂、散剂、糖浆剂、搽剂、涂剂、涂膜剂、酊剂、贴剂、贴膏剂、口服溶液剂、口服混悬剂、口服乳剂、植入剂、膜剂、耳用制剂、洗剂、冲洗剂、灌肠剂、合剂、锭剂、煎膏剂(膏滋)、胶剂、酒剂、膏药、露剂、茶剂、流浸膏剂与浸膏剂等多种剂型。

二、药物制剂分析的特点

1. 制剂分析的复杂性

从原料药制成制剂，要经过一定的生产工艺，并加入赋形剂、稀释剂和附加剂(如稳定剂、防腐剂)等附加成分。制剂分析时不仅要考虑主药的结构和性质，还要考虑附加成分对测定的影响。

2. 分析项目的要求不同

药物制剂的分析虽然与原料药的分析一样也主要包括鉴别、检查和含量测定三个方面，但分析项目的要求不同，即使原料药相同，制剂类型不同，其分析项目的要求也不尽相同。

药物制剂的鉴别可以参考原料药的鉴别方法，若附加剂不干扰鉴别试验，可采用与原料药相同的方法鉴别，如果附加剂对鉴别试验有干扰，则不能使用。

制剂的检查项目比原料药多，除杂质的检查(一般原料药项下的检查项目不需重复检查，只检查在制剂制备和储运过程中产生的杂质及制剂相应的检查项目)外，在《中国药典》"制剂通则"的每一种剂型项下规定了不同检查项目。例如，片剂规定检查质量差异、崩解时限等；注射剂规定检查装量差异、可见异物、不溶性微粒等；对小剂量片剂或胶囊剂，需检查含量均匀度、溶出度等；对缓释、控释及肠溶制剂，则规定检查释放度等，以保证药物制剂的稳定性、均一性和有效性。

制剂含量测定方法时干扰组分多，要求具有一定的专属性。主要成分含量低，要求含量测定方法具有一定的灵敏度。原料药的含量测定结果一般以含量百分数表示，而制剂则一般用含量占标示量的百分数表示。标示量是药物制剂的规格值，含量与标示量的百分数即为测得的单个制剂的实际含量占标示量的百分数。制剂含量的限度范围通常为标示量的100%±5%～100%±10%，这是以制剂工艺与测定方法不可避免的可接受的偏差范围制订的。例如，《中国药典》规定维生素 C 原料药的含量不得少于 99.0%，其片剂则规定含维生素 C 应为标示量的 93.0%～107.0%，若标示量为每片 100mg，主药含量的限度应为 93.0～107.0mg。

第二节　片 剂 分 析

片剂是药物原料与适宜的辅料混匀压制而成的圆片状或异形片状的固体制剂。常见的片剂以口服普通片为主，另外有含片、舌下片、口腔贴片、咀嚼片、分散片、可溶片、泡腾片、阴道片、阴道泡腾片、缓释片、控释片、肠溶片与口崩片等。

片剂的分析步骤是：首先对其进行外观和性状(色泽、臭、味等)检查，然后进行鉴别试验，再进行常规检查及杂质检查，最后进行含量测定。

一、片剂的常规检查项目

《中国药典》四部"制剂通则"片剂项下规定片剂的常规检查项目有质量差异、崩解时限、片剂含量均匀度、片剂溶出度和释放度等。

1. 质量差异

质量差异：按规定称量方法测得片剂每片的质量与平均片重之间的差异程度。片剂生产过程中，颗粒的均匀度、流动性及生产设备等都会引起片剂质量的差异，从而引起各片间药物含量的差异。《中国药典》规定片剂应检查质量差异，符合质量差异限度者，该项目即为合格。

1)检查方法

取供试品 20 片，精密称定总质量，求得平均片重后，再分别精密称定每片的质量，每片质量与平均片重比较(凡无含量测定的片剂或有标示片重的中药片剂，每片质量应与标示片重比较)，按表 14-1 中的规定，超出质量差异限度的不得多于 2 片，并不得有 1 片超出限度 1 倍。

表 14-1　片剂质量差异的限度

平均片重或表示片重	质量差异限度
0.30g 以下	±7.5%
0.30g 及 0.30g 以上	±5%

2)注意事项

(1)糖衣片的片芯应检查质量差异并符合规定，包糖衣后不再检查质量差异。薄膜衣片应在包薄膜衣后检查质量差异并符合规定。

(2)操作过程中勿用手直接接触片剂，应戴手套或指套，用平头镊子拿取片剂；易吸潮的供试品，要注意防潮，需置于密闭的称量瓶中，尽快称量。

(3)凡规定检查含量均匀度的片剂，一般不再进行质量差异的检查。

2. 崩解时限

崩解时限是指口服固体制剂在规定时间内，于规定条件下全部崩解溶散或成碎粒，除不溶性包衣材料(或破碎的胶囊壳)外，全部通过筛网。如有少量不能通过筛网，应已软化或轻质上漂且无硬心。口服药物片剂在胃肠道中的崩解是药物溶解、被机体吸收及发挥药理作用的前提，而且由于胃肠道的蠕动和排空，口服药物片剂须在一定时间内在胃肠道中崩解，所以崩解时限也是口服药物片剂的常规剂型检查项。

1)检查法

《中国药典》采用升降式崩解仪进行崩解时限检查，仪器主要结构为一能升降的金属支架与下端镶有筛网的吊篮，并附有挡板；升降的金属支架上下移动距离为 55mm±2mm，往返频率为 30~32 次/min。将吊篮通过上端的不锈钢轴悬挂于支架上，浸入 1000mL 烧杯中，并调节吊篮位置使其下降至低点时筛网距烧杯底部 25mm，烧杯内盛有温度为 37℃±1℃的水，调节水位高度使吊篮上升至高点时筛网在水面下 15mm 处，吊篮顶部不可浸没于溶液中。除另有规定外，取供试品 6 片，分别置于上述吊篮的玻璃管中，启动崩解仪进行检查，各片均应在 15min 内全部崩解。如有 1 片不能完全崩解，应另取 6 片复试，均应符合规定。

2)注意事项

(1)薄膜衣片可改在盐酸溶液(9→1000)中进行检查，应在 30min 内全部崩解。

(2)糖衣片应在 1h 内全部崩解。

(3)肠溶衣片先在盐酸溶液(9→1000)中检查 2h，每片均不得有裂缝、崩解或软化现象；然后将吊篮取出用少量水洗涤后，每管各加入挡板一块，再按上述方法在磷酸盐缓冲液(pH 6.8)中进行检查，1h 内应全部崩解。

(4)泡腾片检查法：取供试品 1 片，置于 250mL(内盛 200mL 水，水温为 15~25℃)烧杯中，应有许多气泡放出，当片剂或碎片周围气体停止逸出时，片剂应溶解或分散在水中，无聚集的颗粒剩留。除另有规定外，按上述方法检查 6 片，各片均应在 5min 内崩解。

3. 片剂含量均匀度

含量均匀度用于检查单剂量的固体、半固体和非均相液体制剂含量符合标示量的程度。除另有规定外，片剂、硬胶囊剂、颗粒剂或散剂等，每一个单剂标示量小于 25mg 或主药含量小于每一个单剂质量25%者；药物间或药物与辅料间采用混粉工艺制成的注射用无菌粉末；内充非均相溶液的软胶囊；单剂量包装的口服混悬液、透皮贴剂和栓剂等品种项下规定含量均匀度应符合要求的制剂，均应检查含量均匀度。复方制剂仅检查符合上述条件的组分，多种维生素或微量元素一般不检查含量均匀度。

示例 《中国药典》(2015 年版)硫酸阿托品片(0.3mg/片)的含量均匀度检查法：取本品 1 片，置于具塞试管中，精密加入水 6.0mL，密塞，充分振摇 30min 使硫酸阿托品溶解，离心，取上清液作为供试品溶液，参照含量测定项下的方法测定含量，应符合含量均匀度检查法的规定。

示例中，由于硫酸阿托品片的标示量为 0.3mg/片，小于 25mg/片，因此需进行含量均匀度检查。凡检查含量均匀度的制剂，一般不再检查质(装)量差异；当全部主成分均进行含量均匀度检查时，复方制剂一般也不再检查质(装)量差异。

除另有规定外，取供试品 10 个，参照各品种项下规定的方法，分别测定每一个单剂以标示量为 100 的相对含量 x_i，求其均值 $\bar{X}$ 和标准差 S $\left[S=\sqrt{\dfrac{\sum_{i=1}^{n}\left(x_i-\bar{X}\right)^2}{n-1}}\right]$ 及标示量与均值之差的绝对值 $A\left(A=\left|100-\bar{X}\right|\right)$。

若 $A+2.2S{\leqslant}L$，则供试品的含量均匀度符合规定；若 $A+S{>}L$，则不符合规定；若 $A+2.2S{>}L$，且 $A+S{\leqslant}L$，则应另取供试品 20 个复试。

根据初、复试结果，计算 30 个单剂的均值 $\bar{X}$、标准差 S 和标示量与均值之差的绝对值 A，再按下述公式计算并判定。

当 $A{<}0.25L$ 时，若 $A^2+S^2{\leqslant}0.25L^2$，则供试品的含量均匀度符合规定；若 $A^2+S^2{>}0.25L^2$，则不符合规定。当 $A{>}0.25L$ 时，若 $A+1.7S{\leqslant}L$，则供试品的含量均匀度符合规定；若 $A+1.7S{>}L$，则不符合规定。

上述公式中 L 为规定值。除另有规定外，$L=15.0$；单剂量包装的口服混悬液、内充非均相溶液的软胶囊、胶囊型或泡囊型粉雾剂、单剂量包装的眼用、耳用、鼻用混悬剂、固体或半固体制剂 $L=20.0$；透皮贴剂、栓剂 $L=25.0$；如该品种项下规定含量均匀度的限度为 $\pm20\%$ 或其他数值时，$L=20.0$ 或其他相应的数值。

4. 片剂溶出度和释放度

溶出度是指活性药物从片剂、胶囊剂或颗粒剂等普通制剂在规定条件下溶出的速率和程度，在缓释制剂、控释制剂、肠溶制剂及透皮贴剂等制剂中也称释放度。对于难溶性药物的片剂，片剂崩解后，药物并不能立即完全溶解。此时，与片剂的崩解相比，药物的溶出与其吸收和产生的疗效具有更高的相关性。因此，难溶性药物片剂的崩解时限检查应以溶出度检查替代。除另有规定外，凡规定检查溶出度/释放度的制剂，不再进行崩解时限检查。

示例 《中国药典》(2015 年版)苯巴比妥片的溶出度测定法：取本品，参照溶出度与释放度测定法(第二法/桨法)，以水 900mL 为溶出介质，转速为 50r/min，依法操作，经 45min 时，取溶液过滤，精密量取续滤液适量，加入硼酸氯化钾缓冲液(pH 9.6)定量稀释制成每 1mL 中约含 5μg 的溶液，摇匀；另取苯巴比妥对照品，精密称定，加上述缓冲液溶解并定量稀释制成每 1mL 中含 5μg 的溶液。取上述两种溶液，参照紫外-可见分光光度法，在 240nm 的波长处分别测定吸光度，计算每片的溶出量。限度为标示量的 75%，应符合规定。

示例中，苯巴比妥在水中极微溶解，因此需要检查溶出度。

1)检查方法

《中国药典》溶出度和释放度的检查方法针对不同剂型有五种方法：篮法(第一法)、桨法(第二法)、小杯法(第三法)、桨碟法(第四法)和转筒法(第五法)。各方法详细操作过程见《中国药典》四部"0931 溶出度与释放度测定法"。

2)注意事项

(1)除仪器的各项机械性能应符合规定外，还应用溶出度标准片对仪器进行性能确认试验，按照标准片的说明书操作，试验结果应符合标准片的规定。

(2)应使用各品种项下规定的溶出介质，除另有规定外，室温下体积为 900mL，并应新鲜配制和经脱气处理；如果溶出介质为缓冲液，当需要调节 pH 时，一般调节 pH 至规定 pH±0.05 之内。

(3) 应按照品种各论中规定的取样时间取样，自 6 杯中完成取样的时间应在 1min 内。

(4) 除另有规定外，颗粒剂或干混悬剂的投样应在溶出介质表面分散投样，避免集中投样。

(5) 如胶囊壳对分析有干扰，应取不少于 6 粒胶囊，除尽内容物后，置于一个溶出杯内，按该品种项下规定的分析方法测定空胶囊的平均值，作必要的校正。如校正值大于标示量的 25%，试验无效。如校正值不大于标示量的 2%，可忽略不计。

(6) 缓释制剂或控释制剂释放度检查可参照普通制剂溶出度检查法操作，但至少采用三个取样时间点，在规定取样时间点吸取溶液适量，及时补充相同体积的温度为 37℃±0.5℃的溶出介质，过滤，自取样至过滤应在 30s 内完成。参照各品种项下规定的方法测定，计算每片(粒)的溶出量。通常，第一取样时间点为 0.5～2h，此点的释放量(一般应为 30%)可作为判断制剂突释的依据；第二取样时间点为累积释放量为 50%的时间，该释放时间在一定程度上可表征制剂的释药特性；最后的取样时间点为累积释放量为 75%以上的时间，该点可表征制剂释药的完全程度。

二、片剂中常见附加剂的干扰与排除

片剂中附加成分的存在对主药的含量测定产生干扰，因此在测定时应根据附加成分的性质特点设法排除。常用的片剂附加成分有淀粉、糊精、蔗糖、乳糖、硬脂酸镁、硫酸钙、羧甲基纤维素和滑石粉等。排除干扰的方法分别简述如下。

1. 糖类

淀粉、糊精、蔗糖、乳糖等是片剂常用的稀释剂。其中乳糖本身有还原性，淀粉、糊精、蔗糖虽然本身无明显的还原性，但它们水解后可产生葡萄糖，具有还原性。因此，糖类可能干扰氧化还原滴定，特别是使用具有较强氧化性的滴定剂，如高锰酸钾法、溴酸钾法等。在选择含糖类附加剂片剂的含量测定方法时，应避免使用氧化性强的滴定剂。同时应用阴性对照品做对照试验，若阴性对照品要消耗滴定剂，说明附加剂对测定有干扰，应换用其他的方法测定。

较弱的氧化剂的氧化势稍低，只能氧化药物，对糖不起作用。常把强氧化剂高锰酸钾改成硫酸铈。

示例　《中国药典》(2015 年版)硫酸亚铁及其片剂的含量测定。

硫酸亚铁的含量测定法：取本品约 0.5g，精密称定，加入稀硫酸与新沸过的冷水各 15mL 溶解后，立即用高锰酸钾滴定液(0.02mol/L)滴定至溶液显持续的粉红色。每 1mL 高锰酸钾滴定液(0.02mol/L)相当于 27.80mg 的 $FeSO_4 \cdot 7H_2O$。

硫酸亚铁片的含量测定法：取本品 10 片，置于 200mL 容量瓶中，加入稀硫酸 60mL 与新沸过的冷水适量，振摇使硫酸亚铁溶解，用新沸过的冷水稀释至刻度，摇匀，用干燥滤纸迅速过滤，精密量取续滤液 30mL，加邻二氮菲指示液数滴，立即用硫酸铈滴定液(0.1mol/L)滴定。每 1mL 硫酸铈滴定液(0.1mol/L)相当于 27.80mg 的 $FeSO_4 \cdot 7H_2O$。

2. 硬脂酸镁

硬脂酸镁是片剂常用的润滑剂。当采用配位滴定法和非水溶液滴定法测定时,它有干扰。在配位滴定法中,Mg^{2+}也能与EDTA作用,消耗EDTA,使含量偏高。在非水溶液滴定法中,硬脂酸根离子在冰醋酸中具有碱性,消耗高氯酸,也使含量偏高。若主药含量大,硬脂酸镁的含量小,则对测定结果影响不大,可不考虑其干扰,直接进行测定;但主药含量少而硬脂酸镁含量大时,硬脂酸镁的存在可使测定结果偏高。

干扰的排除方法有以下几种。

1)经有机溶剂提取后测定

利用硬脂酸镁在有机溶剂中不溶解,药物在有机溶剂中有一定的溶解度来排除。

示例 《中国药典》(2015年版)硫酸奎宁的含量测定:取本品约0.2g,精密称定,加入冰醋酸10mL溶解后,加入乙酐5mL与结晶紫指示液1～2滴,用高氯酸滴定液(0.1mol/L)滴定至溶液显蓝绿色,并将滴定的结果用空白试验校正。每1mL高氯酸滴定液(0.1mol/L)相当于24.90mg的$(C_{20}H_{24}N_2O_2)_2·H_2SO_4$。

《中国药典》(2015年版)硫酸奎宁片剂的含量测定:取本品20片,除去包衣后,精密称定,研细,精密称取适量(约相当于硫酸奎宁0.3g),置于分液漏斗中,加入氯化钠0.5g与0.1mol/L氢氧化钠溶液10mL,混匀,精密加入三氯甲烷50mL,振摇10min,静置,分取三氯甲烷液,用干燥滤纸过滤,精密量取续滤液25mL,加入乙酐5mL与二甲基黄指示液2滴,用高氯酸滴定液(0.1mol/L)滴定至溶液显玫瑰红色,并将滴定的结果用空白试验校正。每1mL高氯酸滴定液(0.1mol/L)相当于19.57mg的$(C_{20}H_{24}N_2O_2)_2·H_2SO_4·H_2O$。

示例中,硫酸奎宁采用非水溶液滴定法测定含量。但是,硫酸奎宁片需要在氢氧化钠碱性条件下加氯化钠盐析,采用三氯甲烷提取,得到奎宁的三氯甲烷溶液,排除辅料中的硬脂酸根离子的干扰,再采用非水溶液滴定法测定含量。

2)添加掩蔽剂排除干扰

在配合滴定法测定中通常采用掩蔽的方法消除干扰。例如,pH 6.0～7.5时,掩蔽剂酒石酸可与镁离子形成稳定的配合物,排除了片剂中的硬脂酸镁润滑剂对配位滴定法测定药物片剂含量的干扰。也可采用草酸或酒石酸等有机酸直接掩蔽。掩蔽机理是有机酸与硬脂酸镁作用,生成在冰醋酸和乙酐中难溶的酒石酸镁沉淀。同时产生的硬脂酸对测定结果无干扰。

3)改用其他方法

示例 《中国药典》(2015年版)盐酸氯丙嗪及其片剂的含量测定。

盐酸氯丙嗪的含量测定:取本品约0.2g,精密称定,加入冰醋酸10mL与乙酐30 mL溶解后,参照电位滴定法(通则0701),用高氯酸滴定液(0.1mol/L)滴定,并将滴定的结果用空白试验校正。每1mL高氯酸滴定液(0.1mol/L)相当于35.53 mg的$C_{17}H_{19}ClN_2S·HCl$。

盐酸氯丙嗪(糖衣)片的含量测定:避光操作。取本品10片,除去包衣后,精密称定,研细,精密称取适量(约相当于盐酸氯丙嗪10mg),置于100 mL容量瓶中,加溶剂[盐酸溶液(9→1000)]70mL,振摇使盐酸氯丙嗪溶解,用溶剂稀释至刻度,摇匀,过滤,精密量取续滤液5mL,置于100 mL容量瓶中,加溶剂稀释至刻度,摇匀,按紫外-可见分光光度法(通则0401),在254nm的波长处测定吸光度,按$C_{17}H_{19}ClN_2S·HCl$的比吸光系数($E_{1cm}^{1\%}$)为915

计算，即得。

示例中，由于盐酸氯丙嗪(糖衣)片中的硬脂酸镁干扰原料药采用的非水溶液滴定法，因此采用紫外-可见分光光度法测定含量。硬脂酸镁无紫外吸收，不干扰测定。

第三节　注射剂分析

注射剂是指原料药物或与适宜的辅料制成的供注入体内的无菌制剂。注射剂可分为注射液、注射用无菌粉末与注射用浓溶液等。

一、注射剂的检查项目

《中国药典》(2015 年版)四部"制剂通则"注射剂项下规定，除另有规定外，注射液应进行以下常规检查：装量、渗透压物质的量浓度、可见异物、不溶性微粒、无菌和细菌内毒素与热原。

1. 装量

注射液及注射用浓溶液装量参照下述方法检查，应符合规定。标示装量不大于 2mL 者取供试品 5 支(瓶)，2mL 以上至 50mL 者取供试品 3 支(瓶)；开启时注意避免损失，将内容物分别用相应体积的干燥注射器及注射针头抽尽，然后注入经标化的量入式量筒内(量筒的大小应使待测体积至少占其额定体积的 40%)，在室温下检视，每支的装量均不得少于其标示量。测定油溶液或混悬液的装量时，应先加温摇匀，再用干燥注射器及注射针头抽尽后，同前法操作，放冷，检视。

注射用无菌粉末装量差异检查法：除有规定外，注射用无菌粉末参照下述方法检查，应符合规定。取供试品 5 瓶(支)，除去标签、铝盖，容器外壁用乙醇擦净，干燥，开启时注意避免玻璃屑等异物落入容器中，分别迅速精密称定；容器为玻璃瓶的注射用无菌粉末，首先小心开启内塞，使容器内外气压平衡，盖紧后精密称定。然后倾出内容物，容器用水或乙醇洗净，在适宜条件下干燥后，再分别精密称定每一容器的质量，求出每瓶(支)的装量与平均装量。每瓶(支)装量与平均装量相比较(如有标示装量，则与标示装量相比较)，应符合表 14-2 规定，如有 1 瓶(支)不符合规定，应另取 10 瓶(支)复试，应符合规定。

表 14-2　注射用无菌粉末装量差异限度

平均装量或标示装量	装量差异限度	平均装量或标示装量	装量差异限度
0.05g 及 0.05g 以下	±15%	0.15g 以上至 0.50g	±7%
0.05g 以上至 0.15g	±10%	0.50g 以上	±5%

凡规定检查含量均匀度的注射用无菌粉末，一般不再进行装量差异检查。

2. 渗透压物质的量浓度

生物膜(如人体的细胞膜或毛细血管壁)多具有半透膜的性质。溶剂通过半透膜由低浓度溶液向高浓度溶液扩散的现象称为渗透。阻止渗透所需施加的压力称为渗透压。渗透压在溶质扩散或生物膜的液体转运中起着极其重要的作用。溶液的渗透压是溶液的依数性之一，依赖于溶液中粒子的数量，反映溶液中各种溶质对溶液渗透压贡献的总和，通常以渗透压摩尔浓度表示，以每千克溶剂中溶质的毫渗透压摩尔为单位。

凡处方中添加了渗透压调节剂的制剂，均应控制其渗透压摩尔浓度。《中国药典》(2015年版)规定，除另有规定外，静脉输液及椎管注射用注射液按各品种项下的规定，参照渗透压摩尔浓度测定法(《中国药典》四部通则 0632)检查，应符合规定。渗透压摩尔浓度通常采用测量溶液的冰点下降来间接测定。

3. 可见异物

可见异物是指存在于注射剂等药物中，在规定条件下目视可以观测到的不溶性物质，其粒径或长度通常大于 50μm。注射剂等液体制剂中如有可见异物，使用后可引起静脉炎、过敏反应、堵塞毛细血管等。因此，出厂前应逐一检查，剔除不合格品；临用前在自然光下(避免阳光直射)目视检查，不得有可见异物。

可见异物检查法包括灯检法和光散射法，一般使用灯检法。灯检法不适用时，如用深色透明容器包装或液体色泽较深(深于各标准比色液 7 号)，可用光散射法。乳状液型和混悬型注射液不使用光散射法。实验室检查时，应避免引入可见异物。当供试品溶液需转移至适宜容器中检查时，如原容器的透明度不够或形状不规则等，应在 B 级洁净环境(如层流净化台)中进行。用于本试验的供试品必须按规定随机抽样。

4. 不溶性微粒

静脉用注射剂(溶液型注射液等)需检查比可见异物更小的不溶性微粒的大小及数量。

不溶性微粒检查法包括光阻法和显微计数法。当光阻法的测定结果不符合规定或供试品不适合用光阻法(黏度过高、易析出结晶、进入传感器时易产生气泡)时，应采用显微计数法。用两种检查方法都无法直接测定的高黏度注射液，可用适宜溶剂稀释后测定。不溶性微粒检查的操作环境不得引入外来微粒，测定前的操作应在层流净化台进行。玻璃仪器和其他用品均应洁净、无微粒。微粒检查用水(或其他适宜溶剂)使用前必须经不大于 1.0μm 的微孔滤膜过滤，按规定的方法检查，应符合光阻法或显微计数法的要求。

5. 无菌

注射剂参照无菌检查法检查，若供试品符合无菌检查法的规定，仅表明供试品在该检查条件下未发现微生物污染。

无菌检查应在无菌条件下进行，试验环境必须达到无菌检查的要求，检验全过程应严格遵守无菌操作，防止微生物污染，防止污染的措施不得影响供试品中微生物的检出。单向流空气区、工作台面及环境应定期按医药工业洁净室(区)悬浮粒子、浮游菌和沉降菌的测试方法的现行国家标准进行洁净度确认。隔离系统应定期按相关的要求进行验证，其内部环境的洁净度必须符合无菌检查的要求。日常检验还需对试验环境进行监控。

6. 细菌内毒素与热原

细菌内毒素是革兰氏阴性菌细胞壁的脂多糖与蛋白的复合物，具有热原活性。

热原是指能引起动物体温异常升高的物质，包含细菌内毒素。使用热原超过限量的注射剂可能发生热原反应而造成严重的不良后果。

细菌内毒素检查法：用鲎试剂检测或量化细菌内毒素。细菌内毒素的量用内毒素单位(EU)表示，1EU 与 1 个内毒素国际单位(IU)相当。细菌内毒素检查法包括凝胶法(通过鲎试剂与内毒素产生凝集反应的原理进行内毒素的限度检测或半定量检测)和光度测定法。当测定结果有争议时，除另有规定外，以凝胶限度试验的结果为准。检查过程应防止内毒素的污染。

热原检查法：将一定剂量的供试品静脉注入(符合要求且已按规定准备好的)家兔体内，在规定时间观察家兔体温升高的情况，以判定供试品中所含的热原是否符合规定。与供试品接触的试验用器皿应无菌、无热原。去除热原通常采用干热灭菌法(250℃、30min 以上)，也可采用其他适宜的方法。

二、注射剂中常见附加剂的干扰与排除

为了保证注射剂药液稳定，减少对人体组织刺激等，注射剂在生产过程中常加入溶剂和附加剂。溶剂主要包括注射用水、注射用油、其他注射用非水溶剂。附加剂主要包括渗透压调节剂、pH 调节剂、增溶剂、乳化剂、助悬剂、抗氧剂、抑菌剂、麻醉剂等。在测定注射剂的含量时，这些附加剂的加入对含量测定有不同程度的影响，若这些溶剂和附加剂不产生干扰，可采用原料药的含量测定方法；否则，需通过预处理排除干扰后，再测定。现以溶剂和抗氧剂为例讨论干扰的排除方法。

1. 溶剂水的干扰及其排除

用非水溶液滴定法测定注射液的含量时，溶剂水对滴定有干扰。如果主药对热稳定，样品可水浴加热，蒸干水分后，再用非水溶液滴定法测定药物的含量；如果主药遇热易分解，以适宜的条件用有机溶剂提取后，再按原料药的测定方法进行，如碱性药物或其盐类，可通过碱化、有机溶剂提取游离药物，排除水的干扰。

2. 溶剂油的干扰及其排除

脂溶性药物的注射液(如丙酸睾酮注射液)常以植物油为溶剂。注射用植物油主要为大豆油，其他植物油(如麻油、茶油、花生油、玉米油、橄榄油)精制后也可供注射用。溶剂油影响以水为溶剂的分析方法(如滴定分析法、反相高效液相色谱法)和其他分析方法，排除干扰的方法通常有以下几种。

1)有机溶剂稀释法

对于药物含量较高的注射剂，若测定其含量所需的供试品溶液浓度较低，可用有机溶剂(如甲醇)稀释供试品，降低溶剂油的干扰后，再测定。

2)萃取法

可采用适当的溶剂(如甲醇)提取药物，排除溶剂油的干扰后，再测定。

3)柱色谱法

可选用适宜的固定相和流动相，通过柱色谱分离，排除溶剂油的干扰后，再测定。

3. 抗氧剂的干扰及其排除

还原性药物的注射剂常需加入抗氧剂以增加注射剂的稳定性。注射剂常用的抗氧剂包括亚硫酸钠、亚硫酸氢钠、焦亚硫酸钠、硫代硫酸钠、维生素 C 等。这些抗氧剂均具有比药物强的还原性，当采用氧化还原滴定法测定药物含量时，抗氧剂便产生干扰。排除干扰的方法通常有以下几种。

1) 加掩蔽剂

当注射剂中的抗氧剂为亚硫酸钠、亚硫酸氢钠或焦亚硫酸钠时，如果采用氧化还原滴定法测定注射剂中的主药含量，抗氧剂消耗滴定剂会使测定结果偏高。此时，可加入掩蔽剂丙酮或甲醛，与亚硫酸氢钠等发生亲核加成反应，以消除抗氧剂的干扰。但必须注意甲醛的还原性，若采用氧化性较强的滴定液，不宜以甲醛为掩蔽剂。

$$NaHSO_3 + O = C \begin{matrix} CH_3 \\ \\ CH_3 \end{matrix} \longrightarrow \begin{matrix} HO \\ \\ NaO_3S \end{matrix} C \begin{matrix} CH_3 \\ \\ CH_3 \end{matrix}$$

$$NaHSO_3 + HCHO \longrightarrow \begin{matrix} HO \\ \\ NaO_3S \end{matrix} C \begin{matrix} H \\ \\ H \end{matrix}$$

示例　《中国药典》(2015 年版)维生素 C 注射液的含量测定：精密量取本品适量(约相当于维生素 C 0.2g)，加入水 15mL 与丙酮 2mL，摇匀，放置 5min，加入稀乙酸 4mL 与淀粉指示液 1mL，用碘滴定液(0.05mol/L)滴定，至溶液显蓝色并持续 30s 不褪色。每 1mL 碘滴定液(0.05mol/L)相当于 8.806mg 的 $C_6H_8O_6$。

示例中，维生素 C 具有还原性，易被氧化变质。在制备维生素 C 注射液时，添加还原性更强的亚硫酸氢钠作为抗氧剂。若直接采用碘量法测定注射液中维生素 C 的含量，由于亚硫酸氢钠具有更强的还原性，将优先消耗碘滴定液，使测定结果偏高，因此加入丙酮作掩蔽剂，消除了亚硫酸氢钠的干扰。

2) 加酸分解

当注射剂中的抗氧剂为亚硫酸钠、亚硫酸氢钠或焦亚硫酸钠时，可加入强酸使这些抗氧剂分解，所产生的二氧化硫气体经加热可全部逸出。

$$NaHSO_3 + HCl \longrightarrow NaCl + H_2O + SO_2\uparrow$$

示例　《中国药典》(2015 年版)磺胺嘧啶钠注射液的含量测定：虽然本品中添加了抗氧剂亚硫酸氢钠，但当采用亚硝酸钠滴定法测定其含量时，不需另行处理，抗氧剂不干扰测定。因为亚硝酸钠滴定法必须在盐酸酸性条件下滴定，亚硫酸氢钠在此酸性条件下被分解。

3) 加弱氧化剂氧化

当注射剂中的抗氧剂为亚硫酸钠、亚硫酸氢钠或焦亚硫酸钠时，可利用主药与抗氧剂的还原性差异，加入弱氧化剂，选择性氧化抗氧剂(不氧化被测药物，也不消耗滴定液)，以排除干扰。常用的氧化剂为过氧化氢和硝酸。

$$Na_2SO_3 + H_2O_2 \longrightarrow Na_2SO_4 + H_2O$$

$$NaHSO_3 + H_2O_2 \longrightarrow NaHSO_4 + H_2O$$

$$Na_2SO_3 + 2HNO_3 \longrightarrow Na_2SO_4 + H_2O + 2NO_2\uparrow$$

$$2Na_2SO_3 + 4HNO_3 \longrightarrow Na_2SO_4 + 2H_2O + H_2SO_4 + 4NO_2\uparrow$$

第四节　复方制剂分析

复方制剂是含有 2 种或 2 种以上药物的制剂。复方制剂的分析比一般制剂的分析更加复杂。它不仅要考虑制剂中辅料的干扰，还要考虑药物各成分之间的相互干扰。为了准确地测定复方制剂中各药物成分的含量，可以根据情况采取两种方法来分析不同的样品。当样品各药物成分的理化性质差别较大，分析时相互不发生干扰，可直接分别测定样品中的各成分的含量。当样品各成分性质比较接近，分析时相互干扰较大，可分离后再进行测定。

示例　《中国药典》(2015 年版)复方氢氧化铝片的含量测定。

(1)氧化铝的测定：取本品 10 片，精密称定，研细，精密称取适量(约相当于 1/4 片)，加入盐酸 2mL 与水 50mL，煮沸，放冷，过滤，残渣用水洗涤；合并滤液与洗液，滴加氨试液至恰析出沉淀，再滴加稀盐酸使沉淀恰溶解，加入乙酸-乙酸铵缓冲液(pH 6.0)10mL，精密加入乙二胺四乙酸二钠滴定液(0.05mol/L)25mL，煮沸 10min，放冷，加入二甲酚橙指示液 1mL，用锌滴定液(0.05mol/L)滴定，至溶液由黄色转变为红色，并将滴定的结果用空白试验校正。每 1mL 乙二胺四乙酸二钠液(0.05mol/L)相当于 2.549mg 的氧化铝。

(2)氧化镁的测定：精密称取上述细粉适量(约相当于 1 片)，加入盐酸 5mL 与水 50mL，加热煮沸，加入甲基红指示液 1 滴，滴加氨试液使溶液由红色变为黄色，再继续煮沸 5min，趁热过滤，滤渣用 2%氯化铵溶液 30mL 洗涤，合并滤液与洗液，放冷，加入氨试液 10mL 与三乙醇胺溶液(1→2)5mL，再加铬黑 T 指示剂少量，用乙二胺四乙酸二钠滴定液(0.05mol/L)滴定，至溶液显纯蓝色。每 1mL 乙二胺四乙酸二钠液(0.05mol/L)相当于 2.015mg 的氧化镁。

复方氢氧化铝片中两种主药氢氧化铝和三硅酸镁均是无机金属盐类药物，因此可采用配位滴定法进行测定。但必须控制不同的测定条件分别加以测定。

(1)氧化铝的测定中，加入盐酸和水煮沸，放冷，滤去赋形剂，滤液依法用氨试液和稀盐酸调节酸碱度，再加入缓冲液(pH 6.0)。已知铝离子与乙二胺四乙酸二钠配位时的最低 pH 为 4.2；镁离子与乙二胺四乙酸二钠配位时的最低 pH 为 9.7，故铝离子和乙二胺四乙酸二钠在此缓冲液中能形成配位化合物，而镁离子不干扰。加热可使配位反应加速。放冷后，以二甲酚橙为指示剂，过量的乙二胺四乙酸二钠用锌滴定液滴定。

(2)氧化镁的测定中，细粉加入盐酸与水加热煮沸，使生成的氯化铝和氯化镁溶解于水中。加入氨试液至甲基红指示剂显黄色(pH 6.2 左右)，使铝盐生成氢氧化铝析出，继续煮沸 5min，使沉淀完全。趁热过滤，滤渣用 2%氯化铵液洗涤，防止氢氧化镁析出，则大部分铝离子除去。调节 pH 10 左右，加三乙醇胺作掩蔽剂，掩蔽少量铝盐，避免干扰测定。

色谱法(如高效液相色谱法、气相色谱法、薄层色谱法)不但具有分离和分析的功能，在一定条件还能实现多组分的同时测定，是目前复方制剂分析应用最多的方法。利用分光光度法时，如果在测定波长和参比波长处，干扰组分的吸光度相等而可消除，并且待测组分的吸光度差异较大时，计算分光光度法也可用于复方制剂中多组分的含量测定。此外，化学计量学的应用也能辅助实现复方制剂分析中相互干扰的多组分的同时测定。

示例 《中国药典》(2015 年版)复方磺胺甲噁唑片的含量测定：参照高效液相色谱法(《中国药典》四部通则 0512)测定。

色谱条件与系统适用性试验：以十八烷基硅烷键合硅胶为填充剂；以乙腈-水-三乙胺(200∶799∶1，用氢氧化钠试液或冰醋酸调节 pH 至 5.9)为流动相；检测波长为 240nm。理论塔板数按甲氧苄啶峰计算，不低于 4000，磺胺甲噁唑峰与甲氧苄啶峰的分离度应符合要求。

测定方法：取本品 10 片，精密称定，研细，精密称取适量(约相当于磺胺甲噁唑 44mg)，置于 100mL 容量瓶中，加 0.1mol/L 盐酸溶液适量，超声处理使两主成分溶解，用 0.1mol/L盐酸溶液稀释至刻度，摇匀，过滤，精密量取续滤液 10μL，注入液相色谱仪，记录色谱图；另外各取磺胺甲噁唑对照品和甲氧苄啶对照品适量，精密称定，加入 0.1mol/L 盐酸溶液溶解并定量稀释制成每 1mL 中含磺胺甲噁唑 0.44mg 与甲氧苄啶 89μg 的溶液，摇匀，同法测定。按外标法以峰面积计算，即得。

复方制剂的剂型检查按各剂型检查项下的要求进行，且仅检查复方制剂中符合剂型检查要求的组分。当复方制剂中只有一种组分的标示量低于 25mg/片时，仅对该组分进行含量均匀度检查，对其他组分仍进行质(装)量差异检查。

练 习 题

一、最佳选择题

1. 平均片重 0.30g 以下片剂质(装)量差异限度为( )

A. ±1.0%　　B. ±3.0%　　　　C. ±5.0%　　　　D. ±7.5%　　　　E. ±10.0%

2. 注射用无菌粉末，平均装量为 0.50g 以上时，其质(装)量差异限度为( )

A. ±15%　　B. ±10%　　　　C. ±7%　　　　D. ±5%　　　　E. ±1%

3. 以淀粉、糊精等作为稀释剂时，对片剂的主药进行含量测定，最有可能受到干扰的测定方法是( )

A. EDTA 滴定法　　　　B. 氧化还原滴定法　　　　C. 高效液相色谱法

D. 气相色谱法　　　　E. 酸碱滴定法

4. 《中国药典》(2015 年版)复方磺胺甲噁唑含量测定方法是( )

A. 分光光度法　　　　B. 双波长分光光度法　　　　C. 高效液相色谱法

D. 气相色谱法　　　　E. 滴定分析法

5. 含量均匀度检查主要针对( )

A. 小剂量的片剂　　　　B. 大剂量的片剂　　　　C. 水溶性药物的片剂

D. 难溶性药物片剂　　　　E. 以上均不对

二、配伍选择题

1. 片剂检查项目( )

2. 注射剂检查项目( )

3. 散剂检查项目( )

4. 混悬剂检查项目( )

A. 不溶性微粒　　　　B. 崩解时限　　　　C. 溶散时限

D. 粒度　　　　E. 沉降体积比

5. 采用碘量法测定维生素 C 注射液含量时，排除抗氧剂的干扰（　　　）

6. 采用非水溶液滴定法滴定片剂含量时，排除润滑剂硬脂酸镁的干扰（　　　）

A. 应加入氰化钾作为掩蔽剂　　　　　B. 应加入丙酮作为掩蔽剂

C. 应利用主药和抗氧剂紫外吸收光谱差异进行测定

D. 应提取分离后滴定　　　　　E. 应避免使用高效液相色谱法

7. 干扰氧化还原滴定法的附加剂是（　　　）

8. 干扰配位滴定法的附加剂是（　　　）

A. 乳糖　　　　B. 硬脂酸镁　　　　C. 滑石粉　　　　D. 水　　　　E. 麻油

三、多项选择题

1. 片剂常规检查项目有（　　　）

A. 粒度　　　　B. 融变时限　　　　C. 质（装）量差异　　D. 崩解时限　　E. 干燥失重

2. 注射剂中细菌内毒素检查方法有（　　　）

A. 凝胶法　　　B. 光度测定法　　　C. 酸碱滴定法　　　D. 氧化还原法　　　E. 比色法

3. 药物制剂的检查中，以下说法正确的有（　　　）

A. 杂质检查项目应与原料药的检查项目相同

B. 杂质检查项目应与辅料的检查项目相同

C. 除杂质检查外还应进行制剂方面的常规检查

D. 不再进行杂质检查

E. 杂质检查主要是检查制剂生产、储藏过程中引入或产生的杂质

4. 当注射剂中有抗氧剂亚硫酸钠或亚硫酸氢钠时，可被干扰的含量测定方法有（　　　）

A. 配位滴定法　　　　　　　B. 亚硝酸钠滴定法　　　　　　　C. 铈量法

D. 碘量法　　　　　　　　　E. 氧化还原滴定法

5. 排除注射剂中注射用植物油干扰的方法有（　　　）

A. 加入掩蔽剂　　　　　　　B. 萃取法　　　　　　　C. 有机溶剂稀释法

D. 滴定分析法　　　　　　　E. 柱色谱法

四、简答题

1. 药物制剂分析有哪些特点？

2. 片剂中的糖类对哪些分析测定方法有干扰？如何消除？

3. 硬脂酸镁对哪些测定方法有干扰？如何消除？

4. 注射液中抗氧剂对哪些测定方法有干扰？如何消除？

五、计算题

1. 采用紫外分光光度法测定片剂含量：精密称取片剂 10 片，质量为 3.5622g，研细。取上述片粉适量，精密称定质量为 0.0433g，置于 250mL 容量瓶中，加入规定溶剂使其溶解并稀释至刻度，摇匀，过滤，精密量取续滤液 5mL，置于 100mL 容量瓶中，加入规定溶剂稀释至刻度，摇匀，在 257nm 波长处测定溶液的吸光度为 0.485。已知药物比吸光系数（$E_{1cm}^{1\%}$）为 715，片剂标示量为 0.30g/片。计算片剂含量为标示量的百分数。

2. 《中国药典》(2015 年版)异烟肼片的含量测定：取本品 20 片，总质量为 2.2680g，研细，称取片粉 0.2887g 置于 100mL 容量瓶中，加入水溶解并稀释至刻度，摇匀，过滤，精密量取续滤液 25mL，用溴酸钾滴定液(0.017 33mol/L) 滴定，消耗 17.92mL。已知每 1mL 溴酸钾滴定液(0.016 67mol/L) 相当于 3.429mg 的异烟肼，片剂标示量为 100mg/片。求其含量为标示量的百分数。

第十五章 中药分析

中药是以中医药学理论体系的术语表述药物的性能、功效和使用规律，在中医理论指导下使用的药用物质及其制剂。中药在保护人类健康过程中发挥着越来越重要的作用，必须对中药质量进行控制，因此中药分析成为关键环节。中药分析是药物分析中的重要组成部分，也是药物分析中一个独具特色的分支学科。

第一节 概　　述

一、中药分析的特点

1. 以中医药理论为指导，对中药的质量进行评价

中医药学强调整体观念，辨证施治。中药有四气五味，四气是寒、热、温、凉，五味是辛、甘、酸、苦、咸。在治病过程中，疾病的性质可分为阴和阳两种。中药制剂的组方原则是按照中医药理论君、臣、佐、使等关系进行配伍的，使处方中的各味药共同构成一个功能整体，并与机体的整体功能状况，即"证"相对应，从而发挥其防治疾病的作用。因此，在进行中药的质量分析时，应以中医药理论为指导，对中药的质量进行评价。

2. 中药材来源广泛，影响中药质量的因素众多

中药材来源广泛，主要来自天然的植物、动物和矿物。来自植(动)物的中药内在的有效成分是植(动)物生长过程中通过不同的合成途径产生不同结构的二次代谢产物，因此中药材的质量受到生长环境、采收季节、加工炮制和储藏条件等各种因素的影响，不同产地中药材的质量差别较大。在收购的过程中，中药材往往会带有一些非药用部位和未除净的泥沙；含有重金属及残留农药、二氧化硫等杂质；在包装、保管不当时又会发生霉变、走油、泛糖、虫蛀等，这些均会影响中药材中有效成分的含量，从而影响其质量和临床疗效。

加工炮制是中药临床使用前必经程序。中药炮制后，其性味、化学成分、药理作用等都会发生变化。例如，不同加工炮制的大黄药效不同。生大黄，生用性味苦寒，具有泻下攻积、清热泻火、通便的功效，用于胃肠实热积滞、大便秘结、目赤咽肿、湿热泻痢、黄疸尿赤、淋证、水肿、痈肿疔疮、肠痈腹痛、瘀血经闭、产后瘀阻、跌打损伤，外治烧烫伤。经炮制后，酒大黄则长于清上焦血分热毒，用于目赤咽肿、齿龈肿痛。熟大黄泻下力缓，泻火解毒，用于火毒疮疡。大黄炭则偏于凉血化瘀，用于血热有瘀出血症。醋大黄可泻血分实热，多与活血调经药配伍用以治疗实热壅于血分而致经闭、痛经及产后腹痛等症。因此，中药需要建立一套科学的中药分析系统来满足生产及临床的需要。

3. 中药的化学成分复杂多样，需要多种分析方法综合评价中药的质量

中药材和中药饮片的化学成分较为复杂，往往含有多种化学成分，中药制剂大多为复方，

由多种成分复杂的单味中药组成的中药制剂，其成分更为复杂。中药产生的临床疗效不是某单一成分所产生的结果，也不是某些成分简单作用的加和，而是各成分协同作用的结果。某单一化学成分的含量高低与临床疗效并不一定成正比，检测任何一种活性成分均不能反映其整体疗效，不能仅以某一种化学成分来衡量中药的质量优劣，这需要运用多种分析方法综合评价中药的质量，如指纹图谱技术。这也是中药和化学合成药品的本质区别。

二、中药及其制剂的分类

传统的中药有丸、散、膏、丹等，而现代中药制剂有丸剂、颗粒剂、片剂、注射剂等多种剂型。中药分析要根据中药及其制剂的特点进行。

1. 中药材和饮片

中药材是中药的生产原料，药材的质量控制是中药生产过程中质量保证的首要环节。饮片是指药材经过炮制后可直接用于中医临床或制剂生产的处方药品。

2. 植物油脂和提取物

植物油脂和提取物是指从植物、动物中制得的挥发油、油脂、有效部位和有效成分。用水或醇为溶剂提取制成的流浸膏、浸膏或干浸膏，含有一类或数类有效成分的有效部位和含量达到90%以上的单一有效成分均称为提取物。植物油脂和提取物仅有少部分直接用于临床，大部分用于中药制剂的原料。因为一般是针对中药中的某一类或单一成分提取而得到，如人参总皂苷、三七总皂苷、丹参总酚酸提取物、丹参酮提取物等，所以其分析方法和质量标准都是围绕该类或该成分而建立的，强调方法的专属性。药典收载的多种提取物均有特征图谱或指纹图谱标准。

3. 中药成方和单方制剂

1) 固体制剂

(1) 丸剂。丸剂是传统中药剂型之一，指药材细粉或提取物加适宜的黏合剂或其他辅料制成的球形或类球形制剂。根据所用的黏合剂不同，丸剂可分为蜜丸、水蜜丸、水丸、糊丸、浓缩丸和蜡丸等类型，具有崩解缓慢、作用持久、可减小药物的刺激性和毒副作用等特点，至今仍被广泛使用。蜂蜜是中药丸剂常用的黏合剂，具有润燥和解毒的功效，用于制作中药丸剂，既可以与中药发挥协同作用，又构成了独具特色的中药丸剂。

(2) 散剂。散剂是指药材或药材提取物经粉碎、均匀混合制成的粉末状制剂，分为内服散剂和外用散剂。散剂具有制备简单、显效快、稳定、便于携带储藏等优点，是古老传统剂型之一，至今仍被广泛使用。

(3) 颗粒剂。颗粒剂是指药材提取物与适宜的辅料或药材细粉制成具有一定粒度的颗粒状制剂，分为可溶颗粒、混悬颗粒和泡腾颗粒。颗粒剂是在传统汤剂的基础上发展出的一种新型制剂，既保留了中药煎剂显效快的特点，又便于保存和携带，具有良好的发展前景。在进行分析时，将样品研细，并用适当的溶剂将有效成分提取出来。

(4) 片剂。片剂是指药材提取物、药材提取物加药材细粉或药材细粉与适宜辅料混匀压制或用其他适宜方法制成的各种形状的片状制剂，分为全粉片、浸膏片和半浸膏片。片剂具有服用方便、便于生产和储藏等优点。在分析片剂时，将样品研细，用适当的溶剂提取有效成分。

（5）胶囊剂。胶囊剂是指将药材用适宜方法加工后，加入适宜辅料填充于空心胶囊或密封于软质胶囊中的制剂，可分为硬制剂、软制剂和肠溶制剂。在分析胶囊时，应先将药材从胶囊中取出来，用适当溶剂提取有效成分。

（6）滴丸剂。滴丸剂是指药材经适宜的方法提取、纯化、浓缩并与适宜的基质加热熔融混匀后，滴入不相混匀的冷凝液中，收缩冷凝而制成的球形或类球形制剂。

2）半固体制剂

（1）糖浆剂。糖浆剂是指含药材提取物的浓蔗糖水溶液，含糖量不低于 45%，必要时加入适量的乙醇、甘油及防腐剂。

（2）煎膏剂。煎膏剂是指药材用水煎煮，取煎煮液浓缩，加炼蜜或糖制成的半流体制剂。煎膏剂含有较多的糖、蜂蜜等，分析时应注意取样的代表性。

（3）流浸膏剂和浸膏剂。流浸膏剂和浸膏剂是指药材用适宜的溶剂提取，除去部分或全部溶剂，调整至规定浓度而制成的制剂。

3）液体制剂

（1）合剂。合剂是指药材用水或其他溶剂采用适当的方法提取制成的口服液体制剂。合剂在制备中要求环境清洁无菌并及时灌装于无菌干燥的容器中，可加入适宜的防腐剂，如苯甲酸、苯甲酸钠等，必要时可加入适量的乙醇。合剂在分析时应注意取样的代表性，必要时需摇匀取样。

（2）酒剂和酊剂。酒剂是指药材用蒸馏酒提取制成的澄清液体制剂。酊剂是指药物用规定浓度的乙醇提取或溶解而制成的澄清液体制剂。酒剂和酊剂最主要的区别就是酒剂用蒸馏酒作浸出溶剂，而酊剂则用乙醇作浸出溶剂。酒剂在储藏期间允许有少量沉淀。

（3）注射剂。注射剂是指药材经提取、纯化后制成的供注入人体的溶液、乳状液及供临用前配成溶液的无菌粉末或浓溶液的无菌制剂。

三、中药分析样品的制备

中药的化学成分复杂，取样后应选用适当的预处理方法，将其中衡量中药质量优劣的活性成分进行分离、净化、浓缩等处理，增加分析方法的检测灵敏度，减少其他物质或杂质对检测系统的污染，以提高分析结果的准确度和可靠性。根据分析样品的特点和检测物质的性质，选用合理的提取方法，如超声提取法、回流提取法、连续回流提取法、萃取法、水蒸气蒸馏法、超临界流体萃取法和高速逆流色谱法等提取有效成分。样品经提取后，还需要进一步对提取物进行分离、纯化等操作，除去干扰的物质。常用的纯化方法有固相萃取法、色谱法等。

1. 样品的提取

1）超声提取法

超声波的频率高于 20kHz，具有助溶的作用，提取较冷浸法速度快，因此可用于样品中待测组分的提取。在超声提取过程中，溶剂可能会有一定的损失，所以在进行含量测定时，在振荡前先称质量，提取后再称量，补足缺失的质量。超声提取法操作简便，时间短，不需要加热，适用于固体制剂中待测组分的提取。药材粉末用超声提取时，应先将药材粉末与溶剂混合后浸泡一段时间，再进行超声振荡提取。

2）回流提取法

回流提取法是指将样品置于烧瓶中，加入一定量的溶剂，加热进行回流提取的方法。加热能加快提取的速率。回流提取法主要用于固体制剂的提取，将样品粉碎有利于有效组分的提取。回流提取法具有提取速度快的优点，但是操作较为烦琐。

3）连续回流提取法

连续回流提取法采用索氏提取器连续进行提取，操作简便，大大减少了溶剂的用量，蒸发的溶剂经冷凝流回样品管中，因其不含待测的组分，所以提取效率较高。

4）萃取法

萃取法是利用溶质在两个互不相溶的溶剂中的溶解度不同，使溶质从一种溶剂转移到另一种溶剂中，从而将待测组分提取出来的方法。萃取使用的溶剂应根据组分的溶解性来选择，待测组分在溶剂中的溶解度大，而其他成分在其中的溶解度较小。根据相似相溶的原理，极性较强的有机溶剂如正丁醇等适用于提取皂苷类成分；乙酸乙酯等多用于提取黄酮类成分；挥发油等非极性组分则用非极性溶剂乙醚、石油醚等提取。

5）水蒸气蒸馏法

部分具有挥发性并可随水蒸气流出的组分可采用水蒸气蒸馏法进行提取，如挥发油、麻黄碱、丹皮酚等。

6）超临界流体萃取法

超临界流体是指当压力和温度达到物质的临界点时所形成的单一相态。例如，二氧化碳的临界温度为 $31℃$，临界压力为 $7390kPa$，当温度和压力都超过此临界点时，二氧化碳便成为超临界流体。使用超临界流体萃取时，先将样品置于萃取池中，在恒定的温度下，用泵将超临界流体送入萃取池中，萃取结束后，再将溶液送入收集器中。温度、压力、改性剂和提取时间等是影响萃取的主要因素。由于二氧化碳对极性组分的溶解度较差，因此在提取极性组分时，在超临界流体中加入适量的溶剂作为改性剂，如甲醇、三氯甲烷等。

7）高速逆流色谱法

高效逆流色谱法是利用互不相溶的两相溶剂体系，其中一相为固定相，另一相为流动相，在高速旋转的螺旋管内建立起一种特殊的单向性流体动力学平衡，依据其在两相中的分配系数不同而实现物质分离的色谱方法。此方法的特点是样品损失少、分离量大。

2. 样品的分离与纯化

色谱法是中药分析的常用方法，因其具有分离和分析的功能，样品经提取后可不经分离而直接进行分析。当有些样品分析前需要进行分离纯化和富集时，一般也多采用色谱法，如柱色谱法或固相萃取等方法。固相萃取所用的预处理小柱现已实现商品化，内装的填料除硅胶、氧化铝等吸附剂和大孔吸附树脂外，还有各类化学键合相如 C_{18}、氰基、氨基化学键合相等，可适于各种极性化学成分的分离。预处理小柱一般为一次性使用，方便，但价格稍贵。

第二节　中药的鉴别

中药及其制剂的鉴别主要是根据中药、制剂的性状、组织学特征及所含化学成分的理化性质，也可以根据其中所含药味的存在或某些特征性成分的检出，从而达到鉴别的目的。中药及其制剂的鉴别主要包括性状鉴别法、显微鉴别法、理化鉴别法等，各方法之间相互补充，共同达到鉴别的目的。在理化鉴别中，色谱法鉴别是应用最多的一种鉴别方法，特别是薄层色谱法应用最广泛。

中药及其制剂的鉴别药味的选取原则如下：①单味制剂直接选取单一药味进行鉴别，中药复方制剂按照君、臣、佐、使依次选择药味；②当药味较多时，应首选君药、臣药、贵重药、毒性药进行鉴别研究；③凡有原粉入药者，应做显微鉴别，有显微鉴别的，可同时进行其他方法的鉴别；④原则上处方中的每一药味均应进行鉴别研究，选择尽量多的药味制订在标准中，但最少也要超过处方的 1/3 药味，如不能列入标准中的，应在起草说明中说明原因和理由。

一、性状鉴别法

中药及其制剂的性状鉴别是利用其外观、形状及感官性质等特征作为真伪鉴别的依据，如药材及制剂的形状、大小、色泽、表面特征、质地、折断面特征及气味等，均可作为鉴别的内容。性状鉴别是评价药材及其制剂质量的一项重要指标。

中药常用的药材大多数来源于植物，少数来源于动物和矿物。各类药材在外形上有一定的共同点，但由于各类药材来源及药材所含的化学成分不同等，在性状上又各具特点。掌握各类药材的一般形态规律和形态特点，并参照《中国药典》、药品质量标准和中药鉴定学等专著所描述的性状，遵循药材检定通则规定操作，就能正确鉴定药材的真伪。中药制剂的性状鉴别也可参照药材鉴别的方法进行。

二、显微鉴别法

显微鉴定是药材和饮片的特色鉴别方法(详见第九章第三节相关内容)，是一种简便、准确、快速和经济的直接分析方法。中药制剂显微鉴别时一般取 10 片(丸)研成细粉，混匀后取样。水丸可粉碎后直接取样；蜜丸、含浸膏的片剂和冲剂等含糖较多的制剂，可先加水搅拌洗涤，离心后取沉淀装片；蜡丸可加极性小的有机溶剂搅拌，倾去溶剂，反复处理除尽蜡质后再装片检视。

处方中的主要药味及化学成分不清楚或尚无化学鉴别方法的药味做显微鉴别，应选择特征性强的方法进行鉴别；处方中多味药物共同具有的显微特征不能作为定性的鉴别方法，否则只投其中一味，也为阳性。多来源的药材应选择其共同具有的显微特征。例如，黄连分为黄连、三角叶黄连、云连三种，其中前两种含有石细胞，云连不含，所以黄连的鉴别不能选石细胞，而选其黄色纤维束作为显微鉴别的特征。

三、理化鉴别法

理化鉴别法是根据中药及其制剂中所含主要化学成分的理化性质，采用物理、化学或物理化学的方法进行鉴别,从而判断其真伪。因显色反应和沉淀反应易被众多的成分干扰,现一般被薄层色谱法代替,但它们在矿物药及一些特殊鉴别反应中仍有使用。具体方法如下。

1. 微量升华法

微量升华法适用于具有升华性成分的中药材及其制剂的鉴别。例如,大黄升华物为蒽醌类化合物;牡丹皮升华后得到白色丹皮酚的簇晶。

2. 化学鉴别反应

1)矿物药的鉴别反应

矿物药的主要成分为无机化合物,可用化学方法鉴别。

示例 《中国药典》(2015 年版)朱砂的鉴别:方法①,取朱砂粉末,用盐酸湿润后,在光洁的铜片上摩擦,铜片表面显银白色光泽,加热烘烤后(注意:在通风橱中进行,防止汞中毒),银白色即消失;方法②,取朱砂粉末 2g,加盐酸-硝酸(3:1)的混合溶液 2mL 使其溶解,蒸干,加水 2mL 使其溶解,过滤,滤液显汞盐与硫酸盐的鉴别反应。

2)生物碱的特征鉴别

含有莨菪碱的颠茄草、华山参等的鉴别是利用托烷生物碱类的特征进行。

示例 《中国药典》(2015 年版)颠茄草和华山参的鉴别:取本品细粉 4g,加 85%乙醇 15mL,振摇 15min,过滤,滤液蒸干,加 1%硫酸溶液 2mL,搅拌后过滤,滤液加氨试液使其呈碱性,再加入三氯甲烷 2mL,振摇提取,分取三氯甲烷液,蒸干,残渣加发烟硝酸 5 滴,蒸干,放冷,残渣加乙醇制氢氧化钾试液 3~4 滴与氢氧化钾一小块,即显紫堇色。

3)有机成分的鉴别反应

示例 《中国药典》(2015 年版)冰片的鉴别:方法①,取冰片 10mg,加入乙醇数滴使其溶解,加入新制的 1%香草醛硫酸溶液 1~2 滴,即显紫色;方法②,取冰片 3g,加入硝酸 10mL,即产生棕红色气体,待气体产生停止后,加入水 20mL,振摇,过滤,滤渣用水洗净后有樟脑臭。

四、色谱鉴别法

色谱鉴别法是指利用药材在一定色谱条件下产生特征色谱行为(比移值或保留时间)进行鉴别试验,比较色谱行为和检测结果是否与药品质量标准一致来验证药物真伪的方法。色谱鉴别法具有分离度好、灵敏度高、专属性强、应用广泛等特点,特别适用于中药及其制剂的鉴别。

色谱法常用的方法有薄层色谱法、纸色谱法、气相色谱法、高效液相色谱法和高效毛细管电泳法等。薄层色谱法不需要特殊的仪器,操作简便,具有分离和鉴定的双重功能,有多种特定的检测方法,是鉴别中药及其制剂最常用的方法。纸色谱法、气相色谱法和高效液相色谱法主要应用于定性鉴别中,气相色谱法适合鉴别中药中的挥发性成分,如冰片、麝香等;高效液相色谱法也可用于鉴别,一般情况下,测定含量的同时用于鉴别。

五、指纹图谱或特征图谱鉴别法

中药色谱指纹图谱或特征图谱能够表征中药化学成分的整体特性,尤其当中药材及制剂缺乏用于鉴别的专属性成分或活性成分不清楚时，可用于中药材或制剂的鉴别。中药高效液相色谱和薄层色谱指纹图谱或特征图谱最为常用，详见第九章第三节相关内容。

第三节　中药的检查

中药的检查项目是指药材及其制剂在加工、生产和储藏过程中可能含有并需要控制的物质或物理参数，内容包括安全性、有效性、均一性与纯度要求。

中药材和饮片的检查是指对其纯净程度、可溶性物质、有害或有毒等物质进行的限量检查；对产地加工中易带进非药用部位的杂质检查；易夹带泥沙的酸不溶性灰分检查等。制剂的检查包括制剂通则的常规检查、杂质检查、有害物质检查、微生物限度检查等，其一般杂质检查可参照化学药品的一般杂质检查项目的方法，但要注意样品的预处理。

一、水分测定法

水分含量过高，可引起结块、霉变或有效成分的分解，因此中药及其制剂、提取物都要检查水分。《中国药典》（2015 年版）收载了 5 种水分测定法，其中 4 种方法用于中药的水分检测。

1. 烘干法

本法适用于不含或少含挥发性成分的药品，根据中药制剂的特点与干燥失重测定法略有不同。

测定方法：取供试品 2～5g 平铺于称量瓶中，厚度不超过 5mm，疏松供试品不超过 10mm，精密称定，打开瓶盖在 100～105℃干燥 5h，将瓶盖盖好，移置于干燥器中，冷却 30min，精密称定，再在上述温度干燥 1h，冷却，称量，至连续两次称量的差异不超过 5mg 为止。根据减失的质量，计算供试品中含水量(%)。

2. 减压干燥法

本法适用于含有挥发性成分的贵重药品。

测定方法：取供试品 2～4g，混合均匀，分取 0.5～1g 置于已在供试品同样条件下干燥并称量的称量瓶中，精密称定，放入上述减压干燥器中，减压至 2.67kPa(20mmHg)以下持续 0.5h，室温放置 24h。在减压干燥器出口连接无水氯化钙干燥管，打开活塞，待内外压一致，关闭活塞，打开干燥器，盖上瓶盖，取出称量瓶，迅速精密称定质量，计算供试品中的含水量(%)。

3. 甲苯法和气相色谱法

详见第十章第三节水分测定法相关内容。

二、杂质检查法

杂质检查中所指的杂质为药材中混存的正常成分之外的物质，包括：①来源与规定相同，但其性状或部位与规定不同；②来源与规定不同的杂质；③无机杂质，如砂石、泥块、尘土等。

1. 方法

①取适量的供试品摊开，用肉眼或放大镜观察，将杂质拣出，如其中有可以筛分的杂质，则通过适当的筛，将杂质分出；②将各类杂质分别称量，计算其在供试品中的含量(%)。

2. 注意事项

①实际操作中药材中混存的杂质如与正品相似，难以从外观鉴别时，可称取适量，进行显微、化学或物理鉴别试验，证明其为杂质后，计入杂质质量中；②个体大的药材或饮片必要时可破开，检查有无虫蛀、霉烂或变质的情况；③杂质检查所用的供试品量，除另有规定外，按药材和饮片取样法称取。

示例　《中国药典》(2015 年版)薄荷检查项下规定：叶不得少于 30%；蒲黄检查项下规定：取本品 10g，称定质量，置于七号筛中，保持水平状态过筛，左右往返，边筛边轻叩 2min。取不能通过七号筛的杂质，称定质量，计算，不得超过 10.0%。

三、总灰分和酸不溶性灰分测定法

总灰分是指中药或制剂经加热炽灼灰化后残留的无机物。总灰分既包含药物本身所含无机盐(生理灰分)，又包括泥土、砂石等药材外表黏附的无机杂质。因此，总灰分的测定主要是控制药材中泥土、砂土的量，同时还反映了药材生理灰分的量。

1. 总灰分测定法

测定用的供试品必须粉碎，通过二号筛，混合均匀后，取供试品 2～3g(如需测定酸不溶性灰分，可取供试品 3～5g)，置于炽灼至恒量的坩埚中，称定质量，准确至 0.01g，缓缓炽热，注意避免燃烧，至完全炭化时，逐渐升高温度至 500～600℃，使其完全灰化并至恒量。根据残渣质量，计算供试品中总灰分的含量(%)。

灰分中不能被酸(一般指非氧化性酸，如盐酸、稀硫酸等)溶解的部分称为酸不溶灰分。其主要包括二氧化硅等非金属氧化物、酸不溶性金属氧化物如氧化铝等及酸不溶性硫酸盐、卤化物等。有些中药材生理灰分差异较大，特别是组织中含草酸钙较多的药材，由于生长条件不同，总灰分含量有的可达 8%～20%，所以药材的总灰分不能说明外来杂质的量，因此需要测定酸不溶性灰分。

2. 酸不溶性灰分测定法

取上项所得的灰分，在坩埚中小心加入稀盐酸约 10mL，用表面皿覆盖坩埚，置于水浴上加热 10min，表面皿用热水 5mL 冲洗，洗液并入坩埚中，用无灰滤纸过滤，坩埚内的残渣用水洗于滤纸上，并洗涤至洗液不显氯化物反应为止。滤渣连同滤纸移置于同一坩埚中，干燥，炽灼至恒量。根据残渣质量，计算供试品中酸不溶性灰分的含量(%)。

测定过程中加入盐酸后加热，碳酸盐等生理灰分能溶解，但泥土、砂石等硅酸盐则不能溶解，成为酸不溶性灰分，因此酸不溶性灰分能更准确地反映外来杂质的量。

四、重金属及有害元素测定法

重金属是指铅、汞、镉、铜等对人体均有严重毒害的有害元素。由于环境污染和使用农药等，中药材中容易引入重金属杂质，所以需要对中药制剂中重金属的量加以控制。中药制剂组成复杂，部分制剂含有药材原粉，因此需要进行有机破坏后检查。除另有规定外，《中国药典》(2015 年版)规定铅、镉、砷、汞、铜测定法采用原子吸收光谱法和电感耦合等离子体质谱法。

五、农药残留量测定法

为了减少病虫害，药用植物在栽培生产过程中常需要喷洒农药，土壤中残留的农药也可能引入药材中。因此，药材中农药残留量的测定也逐渐引起人们的高度重视。

最常用农药主要分为三大类：有机氯类(如六六六、滴滴涕、五氯硝基苯等)、有机磷类(如对硫磷、甲基对硫磷、乐果、氧化乐果、甲胺磷、敌敌畏等)和拟除虫菊酯类(氯氰菊酯、氰戊菊酯、溴氰菊酯等)。此外，还有氨基甲酸酯类(如西维因)、二硫代氨基甲酸酯(如福美铁)、无机农药(如磷化铝、砷酸钙等)和苯氧羧酸类除草剂等。大多数农药的残留时间较短，但有机氯类和少数的有机磷类的农药可能长期残留，所以需要加以控制。对接触农药不明的样品，一般可以测定总有机氯和总有机磷的限量。

《中国药典》(2015 年版)规定了 4 种农药残留量的检查方法，分别是有机氯类农药残留量测定法、有机磷类农药残留量测定法、拟除虫菊酯类农药残留量测定法和农药多残留量测定法，除另有规定外，前三种方法采用气相色谱法，第四种采用色谱-质谱联用法测定。

六、有关毒性物质的检查

为了提高用药的安全性，药典中规定了一些中药中与生俱来的、共存的或加工次生的毒性物质的检测项目。例如，银杏酸是银杏叶提取物(EGb)及其制剂中的主要毒性物质，具有免疫毒性和胚胎毒性作用，会引起漆毒样皮炎，因此银杏酸的限量是评价银杏叶制剂质量的关键指标之一。《中国药典》(2015 年版)银杏叶提取物中的总银杏酸检查法与限度：ODS 柱高效液相色谱法，以含 0.1%三氟乙酸的乙腈和水溶液为流动相，梯度洗脱，310nm 波长处检测；以白果新酸为对照品按外标法计算总银杏酸含量；本品含总银杏酸不得超过 10mg/kg。

七、黄曲霉素测定法

中药有些品种易于霉变而被黄曲霉毒素污染，黄曲霉毒素被世界卫生组织划定为 I 类致癌物，是一种毒性极强的物质，它的危害性在于对人及动物肝脏组织有破坏作用，严重时可导致肝癌甚至死亡。《中国药典》(2015 年版)四部通则 2351 采用高效液相色谱法或高效液相色谱-串联质谱法测定中药及其制剂中的黄曲霉毒素，以黄曲霉毒素 B_1、黄曲霉毒素 B_2、黄曲霉毒素 G_1 和黄曲霉毒素 G_2 总量计。

八、膨胀度测定法

衡量药品膨胀性质的指标是膨胀度，是指每 1g 药品在水或其他规定的溶剂中，在一定的时间与温度条件下膨胀后所占有的体积(mL)。主要用于含黏液质、胶质和半纤维素类的天然药品的检查。

九、酸败度测定法

酸败是指油脂或含油脂的种子类药材在储藏过程中发生了复杂的化学变化,生成游离的脂肪酸、过氧化物和低分子醛类、酮类等产物,出现特异性臭味,影响药材的感观和质量。本方法通过测定酸值、羰基值和过氧化值,检查药材和饮片中油脂的酸败度。

十、二氧化硫残留量测定法

在中药材及其饮片的加工过程中,硫黄熏蒸作为一种储藏养护手段极为常见,但熏蒸同时也会引起中药材有效成分的改变,且不规范使用易造成二氧化硫过度残留,对人体健康构成威胁。《中国药典》(2015 年版)收载三种方法测定经硫黄熏蒸处理过的药材或饮片中二氧化硫的残留量,可根据具体品种情况选择适宜方法进行二氧化硫残留量测定。三种方法分别是酸碱滴定法(第一法)、气相色谱法(第二法)、离子色谱法(第三法)。

第四节　中药有效成分的含量测定和质量整体控制

中药内在化学成分复杂,常含有许多不同类别的化学成分,各成分之间以一定的比例共存协同起作用,使中药发挥防治疾病的功效。因此,如何客观评价中药的质量一直是药学工作者致力解决的难题。

一、中药化学成分的含量测定

1. 指标成分的选择原则

(1)中药制剂应首先选择君药或其他贵重药(如人参、三七等)建立含量测定方法,若上述药物基础研究薄弱或无法进行含量测定,也可依次选臣药或其他药味进行含量测定。

(2)有毒药物如马钱子、川乌、草乌、蟾酥、斑蝥等必须建立含量测定项目。如果物质含量太低无法测定,则应在检查项下规定限度检查项,或制订含量限度范围。

(3)选择中药中专属性强的有效成分测定含量。有效成分中类别清楚的,可选测定某一类总成分的含量,如总黄酮、总生物碱、总皂苷、总有机酸和总挥发油等。

(4)测定的成分应尽量与中医理论、用药的功能主治相近。例如,山楂在制剂中若以消食健胃功能为主,应测定其有机酸含量;若以治疗心血管疾病为主,则应测定其黄酮类成分。另外,板蓝根作为一种常用药,却一直缺少合适的含量测定指标,研究发现喹唑酮成分具有抗病毒活性,且溶于水与乙醇,含量稳定,适合作为板蓝根质量控制的指标。

(5)成分的测定需要考虑与生产工艺的关系。例如,含何首乌的复方制剂,以水提工艺制成的制剂中大黄素的含量很低,而以二苯乙烯苷类成分为含量测定指标较好。

(6)测定成分应专属于单一药味,两味或两味以上药材均含有的成分则不应选为定量指标。例如,处方中有黄连和黄柏,则不应仅选小檗碱作为定量的成分。

(7)若确实无法进行含量测定的,可测定药物的总固体量。例如,测定水溶性浸出物、醇溶性浸出物和挥发性醚浸出物等间接控制其质量。溶剂的选择应有针对性,如挥发油和脂溶性成分可测定挥发性醚浸出物含量,皂苷类成分可用正丁醇为溶剂测定浸出物含量。

2. 指标成分含量测定的主要方法

中药及其制剂含量测定方法以色谱法最多，尤其是高效液相色谱法和气相色谱法作为常用方法应用广泛。

1) 高效液相色谱法

高效液相色谱法对含有复杂成分的体系具有强大的分离功能，且分析速度快，其重现性和准确度均优于薄层色谱扫描法，因此高效液相色谱法是中药及其制剂含量测定的首选方法。

在中药及其制剂的成分分析中，高效液相色谱法多采用反相高效液相色谱法，尤以十八烷基硅烷键合硅胶（ODS）应用最多。当分析紫外区具有吸收样品时，可选用紫外检测器；当分析无紫外吸收且物质挥发性低于流动相的样品时，选用蒸发光散射检测器。定量方法主要是外标法和内标法。中药中组分的含量波动范围较大，所以外标法最好采用标准曲线法定量。中药制剂组成复杂，内标法会增加分离的难度，其他成分很容易干扰内标峰；只有当组成相对简单、杂质不干扰内标峰时，才能使用内标法定量。

2) 气相色谱法

气相色谱法是中药制剂成分分析的常规分析方法之一，主要用于测定药材和饮片、制剂中含挥发油及其他挥发性组分的含量，还可用于中药提取物及中药制剂中含水量或含醇量的测定。气相色谱法分析中药常用的定量方法有内标法、外标法、归一化法等。

3) 薄层色谱扫描法

薄层色谱扫描法（thin layer chromatography scanning，TLCS）是指用一定波长的光照射在薄层板上，对薄层色谱中吸收紫外光和可见光的斑点，或经激发后能发射出荧光的斑点进行扫描，将扫描得到的图谱及积分数据用于鉴别、检查或含量测定的一种方法。根据薄层扫描方式分为薄层吸收扫描法和薄层荧光扫描法两种。

薄层色谱扫描法具有分离效能高、简便快速等特点，因而适用于中药及其制剂的成分分析。与高效液相色谱法相比，本法的准确度和精密度不够，但可作为高效液相色谱法的补充。

4) 中药的多指标成分的含量测定

中药中含有多种成分，仅以某一成分作为质量控制的指标不能全面反映药材的质量，更不能保证药效，因此中药及其制剂分析大多选择多指标成分进行含量测定，能较客观、全面地表征其内在质量。例如，复方丹参片由丹参的乙醇提取物和水提物加入三七的细粉和冰片制成，有效成分主要包括丹参酮、酚酸和三七皂苷等，《中国药典》（2015 年版）中采用高效液相色谱法进行多指标成分含量测定评价复方丹参片质量。

采用多个指标成分表达中药的质量进行色谱测定时常需要使用多个对照品。由于中药单体对照品成本高昂且来源困难，所以大多对照品同时定量难以实现。中药中常含有同一类别的多种成分，如人参、三七中均含有多种人参皂苷，大黄中含有多种蒽醌类成分，麻黄中含有多种生物碱等，很多成分有相似的母核结构。因此，在选定条件下，可以以单一对照品为参比，计算出其他各成分的响应系数，并以单一对照品对照法，通过测得供试品中目标成分响应的校正，计算得出待测有效成分的含量。这种质量控制方法称为一测多评法（quantitative analysis of multi-components by single-marker，QAMS），也称一标多测法或替代对照品法。该方法适用于对照品难得、制备成本高或不稳定的情况下同类多成分的同时测定。例如，生物碱是黄连的主要有效成分，除小檗碱之外，还含有巴马汀、黄连碱、表小檗碱、药根碱等成分，特别是表小檗碱是甄别黄连与其他掺假品的特征性成分，因此《中国药典》(2015 年版)选取小檗碱、巴马汀、黄连碱、表小檗碱 4 种成分作为指标评价黄连的质量。小檗碱为黄连中的主要药效成分，且定量用对照品价廉易得，因此采用盐酸小檗碱单一对照的高效液相色谱法进行同时测定。由于这些生物碱具有相同的共轭母核结构，取代基和相对分子质量差异较小，在紫外检测的最大吸收波长处的相对校正因子接近，所以可以采用外标法直接以峰面积计算其他三个指标成分的含量。

二、中药指纹图谱质量控制技术

以多指标成分控制中药质量控制的模式并不足以全面客观地评价中药的质量。近十几年来发展起来的中药指纹图谱技术可表征中药成分整体特性，符合中医药学的整体观思想，可将中药的定性分析和特定目标成分的定量分析有机结合，实现中药质量的全面有效控制。中药指纹图谱作为天然药物的质量控制方法，目前在国内外已被广泛接受。

中药指纹图谱是指中药及其制剂等经适当处理后，采取一定的分析技术和方法得到的能够揭示其化学的、生物学的或其他特性的图谱。为了更有效地对中药质量进行评价、控制和新药研究，可通过多维分析测定手段对中药复杂多源物质体系进行分析检测，尽可能全面地获得中药的化学成分群等整体(轮廓)特征信息。整体性和模糊性是中药指纹图谱的两个基本属性。

中药指纹图谱按测定手段分为中药化学成分指纹图谱和中药生物指纹图谱。中药化学成分指纹图谱是指采用光谱、色谱和其他分析方法建立的用以表征中药化学成分特征的指纹图谱。中药生物指纹图谱包括中药材 DNA 指纹图谱、中药基因组学指纹图谱和中药蛋白组学指纹图谱等。

中药化学成分指纹图谱首选色谱方法和色谱联用技术。高效液相色谱法是目前应用最广泛的方法，中药中的大部分化学成分均可用高效液相色谱法得到良好的指纹图谱。薄层色谱法简便易行，但提供的信息量有限，很难反映几十种、上百种化学成分组成的复杂体系。气相色谱法适用于挥发性化学成分。高效毛细管电泳法多适用于生物大分子、肽和蛋白质的分离，但其重现性有待提高。联用技术是最有效的建立指纹图谱的方法，如气相色谱-质谱联用、液相色谱-质谱联用、HPLC-MS-MS 等可提供各种信息，符合中药复杂体系的要求，但仪器价格昂贵，不易推广使用。

中药材 DNA 指纹图谱主要是测定各种中药材的 DNA 图谱，可用于对中药材的种属鉴定、植物分类研究和品质研究。中药基因组学和中药蛋白组学指纹图谱是指中药及其制剂作用于某特定细胞或动物后，引起基因和蛋白的复杂变化，这两种指纹图谱可称为生物活性指纹图谱。

中药指纹图谱还可按应用对象分为中药材指纹图谱、中药原料药(包括饮片、配伍颗粒)指纹图谱、生产工艺过程中间产物(中间体或提取物)指纹图谱和中药制剂(中成药)指纹图谱。

理想的中药指纹图谱不仅能用于定性鉴别，也可用于定量分析，因此指纹图谱是对中药质量控制的补充和提高。中药指纹图谱定量分析中相似度是一个重要定量参数，用来评价样品和对照品图谱一致性程度，相似度的计算可借助软件完成，如国家药典委员会推荐的《中药色谱指纹图谱相似度评价系统》。中药指纹图谱技术有利于控制中药中间体、成品的一致性，减少差异。运用中药指纹图谱定性与指标成分定量相结合的质量标准控制模式，可以在中药材的种植、采收加工、生产、临床、储藏和流通等各个环节全面控制中药的质量，提供质量优良、均一和特异的中药用于临床。

练 习 题

一、最佳选择题

1. 中药检查项下的总灰分是指（　　）

A. 药材或制剂经炽灼灰化后残留的无机物

B. 药材或制剂经炽灼灰化遗留的有机物质

C. 中药材所带的泥土、砂石等不溶性物质

D. 药物中遇硫酸氧化生成硫酸盐的无机杂质

E. 中药的生理灰分

2. 中药及其制剂分析时，最常用的纯化方法是（　　）

A. 萃取法　　　B. 结晶法　　　C. 柱色谱法　　　D. 薄层色谱法　　　E. 水蒸气蒸馏法

3. 在中药及其制剂分析中，应用最多的鉴别方法是（　　）

A. HPLC 法　　B. GC 法　　C. TLC 法　　D. UV 法　　E. IR 法

4. 在中药材的灰分检查中，更能准确地反映外来杂质质量的是（　　）

A. 总灰分　　　　　　　　B. 硫酸盐灰分　　　　　　　　C. 酸不溶性灰分

D. 生理灰分　　　　　　　E. 碳酸盐灰分

5. 对中药及其制剂进行残留农药检查时，当接触农药不明时，一般可测定（　　）

A. 总有机氯量　　　　　　B. 总有机磷量　　　　　　　　C. 总有机氯量和总有机磷量

D. 总有机溴量　　　　　　E. 总有机溴量和总有机氯量

6. 对易霉变的中药等需额外进行的检查项目是（　　）

A. 含氯量测定　　　　　　B. 含磷量测定　　　　　　　　C. 妥布霉素测定

D. 含硫量测定　　　　　　E. 黄曲霉素测定

二、配伍选择题

以下水分测定法中

1. 含挥发性成分贵重药的药品中水分测定用（　　）

2. 不含或少含挥发性成分的药品中水分测定用（　　）

A. 甲苯法　　　　　　　　B. 减压干燥法　　　　　　　　C. 烘干法

D. 气相色谱法　　　　　　E. 高效液相色谱法

3. 利用其外观、形状及感官性质等特征作为真伪鉴别依据的方法是（　　）

4. 矿物药的主要成分为无机化合物，其鉴别方法是（　　）

5. 中药制剂中最常用的鉴别方法是（　　）

A. 性状鉴别　　　　　　　B. 微量升华法鉴别　　　　　　C. 色谱鉴别

D. 显微鉴别　　　　　　　E. 化学鉴别

6. 提取挥发性有效成分，常采用的方法是（　　）

7. 提取液体制剂中的待测组分，常采用的方法是（　　）

8. 需使用索氏提取器进行的提取方法是（　　）

A. 超声波提取法　　　　　B. 萃取法　　　　　　　　C. 连续回流法

D. 水蒸气蒸馏法　　　　　E. 超临界流体萃取法

三、简答题

1. 试述中药及其制剂的鉴别药味的选取原则。

2. 中药分析时有效成分提取的方法有哪些？

3. 中药及其制剂的含量测定时中药指标成分的选择原则是什么？

4. 中药指标成分含量测定的主要方法有哪些？各有何优缺点？

5. 简述什么是中药指纹图谱技术并说明其优点。

第十六章　生化药物和生物制品分析

生化药物是指从动物、植物和微生物等生物体提取、发酵、分离、纯化而得到的一大类药物，可用于预防、治疗和诊断疾病的生化物质，其中部分可通过化学合成、半合成、生物技术和重组技术制备；生化药物品种收载在《中国药典》(2015 年版)第二部中，由于生化药物的特点，其质量控制介于化学药和生物制品之间。生物制品是以微生物、细胞、动物或人源组织和体液等为原料，应用传统技术或现代生物技术制成，用于人类疾病的预防、治疗和诊断的制品；生物制品由《中国药典》(2015 年版)第三部专门收载，共 137 种，质量控制要求有特殊性。

第一节　生化药物分析

一、生化药物的分类和特点

1. 生化药物的分类

生化药物按其化学本质和化学结构划分为氨基酸及其衍生物类药物、多肽和蛋白质类药物、酶与辅酶类药物、多糖类药物、核酸类药物及脂类药物六类。

2. 生化药物的特点

1)相对分子质量不是定值

生化药物中除了氨基酸、核苷酸、辅酶和甾体激素等是化学结构明确的小分子化合物外，大部分是大分子物质如蛋白质、多肽、核酸、多糖类等，其相对分子质量一般几千至几十万，具有复杂结构。对大分子的生化药物而言，即使组分相同，往往由于相对分子质量不同而产生不同的生理活性。例如，肝素是由葡萄糖醛酸和 D-硫酸氨基葡萄糖组成的酸性黏多糖，具有抗凝血作用；而低相对分子质量肝素，其抗凝活性低于肝素。因此，生化药物通常需要进行相对分子质量的测定。

2)需检查生物活性

制备多肽或蛋白质类药物时，有时因工艺条件的变化会导致蛋白质失活。生化药物对各种理化因素变化十分敏感，如热、酸、碱、重金属、pH 等。因此，生化药物除了做理化法检验外，还需用生物检定法测定其生物活性。

3)需做安全性检查

由于生化药物的性质特殊，生产工艺复杂，容易引入污染物和特殊杂质，因此生化药物常需做安全性检查(如热原检查、过敏试验、异常毒性试验等)。

4)需做效价测定

生化药物多数可通过理化分析方法测定其主药的含量，但对酶类药物需进行效价测定或酶活力测定，以表明其有效成分的含量。

5)结构确证困难

在大分子生化药物中，由于有效结构或相对分子质量不确定，其结构确证很难沿用元素分析、红外光谱、紫外光谱、核磁共振和质谱等方法加以确证，需要用生物化学方法(如氨基酸序列分析、氨基酸组分分析等)加以证实。

二、生化药物的检验项目

1. 鉴别

生化药物的常用鉴别方法包括理化鉴别法、生化鉴别法和生物鉴别法。

1)理化鉴别法

理化鉴别法包括化学鉴别法、光谱鉴别法和色谱鉴别法(薄层色谱法和高效液相色谱法等)。

2)生化鉴别法

生化鉴别法包括利用酶反应进行分析的酶法和利用电泳分离的电泳法。例如，肝素的糖凝胶电泳法鉴别：肝素是白猪或牛的肠黏膜中提取的硫酸氨基葡聚糖的钠盐，属于黏多糖类物质，其水溶液带强负电荷，于琼脂凝胶板上，在电场作用下向正极移动，与肝素标准品进行对照，其移动位置应一致。

3)生物鉴别法

利用生物体对药物特定的生物活性的反应为基础进行供试品的鉴别即为生物鉴别法。例如，缩宫素的鉴别试验利用了生物鉴别法，依照药典附录的测定方法试验，供试品应具有引起离体大鼠子宫收缩的作用。

2. 杂质检查和安全性检查

1)杂质检查

生化药物的杂质检查包括一般杂质检查和特殊杂质检查。

(1)一般杂质检查：包括氯化物、硫酸盐、磷酸盐、铁盐、重金属、酸度、溶液的澄清度或溶液的颜色、水分及干燥失重、炽灼残渣等。

(2)特殊杂质检查：指生化药品生产和储藏过程中可能引入的特有杂质，包括一些生物污染物、工艺添加剂和产品相关杂质，如生化药物胰岛素中的胰岛素聚合体、脱酰胺基衍生物或人生长激素的脱酰胺基和亚砜衍生物等。《中国药典》(2015 年版)采用有关物质限量与纯度检查项目来控制生物药物中的产品相关杂质。

2)安全性检查

生化药物由于具有独特的大分子结构、高效的生物活性及生产、储藏过程中带来的潜在危险因素，因此安全性检查显得格外重要，已成为生化药物质量标准中必不可少的检查项目。生化药物的安全性检查主要包括热原检查、细菌内毒素检查、异常毒性检查、无菌检查、过敏反应试验等。

3. 含量(效价)测定

生化药物的含量(效价)表示方法通常有两种：一种用含量表示，适用于成分已知、结构明确的小分子药物或经水解后变成小分子的药物；另一种用生物效价或酶活力单位表示，适用于大多数多肽、蛋白质、酶类药物。

1) 含量测定

(1) 滴定法。根据生化药物中某些成分能与标准溶液定量地发生酸碱中和反应、氧化还原反应等特性，通过滴定过程而进行生化药物含量测定的方法即为滴定法。一些氨基酸药物可利用滴定法进行含量测定。例如，谷氨酸、门冬氨酸和赖氨酸等氨基酸，其分子结构中均有羧基，因此对其原料药一般采用氢氧化钠滴定液滴定。

(2) 光谱法。光谱法利用生化药物分子的紫外吸收特性对其进行定量。例如，五肽胃泌素的含量测定，《中国药典》(2015 年版)利用了紫外分光光度法：取本品适量，精密称定，加 0.01mol/L 氨溶液溶解并定量稀释成每 1mL 中约含 50μg 的溶液，参照紫外-可见分光光度法在 280nm 波长处测定吸光度，按 $C_{37}H_{49}N_7O_9S$ 的比吸光系数($E_{1cm}^{1\%}$)为 70 计算，即得。

(3) 色谱法。气相色谱法和液相色谱法具有高效的分离和分析特点，已经成为药物含量测定的主要方法，如胰岛素的含量测定采用高效液相色谱法。

2) 效价测定

效价测定必须采用国际或国家参考品，或经过国家检定机构认定的参考品，以体内法或体外法(如细胞法)测定其生物学活性，并标明其活性单位。酶类药物的效价一般用单位质量的酶类药物所含有的活力单位来表示。酶活力单位也可以称为一个效价单位。

第二节　生物制品分析

一、生物制品的分类

《中国药典》(2015 年版)根据生物制品的用途，将其分为三大类：预防类、治疗类和诊断类。预防类生物制品又分为细菌类疫苗、病毒类疫苗和联合疫苗；治疗类生物制品分为抗毒素及抗血清、血液制品、生物技术制品等；诊断类生物制品包括体内诊断类和体外诊断类。生物制品根据所采用的材料、制法或用途的不同，可分类如下。

1. 疫苗类药物

疫苗类药物是用病毒或立克次体接种于动物、鸡胚，或经组织培养后加以处理制造而成，分为细菌类疫苗、病毒类疫苗、联合疫苗、双价疫苗和多价疫苗等。

2. 抗毒素及抗血清类药物

凡用细菌类毒素或毒素免疫马或其他大型动物所取得的免疫血清称为抗毒素或抗毒血清，如破伤风抗毒素、白喉抗毒素和肉毒抗毒素等；凡用细菌或病毒本身免疫马或其他大型动物所取得的免疫血清称为抗菌或抗病毒血清，如抗蝮蛇毒血清、抗银环蛇毒血清、抗眼镜蛇毒血清和抗狂犬病毒血清等。

3. 血液制品

源自人类血液或血浆的治疗产品称为血液制品，如人血白蛋白、人免疫球蛋白和人凝血因子等。

4. 重组 DNA 蛋白制品

重组 DNA 蛋白制品是采用遗传修饰,将所需制品的编码 DNA 通过一种质粒或病毒载体引入适宜的宿主细胞表达的蛋白质,再经提取和纯化制得。重组 DNA 蛋白制品包括细胞因子类、生长因子类、激素、酶类、重组疫苗类及单克隆抗体类等。

5. 诊断制品

诊断制品是用于检测相应的抗原、抗体或机体免疫状态的制品,分为体内诊断制品和体外诊断制品。

二、生物制品的基本属性和检验的特殊性

生物制品特别是用于健康人群预防类的生物制品,其质量的优劣直接关系到亿万人的健康和生命安危。若使用存在质量问题的生物制品,不仅不能起到应有的效果,造成人力和物力的大量浪费,还可能会带来十分严重的后果。生物制品的质量标准更强调其特殊性,即安全性、有效性和可接受性,必须进行原材料、生产过程(包括培养和纯化工艺过程)和最终产品的全程质量控制,以确保产品符合质量标准的要求。

1. 生物制品的基本属性

(1)生物制品的起始原料均为生物活性物质。

(2)生物制品生产全过程是生物学过程,是无菌操作过程。

(3)有些生物制品的生产过程是有病毒或有细菌的过程。

(4)生物制品多为蛋白质或多肽类物质,相对分子质量较大,分子结构复杂,比较不稳定,容易失活,容易被微生物污染,容易被酶解破坏。

(5)生物制品的质量检定多采用生物学方法,其效价或生物活性检定有其特异性。

(6)生物制品的原材料、半成品、成品、运输、储藏、使用都保持在冷链系统中,避免原料、半成品及成品的活性降低及失活。

(7)生物制品的质量控制实行生产和质量检测的全过程监控。

2. 生物制品检验的特殊性

由于生物制品通常具有复杂的分子结构,相对分子质量往往不是定值,因此对生物制品的检测具有特殊的要求。

1)生物活性检查

在制备不同的生物制品时,由于其含有蛋白质或多肽等生物活性物质,有时因生产工艺条件的变化,容易导致出现活性丧失等,因此除了通常采用的理化分析检验外,还必须采用生物检定法进行检定,以证实其生物活性的存在。

2)安全性检查

由于生物制品组分复杂,性质特殊,制品本身具有特殊生物活性,同时复杂的生产过程中,容易引入特殊杂质和微生物的污染物,因此需要进行安全性方面的全面检查,以保证其制品的使用安全。

3）效价测定

生物制品一般来源于生物体，与化学药物和中药相比，具有更高的生化机制合理性与特殊治疗的有效性。对其有效成分的检测，除一般的化学方法、理化分析和生化分析外，还应根据制品生理和生化的特异性，制订其专属性的生物效价测定方法，以表征其生物活性成分的含量。

为保证生物制品的质量，满足安全、有效的要求，世界卫生组织要求各国生产的生物制品必须有专门的检定机构负责成品的质量检定，并规定检定部门要有熟练的高级技术人员、精良的设备条件，以保证检定工作的质量。未经指定的检定部门正式发给检定合格证的制品不准出厂使用。

三、生物制品的检验内容

1. 鉴别试验

鉴别就是依据生物制品的化学结构、理化性质和生物学特点，利用化学法、物理法及生物学方法等来判断与确证产品的真伪。根据生物制品的生物学特点，采用免疫学等方法鉴别产品真伪的方法如下。

1）免疫双扩散法

免疫双扩散法是在琼脂糖凝胶板上按一定距离打数个小孔，在相邻的两孔内分别加入抗原与抗体，若抗原、抗体互相对应，浓度、比例适当，则一定时间后，在抗原与抗体孔之间形成免疫复合物的沉淀线，以此对供试品的特异性进行检查。例如，《中国药典》（2015 年版）收载狂犬病患者免疫球蛋白和人血白蛋白等均采用本方法进行鉴别。

2）免疫电泳法

免疫电泳法是将供试品通过电泳分离成区带的各抗原，然后与对应的抗体进行双相免疫扩散，当两者比例合适时形成可见的沉淀弧，将沉淀弧与已知标准抗原、抗体生成的沉淀弧位置和形状相比较，即可分析供试品中的成分及其性质。例如，《中国药典》（2015 年版）收载的人血白蛋白和冻干人免疫球蛋白等均采用本方法进行鉴别。

3）免疫印迹法

免疫印迹法是以供试品与特异性抗体结合后，抗体再与酶标抗体特异性结合，通过酶学反应的显色，对供试品的抗原特异性进行检查。例如，《中国药典》（2015 年版）收载的重组人促红素注射液（CHO 细胞）和注射用重组人干扰素 α1b 等均采用本方法进行鉴别。

4）免疫斑点法

免疫斑点法原理与免疫印迹法相同，但具体操作有所不同。例如，《中国药典》（2015 年版）收载的注射用重组人干扰素 α2a 等均采用本方法进行鉴别。

5）酶联免疫法

酶联免疫法是在免疫酶技术的基础上发展起来的一种新型的免疫检测技术，即让抗体与酶复合物结合，然后通过显色来检测。《中国药典》（2015 年版）规定抗毒素和抗血清制品的鉴别试验采用酶联免疫法。例如，冻干乙型脑炎灭活疫苗（vero 细胞）、冻干人用狂犬病疫苗（vero 细胞）和重组乙型肝炎疫苗（酿酒酵母）等均采用本方法鉴别。

2. 生物制品的检查

生物制品的质量检定包括安全性和效力检定两个方面：前者包括毒性试验、防腐剂试验、热原质试验和有关安全性的特殊试验等；后者包括浓度测定(含菌数或纯化抗原量)、活菌率或病毒滴度测定、动物保护率试验、免疫抗体滴度测定和稳定性试验等。

依据以上要求，将生物制品的质量检定大致分为理化检定、安全检定和效力检定三个方面。检测的项目在质量标准中均有具体规定。

1) 物理性状的检查

(1) 外观。生物制品的外观不仅能反映其表面现象，而且能涉及其安全性和有效性。外观类型不同，要求标准也不同。

(2) 真空度。真空封口的生物制品应检查其真空度。用高频火花真空测定器测试，瓶内应出现蓝紫色辉光。

(3) 复溶时间。按标示量加入 20～25℃灭菌注射用水，轻轻摇动，应于规定时间内溶解。

(4) 最低装量。各种装量规格的生物制品应按重量分析法或滴定分析法进行检查。

2) 蛋白质含量测定

类毒素、抗毒素、基因工程药物和血液制品等需要测定蛋白质含量，以检查有效成分，计算纯度和比活性。

常用的方法有凯氏定氮法(钨酸沉淀法和三氯乙酸法)、双缩脲法(紫外-可见分光光度法)和酚试剂法(劳里法)等。例如，《中国药典》(2015 年版)规定乙型肝炎人免疫球蛋白蛋白质含量采用凯氏定氮法进行测定。

3) 防腐剂和灭活剂含量测定

为了脱毒、灭活和防止杂菌污染，生物制品在生产中通常加入防腐剂和灭活剂，如苯酚、甲醛、三氯甲烷等。对这些非有效成分，《中国药典》(2015 年版)中规定其含量应控制在一定限度内。

4) 相对分子质量或分子大小

对提纯的蛋白质制品如白蛋白、丙种球蛋白或抗毒素，必要时需要测定其单体、聚合物或裂解片段的相对分子质量和分子大小；提纯的多糖体疫苗需要测定多糖体的分子大小和相对含量。测定方法有凝胶色谱法、凝胶电泳法和超速离心法。

5) 生物制品纯度检查

经过精制后，生物制品要检查纯度是否达到规定要求，采用的方法主要有电泳法和高效液相色谱法。

6) 生物制品的效力测定

生物制品是具有生物活性的制剂，其效力一般采用生物学方法测定。生物学测定是利用生物体来测定待检品的生物活性或效价的一种方法，通过在一定条件下比较待检品和相应标准品或对照品所产生的特定生物反应的剂量间的差异来测定待检品的效价。主要效力试验包括以下五个方面的内容：免疫力试验、活菌疫苗的效力测定、抗毒素和类毒素的单位测定、血清学试验和其他有关效力的检定和评价。

7) 杂质检查

生物制品杂质检查主要包括一般杂质检查和特殊杂质检查。根据生物制品的生产工艺特点和产品稳定性，其特殊杂质可分为生物污染物、产品相关杂质和工艺添加剂几大类。生物污染物包括微生物污染、细胞成分(宿主细胞蛋白、宿主 DNA)杂质、外源性引入的杂质、培养基成分(牛血清白蛋白)、产品制备和纯化过程中残留的大分子物质(如单克隆抗体)等；产品相关杂质包括二聚体和多聚体、脱胺或氧化产物和突变物等；工艺添加剂包括残余抗生素、蛋白分离剂聚乙二醇、氢氧化铝佐剂、产品稳定剂辛酸钠和肝素、防腐剂苯酚、硫汞和三氯甲烷等。

8)安全性检查

安全性检查对象主要包括菌毒种和主要原材料、半成品(包括原液)和成品。安全性检查的内容一般包括过敏性物质的检查和杀菌，灭活和脱毒检查，残余毒力和毒性物质的检查，以及外源性污染的检查四个方面。

9)其他方面检查

其他方面检查如水分含量测定、酸碱度和氯化钠测定等。

第三节　生物制品质量控制示例

现以吸附百日咳白喉联合疫苗(diphtheria and pertussis combined vaccine)为例，围绕其质量标准，介绍生物制品的质量检定项目和一些特殊的质量检定方法。

示例　《中国药典》(2015 年版)吸附百日咳白喉联合疫苗质量标准。

本品是用百日咳疫苗原液和白喉类毒素原液加入氢氧化铝佐剂制成。用于预防百日咳、白喉，作加强免疫用。

一、基本要求

生产和检定用设施、原材料及辅料、水、器具、动物等应符合凡例的有关要求。

二、制造

1. 混合前单价原液

1)百日咳疫苗原液
制造应符合"吸附百白破联合疫苗"中附录 1 的 1 项的规定。
2)白喉类毒素原液
制造应符合"吸附白喉疫苗"中"2.1 菌种"、"2.2 毒素"项的规定。
3)原液检定
(1)百日咳疫苗按"吸附百白破联合疫苗"中附录 1 的 2 项进行。
(2)白喉类毒素按"吸附白喉疫苗"中"3.1 类毒素原液检定"项进行。

2. 半成品

1)配制
(1)氢氧化铝佐剂稀释按吸附后的最终浓度，将氢氧化铝原液用注射用水稀释成 1.0～1.5mg/mL。加入硫柳汞含量不高于 0.1g/L，补足氯化钠含量至 8.5g/L。
(2)吸附按计算量将白喉类毒素及百日咳疫苗原液加入已稀释的氢氧化铝内，调 pH 为5.8～7.2，使每 1mL 半成品含百日咳杆菌应不高于 9.0×10^9 个菌(应不高于 30IU)，白喉类毒素应不高于 20Lf。

2) 半成品检定

无菌检查，依法检查(四部通则 1101 无菌检查法)，应符合规定。

3. 成品

(1)分批应符合"生物制品分批规程"规定。

(2)分装应符合"生物制品分装和冻干规程"规定。

(3)规格每瓶 0.5mL、1.0mL、2.0mL、5.0mL。每 1 次人用剂量为 0.5mL，含百日咳疫苗效价应不低于 4.0IU，白喉疫苗效价应不低于 30IU。

(4)包装应符合"生物制品包装规程"规定。

三、检定

1. 半成品检定

无菌检查，依法检查(四部通则 1101 无菌检查法)，应符合规定。

2. 成品检定

1) 鉴别试验

(1)百日咳杆菌按"吸附百白破联合疫苗"附录 2 进行，动物免疫后应产生相应抗体；或加枸橼酸钠或碳酸钠将佐剂溶解后，离心沉淀百日咳菌体，加入相应抗血清做凝集试验，应呈明显凝集反应(按"吸附百白破联合疫苗"附录 1 中 2.3 项进行)。

(2)白喉类毒素可选择下列一种方法进行：①疫苗注射动物应产生抗体(通则 3505)；②疫苗加枸橼酸钠或碳酸钠将佐剂溶解后，做絮状试验(通则 3506)，应出现絮状反应；③疫苗经解聚液溶解佐剂后取上清液，做凝胶免疫沉淀试验(通则 3403)，应出现免疫沉淀反应。

2) 物理检查

(1)外观。振摇后应呈均匀乳白色混悬液，无摇不散的凝块或异物。

(2)装量。依法检查(通则 0102)，应不低于标示量。

3) 化学检定

(1)pH 应为 5.8~7.2(通则 0631)。

(2)氯化钠含量应为 7.5~9.5g/L(通则 3107)。

(3)氢氧化铝含量应为 1.0~1.5mg/mL(通则 3106)。

(4)硫柳汞含量应不高于 0.1g/L(通则 3115)。

(5)游离甲醛含量应不高于 0.2g/L(通则 3207 第一法)。

4) 效价测定

(1)百日咳疫苗按"吸附百白破联合疫苗"中附录 2 进行。每 1 次人用剂量的免疫效价应不低于 4.0IU，且 95%可信限的低限应不低于 2.0IU。如达不到上述要求时可进行复试，但所有的有效试验结果必须以几何平均值(如用概率分析法时应用加权几何平均)来计算，达到上述要求判为合格。

(2)白喉疫苗每 1 次人用剂量中白喉类毒素的免疫效价应不低于 30IU(通则 3505)。

5）无菌检查

依法检查（四部通则 1101 无菌检查法），应符合规定。

6）特异性毒性检查

（1）百日咳疫苗应符合"吸附百白破联合疫苗"附录 3 的规定。

（2）白喉疫苗用体重 250～350g 豚鼠，每批制品不少于 4 只，每只腹部皮下注射 2.5mL，分两侧，每侧 1.25mL，观察 30d。注射部位可有浸润，经 5～10d 变成硬结，可能 30d 不完全吸收。在第 10d、第 20d、第 30d 分别称体重，到期每只豚鼠体重比注射前增加，无晚期麻痹症者为合格。

四、保存、运输及有效期

于 2～8℃避光保存和运输。自生产之日起，有效期为 18 个月。百日咳疫苗原液保存时间超过 18 个月者，自原液采集之日起，疫苗总有效期不得超过 36 个月。

五、使用说明

应符合"生物制品包装规程"规定和批准的内容。

练 习 题

1. 简述生化药物和生物制品的区别。

2. 简述生物制品的基本属性。

3. 简述生物制品检验的特殊性。

第十七章 体内药物分析

体内药物分析也称生物分析(bioanalysis),是指体内样品(生物体液、器官或组织)中药物及其代谢产物或内源性生物活性物质的定量分析。体内药物分析与体内药代动力学、毒代动力学、生物等效性试验和临床治疗药物监测等方面研究密切相关,它直接关系到药物的体内作用机制探讨与质量评价和药物临床使用的安全性、有效性与合理性。对体内药物进行研究时,要选择优化可靠的样品采集和样品预处理方法,建立有效的体内样品分析方法,并对建立的分析方法进行充分的方法学验证,以确保分析方法的可行性与可靠性。

第一节 体内药物分析的意义、任务与特点

一、体内药物分析的意义

为了使药物的临床使用安全、有效与合理,就必须了解和提供药物进入体内后的更多信息。因此,需要对药物及其制剂在体内的吸收、分布、代谢和排泄,以及药物效应等进行研究,进而促进药代动力学、生物药剂学、临床药理学等一些新兴边缘学科的发展与建立。这些新兴学科均涉及体内药物浓度与机体药理效应的相互关联、药物本身及其代谢物的体内过程,由此促进了体内药物分析学迅速发展成为一门独立的新兴学科。

体内药物分析的意义在于保障临床用药更加安全、有效、合理;为监测、评价药物质量和开发新药提供依据。主要体现在以下几个方面:①有利于临床治疗药物监测:分析药物在血液中的浓度,选择最佳的给药剂量与给药方案,做到合理用药;②有利于新药的临床前研究:研究和了解新药或候选药物进入生物体内的信息和表现,获得对药物及其制剂在体内的吸收、分布、代谢、排泄过程的参数和药效等信息;③有利于药物的临床评价:掌握药物在体液或靶组织中的有效浓度,定量地说明体内药物浓度与生物效应和临床疗效的关系,科学地评价药物的内在质量。

二、体内药物分析的任务

体内药物分析的任务概括起来可分为以下两个方面。

1. 分析方法的建立和方法学的研究

体内药物分析的首要任务是分析方法的建立、进行分析方法学的研究,提供最佳的分析条件,评定各种分析方法的灵敏度、专属性和准确度,探讨各种方法用于体内药物分析的规律性问题。

2. 在不同研究领域中的应用

(1)新药研究:在新药研究过程中,按照国家药品注册有关规定,要提供药物在动物和

人体内的药代动力学参数、生物利用度及血浆蛋白结合率等基本数据。对于已经用于临床的药物，仍有必要再进行深入的体内研究。这些研究要靠体内药物分析提供数据。

(2)治疗药物监测：为了实现临床用药的安全、有效与合理，对于一些血药浓度范围窄、剂量小、毒性大，或个体差异大、药理作用强，或毒性反应与疾病症状相似，或联合用药时容易产生药物相互作用等情况的药物，需要开展治疗药物监测(therapeutic drug monitoring, TDM)。通过测定血药浓度确定最佳剂量，制订个性化治疗方案，指导临床合理用药。

(3)滥用药物的检测：麻醉药品和精神药品的滥用问题日益严重，受到广泛关注。对吸毒者体内的毒品、法医检验的毒物分析和运动员体内的兴奋剂(违禁药品)的测定，也必须依靠体内药物分析的手段和技术才能完成。

(4)内源性物质的测定和研究：内源性物质是指机体内的正常生化成分，如激素、肾上腺素、乙酰胆碱、氨基酸、儿茶酚胺和尿酸等。这些内源性物质在机体正常生理条件下均处在一定的浓度范围内。如果这些物质在体内的浓度发生明显变化或出现异常，提示机体发生了某种病变。因此，通过测定内源性物质对某些疾病进行诊断、预防及治疗具有十分重要的意义。

(5)药酶多态性研究：一些药物代谢酶具有遗传多态性，药酶的多态性与药物作用的个体差异及肿瘤的易感性差异有关。应用探针药物研究人群的代谢分型，了解患者的代谢情况，有助于临床合理用药。

三、体内药物分析的特点

体内药物分析的对象不仅是人体，还包括试验动物，采集获得的体内样品大多具有以下性质特点：①采样量少，体内样本采样量一般为数十微升至数毫升，且多数在特定条件下采集，不易重新获得；②待测物浓度低，体内样本中待测药物及其代谢产物或内源性生物活性物质浓度通常在 $10^{-9} \sim 10^{-6}$ g/mL 级，甚至低至 10^{-12} g/mL；③干扰物质多，生物样本，尤其是血样中含有蛋白质、脂肪、尿素等有机物和 Na^+、K^+ 等大量内源性物质通常对测定构成干扰，且体内的内源性物质可与药物结合，也能干扰测定，即使是药物的代谢产物也往往干扰原形药物的分析。

因此，体内药物分析的特点是：①通常体内样品需经分离与浓集，或经化学衍生化处理后才能进行分析；②生物样品中药物浓度较低，对分析方法的灵敏度及选择性要求较高；③实验室仪器设备要求高，体内药物分析实验应拥有可以进行多种分析检测的装备和能力；④分析工作量大，测定数据的处理和结果的阐明较为复杂。

第二节 常用体内样品的制备与储藏

体内药物分析的对象包括血液、尿液、唾液、头发、脏器组织、乳汁、精液、脑脊液、泪液、胆汁、胃液、胰液、淋巴液、粪便等体内样品。但以血浆或血清最为常用，因为它们可以较好地体现药物浓度与治疗作用之间的关系。尿液可用于生物利用度、尿药排泄量等的测定。唾液也可用于某些药物的临床治疗监测，某些药物(如苯妥英等)的唾液浓度被认为可以代表血浆中游离药物的浓度。如果怀疑药物可透过血脑脊液屏障，脑脊液的药物浓度偶尔也进行测定。头发作为体内样品，可用于药物滥用的监测或微量元素的测定。在进行动物试验研究药物体内吸收、分布状态及药物过量中毒死亡患者的解剖检验时，常采用心、脾、胃、肠、肝、肾、肺、脑、肌肉、体脂等组织作为体内样品。在特殊情况下也有采用乳汁、精液、泪液等生物体液作为体内样品。

一、血样

血药浓度通常是指血浆或血清中的药物浓度，而不是指全血药物浓度。因为当药物在体内达到稳态血药浓度时，血浆中药物浓度被认为与药物在作用部位（靶器官）的浓度紧密相关，即血浆中的药物浓度可以反映药物在体内作用部位的状况。因此，血浆和血清是体内药物分析最常用的样本，其中选用最多的是血浆。

1. 血样的采集

供测定的血样应代表整个血药浓度，所以应待药物在血液中分布均匀后取样。通常从静脉采集血样，并根据试验对象及血中药物浓度和分析方法灵敏度的要求，一般每次采血 0.2～5mL。动物试验时，在采血方式上要兼顾动物福利（animal welfare），并且采血量不宜超过动物总血量的 15%～20%。临床化验时，血样通常从肘静脉采集，有时从毛细血管采血（成人多从手指或耳垂取血，小儿多从脚趾取血）。

2. 血浆的制备

将采集的静脉血液置于含有抗凝剂的试管中，混合后，以 2500～3000r/min 离心 5～10min，使血细胞分离，所得淡黄色上清液即为血浆。最常用的抗凝剂是肝素（heparin）。肝素是体内正常生理成分，因此不致改变血样的化学组成或引起药物的变化，一般不会干扰药物的测定。其他抗凝剂是一些能与血液中的 Ca^{2+} 结合的试剂，如 EDTA、枸橼酸盐、氟化钠、草酸等。目前，采血常用的负压式采血管通常预加抗凝剂。

3. 血清的制备

将采集的静脉血液置于离心试管中，于室温或 37℃放置 30min～1h。然后以 2000～3000r/min 离心 5～10min，上层澄清的淡黄色液体即为血清。因为药物与纤维蛋白几乎不结合，所以血浆与血清中的药物浓度通常是相同的。作为血药浓度测定的样品，血浆和血清可任意选用。但无论是采用血浆还是血清，现有的文献、资料所列的血药浓度，在没有特别指明的情况下，均是指血浆或血清中药物的总浓度（游离的和与血浆蛋白结合的总浓度）。血浆比血清分离得快，而且制备的量为全血的 50%～60%（血清只为全血的 20%～40%），多数研究者使用血浆样品。若血浆中含有的抗凝剂对药物浓度测定有影响时，则应使用血清样品或选用不同的抗凝剂。

4. 全血的制备

将采集的血液置于含有抗凝剂的试管中，但不经离心操作，保持血浆和血细胞处于均相，则称为全血。全血样品室温放置或 2～8℃储藏处取出恢复室温之后，可明显分为上、下两层，上层为血浆，下层为血细胞，但轻微摇动即可混匀。

若需专门测定平均分布于血细胞内、外的药物浓度，则应使用全血样品；某些情况下由于血浆内药物浓度波动太大，且难以控制，或因血浆药物浓度很低而影响测定，也应考虑使用全血样品。例如，氯噻酮可与红细胞结合，在血细胞中的药物浓度比血浆中药物浓度大50～100倍，且其动力学行为也与在血浆中不同，因此宜用全血样品测定。又如，三环降压药物，对个别患者来说，在血浆和红细胞的分配比不是一个常数，因此宜采用全血样品进行药物动力学的研究。

血样主要用于药代动力学、毒代动力学、生物利用度及生物等效性试验、临床治疗药物监测等研究与实际工作中，其测定方法大多采用测定原形药物总量的方法。

二、尿样

尿样即为尿液，尿样中药物的测定主要用于药物的物质平衡、排泄途径及尿清除率研究。通过对药物及其主要代谢产物的浓度测定和代谢产物谱分析，计算药物及其主要代谢产物经此途径排泄的速率及排泄量。同时，当药物在血中浓度过低难以准确测定时，尿样中药物测定也用于药物制剂的生物利用度研究，以及根据药物的物质平衡研究，可以预测药物的代谢过程及测定药物的代谢类型（代谢率）等。

1. 尿样的特点

体内药物清除主要是通过尿液排出，药物可以原形（母体药物）或代谢物及其缀合物等形式排出。健康人排出的尿液是淡黄色或黄褐色，主要成分是水、含氮化合物（其中大部分是尿素）和盐类，成人的排尿量为1～5L/d，pH为4.8～8.0。尿样的缺点是受食物种类、饮水多少和排汗等影响而使尿样的量及尿药的浓度变化较大，并且与血药浓度相关性差，受试者的肾功能正常与否直接影响药物排泄，婴儿的排尿时间难于掌控，尿液不易采集完全并不易保存。

2. 尿样的采集

尿样采用自然排尿的方式采集，属于非损伤性采样方式。测定尿中药物浓度或药物的总量时应采集一定时间（如8h、12h或24h等）内排泄的所有尿液，混匀并记录体积后分取适量储藏备用，将测定的药物浓度乘以尿量即可求算药物的排泄总量。

3. 尿样的储藏

尿样放置后会析出盐类，并有细菌繁殖，易变浑浊。采集的尿液应立即测定，若不能立即测定，应加入防腐剂保存。常用的防腐剂有甲苯、二甲苯、三氯甲烷、乙酸和浓盐酸等。保存时间为24～36h，可置于冰箱（4℃）中；长时间保存时，应在-20℃下冷冻储藏。

三、唾液

唾液是无损伤取样，易收集。一些药物的唾液浓度与血浆游离型浓度密切相关，因此在药物浓度监测工作中有可能测定唾液药物浓度代替血浆游离药物浓度进行临床监测。唾液样品也可用于药代动力学研究。

1. 唾液及其组成

唾液是由腮腺、舌下腺和颌下腺三个主要的唾液腺分泌汇集而成的混合液体。正常成年人唾液分泌量每天约为 1200mL，与细胞外液所含电解质相同，唾液的 pH 为 6.2～7.4，当分泌增加时，pH 会更高。唾液中含有钠、钾、氯化物、碳酸氢盐、蛋白质和少量其他物质，其中蛋白质的总量接近血浆蛋白质含量的 1/10。

2. 唾液的采集

唾液的采集一般在漱口后约 15min 进行，应尽可能在刺激少的安静状态下收集口腔内自然流出的唾液。采集混合唾液时，若需要在短时间内得到较大量的唾液，也可采用物理的(如嚼石蜡片、聚四氟乙烯或橡胶块等)或化学的(如将枸橼酸或维生素 C 放于舌尖上)方法刺激。用化学法刺激的唾液，若化学物质对药物测定有干扰，则应弃去开始时的唾液后再取样。

3. 唾液样品的制备

唾液样品采集后，应立即测量其除去泡沫部分的体积。放置后分成泡沫部分、透明部分及乳白色沉淀部分三层。分层后，以 3000r/min 离心 10min，取上清液作为药物浓度测定的样品，可供直接测定或冷冻保存。

四、组织

在药物的动物试验及临床上由于过量服用药物而引起的中毒死亡时，药物在脏器组织中的分布情况可为药物的体内动力学过程提供重要信息。常用的脏器组织有胃、肝、肾、肺、心、脑等脏器及其他组织。

1. 组织样品的制备

体内各种脏器组织样品在测定之前，首先需均匀化制成水性基质匀浆溶液，然后用适当方法萃取药物。匀浆化操作是将组织样品中加入一定量的水或缓冲液，在刀片式匀浆机中匀浆，使待测药物释放、溶解。对于某些水中难溶的药物，也可直接使用甲醇或水(或缓冲液)-甲醇混合溶液进行组织匀浆，以提高回收率。

2. 组织样品的处理

(1)沉淀蛋白法：在组织匀浆液中加入蛋白沉淀剂(如甲醇、乙腈、高氯酸、氯乙酸等)，蛋白质沉淀后取上清液，备用。该法操作简单，但有些药物或毒物提取回收率低。

(2)酸水解或碱水解法：组织匀浆液中加入一定量的酸或碱，置于水浴中加热，待组织液化后，过滤或离心，取上清液供萃取用。酸或碱水解只分别适合在热酸或热碱条件下稳定的少数药物或毒物的测定。

(3)酶水解法：最常用的酶是蛋白水解酶中的枯草杆菌蛋白酶，它不仅可使组织溶解，还可使药物释出。枯草杆菌蛋白酶是一种细菌性碱性蛋白分解酶，可在较宽的 pH 范围(pH 7.0～11.0)内使蛋白质的肽键降解，在 50～60℃ 具有最大活力。酶水解法的主要缺点是不适用于在碱性下易水解的药物。

五、头发

头发样品的取样方便，并且可以再次获得；可用于体内微量元素的含量测定；也可用于用药史的估计、临床用药物和非法滥用药物的甄别及毒性药物的检测。但其缺点是分析对象的含量低，分析样品的处理繁杂、干扰多。

1. 头发样品的采集

头发样品的采集从枕部取样为佳。采集时从发根部(靠近头皮约 1cm 处)剪取 0.5～1g 的头发，也有采集理发后随机收集的短发作为分析样品。

2. 头发样品的洗涤

头发表面易被汗液、洗发剂、染发剂、香水、发油和发蜡及环境尘垢等物质污染，测定前应洗净。常用的洗涤方式为丙酮-水-丙酮：丙酮浸泡、搅拌 10min，用自来水漂洗 3 次，再用丙酮浸泡、搅拌 10min，再用自来水、蒸馏水各洗 3 次；或在丙酮预洗后，用表面活性剂(洗洁精、洗衣粉、0.05%～0.1%的十二烷基硫酸钠等)浸泡后，再用自来水、蒸馏水各漂洗两三次。

3. 头发样品的处理

常用的提取方法有：①直接用甲醇提取；②酸水解(0.1mol/L 盐酸)；③碱水解(1mol/L 氢氧化钠)；④酶水解(β-葡萄糖苷酸酶/芳基硫酸酯酶)。以上 4 种方法各有特点：后两种方法基本上使头发全部溶解，形成均一溶液后提取。但碱水解对于一些碱性条件下不稳定的药物不适合。甲醇提取的方法简单、省时、省力，但由于甲醇的强溶解能力，会引入许多干扰物使检测的背景增加。酸水解是最常用的方法。

第三节　体内样品的预处理

体内样品的预处理是体内药物分析中非常重要的环节，往往也是整个分析过程中最困难、烦琐的一步，但又是必不可少的操作步骤。体内样品的种类众多、性质各异，很难用固定的程序和方法处理，必须结合实际情况灵活运用各种手段和方法解决问题。在设计体内样品预处理方案时应考虑以下几个方面：①体内样品的类型；②待测药物的性质与浓度范围；③体内样品测定的目的；④拟采用的分析技术。

一、体内样品预处理的目的

1. 使待测药物游离

药物进入体内后，除部分以游离形(原形)存在外，有相当一部分药物与血浆蛋白结合，另外也有药物或其代谢物与内源性物质结合而成的缀合物等多种形式存在。因此，必须先进行预处理，使药物从缀合物中释放出来，以便测定药物的总浓度。

2. 满足测定方法的要求

体内样品介质组成复杂。例如，血清中既含有高分子的蛋白质和低分子的糖、脂肪、尿素等有机物，又含有 Na^+ 和 K^+ 等无机物，而其中待测的药物及其代谢物浓度低（一般为 μg/mL 或 ng/mL 水平），体内生物介质对样品测定干扰严重。因此，需将样品进行适当处理，使待测药物或代谢物得到净化和富集，以满足测定方法对分析样品的要求。

3. 改善分析环境

体内样品的预处理可以防止分析仪器的污染和劣化，提高测定灵敏度、准确度、精密度和选择性。体内样品的预处理方法因各种分析仪器的耐受程度不同而不同。例如，使用高效液相色谱仪对体内样品进行分析时，至少需要进行血浆蛋白质的去除工作，防止蛋白质在色谱柱上的沉积和堵塞，延长色谱柱的使用寿命，还可以改善分析结果的准确度、精密度。

二、常用的预处理方法

1. 去除蛋白质法

在测定血样时，首先应去除蛋白质。去除蛋白质可使结合型的药物释放出来，以便测定药物的总浓度，也可预防液-液提取过程中由于蛋白质形成的乳化，还可以保护仪器性能，延长使用期限。去除蛋白质后的样品通常直接用于分析测定；也可经其他方法进一步纯化与浓集后测定。去除蛋白质的方法有很多种，归纳起来可分为以下几类。

1）蛋白沉淀法

通常去除蛋白质的方法是在生物样品中加入有机溶剂、盐或强酸等化学试剂，使蛋白质沉淀析出。

（1）加入与水相混溶的有机溶剂，破坏蛋白质的分子内及分子间的氢键而使蛋白质凝聚，使与蛋白质非共价结合的药物释放出来。常用的有机溶剂有乙腈、甲醇、乙醇、丙酮、丙醇和四氢呋喃等。含药血浆或血清与水溶性有机溶剂的体积比为 1:1～1:3 时，就可以将 90%以上的蛋白质去除。操作时，将水溶性有机溶剂与血浆或血清按一定比例混合后，要高速（10 000r/min）离心 1～2min，可将析出的蛋白质沉淀完全，分取上清液作为样品。离心时宜低温或离心时间不宜过长，否则样品溶液温度升高，蛋白质的溶解度增加。

（2）加入中性盐，可使溶液的离子强度发生变化，部分蛋白质的电性被中和，蛋白质因分子间电排斥作用减弱而凝聚；同时中性盐的亲水性使蛋白质水化膜脱水而析出。常用的中性盐有饱和硫酸铵、硫酸钠、硫酸镁、氯化钠和磷酸钠等水溶液。例如，血清或血浆与饱和硫酸铵溶液的比例为 1:2 混合，高速（10 000r/min）离心 1～2min，即可除去 90%以上的蛋白质。

（3）加入强酸，使溶液的 pH 低于蛋白质的等电点，蛋白质以阳离子形式存在，并与酸根阴离子形成不溶性盐而沉淀。常用的强酸有 10%三氯乙酸、6%高氯酸、硫酸-钨酸混合液及5%偏磷酸等水溶液。含药血清与强酸溶液的体积比为 1:0.6 混合，高速（10 000r/min）离心 1～2min，取上清液作为待测样品，就可去除 90%以上的蛋白质。加入强酸溶液，去除蛋白后的上清液呈强酸性（pH 0～4），在酸性下分解的药物不适合用本法除蛋白质。过量的三氯乙酸可用乙醚提取，过量的高氯酸可用碳酸钾、乙酸钾或氢氧化钠中和后加入乙醇使生成的高氯酸盐沉淀而除去。偏磷酸及硫酸-钨酸可用同法除去。

(4) 热凝固法。当待测物热稳定性好时，可采用加热的方法将一些热变性蛋白沉淀。加热温度视待测组分的热稳定性而定，通常可加热至 90℃；蛋白沉淀后可用离心或过滤法除去。这种方法最简单，但只能除去热变性蛋白，且只适用于热稳定性良好的药物。

2) 酶解法

在测定某些经蛋白沉淀难以释放且对酸不稳定的药物时，常使用酶解法分解蛋白质。最常用的酶是蛋白水解酶中的枯草杆菌蛋白酶，它是一种细菌性碱性蛋白分解酶，可在较宽的 pH 范围(pH 7.0～11.0)内使蛋白质的肽键降解，在 50～60℃具有最大活力。酶解法操作简便，酶解条件温和、平稳，可避免部分药物在酸及高温下降解；对某些与蛋白质结合紧密的药物，可提高回收率；可用有机溶剂直接提取酶解液而无乳化现象生成，但酶解法不适用于一些在碱性条件下易水解的药物。

2. 萃取分离法

萃取法包括液-液萃取法、固相萃取法和膜萃取法。随着药物分析技术的不断提高，体内样品的预处理技术得到迅速发展，出现了许多集提取、纯化、浓缩和分析于一体的现代分离分析新方法和新技术，如自动化同相萃取技术、固相微萃取技术、微透析技术和超临界流体萃取法等。下面主要介绍常用的液-液萃取法和固相萃取法。

1) 液-液萃取法

液-液萃取法(liquid-liquid extraction，LLE)是传统的经典萃取方法之一，它是基于被测组分与干扰物质在不相混溶的两种溶剂中的分配系数不同而得以分离。多数药物是亲脂性的，在适宜的有机溶剂中的溶解度大于在水相中的溶解度，而血样或尿样中的大多数内源性物质多为强极性物质，因而用有机溶剂萃取即可去除大部分内源性干扰物质，萃取出的药物经浓集后作为分析用样品。液-液萃取法可直接用于血样或尿样的预处理，也可在去除蛋白质的基础上应用。

应用液-液萃取法时要考虑所选有机溶剂的特性、有机相和水相的体积及水相的 pH 等因素。

(1) 溶剂的选择原则。选择合适的溶剂是成功萃取的主要条件，溶剂的选择应根据相似相溶原则进行，选择时应注意以下几点：①对药物具有较高的溶解性，即具有较强的萃取能力；②沸点低、易挥发；③与水不相混溶；④毒性低、不易燃烧；⑤具有较高的化学稳定性和惰性。常用的液-液萃取溶剂有乙醚、二氯甲烷、乙酸乙酯、正丁醇、环己烷-异丙醇等。某些有机溶剂，如乙醚萃取能力强，又易于挥发和浓集，是常用的萃取溶剂。但乙醚萃取后可混入约 1.2% 的水分，于萃取前在样品中加入适量的氯化钠可减少混入的水溶性干扰物质。

(2) 溶剂的用量。萃取时所用的有机溶剂要适量，一般有机相为生物样本体积的 1～5 倍。根据待测药物的萃取率及预处理过程来确定萃取溶剂的最佳用量。

(3) 水相的 pH。采用液-液萃取法时，体内样品 pH 的选择主要由待测药物的 pK_a/pK_b 确定。当 pH 与 pK_a/pK_b 相等时，50% 的药物以非电离形式存在。对碱性药物，最佳 pH 应高于 pK_b 1～2 个 pH 单位；对酸性药物，最佳 pH 应低于 pK_a 1～2 个 pH 单位。这样就可使 90% 以上的药物以非电离形式存在，更易被有机溶剂萃取。一般来说，碱性药物在碱性介质中提取，酸性药物在酸性介质中提取；但大多采用在碱性条件下萃取，以减少内源性物质（多为酸性）的干扰。

（4）萃取操作一般只萃取一次。若萃取回收率较低（如低于 50%），可萃取两三次；若干扰物质为脂溶性的，则可将含药有机萃取相再用一定 pH 的小体积水溶液反萃取后测定，或采用固相萃取法。

液-液萃取法的优点在于它的选择性，药物能与多数内源性物质分离。另外，液-液萃取法成本低廉，可对样品进行净化和浓集。因此，本法在体内药物分析中，尤其是采用 LC-MS 测定时被广泛应用。

液-液萃取法的缺点是易产生乳化现象。乳化作用能引起药物的损失，从而导致回收率降低。可在萃取前在水相中加入适量氯化钠以减轻乳化程度。当发生轻微乳化时，可经适当转速离心，使乳化层的水相和有机相完全分开。当发生严重乳化时，可置于低温冰箱中使水相快速冻凝，破坏乳化层，再融化后离心。另外，有机溶剂易挥发、有毒性，对环保不利，以及不能实现自动化等也是该法的不足之处。

2）固相萃取法

由于高效液相色谱法，特别是反相高效液相色谱法的应用，人们利用色谱理论，采用装有不同填料的小柱进行体内样品处理的萃取技术日益受到重视。固相萃取法（solid-phase extraction，SPE）也称液-固萃取技术，它的应用大大缩短了样品处理时间，同时可避免乳化现象，而且便于自动化操作。

（1）SPE 原理：将不同填料作为固定相装入微型小柱，当含有药物的体内样品液体通过小柱时，由于受到吸附、分配、离子交换或其他亲和力作用，药物或干扰物质被保留在固定相中，用适量清洗溶剂洗去干扰物质，再用适当洗脱溶剂洗脱药物。保留和洗脱取决于药物与固定相表面的活性基团，以及药物与溶剂的分子间作用力。有两种洗脱方式：一种是药物比干扰物质与固定相之间的亲和力更强，因而在用溶剂洗去干扰物时药物被保留，然后用一种对药物亲和力强的溶剂洗脱药物；另一种是干扰物质与固定相之间的亲和力强，药物被直接洗脱，干扰物质被保留在萃取柱上。通常使用较多的是前一种洗脱模式，市场上可得到含有不同填料的商品化的微型柱，两种微型柱示意图见图 17-1。

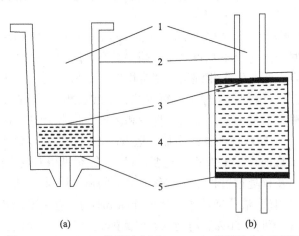

(a)　　　　　　　　　　(b)

图 17-1　Bond Elut 微型柱（a）和 Sep-pak 微型柱（b）示意图

1. 样品室；2. 聚丙烯管壁；3. 聚乙烯多孔圆盘；4. 吸着剂床；5. 聚乙烯多孔圆盘

取体内样品(液体)加载到微型柱上端样品室，在下端通过负压或用离心方式(适用于 a 型柱)使溶剂通过微型柱，也可用注射器(泵)通过在微型柱的上端施加正压(适用于 b 型柱)的方法使溶剂通过，洗脱出的分析样品在微型柱的出口用试管收集。

SPE 的填料种类繁多，可分为亲脂型(大孔吸附树脂、亲脂性键合硅胶)、亲水型(硅胶、硅藻土、棉纤维)和离子交换型三类，其中亲脂型用得最多。烷基、苯基、氰基键合硅胶均可用作固相萃取填料，其中十八烷基硅烷键合硅胶(ODS 或 C_{18})最常用。亲脂型键合硅胶容易保留水相中的非极性物质，易被有机溶剂洗脱，适用于萃取和净化水性基质体中的疏水性药物。

(2)SPE 的操作步骤：使用亲脂性键合硅胶 SPE 柱的一般操作步骤如下。

第一步：活化。用甲醇润湿小柱、活化填料，使固相表面易与待测组分发生分子间相互作用，同时可以除去填料中可能存在的干扰物质。

第二步：平衡。用水或适当的缓冲液冲洗小柱，去除过多的甲醇，以便样品与固相表面发生作用。但冲洗不宜过多，否则会使甲醇含量过低(低于 5%)，导致 C_{18} 链弯曲折叠，对待测物的保留能力下降，造成萃取回收率降低。

第三步：加样。使样品经过小柱，弃去滤过液。

第四步：清洗。用水或适当的缓冲液冲洗小柱，去除吸附于固定相上的内源性物质和其他有关干扰物质。

第五步：洗脱。选择适当的洗脱剂洗脱待测组分，收集洗脱液，挥干溶剂后备用或直接进行在线分析。

(3)注意事项：使用亲脂性键合硅胶 SPE 柱时，需注意以下几点：①体内样品(如血浆等)通过萃取柱的流速控制在 1～2mL/min；②冲洗液和洗脱剂的强度和用量要适当，否则会导致药物的损失或洗脱的选择性下降，通常选用可与水混溶的洗脱剂；③萃取碱性药物时，洗脱剂中常需加酸、有机胺或氨水、乙酸铵或离子对试剂。

(4)SPE 的特点与应用：用亲脂性键合硅胶 SPE 方便、省时，通常可用小体积的甲醇和乙腈等洗脱剂(200～300μL)洗脱药物、净化并浓集样品，不需蒸干即可直接进样。

(5)SPE 法的优缺点：与液-液萃取法相比，SPE 的优点是：①引入干扰物质少；②完全避免乳化的形成；③在优化条件下有较高的萃取率，重现性较好；④易于自动化。缺点是：①价格昂贵，分析成本高；②技术要求高；③批与批之间有差异。

3. 其他样品预处理技术

缀合物水解法和化学衍生化法也是常用的体内样品预处理方法。

尿中药物多数呈缀合状态。一些含羟基、羧基、氨基和巯基的药物在体内可发生Ⅱ相代谢，与内源性物质葡萄糖醛酸形成葡萄糖醛酸苷缀合物；还有一些含酚羟基、芳胺及醇类药物则可与硫酸形成硫酸酯缀合物。缀合物较原形药物具有较大的极性，不易被有机溶剂萃取。在进行药物代谢研究时，为了测定尿液中的药物总量，需将缀合物中的药物释放出来，常用的方法有酸水解或酶水解。

大多数体内样品经适当预处理后，即可供测定。但有些药物采用色谱法测定时，必须先经过衍生化反应制备成衍生物后才能进行测定。化学衍生化可在色谱分离之前，用特殊的衍生化试剂，借助化学反应给待测化合物接上某个特殊基团，使其转变为相应的衍生物后再进行分离检测，或在线将色谱分离物衍生化后直接进行检测。衍生化的目的是使待测药物能被分离或检测，提高分析检测灵敏度，提高样品的稳定性，分离对映体等。

第四节　体内样品分析方法与方法验证

建立可靠的体内样品中微量药物及其代谢产物的分析方法是体内药物分析工作的首要任务。体内样品分析方法的设计受到多种因素的影响。对于从动物或人体内获得的体内样品，其中所含药物或其特定代谢产物的浓度大多较低($10^{-10} \sim 10^{-6}$g/mL)，且难以通过增加体内样品量来提高方法的灵敏度，因而体内样品中待测物的预期浓度范围是建立体内样品分析方法时考虑的首要因素。常用的体内样品分析方法主要有色谱及与质谱联用分析法、免疫分析法和生物学方法等。而色谱分析法具有较高的灵敏度、选择性、准确度和精密度，能适应大多数药物的检测需要；同时随着色谱联用技术的完善与仪器的普及，色谱分析法尤其是 HPLC 及其联用技术 LC-MS 与 LC-MS-MS 已经成为体内样品中药物及其代谢产物分析检测的首选方法。

本节将简要讨论体内样品色谱分析方法建立的一般程序和分析方法验证的基本内容与要求。

一、体内样品色谱分析方法建立的一般程序

1. 色谱条件的筛选

取待测药物或其特定的活性代谢产物、内标的对照标准物质，配制成一定浓度的纯溶液，在拟定的检测条件下对上述溶液进样进行色谱分析，通过调整色谱柱的型号或牌号(填料的性状、粒径、柱长等)、流动相组成(组分及其配比)及其流速、柱温、进样量、内标的浓度及其加入量等，筛选色谱条件，使待测药物与内标具有良好的色谱参数(理论塔板数、分离度、拖尾因子)及峰面积比值，并具有适当的保留时间以避开内源性物质的干扰；选择适当的检测器，以获得足够的灵敏度。

2. 色谱条件的优化

1)试剂与溶剂试验

对需经有化学反应的样品处理过程，要将待测药物的非生物基质溶液(通常为水溶液)进行衍生化反应、萃取分离等样品处理后，按照拟定的分析方法进样分析以考察反应试剂对测定的干扰(方法选择性)。通过改变反应条件、萃取方法或萃取条件(萃取溶剂的极性、混合溶剂的配比、固相萃取填料性质、冲洗剂与洗脱剂及其用量等)，减少其对药物测定的干扰。

2)生物基质试验

取空白生物基质如空白血浆，按照拟定的体内样品处理与样品分析方法操作。考察生物基质中的内源性物质对测定的干扰(方法选择性)，在待测药物、特定的活性代谢产物、内标物等的"信号窗"(色谱峰附近的有限范围)内不应出现内源性物质信号或其干扰程度在分析方法的可接受范围之内。

3) 质控样品试验

取空白生物基质，按照试验样品中药物的预期浓度范围，加入一定量的待测物配制校正标样和质控样品，按"生物基质试验"项下方法试验，建立分析方法的定量范围与标准曲线，并进行方法的精密度与准确度、灵敏度、提取回收率，以及质控样品与分析物和内标纯溶液的稳定性等各项参数的验证和基质效应的评估；同时进一步验证待测药物、内标与内源性物质或其他药物的分离效能。例如，色谱峰的保留时间、理论塔板数和拖尾因子是否与其在纯溶液中一致，色谱峰是否为单一成分，标准曲线的截距是否显著偏离零点等，均可说明内源性物质是否对待测药物或内标构成干扰。

3. 试验样品的测试

通过空白生物基质和质控样品试验，所建立的分析方法及其条件尚不能完全确定是否适合于试验样品的测定。药物在体内可能与内源性物质结合（如与血浆蛋白结合），或经历各相代谢生成数个代谢产物及其进一步的结合物或缀合物，使得从体内获得的试验样品变得更为复杂。因此，在分析方法建立后，尚需进行试验样品的测试，考察代谢产物对药物、内标的干扰情况，以进一步验证方法的可行性。

二、分析方法验证的基本内容与要求

为了保证所建立的分析方法的可行性与可靠性，分析方法在用于试验样品的分析之前，必须对方法进行充分的方法学验证。体内样品分析方法的验证分为完整验证、部分验证和交叉验证，在此介绍完整验证过程。

对于首次建立的体内样品分析方法、新的药物或新增代谢产物定量分析，应进行完整的方法验证。下面以色谱分析法为主，讨论体内样品分析方法的完整验证过程。此外，方法验证应采用与试验样品相同的抗凝剂。当难以获得相同的基质时，可以采用适当基质替代，但要说明理由。

一种体内药物分析方法的主要特征包括：选择性、定量下限、响应函数和校正范围（标准曲线性能）、准确度、精密度、基质效应、分析物在生物基质及溶液中储藏和处理全过程中的稳定性试验。

1. 选择性

方法的选择性是用以证明使用该方法所测定的物质是预期的待测物（原形药物或特定的活性代谢产物或内标），体内样品所含内源性物质和相应代谢产物、降解产物及其他共同使用的药物不干扰对样品的测定或者其干扰在分析方法的可接受范围内。一般采用至少 6 个不同个体的空白基质来证明分析方法的选择性，每个空白基质样品中干扰组分的响应低于分析物定量下限的 20%，并低于内标响应的 5%，通常即可以接受。验证一种分析方法是否具有选择性，通常应着重考虑以下几点。

1) 内源性物质的干扰

通过比较待测药物或其特定的活性代谢产物及内标的对照标准物质及至少 6 个不同个体的空白基质和质控样品（注明分析物的浓度）的 HPLC 色谱图，根据这些色谱图中待测药物或其特定的活性代谢产物色谱峰的保留时间（t_R）、理论塔板数（n）和拖尾因子（T）是否一致，以及与内源性物质色谱峰的分离度(R)，确证内源性物质对分析方法无干扰。

对于以软电离质谱为基础的检测方法（LC-MS 或 LC-MS/MS），应注意考察分析过程中的基质效应，如离子化抑制等。

2）未知代谢产物的干扰

通过比较质控样品和至少 6 个不同个体用药后的试验样品的 HPLC 色谱图中各被测药物色谱峰的保留时间（t_R）、理论塔板数（n）和拖尾因子（T）是否一致，以及与其他未知代谢产物色谱峰的分离度（R），确证其他代谢产物对分析方法无干扰。必要时可通过 HPLC-DAD 和 LC-MS（或 LC-MS/MS）软件的峰纯度检查功能确证被测定色谱峰的单纯性和同一性。

3）同服药物的干扰

在临床治疗药物监测时，还要考虑患者可能同时服用其他药物的干扰。可通过比较待测药物、同时服用药物、待测药物的质控样品和添加有同时服用药物的干扰样品的 HPLC 色谱图中各待测药物色谱峰与同时服用药物色谱峰的保留时间（t_R）及其分离度（R），确证同时服用药物对分析方法无干扰。

2. 标准曲线与定量范围

标准曲线（standard curve），也称校正曲线（calibration curve）或工作曲线（working curve），反映了在指定的浓度范围内体内样品中所测定药物的浓度与色谱峰面积或峰高的关系，一般用回归分析法所得的回归方程来评价。最常用的回归分析法为最小二乘法（least squares）或加权最小二乘法（weighted least squares）。

在进行分析方法验证之前，应了解预期的浓度范围。标准曲线范围应尽量覆盖预期浓度范围，由定量下限和定量上限（校正标样的最高浓度）来决定。该范围应足够描述待测物的药代动力学。通过加入已知浓度的分析物和内标到空白基质中，制备各浓度的校正标样，其基质应与目标试验样品基质相同。至少使用 6 个校正浓度水平，不包括空白样品（不含分析物和内标的处理过的基质样品）和零浓度样品（含内标的处理过的基质）。每个校正标样可以多次处理和分析。方法验证中研究的每种分析物和每一分析批都应有一条标准曲线。

在方法验证中，至少应该评价 3 条标准曲线。校正标样回算的浓度一般应在标示值的 ±15% 以内，定量下限应在 ±20% 以内。只有合格的标准曲线才能对试验样品进行定量计算。最好使用新鲜配制的样品建立标准曲线，但如果有稳定性数据支持，也可以使用预先配制并储存的校正标样。

3. 定量下限

定量下限是能够被可靠定量的样品中分析物的最低浓度，具有可接受的准确度和精密度，是标准曲线上的最低浓度点，表示方法的灵敏度。

验证时取同一生物基质，配制至少 5 个独立的质控样品，其浓度应使信噪比（S/N）大于 5，依法进行精密度与准确度验证。其准确度应在标示浓度的 80%～120%，相对标准偏差（RSD）应小于 20%。在药代动力学与生物利用度研究中，定量下限应能满足 3～5 个消除半衰期时体内样品中的药物浓度或 c_{max} 的 1/20～1/10 的药物浓度的测定。

4. 精密度与准确度

1) 精密度

精密度是指在确定的分析条件下相同生物基质中相同浓度样品的一系列测量值的分散程度，通常用质控样品的相对标准偏差（RSD）表示。应使用与证明准确度相同分析批样品的结果，获得在同一批内和不同批间定量下限及低、中、高浓度质控样品的精密度。

批内精密度验证，至少需要一个分析批的 4 个浓度，即定量下限及低、中、高浓度，每个浓度至少 5 个样品。对于质控样品，批内 RSD 一般不得超过 15%，定量下限的 RSD 不得超过 20%。

批间精密度验证，至少需要 3 个分析批（至少 2 天）的定量下限及低、中、高浓度，每个浓度至少 5 个样品。对于质控样品，批间 RSD 一般不得超过 15%，定量下限的 RSD 不得超过 20%。

2) 准确度

准确度是指在确定的分析条件下测得的试验样品浓度与真实浓度的接近程度，通常用质控样品的实测浓度与标示浓度的百分比或相对偏差表示。采用加入已知量分析物的样品来评估准确度，即质控样品。质控样品的配制应与校正标样分开进行，使用另行配制的储备液。

根据标准曲线分析质控样品，将获得的浓度与标示浓度对比，以标示值的百分比表示。通过单一分析批（批内准确度）和不同分析批（批间准确度）获得质控样品值来评价准确度。为评价一个分析批中不同时间的任何趋势，推荐以质控样品分析批来证明准确度，其样品数不少于一个分析批预期的样品数。

批内准确度：为了验证批内准确度，应取一个分析批的定量下限及低、中、高浓度质控样品，每个浓度至少用 5 个样品。浓度水平覆盖标准曲线范围：定量下限，在不高于定量下限浓度 3 倍的低浓度质控样品，标准曲线范围中部附近的中浓度质控样品，以及标准曲线范围上限约 75% 处的高浓度质控样品。准确度均值一般应在质控样品标示值的 ±15% 以内，定量下限准确度应在标示值的 ±20% 以内。

批间准确度：通过至少 3 个分析批，且至少两天进行，每批用定量下限及低、中、高浓度质控样品，每个浓度至少 5 个测定值来评价。准确度均值一般应在质控样品标示值的 ±15% 以内，对于定量下限，应在标示值的 ±20% 以内。报告的准确度和精密度的验证数据应包括所有获得的测定结果，但是已经记录明显失误的情况除外。

5. 样品稳定性

在体内药物分析中，一方面，含药体内样品由临床实验室或动物实验室采集后转移至分析实验室进行分析测试，通常不能及时完成分析；另一方面，体内样品的数量一般较大，在 1 个工作日内难以完成全部体内样品的分析，通常需在多个工作日内完成；其次，随着自动进样器的应用，多个处理过的样品同时置于自动进样器中等待分析；再者，每个未知体内样品一般测定 1 次，但有时也需进行复测。此外，分析物和内标物储备液和工作溶液在整个分析过程中的稳定性也很重要。为确保分析结果的可靠性与可重复性，必须在分析方法的每一步骤确保样品的稳定性。

对分析物和内标的储备液和工作溶液及质控样品的稳定性考察应在不同储藏条件下进

行，时间尺度应考虑试验样品储藏的时间。

1) 短期稳定性

通常应考察分析物和内标的储备液和工作溶液及质控样品从冰箱储藏条件到室温或样品处理温度下短期放置的稳定性、质控样品的冷冻和融化稳定性，以及处理过的样品在自动进样器温度下的稳定性，以保证检测结果的准确性和重现性。

2) 长期稳定性

在整个样品分析期间，质控样品的长期储藏，以及分析物和内标的储备液和工作溶液的长期储藏稳定性也将影响分析结果的准确性和重现性。因此，需对质控样品在冷冻(−20℃或−80℃)条件、分析物和内标的储备液和工作溶液在特定温度(如 4℃或−20℃)下及不同存放时间进行稳定性评价，以确定质控样品和分析物及内标的储备液和工作溶液稳定的存放条件和时间，应在确保样品稳定的条件下进行测定。

3) 测定方法

(1) 测定方法与要求：采用低和高浓度质控样品，进行室温或样品处理温度下的短期放置稳定性、冷冻和融化稳定性、冰箱长期储藏的长期稳定性及处理过的样品在自动进样器温度下的稳定性考察。由新鲜配制的校正标样获得标准曲线，根据标准曲线分析质控样品，每个浓度至少用 5 个质控样品，将测得浓度与标示浓度比较，每一浓度的均值与标示浓度的偏差应在±15%以内。对分析物和内标的储备液及工作溶液进行短期稳定性考察时，通常是比较不同储藏条件下纯溶液样品之间测得浓度均值的差异，如室温放置和 4℃条件下储藏；对纯溶液进行长期稳定性考察时，通常是比较新鲜配制和长期储藏(如−80℃储藏 90 天)的纯溶液样品之间测得浓度均值的差异。其差异应满足方法学要求。

(2) 稳定性期限要求：在不同的存放条件下，存放时间要求不同。例如，在室温下一般仅需考察 1 个工作日(如 1h、2h、4h、8h 或 24h)的稳定性即可；在冰箱(4℃、−20℃或−80℃)中则应考察数个工作日(或数星期，甚至数月)内的稳定性。例如，质控样品室温放置待处理，应不超过 1 个工作日；处理过的样品在自动进样器温度下待测定，应不超过 3 个工作日；质控样品应于冰箱(−20℃或−80℃)内冷冻储藏至整个分析完成(可能需数星期甚至数月)；分析物和内标储备液及工作溶液也应于冰箱(4℃或−20℃)内储藏至整个分析完成。若在此期间不够稳定，则应考察分析物对照标准物质粉末的稳定性；血浆冻-融至少经历 3 个循环，首次冷冻时间应在 24h 以上。

6. 提取回收率

提取回收率是指从生物样本基质中回收得到待测物的响应值与加入质控样品浓度的含待测物的纯溶液至提取后的空白基质样品中产生的响应值的比值，通常以百分数表示。待测物的提取回收率用于评价样品处理时将体内样品中待测物从生物基质中提取出来的能力。在体内药物分析中，体内样品的量较少而样品数量多，待测药物的浓度通常较低，要求样品处理步骤少而过程快，对于样品处理方法的评价重点在于结果的精密与重现，而非待测物提取的完全与否。

验证时取空白生物基质，加入待测物工作溶液，配制高、中、低 3 个浓度的质控样品，每一浓度至少 5 个样品，依据拟定的分析方法操作，每个样品分析测定 1 次。另取空白生物基质，参照质控样品同法处理后，加入等量的待测物(分析物和内标)纯溶液，同法获得相同的高、中、低 3 个浓度的回收率评价对照样品，同法测定。将测得的质控样品的待测物的 HPLC 峰面积与回收率评价对照样品测得的 HPLC 峰面积的比值表示提取回收率。

为评价体内样品中生物基质的影响，可将质控样品测得的信号强度与相同浓度的待测药物标准溶液（不含生物基质，通常为水溶液）同法提取并对测定所得的信号强度进行比较，以确认影响回收率的主要因素是提取方法或生物基质。如果是提取方法或条件造成回收率偏低，则应优化提取条件，以尽可能提高提取回收率。

当采用内标法测定体内样品时，应同时测定内标的提取回收率。其测定法同待测药物提取回收率的测定，但仅需配制 1 个浓度（体内样品分析时加入的浓度）的至少 5 个质控样品，同法测定、计算。

7. 基质效应

当采用质谱为检测器的 LC-MS 或 LC-MS/MS 技术进行样品分析检测时，由于待测物的离子化效率（电喷雾电离，ESI）易受样品中的基质成分的影响，应考察基质效应。

使用至少 6 批来自不同供体的空白基质，不应使用合并的基质。如果基质难以获得，则使用少于 6 批基质，但应该说明理由。对于每批基质，应该通过计算基质存在下的峰面积（由空白基质提取后加入分析物和内标测得）与不含基质的相应峰面积（分析物和内标的纯溶液）的比值，计算每一分析物和内标的基质因子。进一步通过分析物的基质因子除以内标的基质因子，计算经内标归一化的基质因子。从 6 批基质计算的内标归一化的基质因子的 RSD 不得大于 15%。该测定应分别在低浓度和高浓度下进行。

除正常基质外，还应关注其他样品的基质效应，如溶血的或高脂血症的血浆样品等。

8. 试验样品分析

试验样品的分析应在分析方法验证完成以后开始。每个试验样品一般测定 1 次，必要时可进行复测。对生物等效性试验，来自同一个体的体内样品最好在同一分析批中测定。每个分析批体内样品测定时应建立新的批标准曲线（组织分布试验时，可视具体情况而定），并测定高、中、低 3 个浓度的质控样品。每个浓度至少双样本，并应均匀分布在试验样品测试顺序（以低-高或高-低的顺序以一定间隔均匀地穿插于整个分析批）中。当一个分析批内试验样品数量较多时，应同时增加各浓度质控样品数，使质控样品数大于试验样品总数的 5%。质控样品测定结果的偏差一般应不大于 ±15%。最多允许 1/3 的质控样品结果超限，但不能出现在同一浓度质控样品中。如质控样品测定结果不符合上述要求，则该分析批样品测试结果作废。

对规范性体内药物分析，整个分析过程应当遵从预先制订的实验室标准操作程序及 GLP 原则。

9. 名词解释

1）对照标准物质

对照标准物质（reference standard）用于配制校正标样和质控样品的待测物的参比标准，在结构上可以是待测物本身，也可以是其游离碱或酸、盐或酯。对照标准物质应具有可追溯的来源，并经科学论证其适用性。对分析物，应有分析证书确认其纯度，并提供储藏条件、失效日期和批号。常用的对照标准物质主要有三种来源：①法定对照标准物质(如《中国药典》标准品或对照品、《美国药典》标准品)；②市售对照标准物质(来自具有良好信誉的供应商)；③分析实验室或科研机构自行合成和(或)纯化的具有一定纯度的化合物。

2)生物基质

生物基质(biological matrix)是一种生物来源的物质，能够以可重复的方式采集和处理，如全血、血浆、血清、尿、粪、各种组织等。

3)基质效应

基质效应(matrix effect)是由于样品中存在除待测物以外的其他干扰物质(包括内源性物质、药物的代谢产物及配伍给药的其他药物等)对响应造成的直接或间接的影响(改变或干扰)。

4)校正标样

校正标样(calibration standard)是在空白生物基质中加入已知量待测物对照标准物质制成的样品，用于建立标准曲线，计算质控样品和试验样品中待测物的浓度。

5)质控样品

质控样品(quality control sample)是在空白生物基质中加入已知量待测物对照标准物质制成的样品，用于监测生物分析方法的效能和评价每一分析批中试验样品分析结果的完整性和正确性。

6)试验样品

试验样品(study samples)是作为分析对象的体内样品。

7)处理过的样品

处理过的样品(processed sample)是待测样品经过各步骤(如提取、纯化、浓缩等)处理制成的、直接用于仪器分析的试样。

8)分析批

分析批(analytical run/batch)包括试验样品、适当数量的校正标样和质控样品的一个完整系列。由于仪器性能的改善和自动进样器的使用，一天内可以完成几个分析批，一个分析批也可以持续几天完成，但连续测量不宜超过 3 天。

9)试验样品再分析

试验样品再分析(test sample reanalysis)是分析一部分已测试验样品，来评价原来的试验样品测定的结果是否可以重现。

练 习 题

一、最佳选择题

1. 体内药物分析中，最常用的体内样品是(　　)

A. 血浆　　　　B. 尿液　　　　C. 唾液　　　　D. 胃　　　　E. 十二指肠

2. 血浆占全血量的比例是(　　)

A. 20%～30%　　　　　　　　B. 30%～40%　　　　　　　　C. 40%～50%

D. 50%～60%　　　　　　　　E. 60%～70%

3. 常用的去蛋白质的试剂是(　　)

A. 乙酸　　　　B. 冰醋酸　　　　C. 甲醇　　　　D. 盐酸　　　　E. 硫酸

4. 在体内药物分析方法的建立过程中，实际生物样品试验主要考察的项目是（　　）

A. 方法的定量限　　　　　　　　B. 方法的检测限　　　　　　　　C. 方法的定量范围

D. 代谢产物的干扰　　　　　　　E. 内源性物质的干扰

5. 下列研究目的中，体内分析使用毛发样品的是（　　）

A. 生物利用度　　　　　　　　　B. 药物剂量回收　　　　　　　　C. 药物清除率

D. 体内微量元素测定　　　　　　E. 以上均不是

6. 血浆样品的稳定性考察内容通常不包括的试验是（　　）

A. 血浆样品的室温放置　　　　　B. 血浆样品冷冻保存　　　　　　C. 血浆样品冻-融循环

D. 经处理后溶液的冷冻保存　　　E. 经处理后溶液的室温或特定温度放置

7. 在体内药物分析方法的建立过程中，用空白生物基质试验进行验证的指标是（　　）

A. 方法的定量范围　　　　　　　B. 方法定量下限　　　　　　　　C. 方法的特异性

D. 方法的精密度　　　　　　　　E. 方法的准确度

8. 当采用液-液萃取法测定血浆中碱性药物(pK_a=8)时，血浆最佳 pH 是（　　）

A. pH=4　　　　B. pH=6　　　　C. pH=8　　　　D. pH=10　　　　E. pH=12

二、多项选择题

1. 去除血浆中蛋白质，可采用的方法有（　　）

A. 加入甲醇　　　　　　　　　　B. 加入异丙醇　　　　　　　　　C. 加入硝酸

D. 加入氢氧化钠　　　　　　　　E. 加热至90℃

2. 在体内药物分析方法的建立过程中，分离条件的筛选时应做的试验有（　　）

A. 空白溶剂试验　　　　　　　　B. 空白生物介质试验　　　　　　C. 模拟生物样品试验

D. 实际生物样品测试　　　　　　E. 检测灵敏度试验

3. 在体内药物分析方法的建立过程中，用质控样品进行验证的项目有（　　）

A. HPLC 检测波长　　　　　　　B. 方法的准确度　　　　　　　　C. 方法的专属性

D. 方法的提取回收率　　　　　　E. 方法的精密度

4. 生物样品预处理的目的有（　　）

A. 使药物从结合物中释放　　　　B. 提高检测灵敏度　　　　　　　C. 使药物从缀合物中释放

D. 改善方法特异性　　　　　　　E. 延长仪器使用寿命

5. 血药浓度测定的种类有（　　）

A. 游离型和结合型药物总浓度的测定

B. 游离型药物浓度的测定

C. 药物活性代谢物的测定

D. 结合型药物的测定

E. 内源性活性物质的测定

6. 血样分析应用的目的有（　　）

A. 生物利用度的评价　　　　　　B. 药代动力学的研究　　　　　　C. 临床药物监测

D. 有关物质的检查　　　　　　　E. 内源性活性物质的测定

7. 生物样品制备时应考虑的问题有（　　）

A. 被测组分的理化性质　　　　　B. 被测组分的浓度范围　　　　　C. 测定的目的

D. 生物样品种类　　　　　　　　E. 试验药品的辅料组成

8. 在体内药物分析方法验证中，表示方法精密度的项目有（　　）

A. 日内精密度　　　　　　　B. 日间精密度　　　　　　　C. 批内精密度

D. 批间精密度　　　　　　　E. 准确度

9. 在体内药物的 HPLC 法分析中，确定方法特异性时要考虑的干扰物质包括（　　）

A. 药物制剂的辅料　　　　　B. 内源性物质　　　　　　　C. 代谢产物

D. 药物中的杂质　　　　　　E. 任用的其他药物

主要参考文献

郭旭明, 韩建国. 2014. 仪器分析. 北京: 化学工业出版社.

国家药典委员会. 2015. 中华人民共和国药典 (2015 年版). 北京: 中国医药科技出版社.

杭太俊. 2016. 药物分析. 8 版. 北京: 人民卫生出版社.

贺浪冲. 2012. 工业药物分析. 2 版. 北京: 高等教育出版社.

刘约权. 2015. 现代仪器分析. 3 版. 北京: 高等教育出版社.

马红梅. 2014. 实用药物研发仪器分析. 上海: 华东理工大学出版社.

孙立新. 2014. 药物分析. 北京: 人民卫生出版社.

孙毓庆, 胡育筑. 2007. 分析化学. 2 版. 北京: 科学出版社.

于治国. 2011. 药物分析学习指导与习题集. 北京: 人民卫生出版社.

于治国. 2013. 药物分析. 3 版. 北京: 人民卫生出版社.